Médecine physique et de réadaptation

Chez le même éditeur

Dans la même collection

Activité physique et sportive : facteur de santé, par le Collège français des enseignants en médecine et traumatologie du sport et de l'exercice physique (CFEMTSEP). 2019, 96 pages.

Anatomie et cytologie pathologiques, par le Collège français des pathologistes (CoPath) , 3e édition, 2019, 416 pages.

Chirurgie maxillo-faciale et stomatologie, par le Collège hospitalo-universitaire français de chirurgie maxillo-faciale et stomatologie. 5e édition, 2021, 432 pages.

Dermatologie, par le Collège des enseignants en dermatologie de France (CEDEF). 7e édition, 2017, 472 pages.

Endocrinologie, diabétologie et maladies métaboliques, par le CEEDMM (Collège des enseignants d'endocrinologie, diabète et maladies métaboliques). 5e édition, 2021, 568 pages.

Gériatrie, par le Collège national des enseignants de gériatrie (CNEG). 5e édition, 2021, 400 pages.

Gynécologie – Obstétrique, par le Collège national des gynécologues et obstétriciens français (CNGOF). 5e édition, 2021, 696 pages.

Hématologie, par la Société française d'hématologie. 4e édition, 2021, 400 pages.

Hépato-gastro-entérologie, par la Collégiale des universitaires en hépato-gastro-entérologie (CDU-HGE). 4e édition, 2018, 536 pages.

Immunopathologie, par le Collège des enseignants d'immunologie. 2018, 328 pages.

Imagerie médicale – Radiologie et médecine nucléaire, par le CERF (Collège des enseignants de radiologie de France) et le Collège national des enseignants de biophysique et de médecine nucléaire (CNEBMN). 2e édition, 2019, 704 pages.

Immunopathologie, par le Collège des enseignants d'immunologie, 2018, 328 pages.

Maîtriser la LCA en anglais – Méthodologie et entraînement, par le Collège universitaire des enseignants de santé publique (CUESP), 5e édition, 2019, 248 pages.

Médecine cardio-vasculaire, par le Collège national des enseignants de cardiologie (CNEC) et la Société française de cardiologie (SFC), 2019, 560 pages.

Médecine intensive – réanimation, urgences et défaillances viscérales aiguës, par le Collège des enseignants de médecine intensive – réanimation (CEMIR). 7e édition, 2021, 904 pages.

Médecine légale – Médecine du travail, par la Société française de médecine légale, le Collège des enseignants hospitalo-universitaires de médecine et santé au travail. 2019, 272 pages.

Neurochirurgie, par le Collège de neurochirurgie. 2e édition, 2019, 272 pages.

Neurologie, par le Collège des enseignants de neurologie. 6e édition, 2021, 624 pages.

Nutrition, par le Collège des enseignants de nutrition. 4e édition, 2021, 280 pages.

Ophtalmologie, par le Collège des ophtalmologistes universitaires de France (COUF). 4e édition, 2021, 400 pages.

ORL, par le Collège français d'ORL et de chirurgie cervico-faciale. 4e édition, 2017, 432 pages.

Parasitoses et mycoses des régions tempérées et tropicales, par l'Association française des enseignants de parasitologie et mycologie (ANOFEL). 6e édition, 2019, 504 pages.

Pédiatrie, par G. Benoist, le Collège national des professeurs de pédiatrie. 8e édition, 2021, 936 pages.

Rhumatologie, par le Collège français des enseignants en rhumatologie (COFER). 7e édition, 2020, 624 pages.

Santé publique, par le Collège universitaire des enseignants de santé publique (CUESP). 4e édition, 2019, 544 pages.

Urologie, par le Collège français des urologues (CFU). 5e édition, 2021, 448 pages.

Médecine physique et de réadaptation

Sous l'égide du

Collège français des enseignants universitaires de médecine physique et de réadaptation

Avec la collaboration de

l'Association des jeunes en médecine physique et de réadaptation

7e édition

Elsevier Masson

ELSEVIER

Elsevier Masson SAS, 65, rue Camille-Desmoulins, 92442 Issy-les-Moulineaux cedex

www.elsevier-masson.fr

Médecine physique et de réadaptation, 7e édition, par le Collège français des enseignants universitaires de médecine physique et de réadaptation.

ISBN : 978-2-294-77072-2

e-ISBN : 978-2-294-77121-7

Les figures, tableaux et encadrés sans source spécifiée proviennent soit des auteurs soit du fonds du COFEMER.

PHOTO DE COUVERTURE : © U-EXIST - PHOTOGRAPHE : PIERRE MAGNE - MODÈLE : AUGUSTE PRUVOST - MOTIF : PROTHÈSE U-EXIST HEROS FAMILY - ILLUSTRATION : SAMANTHA FOIS - LAME DE COURSE : FLEX-RUN OSSÜR - STYLE U-EXIST - BEAUTÉ : M. BOURGADE - VÊTEMENTS : MINIRINE.

Table des matières

Retrouvez toute l'actualité relative aux Référentiels des Collèges en vous connectant à l'adresse suivante : https://www.elsevier.com/fr-fr/connect/etudes-de-medecine/lactualite-des-referentiels-des-colleges

Les auteurs ... XIII
Avant-propos ... XVII
Note de l'éditeur ... XIX
Table des compléments en ligne ... XXI
Abréviations ... XXIII

I Connaissances de base

1 Classification internationale du fonctionnement ... 3
I. De quoi parle-t-on ? ... 4
II. La CIF en pratique ... 5

2 Professionnels de rééducation et de réadaptation ... 7
I. Généralités ... 8
II. Intervenants médicaux ... 9
A. Médecin de soins primaires (médecin généraliste) ... 9
B. Médecins de médecine physique et de réadaptation (MPR) ... 10
C. Autres spécialistes médicaux ... 11
III. Métiers de la rééducation ... 11
A. Masseur-kinésithérapeute ... 12
B. Ergothérapeute ... 13
C. Orthophoniste ... 13
D. Psychomotricien ... 14
E. Orthoptiste ... 15
F. Pédicure-podologue ... 15
G. Diététicien ... 16
IV. Professions du soin autour de la personne en situation de handicap ... 16
A. Infirmier ... 16
B. Aide-soignant ... 17
V. Autres métiers autour de la personne en situation de handicap ... 17
A. Orthoprothésiste et podo-orthésiste ... 17
B. Assistant de service social ... 18
C. Psychologue ... 19

3 Bilan neuro-orthopédique des membres ... 20
I. Bilan des limitations d'amplitudes articulaires ... 21
A. Bilan des amplitudes articulaires ... 21
B. Analyse d'une limitation d'amplitude articulaire ... 24
II. Bilan de l'atteinte de la motricité ... 25
A. Évaluation de la commande musculaire (motricité volontaire) ... 25
B. Évaluation des troubles du tonus musculaire (motricité involontaire) ... 26
III. Évaluation globale de l'atteinte articulaire et musculaire par la fonction ... 27

4 Physiologie de la continence urinaire et de la miction ... 28
I. Physiologie de la miction et de la continence : centres encéphaliques et médullaires ... 29
II. Composantes mécaniques : physiologie de la continence urinaire à l'effort ... 31
III. Conclusion ... 32

5 Principes de la réadaptation à l'effort 33
I. Physiologie 33
A. Rappels 33
B. Les fibres musculaires squelettiques 34
C. Les filières énergétiques 34
II. Adaptations à l'effort 35
A. Adaptations respiratoires 35
B. Adaptations cardiovasculaires 36
III. Explorations 36
A. Test de marche de 6 minutes (TDM6) 36
B. Test de levers de chaise (*Sit-to-Stand test*) : cinq répétitions ou une minute 37
C. Épreuve d'effort avec mesures des échanges gazeux 37
IV. Réentraînement à l'effort 38
A. Travail en résistance 39
B. Seuils et intensité d'exercices 39
C. Quelles pathologies ? 40
D. Exemple de la BPCO 40
V. Conclusion 41

II Médecine physique et de réadaptation

6 ITEM 9 Éthique médicale, protection juridique 45
I. Tutelle, curatelle, sauvegarde de justice 47
A. Cadre législatif et réglementaire 47
B. Sauvegarde de justice 48
C. Curatelle 49
D. Tutelle 51
II. Le mandat de protection future 52

7 ITEM 21 Santé des populations 54
I. Notion de vie sans handicap 54
II. Le handicap dans le monde 55
A. Prévalence 55
B. Espérance de vie et espérance de vie sans handicap 55
C. Pathologie à l'origine d'un handicap dans le monde 56
III. Principales données épidémiologiques et médico-économiques chez l'adulte et chez l'enfant en France 57
A. Généralités 57
B. Déficience 58
C. Limitation d'activités 59
D. Aides techniques 59
E. Restrictions de participation 59
F. Données médico-économiques 60
IV. Particularités épidémiologiques du handicap de l'enfant en France 60

8 ITEM 56 L'enfant handicapé : orientation et prise en charge 62
I. Pour bien comprendre 63
A. Introduction 63
B. Handicaps de l'enfant : définitions et notions 63
C. Enfants, développement 65
II. Épidémiologie, étiologie et conséquences du handicap de l'enfant 67
A. Épidémiologie 67
B. Étiologie du handicap 67
C. Conséquences du handicap, principes d'accompagnement 68
III. Parcours de soins 69
A. Principes du projet de soin 69
B. Axe rééducatif 70
C. Axe médical spécifique au handicap 72
D. Dépistage et prise en soins précoce 72
E. Évaluations fonctionnelles 73
F. Suivi médical 74

IV. **Parcours de vie, apprentissage (scolarité, lieux de vie...)** 74
A. Projet personnalisé de scolarisation (PPS) 74
B. Modalités de scolarisation 75
C. Services et établissements médico-sociaux précoces (avant 6 ans) 75
D. Services et établissements médico-sociaux (souvent à partir de 3 ans jusque 20 ans) 76
V. **Parcours social (MDPH, aides...)** 76
A. La MDPH concernant l'enfant 77
B. Aides possibles 77

9 ITEM 93 Compression médullaire non traumatique et syndrome de la queue de cheval 81
I. **Rappel anatomophysiologique** 83
A. Moelle spinale et queue de cheval 83
B. Notion de syndrome lésionnel et sous-lésionnel 83
II. **Définitions** 84
III. **Bilans et prises en charge des déficiences constituées** 84
A. Évaluation de la déficience neurologique liée à la lésion de la moelle spinale ou de la queue de cheval 84
B. Prise en charge de la lésion médullaire et des déficiences associées 86
C. Limitations d'activité et restrictions de participation liées à la lésion médullaire 94
IV. **Conclusion** 96
Annexe 98
Annexe 9.1 – Normes internationales de classification neurologique des blessés médullaires (*International Standards for Neurological Classification of Spinal Cord Injury*, ISNCSCI) 98

10 ITEM 94 Rachialgie 100
Lombalgies 102
I. **Définitions, prévalence** 102
A. Définition 102
B. Prévalence 102
II. **Étiologie** 102
A. Lombalgies symptomatiques 102
B. Lombalgies communes (non spécifiques) : pathologies discovertébrales 103
III. **Poussées aiguës de lombalgie** 105
A. Bilan clinique 105
B. Examens complémentaires 106
C. Traitement des poussées aiguës de lombalgies communes 107
IV. **Lombalgies communes chroniques** 108
A. Examen clinique 108
B. Examens complémentaires 110
C. Traitements des lombalgies non spécifiques chroniques 111
Dorsalgies 115
I. **Définition** 115
II. **Étiologie** 115
III. **Démarche diagnostique** 116
IV. **Examens complémentaires** 116
V. **Traitement** 116
Cervicalgies 116
I. **Définition** 116
II. **Cervicalgies aiguës** 117
A. Étiologie 117
B. Diagnostic de cervicalgies communes aiguës 117
C. Examens complémentaires (recommandations HAS) 117
D. Traitement des cervicalgies communes aiguës 117
III. **Cervicalgies chroniques** 118
A. Étiologie 118
B. Diagnostic de cervicarthrose 118
C. Examens complémentaires dans les cervicalgies communes chroniques (recommandations HAS) 118
D. Traitement des cervicalgies communes chroniques 119
Annexes 121
Annexe 10.1 – Échelle HAD (*Hospital Anxiety and Depression scale*) 121

Annexe 10.2 – Évaluation individuelle face à la douleur : FABQ (*Fear Avoidance Beliefs Questionnaire*) . . . 123
Annexe 10.3 – Questionnaire EIFEL (échelle d'incapacité fonctionnelle pour l'évaluation des lombalgies), ou ODI (*Oswestry Disability Questionnaire*) . . . 124

11 ITEM 104 Sclérose en plaques . . . 126
I. Pour bien comprendre . . . 127
II. Indications et cibles thérapeutiques . . . 127
III. Modalités organisationnelles . . . 131

12 ITEM 106 Maladie de Parkinson . . . 132
I. Indications . . . 133
II. Modalités organisationnelles . . . 133
III. Cibles thérapeutiques . . . 133
IV. Programme de rééducation . . . 134
A. Maladie de Parkinson débutante ou à un stade modéré . . . 134
B. Maladie de Parkinson à un stade avancé . . . 135
V. Commentaires . . . 135

13 ITEM 109 Troubles de la marche et de l'équilibre . . . 137
I. Introduction . . . 138
II. Conditions requises pour une marche normale . . . 138
III. Paramètres spatio-temporels de la marche . . . 141
IV. Examen clinique de l'équilibre et de la marche . . . 142
A. Interrogatoire . . . 142
B. Examen clinique . . . 142
C. Échelles d'équilibre et de marche : échelles d'activité de locomotion/déplacement . . . 144
D. Analyse instrumentale quantifiée de la marche . . . 145
V. Troubles de la marche et boiteries . . . 146
A. Boiterie d'esquive . . . 146
B. Boiterie de Trendelenburg . . . 146
C. Boiterie avec salutation . . . 147
D. Steppage . . . 147
E. Fauchage . . . 147
F. Astasie-abasie . . . 147
G. Trouble de l'équilibre et de la marche d'origine cérébelleuse . . . 147
H. Trouble de l'équilibre et de la marche d'origine vestibulaire . . . 148
I. Marche du patient parkinsonien . . . 148
J. Marche de l'enfant avec paralysie cérébrale . . . 148
K. Troubles de la marche par syndrome post-chute . . . 148
L. Troubles de la marche d'origine conversive . . . 148
M. Claudications intermittentes . . . 149

14 ITEM 118 La personne handicapée : bases de l'évaluation fonctionnelle et thérapeutique . . . 152
I. Aspects législatifs et réglementaires . . . 154
II. Évaluer au plan clinique et fonctionnel une incapacité ou un handicap d'origine motrice, cognitive, sensorielle, viscérale ou génitosphinctérienne (déficit, limitation d'activité et de participation) . . . 155
A. Évaluation des déficiences . . . 155
B. Échelles d'évaluation des limitations d'activité et des restrictions de participation . . . 159
III. Analyser les principales situations de handicap par l'examen clinique, les questionnaires, les échelles génériques ou spécifiques, et les principales techniques instrumentales utilisées en pratique courante . . . 163
A. Comment mesurer les limitations d'activité ? . . . 163
B. Échelles génériques . . . 164
C. Échelles spécifiques de fonctions ou de maladies . . . 167
IV. Acquérir les bases d'évaluation du pronostic et du traitement d'une affection incapacitante sur la base des notions générales de plasticité sous-tendant la récupération fonctionnelle . . . 171
A. Aspects neurologiques . . . 171
B. Exemple de l'accident vasculaire cérébral . . . 171
C. Exemple de la lésion médullaire traumatique . . . 175

V. Savoir organiser le retour ou le maintien à domicile d'une personne handicapée. Connaître les principales aides humaines professionnelles pouvant intervenir au domicile de la personne handicapée . . . 177
A. Quelle(s) aide(s) avec quel(s) financement(s) . . . 178
B. Aides humaines : leur rôle . . . 179
C. Accessibilité du logement et de la ville : quel financement ? . . . 179
D. Conduite automobile et handicap . . . 179
E. Structures d'hébergement pour personnes adultes handicapées . . . 180
VI. Analyser les implications du handicap en matière d'orientation professionnelle et son retentissement social, favoriser le maintien au travail . . . 181
A. Orientation professionnelle de la personne handicapée . . . 181

15 ITEM 120 Complications de l'hypomobilité et du décubitus : prévention et prise en charge . . . 184
I. Introduction . . . 185
II. Complications thromboemboliques . . . 186
A. Mécanismes . . . 186
B. Facteurs favorisants . . . 186
C. Traitement préventif . . . 186
III. Complications bronchopulmonaires . . . 187
A. Mécanismes . . . 187
B. Facteurs favorisants . . . 187
C. Traitement préventif . . . 187
IV. Complications cutanées . . . 188
A. Mécanismes . . . 188
B. Facteurs favorisants . . . 188
C. Localisations et classification . . . 189
D. Traitement préventif . . . 190
E. Risques évolutifs . . . 192
F. Traitement curatif des escarres . . . 193
V. Complications cardiovasculaires (autres que thromboemboliques) . . . 194
A. Hypotension orthostatique . . . 194
B. Désadaptation cardiaque . . . 194
C. Œdèmes . . . 196
VI. Complications locomotrices . . . 196
A. Ostéoporose . . . 196
B. Enraidissement articulaire et péri-articulaire . . . 197
C. Complications musculaires . . . 198
VII. Complications urinaires . . . 198
A. Mécanismes . . . 198
B. Prévention et traitement . . . 199
VIII. Complications neurologiques et psychiques . . . 199
A. Compression de nerfs périphériques . . . 199
B. Douleurs . . . 199
C. Psychiques . . . 200
IX. Complications digestives . . . 200
A. Reflux gastro-œsophagien . . . 200
B. Fausses routes . . . 200
C. Constipation . . . 201
D. Autres complications . . . 201
X. Infections nosocomiales . . . 201
A. Définitions . . . 201
B. Facteurs favorisants . . . 202
C. Conduite à tenir . . . 202
XI. Désadaptation posturale . . . 202

16 ITEM 122 Principales techniques de rééducation et de réadaptation . . . 204
I. Rôles et compétences des différents professionnels de santé dans un projet de rééducation et de réadaptation . . . 205
A. Médecins . . . 205
B. Auxiliaires médicaux . . . 205
C. Programmes de rééducation . . . 205

II. Objectifs de rééducation et principales techniques mises en œuvre par les professionnels de rééducation et de réadaptation . . . 206
A. Masso-kinésithérapie . . . 207
B. Ergothérapie . . . 208
C. Orthophonie . . . 208
III. Règles générales des modalités de prescription de la rééducation . . . 209
A. Objectifs thérapeutiques . . . 209
B. Modalités de prescription . . . 209
C. Arrêt de la rééducation . . . 211

17 ITEM 125 Troubles de la miction et incontinence urinaire de l'adulte et du sujet âgé . . . 214
I. Généralités . . . 215
A. Principaux troubles mictionnels . . . 215
B. Symptômes . . . 215
II. Incontinence urinaire d'effort . . . 215
A. Mécanismes physiologiques de l'incontinence urinaire d'effort . . . 216
B. Traitement de l'incontinence urinaire d'effort . . . 216
III. Incontinence urinaire sur urgence mictionnelle . . . 217
A. Mécanismes physiopathologiques . . . 218
B. Prise en charge . . . 219
IV. Incontinence urinaire mixte . . . 220
V. Dysurie . . . 220
VI. Évaluation et suivi d'un trouble urinaire . . . 221
VII. Nycturie . . . 221
Annexes . . . 223
Annexe 17.1 – Exemple de calendrier mictionnel . . . 223
Annexe 17.2 – Questionnaire de symptômes urinaires (*Urinary Symptom Profil*®, USP®) . . . 226
Annexe 17.3 – *International Consultation Incontinence Questionnaire-Short Form* (ICIQ-SF) . . . 231

18 ITEM 129 Arthrose de hanche et de genou . . . 232
Objectifs de rééducation et principales techniques . . . 232
I. Indications . . . 234
II. Modalités organisationnelles . . . 234
III. Cibles thérapeutiques . . . 234
IV. Programme de rééducation pour coxarthrose . . . 234
V. Programme de rééducation pour gonarthrose . . . 235
VI. Pronostic de récupération et suivi . . . 235

19 ITEM 196 Polyarthrite rhumatoïde . . . 236
Objectifs de rééducation et principales techniques . . . 236
I. Indications . . . 237
II. Modalités organisationnelles . . . 237
III. Cibles thérapeutiques . . . 238
IV. Programme de rééducation . . . 238
V. Pronostic de récupération et suivi . . . 238

20 ITEM 197 Spondylarthrite . . . 240
Objectifs de rééducation et principales techniques . . . 240
I. Indication . . . 241
II. Modalités organisationnelles . . . 241
III. Cibles thérapeutiques . . . 242
IV. Programme de rééducation . . . 242
V. Pronostic de récupération et suivi . . . 242

21 ITEM 199 Syndrome douloureux régional complexe . . . 244
I. Terminologie . . . 245
II. Définition . . . 245
III. Épidémiologie . . . 245
IV. Physiopathologie . . . 246

V. Circonstances d'apparition, facteurs déclenchants 246
VI. Signes cliniques 246
VII. Diagnostic 248
VIII. Évolutions et formes cliniques 249
IX. Diagnostic différentiel 250
X. Examens complémentaires 251
A. Biologie 251
B. Radiographie 251
C. Scintigraphie osseuse, en trois temps, au technétium 99m 252
D. Imagerie par résonance magnétique 252
XI. Résumé de la démarche diagnostique 253
XII. Prévention 255
A. Contexte de fracture ou de chirurgie orthopédique 255
B. Contexte de lésion neurologique centrale 255
XIII. Prise en charge 255
A. Principes 255
B. Kinésithérapie 256
C. Ergothérapie 257

22 ITEM 249 Modifications thérapeutiques du mode de vie (alimentation et activité physique) 259
I. Évaluer le comportement alimentaire et diagnostiquer ses différents troubles 260
A. Description du comportement alimentaire 260
B. Anomalies de la prise alimentaire 264
C. Prescrire une alimentation adaptée dans les principales maladies chroniques 266
II. Argumenter les bénéfices et effets cliniques de l'activité physique 267
A. Description de l'activité physique 267
B. Bénéfices de l'activité physique et risques liés à l'inactivité physique 271
III. Changement de comportement : exemple de l'activité physique 272
A. Identifier les freins et leviers à la pratique d'une activité physique régulière 272
B. Accompagnement du patient partenaire de soin 273
C. Outil d'aide au changement 274
D. Prescription d'activité physique 274
Annexes 279
Annexe 22.1 – Limitations fonctionnelles des patients en affection de longue durée 279
Annexe 22.2 – Formulaire de prescription spécifique pour les patients en affection de longue durée 280
Annexe 22.3 – Proposition de prescription d'activités physiques et sportives commentée : patient lombalgique chronique 281
Annexe 22.4 – Exemple pour un individu présentant une gonarthrose symptomatique 282

23 ITEM 256 Aptitude au sport chez l'adulte et l'enfant, besoins nutritionnels chez le sportif 283
I. Introduction 284
II. Examen médical de non-contre-indication à la pratique du sport 284
A. Objectifs de la visite médicale de non-contre-indication à la pratique du sport 284
B. Certificat médical de non-contre-indication 285
C. Examen médical de non-contre-indication à la pratique du sport 287
D. Contre-indications à la pratique du sport 290
E. Conseils, information, éducation, prévention 291
III. Bénéfices et inconvénients de la pratique d'activités physiques et sportives chez l'adulte 291
A. Bénéfices chez l'adulte 291
B. Risques de la pratique d'activités physiques et sportives chez l'adulte 292
IV. Bénéfices et inconvénients de la pratique d'activités physiques et sportives chez l'enfant 293
A. Particularités de l'enfant 293
B. Bénéfices chez l'enfant 294
C. Risques liés à la pratique du sport chez l'enfant et leur prévention 294
V. Besoins nutritionnels chez le sportif 295
VI. Précautions et contre-indications à la pratique sportive intensive 296
A. Risques de la pratique sportive intensive 296
B. Précautions 296
C. Contre-indications à la pratique sportive intensive 297

24 ITEM 328 Thérapeutiques non médicamenteuses et dispositifs médicaux . . . 299
I. Appareillage . . . 300
A. Métiers de l'appareillage . . . 300
B. Dispositifs médicaux. . . . 301
C. Principes d'évaluation . . . 301
D. Orthèses et prothèses . . . 302
II. Aides techniques. . . . 311
A. Prescription des aides à la déambulation . . . 313
B. Prescription des fauteuils roulants . . . 313
III. Cures thermales . . . 314
A. Quelques définitions . . . 314
B. Modalités thérapeutiques en milieu thermal. . . . 314
C. Déroulement de la cure . . . 315
D. Mode d'action de la cure thermale . . . 315
E. Place de la crénothérapie en thérapeutique . . . 316
F. Aspect réglementaire de la prescription . . . 317

25 ITEM 340 Accidents vasculaires cérébraux . . . 319
I. Conséquences directes . . . 320
II. Pronostic et courbes de récupération . . . 321
III. Prise en charge en médecine physique et de réadaptation. . . . 323
A. Phase aiguë d'un accident vasculaire cérébral . . . 323
B. Phase de récupération . . . 323
C. Au stade de stabilisation . . . 324

26 Troubles de la déglutition. . . . 325
I. Introduction . . . 325
II. Mécanismes physiologiques . . . 325
III. Causes principales des troubles de la déglutition . . . 326
IV. Bilan clinique d'un trouble de la déglutition . . . 326
V. Principaux examens complémentaires . . . 326
VI. Prise en charge et prévention des troubles de la déglutition . . . 326

III Entraînement

27 Cas cliniques . . . 331

28 Questions isolées. . . . 343

Index. . . . 349

Les auteurs

Cet ouvrage a été rédigé sous l'égide du Collège français des enseignants universitaires de médecine physique et de réadaptation, en collaboration avec l'Association des jeunes en médecine physique et de réadaptation.

Coordination

Vincent Tiffreau

Comité éditorial restreint

Xavier De Boissezon, Pierre Decavel, Pascal Giraux, Sophie Jacquin-Courtois, Olivier Rémy-Néris, Éric Verin

Auteurs et collaborateurs

Pr Gérard Amarenco, service de neuro-urologie, hôpital Tenon, GRC 01, Paris.

Dr Nicolas Bayle, service de rééducation neurolocomotrice, groupe hospitalier universitaire Henri Mondor-Albert Chenevier, Créteil.

Pr Johann Beaudreuil, service de médecine physique et de réadaptation et service de rhumatologie, hôpital Lariboisière, Groupe Lariboisière – Fernand-Widal, Paris.

PrLaurent Bensoussan, institut universitaire de réadaptation (UGECAM), CHU Timone, AP-HM, Marseille.

Pr Isabelle Bonan, service de médecine physique et de réadaptation, CHU de Rennes, hôpital Pontchaillou, Rennes.

Dr Benjamin Bouillet, service d'endocrinologie, diabétologie, maladies métaboliques, CHU Dijon, Dijon.

Dr Laura Boutevillain, centre médico-chirurgical de réadaptation des Massues, Lyon.

Pr Sylvain Brochard, service de médecine physique et de réadaptation, CHU hôpital Morvan, Brest.

Dr Vincent Carpentier, service de médecine et de réadaptation, hôpital Raymond-Poincaré, Garches.

Dr Marie Chantrelle, service de médecine et de réadaptation, CHU d'Angers, Angers.

Pr Emmanuel Coudeyre, service de médecine physique et de réadaptation, CHU de Clermont-Ferrand, hôpital Nord, Cébazat.

Pr Jean-Christophe Daviet, service de rééducation, hôpital Jean-Rebeyrol, Limoges.

Dr Pierre Decavel, service de médecine physique et de réadaptation, CHU de Besançon, Besançon.

Pr Patrick Dehail, service de médecine physique et de réadaptation, groupe hospitalier Pellegrin, CHU de Bordeaux.

Pr Mickael Dinomais, département de médecine physique et de réadaptation, UFR santé, université Angers et Les Capucins, CHU, Angers.

Pr Pierre-Louis Doutrellot, service de médecine physique et de réadaptation, centre Saint-Vincent-de-Paul, groupe hospitalier Sud, CHU d'Amiens, Amiens.

Dr Joffrey Drigny, service de médecine physique et de réadaptation, service de médecine du sport, CHU de Caen-Normandie, Caen.

Clément Ducheine, service de médecine et de réadaptation, CHRU de Lille, Lille.

Pr Arnaud Dupeyron, service de médecine physique et de réadaptation, université de Montpellier, CHU Carémeau, Nîmes.

Pr Pascal Edouard, service de physiologie clinique et de l'exercice, unité de médecine du sport, hôpital nord, CHU de Saint-Étienne, Saint-Étienne.

Pr Jean-Michel Garcies, service de rééducation neurolocomotrice, groupe hospitalier universitaire Henri-Mondor – Albert-Chenevier, Créteil.

Pr Vincent Gautheron, service de médecine physique et de réadaptation, CHU de Saint-Étienne, hôpital Bellevue, Saint-Étienne.

Pr François Genêt, service de médecine physique et de réadaptation, hôpital Raymond Poincaré, Garches.

Pr Pascal Giraux, service de médecine physique et de réadaptation, CHU de Saint-Étienne, hôpital Bellevue, Saint-Étienne.

Dr Bertrand Glize, service de médecine physique et de réadaptation, CHU de Bordeaux, groupe hospitalier Pellegrin, Bordeaux.

Pr Vincent Grémeaux, Swiss olympic medical center, division de médecine physique et réadaptation, CHUV, Lausanne.

Dr Amandine Guinet-Lacoste, service de médecine physique et de réadaptation, Hospices Civils de Lyon, hôpital Henry-Gabrielle, Saint-Genis-Laval.

Dr Nawale Hadouiri, pôle de médecine et de réadaptation, CHU de Dijon, Dijon.

Pr Christian Hérisson, département de médecine physique et de réadaptation, CHU de Montpellier, hôpital Lapeyronie, Montpellier.

Dr Laetitia Houx, service de médecine physique et de réadaptation, CHU hôpital Morvan, Brest.

Dr David Hupin, service de physiologie clinique et de l'exercice, centre VISAS, CHU de Saint-Étienne, hôpital Nord, Saint-Étienne.

Pr Marie-Ève Isner, pôle de médecine physique et de réadaptation, Institut universitaire de réadaptation, Strasbourg.

Pr Sophie Jacquin-Courtois, service de médecine physique et de réadaptation, Hospices Civils de Lyon, hôpital Henry-Gabrielle, Saint-Genis-Laval.

Pr Isabelle Laffont, département de médecine physique et de réadaptation, CHU Lapeyronie, université de Montpellier, Montpellier.

Pr Jacques Luauté, service de médecine physique et de réadaptation, Hospices Civils de Lyon, hôpital Henry-Gabrielle, Saint-Genis-Laval.

Pr Hubert Marotte, service de rhumatologie, CHU de Saint-Étienne, Saint-Étienne.

Dr Christelle Nguyen, service de rééducation et de réadaptation de l'appareil locomoteur et des pathologies du rachis, hôpitaux universitaires Paris centre-groupe hospitalier Cochin, Paris.

Pr Philippe Obert, EA4278 Laboratoire de pharm-écologie cardiovasculaire, SFR 4241 TERSYS Développement des produits naturels, qualité et environnement, faculté des sciences, technologies et santé, Avignon.

Dr Maud Ottavy, direction régionale et départementale de la jeunesse, des sports et de la cohésion sociale, région Auvergne-Rhône-Alpes.

Pr Jean Paysant, institut régional de médecine physique et de réadaptation (UGECAM), CHRU de Nancy, Nancy.

Pr Dominic Pérennou, clinique de médecine physique et réadaptation, pôle rééducation et physiologie, CHU hôpital Nord, Grenoble.

Pr Brigitte Perroin-Verbe, service de médecine physique et de réadaptation neurologique, CHU de Nantes, Nantes.

Pr Éric Verin, service de médecine physique et de réadaptation fonctionnelle, CHU Rouen-Normandie, Rouen.

Dr Virgile Pinelli, département des soins de support, institut Claudius Regaud, CHU de Toulouse, Toulouse

Dr Jean-Baptiste Poppe, CRMPR Les Herbiers, Bois-Guillaume, CHU Rouen-Normandie, Rouen.

Dr Grégoire Prum, CRMPR Les Herbiers, Bois-Guillaume, CHU Rouen-Normandie, Rouen.

Pr François Rannou, service de rééducation et de réadaptation de l'appareil locomoteur et des pathologies du rachis, hôpitaux universitaires Paris centre-groupe hospitalier Cochin, Paris.

Pr Olivier Rémy-Néris, service de médecine physique et de réadaptation, CHU Morvan, Brest.

Dr Shams Ribault, service de médecine et de réadaptation, Hospices Civiles de Lyon, Lyon.

Pr Gilberte Robain, service de médecine physique et de réadaptation, hôpital Rothschild, Paris.

Pr Frédéric Roche, service de physiologie clinique et de l'exercice, centre VISAS, CHU de Saint-Étienne, hôpital Nord, Saint-Étienne.

Pr Gilles Rode, service de médecine physique et de réadaptation, Hospices Civils de Lyon, hôpital Henry-Gabrielle, Saint-Genis-Laval.

Dr Marion Roquet, service de médecine physique et de réadaptation, CHU Morvan, Brest.

Maxime Rosin, institut universitaire de réadaptation Clémenceau, CHU de Strasbourg, Strasbourg.

Dr Alexis Schnitzler, service de médecine physique et de réadaptation, hôpital Raymond Poincaré, Garches.

Maelys Teng, service de médecine physique et de réadaptation, hôpital Rothschild, Paris.

Pr Philippe Thoumie, service de rééducation neuro-orthopédique, CHU Paris-Est, hôpital Rothschild, Paris.

Pr Vincent Tiffreau, service de médecine et de réadaptation, hôpital Swynghedauw, CHRU de Lille, Lille.

Pr Éric Vérin, CRMPR Les Herbiers, Bois-Guillaume, CHU Rouen-Normandie, Rouen.

Dr Émilie Viollet, service de médecine physique et de réadaptation, CHU Nîmes, Site Carémeau, Nîmes.

Dr Carole Vuillerot, service central de rééducation pédiatrique, L'Escale, Lyon.

Pr Alain Yelnik, service de médecine physique et de réadaptation, hôpital Fernand-Widal, groupe hospitalier Lariboisière – Fernand-Widal, Paris.

Avant-propos

La réforme du deuxième cycle des études de médecine replace au cœur de l'enseignement les compétences médicales jugées essentielles à la future pratique médicale de nos étudiants. La MPR, dans sa démarche clinique et holistique, est la médecine du pronostic fonctionnel à tous les âges de la vie. De par son approche transversale et par ses constantes interactions avec les autres spécialités médico-chirurgicales et paramédicales, elle participe naturellement et activement à cette importante réforme.

Le Collège de Médecine Physique et de Réadaptation vous propose ainsi une nouvelle édition de son Référentiel dans laquelle les connaissances essentielles de la discipline ont été mises en valeur pour en faciliter l'apprentissage. Les informations ont été actualisées et de nouveaux chapitres, sur la réadaptation à l'effort, les troubles de la déglutition et la rééducation de la sclérose en plaques ont été rédigés.

La mise en forme vous permettra d'identifier rapidement les connaissances prioritaires à acquérir.

Nous espérons que cette nouvelle édition du référentiel, enrichie de nombreux dossiers d'évaluation des connaissances, répondra à vos attentes.

Vincent Tiffreau
Éric Verin
Pascal Giraux

Note de l'éditeur

Dans le respect de la Réforme du deuxième cycle des études médicales (R2C), les connaissances rassemblées dans cet ouvrage sont hiérarchisées en rang A, rang B et rang C à l'aide de balises et d'un code couleur :

A Connaissances fondamentales que tout étudiant doit connaître en fin de deuxième cycle.

B Connaissances essentielles à la pratique mais relevant d'un savoir plus spécialisé que tout interne d'une spécialité doit connaître au premier jour de son DES.

C Connaissances spécifiques à un DES donné (troisième cycle).

> Au sein des tableaux de hiérarchisation des connaissances, les objectifs grisés avec astérisque * ne sont pas abordés dans l'ouvrage (dans la version ebook de l'ouvrage, cette information est signalée uniquement par l'astérisque *).

Table des compléments en ligne

Vidéos

Des vidéos sont associées à cet ouvrage, indiquées dans le texte par un pictogramme « ». Pour voir ces compléments, connectez-vous sur http://www.em-consulte/e-complement/477072 et suivez les instructions.

Vidéo 13.1. Boiterie d'esquive.

Vidéo 13.2. Boiterie de Duchenne-Trendelenburg, marche myopathique (I).

Vidéo 13.3. Boiterie de Duchenne-Trendelenburg, marche myopathique (II).

Vidéo 13.4. Boiterie avec salutation.

Vidéo 13.5. Steppage.

Vidéo 13.6. Fauchage.

Vidéo 13.7. Trouble de l'équilibre et de la marche d'origine cérébelleuse.

Vidéo 13.8. Marche du patient parkinsonien.

Banque d'images

Accédez à la banque d'images de cet ouvrage : l'ensemble des illustrations y sont regroupées et accessibles facilement via un moteur de recherche.

Pour accéder à cette base iconographique, connectez-vous sur http://www.em-consulte/e-complement/4770722 et suivez les instructions pour activer votre accès.

Abréviations

6MWT *6-Minute Walk Test*
ADH *Antidiuretic Hormone*
AEEH Allocation d'éducation de l'enfant handicapé
AESH Accompagnant d'élève en situation de handicap
AETQ Apport énergétique total quotidien
AGEFIPH Association de gestion du fonds pour l'insertion professionnelle des personnes handicapées
AGGIR Autonomie gérontologique – groupes iso-ressources
AINS Anti-inflammatoire non stéroïdien
AIS *ASIA Impairment Scale*
AJPP Allocation journalière de présence parentale
ALD Affection de longue durée
ANC Apport nutritionnel conseillé
ANSES Agence nationale de sécurité sanitaire de l'alimentation, de l'environnement et du travail
AP Activité physique
APA Activité physique adaptée
APA Allocation personnalisée d'autonomie
AQM Analyse quantifiée de la marche
AS Apport satisfaisant
ASCM *American College of Sports Medicine*
ASIA *American Spinal Injury Association*
AVC Accident vasculaire cérébral
AVP Accident de la voie publique
AVQ Activités de la vie quotidienne
AVS Auxiliaire de vie scolaire
BASFI *Bath Ankylosing Spondylitis Functional Index*
BBQ *Back Beliefs Questionnaire*
BCG Bacille de Calmette-Guérin
BMR Bactéries multirésistantes
BNM Besoin nutritionnel moyen
BPCO Bronchopneumopathie chronique obstructive
BREF Batterie rapide d'évaluation frontale
BTS Brevet de technicien supérieur
CAF Caisse des allocations familiales
CAMSP Centre d'action médico-sociale précoce
CAP Certificat d'aptitude professionnelle
CDAPH Commission des droits et de l'autonomie des personnes handicapées
CDE Convention relative aux droits de l'enfant
CDPH Convention relative aux droits des personnes handicapées
CHUP Chaussage à usage permanent
CHUT Chaussage à usage temporaire
CIDE Convention internationale relative aux droits de l'enfant
CIF Classification internationale du fonctionnement, du handicap et de la santé
CMP Centre médico-psychologique
CMPP Centre médico-psycho-pédagogique
CNAM Caisse nationale de l'assurance maladie
CNSA Caisse nationale de solidarité pour l'autonomie
CPAM Caisse primaire d'assurance maladie

CRA	Centre de ressource autistique
CRP	*C-Reactive Protein*
DALY	*Disability-Adjusted Life Years*
DIM	Dérangement intervertébral mineur
DPI	Dispositif précoce d'insertion
DQI	Diet quality index
Drees	Direction de la recherche, des études, de l'évaluation et des statistiques
DSM	*Diagnostic and Statistical Manual of mental disorders*
DUT	Diplôme universitaire de technologie
ECBU	Examen cytobactériologique des urines
ECG	Électrocardiogramme
EDSS	*Expanded Disability Status Scale*
EIFEL	Échelle d'incapacité fonctionnelle pour l'évaluation des lombalgies
EHPAD	Établissement d'hébergement pour personnes âgées dépendantes
EMG	Électromyogramme
EPS	Éducation physique et sportive
ESAT	Établissement et service d'aide par le travail
ESI	Entraînement sportif intensif
ESMs	Établissements et structures médico-sociaux
ESS	Équipe de suivi et de scolarisation
EVA	Échelle visuelle analogique
EVS	Échelle verbale simple
FABQ	*Fear Avoidance Beliefs Questionnaire*
FAC	*Functional Ambulation Classification*
FAM	Foyer d'accueil médicalisé
FC	Fréquence cardiaque
FIPHFP	Fonds pour l'insertion professionnelle des personnes handicapées dans la fonction publique
FITT-VP	*Frequency, Intensity, Time, Type, Volume and Progression*
GEVA-sco	Guide d'évaluation des besoins de compensation en matière de scolarisation
GIR	Groupe iso-ressources
HAD	*Hospital Anxiety and Depression scale*
HAD	Hospitalisation à domicile
HAQ	*Health Assessment Questionnaire*
HAS	Haute Autorité de Santé
HBPM	Héparine de bas poids moléculaire
HDLc	*High Density Lipoprotein Cholesterol*
HEI	*Healthy Eating Index*
HID	Enquête Handicaps-Incapacités-Dépendance
HRA	Hyperréflexie autonome
HS	(Enquête) Handicap-Santé
HTA	Hypertension artérielle
IADL	*Instrumental Activities of Daily Living*
IASP	*International Association for the Study of Pain*
IB	Index de Barthel
ICF	*International Classification of Functioning, disability and health*
ICQ-SF	*International Consultation Incontinence Questionnaire-Short Form*
IEM	Institut d'éducation motrice
IFMC	Indice fonctionnel de la main de Cochin
IFRH	Institut fédératif de recherche sur le handicap
IFSI	Institut de formation en soins infirmiers
IMC	Indice de masse corporelle

IME	Institut médico-éducatif
Insee	Institut national de la statistique et des études économiques
InVS	Institut de veille sanitaire
IPAQ	*International Physical Activity Questionnaire*
IRM	Imagerie par résonance magnétique
ISNCSCI	International Standards for Neurological Classification of Spinal Cord Injury
ITEP	Institut thérapeutique, éducatif et pédagogique
IUE	Incontinence urinaire d'effort
LDLc	*Low Density Lipoprotein Cholesterol*
LMD	Licence-Master-Doctorat
LPPR	Liste des prestations et produits remboursables
LSVT	*Lee Silverman Voice Therapy*
MAS	Maison d'accueil spécialisée
MDPH	Maison départementale pour les personnes handicapées
MET	*Metabolic Equivalent of Task*
MIF	Mesure de l'indépendance fonctionnelle
MMSE	*Mini-Mental State Examination*
MOCA	*Montreal Cognitive Assessment*
MPR	Médecine physique et de réadaptation
MRC	*Medical Research Council*
NIHSS	*National Institute of Health Stroke Score*
NLI	*Neurologic Level of Injury*
NMDA	N-méthyl-D-aspartate
NYHA	*New York Heart Association*
OMS	Organisation mondiale de la santé
PACES	Première année commune des études de santé
Pacs	Pacte civil de solidarité
PC	Paralysie cérébrale
PCH	Prestation de compensation du handicap
PCS	Professions et catégories socioprofessionnelles
PEM	Potentiel évoqué moteur
PMA	Puissance maximale aérobie
PMI	Protection maternelle et infantile
POC	Plateformes d'orientation et de coordination
PPC	Projet personnalisé de compensation
PPE	Projet pour l'enfant
PPS	Projet personnalisé de scolarisation
QdV	Qualité de vie
RNP	Référence nutritionnelle de population
RPE	*Rate of Perceived Exertion*
RQTH	Reconnaissance de la qualité de travailleur handicapé
rTMS	*repetitive Transcranial Magnetic Stimulation*
SAF	Syndrome d'alcoolisation foetale
SAMETH	Service d'appui au maintien dans l'emploi des travailleurs handicapés
SAMSAH	Service d'accompagnement médico-social pour adultes handicapés
SAVS	Service d'accompagnement à la vie sociale
SDRC	Syndrome douloureux régional complexe
SEP	Sclérose en plaques
SESSAD	Service d'éducation spéciale et de soins à domicile
SGPA	Substance grise péri-acqueducale
SOFMMOO	Société française de médecine manuelle orthopédique et ostéopathique

SSR	Soins de suite et réadaptation
STAPS	Sciences et techniques des activités physiques et sportives
tDCS	*transcranial Direct Current Stimulation*
TDM6	Test de marche de 6 minutes
TENS	*Transcutaneous Electrical Nerve Stimulation*
TIAC	Toxi-infection alimentaire collective
TOT	*Trans-Obturator Tape*
TVT	*Tension-Free Vaginal Tape*
ULIS	Unité localisée pour l'inclusion scolaire
USP®	*Urinary Symptom Profil®*
VAC	*Vacuum-Assisted Closure*
VIH	Virus de l'imunodéficience humaine
VMA	Vitesse maximale aérobie
WHOQOL	*World Health Organization Quality Of Life*
YLD	*Years Lived with Disabilitiy*

I

Connaissances de base

CHAPITRE

1

Classification internationale du fonctionnement

I. De quoi parle-t-on ?
II. La CIF en pratique

Situations de départ

- 31 Perte d'autonomie progressive
- 316 Identifier les conséquences d'une pathologie/situation sur le maintien d'un emploi
- 330 Accompagnement global d'un aidant
- 345 Situation de handicap

Objectifs pédagogiques, hiérarchisation des connaissances

ITEM 21 – Mesure de l'état de santé de la population

- Connaître et comprendre le modèle bio-psycho-social de la CIF.
- Connaître et comprendre le terme « fonctionnement ».
- Être capable de déterminer à quelle catégorie appartient un élément descriptif du fonctionnement d'une personne (plus particulièrement activités, participations, environnement).

Rang	Rubrique	Intitulé	Descriptif
A	Définitions	Indicateurs de santé et indicateurs démographiques, espérance de vie, espérance de santé*	Définition, objectif/types/limites et obtentions
A	Définitions	Notions de base sur les indicateurs épidémiologiques*	Savoir les définir et les reconnaître, les indicateurs épidémiologiques, les taux bruts de mortalité, les taux spécifiques de mortalité, les taux de mortalité prématurée, la mortalité évitable, taux de létalité par cause, mortalité infantile, périnatale, fœtale (ou mortinatalité), néonatale, post-néonatale, fœto-infantile
B	Définitions	Connaître la définition de la standardisation*	Savoir la définir, la reconnaître et savoir interpréter des taux standardisés, des SMR ou SIR
A	Définition	Les priorités de santé publique*	Connaître les principaux éléments nécessaires pour asseoir une priorité de santé publique
B	Définition	Connaître les différents critères qui sont mobilisés pour définir un problème comme une priorité de santé publique*	
A	Définitions	Définitions relatives au handicap	
B	Épidémiologie	Espérance de vie sans handicap*	

Médecine physique et de réadaptation

Ⓐ La classification internationale du fonctionnement, du handicap et de la santé, dite CIF, est, comme toutes les classifications, une tentative de production d'un outil international et exhaustif de description d'un concept social : « le fonctionnement des personnes dans leurs environnements ». Elle a été adoptée par l'Organisation mondiale de la santé (OMS) en 2001.

I. De quoi parle-t-on ?

La santé est définie par l'OMS comme « un état de complet bien-être physique, mental et social ». Cette définition, globale et quelque peu abstraite, indique parfaitement le fait que la santé n'est pas seulement l'absence de maladie. Toutefois, la nécessité quotidienne des professionnels de la santé — qui ne se limitent donc pas aux professions de santé — de circonscrire les domaines qui dérogent à cette définition très théorique, a amené progressivement à reconnaître que l'altération de la santé se définit par les conséquences dans notre vie quotidienne d'un certain nombre de phénomènes certes « liés au corps » (les maladies, le vieillissement, la croissance, etc.), mais aussi « non liés au corps » (les relations humaines, les éléments physiques de notre environnement, les organisations sociales et politiques, les situations économiques…). Cet ensemble de conséquences est synthétisé dans le terme : « fonctionnement ». Ce terme « fonctionnement » développé par l'OMS est à la fois plus réduit et plus large que la notion habituelle de fonctionnement : plus réduit car il ne s'applique qu'à l'homme et plus large car toutes les structures (tissus biologiques, organes) et systèmes (appareils au sens d'ensemble d'organes), toutes les activités que l'homme réalise et toutes les actions auxquelles il souhaite participer sont incluses dans la notion de fonctionnement de l'OMS. L'OMS conçoit le fonctionnement comme un continuum entre l'absence de fonctionnement et le plein fonctionnement. Pour chaque domaine de la CIF, chaque item descriptif (ou catégorie) doit être quantifié, afin d'apprécier la santé de la personne concernée. Toute limitation du fonctionnement est considérée par l'OMS comme un handicap dont la définition est donc assez simple : **le handicap est une limitation du fonctionnement d'un humain**.

Cette conception du handicap s'appuie sur un modèle qui s'est progressivement imposé à la fin du xxᵉ siècle comme le plus pertinent et qui ne conditionne pas le handicap à un fait, à une pathologie secondaire à un accident ou à une maladie (par exemple, une paraplégie). Le handicap résulte d'une interaction complexe entre maladie, capacités du sujet, participation de cette personne à la vie sociale, environnements et structure psychologique personnelle. Ce modèle bio-psycho-social est présenté dans la figure 1.1.

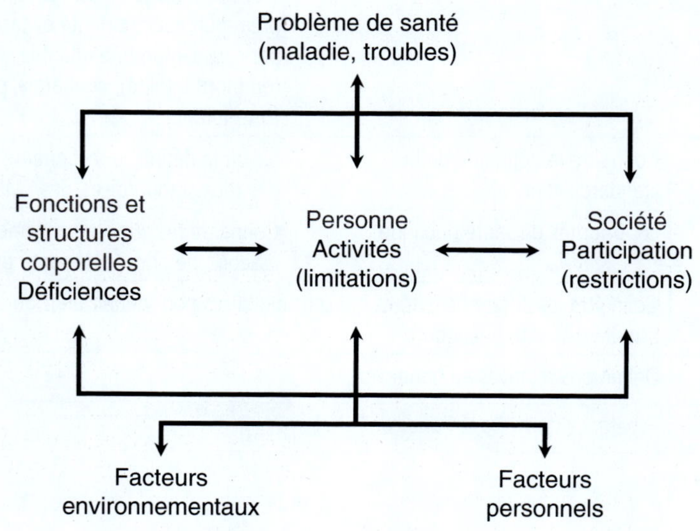

Fig. 1.1. Ⓐ **Modèle bio-psycho-social du handicap selon l'OMS.**

II. La CIF en pratique

La CIF est donc une classification, c'est-à-dire un thésaurus de codes descriptifs d'un individu (http://apps.who.int/iris/bitstream/10665/42418/1/9242545422_fre.pdf) dans quatre dimensions ou domaines (tableau 1.1).

Elle est disponible en ligne (http://apps.who.int/classifications/icfbrowser/Default.aspx).

Comme toute classification, elle a pour but de relever tous les éléments (codés) qui sont perturbés par rapport à une norme qui n'est pas définie en tant que telle. En effet, la norme n'est pas forcément identique d'un pays à un autre ou entre la ville et la campagne dans un même pays, par exemple pour les modalités de participations sociales.

La CIF utilise un système de codage alphanumérique :

b : fonctions organiques.

s : structures anatomiques.

d : activités et participations.

e : facteurs environnementaux.

Ces lettres sont suivies de chiffres se référant à des organes, fonctions ou situations spécifiques, ainsi qu'à la sévérité de l'altération. Il est ainsi possible de coder un nombre très important de situations (plus de 1 400 concepts).

En pratique, les utilisateurs se réfèrent à des formes simplifiées (*check-lists*, *core sets*) listant un nombre d'items réduit.

Contrairement au modèle bio-psycho-social, la CIF, dans son esprit globalisant et universel, ne distingue pas les champs activités et participation. Il s'agit en effet d'un continuum assez opérationnel au quotidien. On a alors pour habitude de distinguer :

- les **activités de base de la vie quotidienne**, comme se laver, s'habiller, marcher, communiquer…, que l'on évalue à partir de scores dits fonctionnels (mesure d'indépendance fonctionnelle) ;
- les **activités élaborées** : faire ses courses, faire la cuisine, se déplacer en transport en commun… ;

Tableau 1.1. Ⓐ Dimensions de la CIF.

	Domaines	Description	Objectifs
b	Fonctions organiques	Divisé en huit chapitres reprenant les grands appareils fonctionnels du corps humain (locomoteur, mental, sensoriel, cardiorespiratoire, métabolique…)	Décrire chaque fonction en la subdivisant en sous-fonctions *Exemple :* fonctions mentales → fonctions mentales globales → fonctions de la conscience → état de conscience…
s	Structures anatomiques	Divisé en huit chapitres reprenant les grandes structures anatomiques	Décrire chaque structure en la subdivisant en sous-régions anatomiques *Exemple :* structure du système nerveux → structure du cerveau → structure du cortex cérébral → lobe frontal…
d	Activités et participation	Divisé en neuf chapitres reprenant les activités de la vie quotidienne (deux chapitres sur les activités intellectuelles)	Décrire chaque activité ou participation en la subdivisant en sous-activités *Exemple :* apprentissage et application des connaissances → perception sensorielle interne → regarder…
e	Facteurs environnementaux	Divisé en cinq chapitres reprenant les éléments de l'environnement technique, naturel, relationnel, personnel et le contexte sociopolitique	Décrire chaque élément de l'environnement contribuant au fonctionnement d'une personne *Exemple :* produits et systèmes techniques → produits pour la consommation personnelle → aliments…

- les **participations à la vie sociale** : travailler, avoir des relations avec autrui, construire sa vie personnelle (familiale ou non), se divertir…

La spécificité de la participation est de ne pouvoir se définir qu'en fonction d'une interaction avec la société, les contextes, les environnements — on parle de structuration sociale des individus —, alors que les activités peuvent être réalisées individuellement. En effet, par exemple, on ne travaille (participation) que si l'on est rémunéré, ce qui suppose une société organisée (évidemment différemment entre les pays, mais aussi entre les régions, mais aussi entre la ville et la campagne…). On illustre ici l'importance des contextes de vie et des environnements et la limite de l'exercice de distinction entre activités et participation.

C'est en grande partie à partir de ces dimensions d'activités et de participation que va se construire la **qualité de vie** des personnes. On peut considérer que ce dernier concept (santé perceptuelle) consiste à définir le degré de satisfaction des personnes avec tel ou tel domaine de leur vie (et donc de leurs activités élaborées et de leur participation).

Points clés

- La classification internationale du fonctionnement, du handicap et de la santé (CIF) est fondée sur le concept de fonctionnement, soit l'ensemble des conséquences d'une altération de l'état de santé (liées ou non liées au corps).
- Quatre grands domaines
  - Fonctions organiques.
  - Structures anatomiques.
  - Activités et participations.
  - Environnement.

CHAPITRE

2

Professionnels de rééducation et de réadaptation

I. Généralités
II. Intervenants médicaux
III. Métiers de la rééducation
IV. Professions du soin autour de la personne en situation de handicap
V. Autres métiers autour de la personne en situation de handicap

Situations de départ

- 355 Organisation de la sortie d'hospitalisation
- 247 Prescription d'une rééducation

Objectifs pédagogiques, hiérarchisation des connaissances

ITEM 122 – Principales techniques de rééducation et de réadaptation

- Connaître le rôle et les compétences des différents professionnels dans le projet de rééducation et de réadaptation d'un individu.
- Savoir quel professionnel est le plus à même d'apporter des solutions devant un questionnement rééducatif précis.

Rang	Rubrique	Intitulé	Descriptif
A	Définition	Rôle du médecin	Définition d'un programme de rééducation et rôle du médecin
A	Définition	Rôle du médecin de médecine physique et réadaptation (MPR)	Définition des fonctions propres au médecin de médecine physique et de rééducation
A	Définition	Rôle des auxiliaires médicaux	Principaux rôles des auxiliaires médicaux dans un programme de rééducation
A	Prise en charge	Principales indications d'un programme de rééducation*	Indications de la rééducation dans les pathologies courantes
A	Prise en charge	Principaux objectifs de la rééducation*	Objectifs simples de la rééducation dans les pathologies courantes
A	Prise en charge	Principales indications d'un programme de kinésithérapie*	Indications de la kinésithérapie dans les pathologies courantes
B	Définition	Principales techniques de kinésithérapie*	Définition des différents types de traitements réalisés par les kinésithérapeutes
A	Prise en charge	Principales indications d'un programme d'ergothérapie*	Indications de l'ergothérapie dans les pathologies courantes
A	Prise en charge	Principales indications de l'orthophonie*	Indications de l'orthophonie dans les pathologies courantes
A	Prise en charge	Règles de prescription de la masso-kinésithérapie*	Éléments indispensables et facultatifs de la prescription de kinésithérapie

Rang	Rubrique	Intitulé	Descriptif
A	Prise en charge	Règles de prescription de l'orthophonie*	Éléments indispensables et facultatifs de la prescription d'orthophonie
B	Prise en charge	Règles d'arrêt de la rééducation*	Éléments pour arrêter une prise en charge de rééducation
B	Prise en charge	Indications de la rééducation d'entretien*	Description et modalités de la rééducation d'entretien dans certaines pathologies chroniques

I. Généralités

A La détermination des objectifs de prise en charge autour du patient est un préalable essentiel à tout programme de rééducation et/ou de réadaptation. **Aussi tous les professionnels exerçant dans le champ de la rééducation et de la personne en situation de handicap doivent-ils partager un référentiel commun : l'analyse et l'évaluation d'une situation clinique selon la classification internationale du fonctionnement (CIF)** (cf. chapitre 1). Cette analyse permet de fixer plusieurs niveaux d'objectifs de prise en charge :

- réduction voire récupération des déficiences (motrices, sensorielles, cognitives…);
- réduction des limitations d'activité (voire favoriser les activités : déplacements, préhension…);
- prévention des déficiences et limitations secondaires à la situation clinique initiale (prévention des complications de décubitus, de l'immobilisation…);
- garantie de la meilleure participation sociale possible en fonction de la situation sociale et médicale de l'individu.

L'objectif final de tout programme de rééducation est de permettre à l'individu d'accéder à une qualité de vie subjective liée à la santé aussi bonne que possible et en adéquation avec ses objectifs personnels de vie compte tenu de son état de santé (**projet de vie**).

Ainsi, pour qu'un programme de rééducation soit le plus efficace possible, il faut garantir que les objectifs de prise en charge soient bien en rapport avec la situation de l'individu analysée et évaluée selon la CIF. Ce programme doit être coordonné dans l'ensemble des aspects du champ médical et de la CIF, et mené par des professionnels qui exercent des actions de :

- évaluation des déficiences et limitation d'activité;
- rééducation par des méthodes spécifiques;
- adaptation (de substitution) aux déficiences persistantes;
- accompagnement du patient et de sa famille dans la « vie sociale ».

Les actes de rééducation peuvent être effectués en « ville » (secteur libéral; attention, tous les acteurs de la rééducation ne sont pas accessibles en libéral) **ou en institution** (en milieu sanitaire — hospitalier ou en service de soins de suite et rééducation — ou en milieu médico-social) et sont coordonnés par un médecin spécialiste notamment en soins primaires ou un médecin spécialiste en médecine physique et de réadaptation (MPR) en fonction de la situation de chaque patient. Lorsque la prise en charge est lourde et/ou complexe et fait intervenir plusieurs professions de la rééducation, celle-ci se fait plus aisément en institution (avec ou sans hébergement : hospitalisation conventionnelle ou hospitalisation de jour) et nécessite la coordination d'un médecin MPR.

C Les différents acteurs de la rééducation sont régis par des décrets de compétences (publiés au *Journal Officiel*[1]) qui déterminent les actes que ces professionnels sont habilités à effectuer sur prescription médicale et précisent, le cas échéant, les actes qu'ils peuvent effectuer hors prescription.

Le Code de la santé publique définit le champ des professions de santé suivantes :

- professions médicales : médecins, sages-femmes, odontologistes ;
- professions de la rééducation : diététiciens, ergothérapeutes, masseurs-kinésithérapeutes, orthophonistes, orthoptistes, pédicures-podologues, psychomotriciens ;
- professions de l'appareillage : audioprothésistes, orthopédistes-orthésistes, orthoprothésistes, podo-orthésistes.

Pour informations, les autres champs des professions de santé sont : les professions pharmaceutiques, les professions médicotechniques (ambulanciers, manipulateurs en électroradiologie médicale, techniciens de laboratoire médical), les professions du soin (infirmiers, aides-soignants, auxiliaires de puériculture, assistants dentaires).

Les professions du social telles que les assistants du service social, les psychologues, ainsi que les professions qui correspondent à l'usage d'un titre comme les psychothérapeutes et ostéopathes ne font pas partie du champ des professions de santé selon le Code de la santé publique.

Les formations aux professions non médicales relèvent soit du ministère chargé de l'Enseignement supérieur (orthophonistes, orthoptistes, audioprothésistes et diététiciens), soit du ministère chargé de la Santé, c'est le cas des infirmiers et de certaines professions de rééducation (masseurs-kinésithérapeutes, pédicures-podologues, psychomotriciens et ergothérapeutes).

II. Intervenants médicaux

A Tout médecin a la responsabilité de prescrire ou de ne pas prescrire les actes de rééducation. La prescription suppose un diagnostic médical précis et des objectifs clairement énoncés et réalistes. Il est de la responsabilité de tout médecin de savoir ne pas prescrire de la rééducation si les objectifs de rééducation ne sont pas en lien avec la situation clinique du patient. Ainsi, les actes de rééducation ne doivent être prescrits que si un bénéfice est attendu et non pas parce que le patient « réclame » des actes de rééducation. De la même façon, il est aussi de la responsabilité de tout médecin de savoir orienter les patients vers un centre spécialisé de prise en charge si le programme de rééducation nécessaire au patient est un programme « complexe », c'est-à-dire nécessitant l'évaluation par un médecin MPR et/ou l'intervention conjointe et coordonnée par le médecin MPR de plusieurs professions de rééducation et de réadaptation.

A. Médecin de soins primaires (médecin généraliste)

Le médecin de soins primaires est donc celui qui peut donner une réponse pour 90 % des patients, dans 90 % des situations. Le médecin de santé primaire est le premier contact des patients avec le système de santé. C'est aussi le médiateur nécessaire entre le patient et le système de santé quand des soins plus spécialisés sont nécessaires. Du fait de sa position, le médecin de soins primaires est confronté quotidiennement à des situations cliniques qui nécessitent des connaissances de type démarche rééducative et cadre formel de la CIF.

Tout au long de sa carrière, **le médecin de soins primaires rencontre dans sa patientèle des personnes en situation de handicap**. Cette population de patients a des **besoins**

1 https://www.legifrance.gouv.fr/

spécifiques que le médecin doit connaître. Il est parfois amené à réévaluer les aides techniques et autres matériels médicaux prescrits antérieurement. De plus, **le médecin de soins primaires doit être un des acteurs de la prévention primaire chez ses patients en situation de handicap au même titre que la population générale** (réalisation d'examens gynécologiques réguliers pour le dépistage des néoplasies gynécologiques, réalisation de touchers rectaux réguliers dans le cadre du dépistage de néoplasie prostatique, etc.).

Il peut être amené à répondre à des besoins d'un programme de rééducation « simple » qui ne requiert le plus souvent que l'intervention d'un ou deux professionnels de rééducation libéraux autour d'un patient, sans nécessité d'évaluation spécialisée ni de coordination spécifique — citons l'intervention du kinésithérapeute pour la rééducation proprioceptive dans le cadre d'une entorse bénigne de cheville. Il est le plus souvent en relation directe avec le professionnel qui exerce son activité en « ville » et dont les actes de rééducation sont pris en charge par la Sécurité sociale. **C'est le médecin de soins primaires qui assure la prescription (ou la non-prescription) des actes « simples » de rééducation et oriente vers le professionnel adéquat.** On citera pour l'exemple quelques situations cliniques simples relevant d'une prescription et d'une coordination par le médecin de soins primaires :

- prise en charge des problèmes simples et courant d'orthopédie, de traumatologie (pathologie rachidienne chronique, entorses de cheville…) ;
- prescription d'un bilan et d'une prise en charge orthophonique dans le cadre de difficultés de langage simples de l'enfant ;
- prescription pour la réalisation d'orthèses plantaires dans le cadre de troubles de la statique du pied ;
- renseignement des dossiers médicaux en vue d'un dépôt de dossier auprès de la maison départementale pour les personnes handicapées (MDPH) dans le cadre de suivi de pathologie chronique potentiellement invalidante.

Le médecin de soins primaires doit par ailleurs, lorsque la situation du patient le nécessite, savoir quand adresser ce dernier vers une consultation spécialisée de MPR en vue d'une évaluation et/ou d'une prise en charge plus complexe.

B. Médecins de médecine physique et de réadaptation (MPR)

La MPR a pour objectif la prévention et la réduction des déficiences, des limitations d'activités et des restrictions de participation sociale au minimum inévitable et ce, qu'elle qu'en soit l'étiologie, dans le domaine des fonctions motrices, cognitives, vésico-sphinctériennes, cardiorespiratoires, etc. Dans ce cadre formel de prise en charge, il est alors tout aussi nécessaire d'évaluer les déficiences, activités et participations que de dessiner les contours de la pathologie — comprendre la physiopathologie, établir les critères diagnostiques et pronostiques —, afin de développer des moyens thérapeutiques adéquats.

Le médecin de MPR exerce son activité majoritairement en milieu hospitalier (centres hospitaliers ou centre de soins de suite et rééducation [SSR] polyvalents ou spécialisés) et en milieu institutionnel (secteur médico-social). Il peut exercer son activité en libéral. Le médecin de MPR a un rôle pivot autour du patient et des différents intervenants médicochirurgicaux et de rééducation. **Il est le médecin du « pronostic fonctionnel » et doit fixer les objectifs de rééducation en rapport avec la situation clinique et fonctionnelle du patient, les moyens thérapeutiques de la rééducation, les éventuelles contre-indications.** C'est aussi lui qui doit pouvoir signifier quand la rééducation s'arrête, c'est-à-dire quand les objectifs fixés ont été atteints et que ceux-ci répondent aux capacités du patient.

Aussi le médecin de MPR doit-il pouvoir :

- porter un diagnostic médical, assurer le suivi médical standard d'un patient ;
- évaluer la situation du patient selon la CIF ;

- connaître la physiopathologie de l'étiologie du handicap ;
- établir les critères pronostiques de récupération ;
- évaluer le pronostic fonctionnel des patients ;
- prescrire, coordonner les actes complexes de rééducation et de réadaptation ;
- prescrire les thérapeutiques médicamenteuses (antalgiques, traitements à visée vésico-sphinctérienne, traitements de la spasticité…), non médicamenteuses (électrothérapie, balnéothérapie…) et les aides techniques (fauteuil roulant, orthèses…) en lien avec les objectifs de rééducation.

La démarche propre à la MPR peut être schématisée comme suit :

1. examen médical du patient ;
2. analyse de la situation selon la CIF ;
3. détermination d'objectifs à court terme ;
4. fixation des objectifs à long terme (projet de vie) avec le patient et en fonction de ce qui est médicalement raisonnable ;
5. établissement du programme de traitement précisant les différents intervenants et les éventuelles techniques spécifiques en lien avec les objectifs ;
6. mise en œuvre du traitement par les différents intervenants ;
7. bilans réguliers et évaluation de la situation ;
8. ajustements des objectifs en fonction de l'évolution.

C. Autres spécialistes médicaux

C De nombreux professionnels médicaux sont également amenés à intervenir auprès de personnes en situation de handicap, afin de permettre *in fine* au sujet d'atteindre les objectifs (projet de vie) fixés préalablement. On peut citer les chirurgiens orthopédistes (notamment pour le traitement des déformations neuro-orthopédiques), les neurochirurgiens (notamment pour le traitement chirurgical de la spasticité), les ORL (traitement par trachéostome), les neurologues, les rhumatologues, les psychiatres…

Il est important de garder à l'esprit que dans tout programme d'intervention médicochirurgicale autour de personnes en situation de handicap, l'objectif doit avant tout être fonctionnel. L'intervention proposée ne doit pas pénaliser ou détériorer l'activité existante. Aussi est-il important que tous les « gestes » autour du patient en situation de handicap soient concertés et coordonnés.

III. Métiers de la rééducation

A **Tout acte de rééducation auprès d'un patient se fait en lien avec le médecin prescripteur**. Le champ de la rééducation compte sept métiers : masseur-kinésithérapeute, pédicure-podologue, ergothérapeute, psychomotricien, orthoptiste, orthophoniste et diététicien. Il faut noter que parmi ces professions, l'exercice libéral est très majoritaire pour les masseurs-kinésithérapeutes (80 %), les pédicures-podologues (98 %), les orthophonistes (81 %) et les orthoptistes (67 %). À l'inverse, les psychomotriciens, les ergothérapeutes et les diététiciens sont le plus souvent salariés (82 %, 91 % et 68 % respectivement). Cette disparité entre secteur libéral et secteur salarié en fonction des professionnels s'explique par le fait que les psychomotriciens, les ergothérapeutes et les diététiciens réalisent des actes de rééducation qui ne sont pas pris en charge par l'assurance maladie (pas de nomenclature des actes dans la nomenclature générale de la Sécurité sociale). **L'exercice hors salariat des diététiciens, psychomotriciens et ergothérapeutes ne fait pas l'objet de remboursement par l'assurance**

maladie. La sollicitation de ces professionnels en milieu libéral pour un programme de rééducation a donc un coût financier qui peut être non négligeable pour le patient et sa famille. Par ailleurs, les diplômes de ces professionnels sont délivrés par le ministère de l'Éducation nationale et celui de l'Enseignement supérieur et de la Recherche (certificats de capacité d'orthophoniste et d'orthoptie, brevets de technicien supérieur d'orthoprothésiste et de diététique ou diplôme universitaire de technologie en génie biologique option diététique) ou par le ministère de la Santé (diplôme d'État de masseur-kinésithérapeute, de pédicure-podologue, de psychomotricien et d'ergothérapeute).

A. Masseur-kinésithérapeute

Les soins de kinésithérapie constituent, avec les médicaments et les soins infirmiers, l'un des principaux postes de dépenses des soins de ville. La plupart des masseurs-kinésithérapeutes exercent en libéral. Ils peuvent exercer au cabinet ou à domicile. Leurs actes sont répertoriés dans la nomenclature générale des actes de la Sécurité sociale. Sinon, ils exercent en tant que salariés dans un établissement hospitalier SSR ou médico-social.

Formation

C Niveau d'admission : validation obligatoire de la première année commune des études de santé (PACES) ou d'une première année de licence en sciences et techniques des activités physiques et sportives (STAPS) *via* un quota à l'admission. La formation comporte des cours magistraux, des travaux pratiques et des stages. Durée du cursus : quatre ans, dans des instituts de formation soit dépendant de la fonction publique hospitalière soit privés. Niveau d'étude reconnu : diplôme d'État, bac + 4.

Actes de rééducation

A Étymologiquement, la kinésithérapie désigne « l'art de guérir qui utilise toutes les techniques du mouvement ». L'objectif des actes en masso-kinésithérapie est la prévention ou le rétablissement des capacités fonctionnelles dans le champ du mouvement et de la motricité. Le masseur-kinésithérapeute réalise de façon manuelle ou instrumentale des actes de masso-kinésithérapie fixés par décret et ce, sur prescription médicale quel que soit leur lieu d'exercice, en fonction des objectifs fixés. Le masseur-kinésithérapeute sollicite les déficits et les activités résiduelles des patients pour leur permettre de maintenir, récupérer ou améliorer la meilleure activité possible. La kinésithérapie est un ensemble de thérapies qui emploient, outre le mouvement (mobilisations, postures…), différents agents physiques (électricité, eau, froid, chaleur, ultrasons…) (cf. chapitre 16).

Comment faire appel à lui ?

Les actes de rééducation sont effectués par le masseur-kinésithérapeute sur prescription médicale (cf. chapitre 16) et donc sur indication(s) médicale(s) et éventuelle(s) contre-indication(s). Avant d'initier le programme de rééducation, le masseur-kinésithérapeute doit effectuer une évaluation de kinésithérapie et ce, afin de fixer les techniques de rééducation employées et évaluer sa thérapeutique. En libéral, il intervient sur prescription médicale et doit adresser son bilan de kinésithérapie ainsi que le programme de rééducation envisagé au médecin prescripteur. Les actes de kinésithérapie sont remboursés par la caisse d'assurance maladie après accord préalable dans certaines conditions[2]. Les actes de rééducation de masso-kinésithérapie lors de prise en charge en milieu hospitalier ou SSR font partie d'un programme de rééducation souvent plus complexe, mais nécessitent là aussi une prescription médicale.

[2] https://www.ameli.fr/gironde/medecin/exercice-liberal/presciption-prise-charge/accord-prealable/accord-prealable-actes-masso-kinesitherapie.

B. Ergothérapeute

L'exercice de l'ergothérapie se fait surtout en activité salariée. Très peu d'ergothérapeutes sont installés en libéral. Ils exercent majoritairement en tant que salariés dans un établissement hospitalier, SSR ou médico-social. Aucun acte de rééducation en ergothérapie en libéral n'est remboursé par l'assurance maladie.

Formation

C Niveau d'admission : baccalauréat *via* un concours ; certaines écoles accueillent des étudiants après une PACES. La formation comporte des cours magistraux, des travaux pratiques et des stages. Durée du cursus : trois ans dans des instituts de formation soit dépendant de la fonction publique hospitalière soit privés, ou dans des départements relevant de l'université. Niveau d'étude reconnu : diplôme d'État, grade de licence (formation intégrée au dispositif licence-master-doctorat ou LMD), bac + 3.

Actes de rééducation

A Étymologiquement, l'ergothérapie désigne la « thérapie par le travail » ou « cure de travail ». **L'ergothérapie intervient quand une déficience limite les activités du patient pour réaliser ses soins personnels, se déplacer ou communiquer**. L'ergothérapeute intervient sur prescription médicale. Il exerce des actes de rééducation par les activités manuelles. Il sollicite les déficits et les activités manuelles résiduelles des patients pour leur permettre de maintenir, récupérer ou améliorer la meilleure activité des membres supérieurs possible. Un autre grand champ de l'ergothérapie est l'évaluation des activités et la proposition d'aides techniques et d'aménagement de l'environnement pour les compenser si nécessaire (adaptation d'outils scolaires, de plan de travail, aménagement du domicile, préconisation d'aides techniques). Les ergothérapeutes peuvent réaliser sur mesure des orthèses de posture ou de fonction (réalisation de petit appareillage) (cf. chapitre 16).

Comment faire appel à lui ?

Les actes d'ergothérapie ne sont pas remboursés par l'assurance maladie et peu d'ergothérapeutes exercent en libéral. Ainsi, lorsqu'une demande d'évaluation ou de prise en charge ergothérapique est nécessaire, il faut adresser le patient dans les services qui disposent de ce type de thérapeute pour évaluation et/ou prise en charge (les services de MPR). Pour les patients bénéficiant d'une reconnaissance par la MDPH, les actes de rééducation en ergothérapie en libéral peuvent faire l'objet d'une prise en charge pécuniaire *via* la demande d'une prestation de compensation du handicap (PCH) et si une prescription médicale est réalisée (cf. chapitre 16).

C. Orthophoniste

Les champs de compétences de l'orthophoniste couvrent des publics (du jeune enfant au sujet très âgé) et des domaines de pathologies (atteinte neurologique et/ou ORL et/ou développementale) très variés. L'orthophoniste dispense ses soins le plus souvent en cabinet libéral. Sinon, il exerce en tant que salarié dans un établissement hospitalier, SSR ou médico-social. Les prises en charge en orthophonie sont des actes liés à la prescription médicale.

Formation

C Niveau d'admission : baccalauréat scientifique ou littéraire. Admission régie par des quotas à l'entrée. La formation comporte des cours magistraux, des travaux pratiques et des stages. Durée du cursus : cinq ans dans des départements d'orthophonie relevant de l'université ou des instituts de formation soit dépendant de la fonction publique hospitalière soit privés.

Niveau d'étude reconnu : certificat de capacité d'orthophoniste, master dans le cadre de la réforme LMD, bac + 5.

Actes de rééducation

Ⓐ Les objectifs des prises en charge en orthophonie sont **la prévention, l'évaluation et la rééducation des troubles de la voix, de la parole, de l'articulation, de la déglutition et des troubles oropharyngés ainsi que des troubles du langage écrit et oral et de son expression** (cf. chapitre 16 et chapitre 26). L'orthophoniste intervient pour permettre une communication écrite et/ou orale aussi bonne que possible.

Comment faire appel à lui ?

Les actes de rééducation sont effectués par l'orthophoniste sur prescription médicale et donc sur indication(s) médicale(s). Avant d'initier le programme de rééducation, l'orthophoniste doit effectuer une évaluation et ce, afin de fixer les techniques de rééducation employées. Le thérapeute doit adresser son bilan, ses évaluations ainsi que le programme de rééducation envisagé au médecin prescripteur. Les actes d'orthophonie sont remboursés par la caisse d'assurance maladie. Les actes de rééducation d'orthophonie lors d'une prise en charge en milieu hospitalier ou SSR font partie d'un programme de rééducation souvent plus complexe, mais nécessitent aussi une prescription médicale (cf. chapitre 16).

D. Psychomotricien

La psychomotricité, dans le champ de la rééducation, se situe à l'interface entre les dimensions psychologiques et les dimensions du mouvement. L'exercice de la psychomotricité est surtout une activité salariée et intervient dans des domaines très variés comme les secteurs psychiatriques ou pédiatriques ou gériatriques. Il n'existe pas de remboursement des actes de rééducation de psychomotricité en libéral.

Formation

Ⓒ Niveau d'admission : baccalauréat *via* un concours et quotas à l'admission. La formation comporte des cours magistraux, des travaux pratiques et des stages. Durée du cursus : trois ans dans des instituts de formation soit dépendant de la fonction publique hospitalière soit privés, ou dans des départements relevant de l'université. Niveau d'étude reconnu : diplôme d'État, bac + 3.

Actes de rééducation

Ⓐ Initialement, la psychomotricité intervenait dans le champ des troubles moteurs d'origine psychocomportementale. Ainsi, il était plus fréquent de retrouver ce type de rééducation auprès d'enfants et d'adolescents. Mais le public pouvant bénéficier des soins de psychomotricité s'est élargi (patients cérébrolésés, personnes âgées…). La psychomotricité a pour objet de prévenir ou traiter l'altération du développement psychomoteur et de l'organisation psychomotrice d'un patient à tous les âges de la vie. Le psychomotricien intervient auprès du patient afin de réduire des dysfonctionnements de l'organisation psychomotrice, qu'ils soient d'origine psychique ou physique, et de restaurer ses capacités de participation et d'adaptation aux activités de son environnement. Ainsi, **le psychomotricien axe ses interventions sur le mouvement, l'action, les émotions et la communication verbale et non verbale par des techniques de relaxation, de coordination et d'éducation gestuelle, d'expression corporelle ou gestuelle…** (cf. chapitre 16).

Comment faire appel à lui ?

Les actes de psychomotricité ne sont pas remboursés par l'assurance maladie et peu de psychomotriciens exercent en libéral. Ainsi, lorsqu'une demande d'évaluation ou de prise en charge en psychomotricité est nécessaire, il faut adresser le patient dans les services qui disposent de ce type de thérapeute pour évaluation et/ou prise en charge. Comme pour l'ergothérapie, pour les patients bénéficiant d'une reconnaissance par la MDPH, les actes de rééducation en psychomotricité en libéral peuvent faire l'objet d'une prise en charge financière *via* la demande d'une PCH et si une prescription médicale est réalisée (cf. chapitre 16).

E. Orthoptiste

L'orthoptiste exerce son activité essentiellement en milieu libéral sur prescription médicale, souvent dans des cabinets qui comptent des médecins ophtalmologistes. Le métier d'orthoptiste peut s'exercer en activité salariée dans des institutions notamment spécialisées dans les troubles de la vision.

Formation

C Niveau d'admission : baccalauréat *via* un concours, quotas à l'admission. La formation comporte des cours magistraux, des travaux pratiques et des stages. Durée du cursus : trois ans dans des instituts de formation soit dépendant de la fonction publique hospitalière soit privés, ou dans des départements relevant de l'université. Niveau d'étude reconnu : certificat de capacité d'orthoptiste, grade de licence dans le dispositif LMD, bac + 3.

Actes de rééducation

A **L'orthoptiste est spécialisé dans l'évaluation et la prise en charge rééducative et adaptative** (par exemple, cache monoculaire) **des troubles liés à la vision** (strabisme, défaut de convergence, amblyopie…). La réalisation d'un bilan orthoptique comporte l'étude des axes sensoriel, moteur et fonctionnel de la vision (cf. chapitre 16).

Comment faire appel à lui ?

L'orthoptiste est seul habilité, sur prescription médicale, à établir un bilan qui comprend le diagnostic orthoptique, l'objectif et le plan de soins. Ce bilan, accompagné du choix des actes et des techniques appropriées, est communiqué au médecin prescripteur. Les actes sont remboursés par l'assurance maladie sur prescription médicale (cf. chapitre 16).

F. Pédicure-podologue

Il s'agit d'un professionnel de santé qui exerce majoritairement en libéral et peut soigner sans prescription médicale.

Formation

C Niveau d'admission : baccalauréat *via* un concours. La formation comporte des cours magistraux, des travaux pratiques et des stages. Durée du cursus : trois ans dans des instituts de formation. Niveau d'étude reconnu : diplôme d'État, bac + 3.

Actes de rééducation

A Le pédicure-podologue réalise des **soins d'hygiène des affections de la peau et des ongles des pieds** (ongles incarnés, durillons, cors…) à l'exclusion de toute intervention pouvant provoquer l'effusion de sang. Il est aussi en charge de la **réalisation des orthèses plantaires** (semelles orthopédiques) et des orthoplasties. Il peut procéder au renouvellement d'une prescription médicale initiale d'orthèse plantaire datant de moins de trois ans.

Comment faire appel à lui ?

Le pédicure-podologue exerce des actes possiblement en l'absence de prescription médicale. Toutefois, pour que le patient soit remboursé des actes, une prescription médicale est nécessaire, même si le remboursement est faible par l'assurance maladie. Pour les patients diabétiques, les soins de pédicure sont pris en charge pour permettre une prévention des plaies au niveau des pieds. La conception et la fabrication des orthèses plantaires se font le plus souvent sur prescription médicale.

G. Diététicien

Le métier de diététicien varie en fonction de la structure où il exerce. Ce métier peut s'exercer dans d'autres secteurs d'activité comme l'industrie agroalimentaire, la restauration collective… Dans le champ de la santé, l'activité de diététicien se fait majoritairement en activité salariée.

Formation

C Niveau d'admission : baccalauréat *via* un examen du dossier scolaire. Durée du cursus : deux ans au sein de lycées techniques ou d'instituts universitaires de technologie. Niveau d'étude reconnu : brevet de technicien supérieur (BTS) en diététique ou diplôme universitaire de technologie (DUT) en génie biologique option diététique, bac + 2.

Actes de rééducation

A Le diététicien contribue à assurer l'équilibre alimentaire de l'individu. Il veille à l'établissement des régimes alimentaires sur prescription médicale et à la surveillance de l'équilibre nutritionnel. Il est en charge de l'adaptation des textures des repas en fonction de la prescription médicale en cas de troubles de déglutition notamment. Le diététicien intervient dans la prévention des troubles de décubitus sur les versants des troubles de déglutition, constipation, dénutrition (cf. chapitre 15).

Comment faire appel à lui ?

Les consultations de diététicien en libéral ne sont pas remboursées par l'assurance maladie.

IV. Professions du soin autour de la personne en situation de handicap

A. Infirmier

Formation

C Niveau d'admission : baccalauréat *via* un concours d'entrée (ou aux personnes ayant trois ans d'expérience dans le secteur sanitaire ou médico-social). L'entrée en institut de formation en soins infirmiers (IFSI) est soumise à des quotas. Durée du cursus : trois ans. Niveau d'étude reconnu : diplôme d'État et grade de licence délivré par les universités, bac + 3.

Rôles

A L'infirmier doit, selon le Code de la santé publique, « analyser, organiser, réaliser des soins infirmiers et leur évaluation, contribuer au recueil de données cliniques et épidémiologiques, et participer à des actes de prévention, de dépistage, de formation et d'éducation à la santé ». Ainsi, l'infirmier dans le champ de la rééducation, en plus des techniques et soins relationnels communs à tous les services, participe aux préventions et à la prise en charge des troubles de décubitus et de l'immobilité (cf. chapitre 15), réalise des pansements complexes (notamment ceux pour escarres), intervient dans l'éducation thérapeutique des patients et de leur entourage (notamment pour les apprentissages des autosondages vésicosphinctériens, la prévention des complications en cas de blessure médullaires, les aides pour les soins d'hygiène et soins personnels). L'infirmier participe pleinement à l'amélioration des activités des patients, notamment ceux en situation de handicap, par un accompagnement actif au quotidien.

B. Aide-soignant

Formation

C Niveau d'admission : accessible sans condition de diplôme après des épreuves de sélection. La formation dure un an en alternance entre cours théoriques et pratique clinique en institut de formation.

Rôles

A L'aide-soignant doit pouvoir assister l'infirmier dans ses attributions et ses gestes professionnels. L'aide-soignant exerce son activité propre dévolue à sa fonction sous la responsabilité directe de l'infirmier. L'aide-soignant contribue au bien-être des patients en les aidant directement dans leurs soins personnels et soins d'hygiène. En cela, il participe à l'amélioration de la situation fonctionnelle du patient et contribue activement à la prévention des troubles de l'immobilité et de décubitus (cf. chapitre 15). L'aide-soignant participe pleinement à l'amélioration des activités des patients, notamment ceux en situation de handicap, par un accompagnement actif au quotidien.

V. Autres métiers autour de la personne en situation de handicap

A. Orthoprothésiste et podo-orthésiste

L'orthoprothésiste et le podo-orthésiste sont selon le Code de la santé publique des professionnels de l'appareillage.

1. Orthoprothésiste

Formation

C Certificat d'aptitude professionnelle (CAP) orthoprothésiste (technicien de fabrication) ou bac professionnel technicien en appareillage orthopédique secteur de l'orthoprothèse (technicien de fabrication, gestion atelier) ou BTS prothésiste orthésiste (bac + 3 ; professionnel de santé ; examen du patient, cahier des charges et fabrication de l'appareillage).

Rôles

Ⓐ Il a en charge la conception, la fabrication, l'application et le suivi de l'appareillage auprès du patient. L'orthoprothésiste est assisté de techniciens en atelier pour la fabrication. L'orthoprothésiste fabrique les grands appareillages sur mesure (prothèses pour amputation de membres, corsets pour scoliose, orthèses pour membres paralysés) et sur prescription médicale (cf. chapitre 24). Il peut aussi distribuer le petit appareillage de série (orthèses de main, cannes anglaises, cadres de marche, genouillères, colliers cervicaux, lombostats…).

Mode d'exercice

Artisan ou salarié (entreprise, centre de rééducation).

2. Podo-orthésiste

Formation

Ⓒ CAP podo-orthésiste (technicien de fabrication) ou bac professionnel technicien en appareillage orthopédique secteur de la podo-orthèse (technicien de fabrication, gestion atelier) ou BTS prothésiste orthésiste (bac + 3 ; professionnel de santé ; examen du patient, cahier des charges et fabrication de l'appareillage).

Rôles

Ⓐ Le podo-orthésiste fabrique orthèses plantaires, coques talonnières, appareillages spéciaux (faux bout pour amputation du pied), orthoplasties (orthèses d'orteils) et chaussures orthopédiques. Il délivre aussi des chaussures thérapeutiques de série (chaussures thérapeutiques à usage prolongé ou à usage temporaire). La confection de ces orthèses se fait sur prescription médicale.

Mode d'exercice

Artisan ou salarié (entreprise, centre de rééducation).

B. Assistant de service social

Les professions du social, telles que les assistants du service social, les psychologues, ainsi que les professions qui correspondent à l'usage d'un titre comme les psychothérapeutes, ostéopathes, ne font pas partie du champ des professions de santé selon le Code de la santé publique.

Formation

Ⓒ Niveau d'admission : accessible après un baccalauréat. Durée du cursus : trois ans. Niveau d'étude reconnu : diplôme d'État. Bien que se déroulant sur trois ans, la formation était jusqu'à récemment reconnue de niveau bac + 2. Depuis la rentrée 2018, elle est reconnue de niveau bac + 3. La formation est dispensée dans des instituts régionaux du travail social, des universités… après épreuves de sélection (épreuves écrites et entretien).

Rôles

Ⓐ L'assistant de service social intervient auprès des individus et de leur famille connaissant des difficultés sociales, afin de restaurer l'autonomie et de faciliter leur insertion dans la société. Dans les services hospitaliers et de rééducation, l'assistant de service social permet notamment de s'assurer que les démarches en vue de la reconnaissance de la maladie, du handicap et de l'obtention des différents dispositifs d'aides sociales (humaines ou financières) existants sont menées de façon adéquate, selon la situation du patient et de sa famille et du projet de vie.

C. Psychologue

Formation

C Niveau d'admission : accessible après un baccalauréat. Durée du cursus : formation en cinq ans à l'université. Obtention d'un master spécialisé soit en psychologie clinique soit en neuropsychologie. Niveau d'étude reconnu : master, bac + 5. Le psychologue exerce en libéral ou comme salarié d'un établissement hospitalier, de SSR ou dans des instituts médico-sociaux. La prise en charge psychologique n'est pas remboursée par l'assurance maladie. Le psychologue peut exercer sans prescription médicale.

Rôles

A Les domaines principaux d'activité d'un psychologue dans le processus de rééducation sont **l'évaluation et la prise en charge des troubles psychologiques, de la personnalité et de l'intelligence**. Le neuropsychologue participe à l'évaluation *via* des tests standardisés et la prise en charge des troubles neurocognitifs après lésions cérébrales (traumatisme crânien, accident vasculaire cérébral…). Le psychologue offre un soutien psychologique au patient et à la famille. Il participe à l'accompagnement du patient dans les différentes étapes de la rééducation et de la réadaptation, et dans les étapes de l'annonce du handicap.

Points clés

- Les rôles des acteurs de la rééducation sont régis par des décrets de compétence.
- Professions médicales : médecins, sages-femmes, odontologistes.
- Professions de la rééducation : diététiciens, ergothérapeutes, masseurs-kinésithérapeutes, orthophonistes, orthoptistes, pédicures-podologues, psychomotriciens.
- Professions de l'appareillage : audioprothésistes, orthopédistes-orthésistes, orthoprothésistes, podo-orthésistes.
- Seuls les actes de rééducation de kinésithérapie et d'orthophonie sont pris en charge par l'assurance maladie.

Pour en savoir plus

Barlet M, Marbot C (Dir.) Portrait des professionnels de santé. Coll. Panoramas de la Drees. Drees ; 2016. http://drees.solidarites-sante.gouv.fr/etudes-et-statistiques/publications/panoramas-de-la-drees/article/portrait-des-professionnels-de-sante-edition-2016

Rochut J. Métiers de la rééducation : des professionnels toujours plus nombreux. Études et résultats. Drees ; 2014 ; n° 895. http://drees.solidarites-sante.gouv.fr/etudes-et-statistiques/publications/etudes-et-resultats/article/metiers-de-la-reeducation-des-professionnels-toujours-plus-nombreux

CHAPITRE

3

Bilan neuro-orthopédique des membres

I. Bilan des limitations d'amplitudes articulaires
II. Bilan de l'atteinte de la motricité
III. Évaluation globale de l'atteinte articulaire et musculaire par la fonction

Situations de départ

- 29 Contracture musculaire localisée ou généralisée
- 56 Raideur articulaire
- 66 Apparition d'une difficulté à la marche
- 67 Douleurs articulaires
- 68 Boiterie
- 70 Déformation articulaire
- 71 Douleur d'un membre (supérieur ou inférieur)
- 74 Faiblesse musculaire
- 121 Déficit neurologique sensitif et/ou moteur

Objectifs pédagogiques, hiérarchisation des connaissances

ITEM 118 – *La personne handicapée : bases de l'évaluation fonctionnelle et thérapeutique*

Voir aussi chapitre 14.

Rang	Rubrique	Intitulé	Descriptif
A	Définition	Connaître l'histoire et les principaux enjeux des définitions du handicap*	
B	Définition	Cadre législatif*	La loi de 2005 et ses conséquences pour la reconnaissance du handicap
A	Prise en charge	Connaître et savoir développer des partenariats avec les usagers*	
A	Prise en charge	Principaux moyens pour le retour au domicile des personnes handicapées*	Définitions des différentes aides, savoir orienter les personnes vers les instances compétentes pour la réadaptation, connaître la notion d'aidant
A	Diagnostic positif	Évaluer une déficience motrice (examen clinique, démarche diagnostique)	Principe d'évaluation, échelles et exemples d'une déficience motrice, principe d'évaluation, échelles et exemples d'une déficience articulaire
A	Diagnostic positif	Évaluer les déficiences sensorielles (examen clinique, démarche diagnostique)*	Connaître la définition d'une surdité de transmission, de perception, mixte ; savoir décrire les signes d'appel d'une surdité de l'enfant et l'adulte ; connaître les principes d'une exploration audiométrique ; savoir décrire les principes de la prise en charge d'un trouble de l'audition de l'enfant et de l'adulte ; évaluer les autres déficiences sensorielles
A	Diagnostic positif	Évaluer une déficience cognitive (examen clinique, démarche diagnostique)*	Principe d'évaluation, échelles et exemples d'une déficience cognitive

Rang	Rubrique	Intitulé	Descriptif
A	Définition	Connaître la définition des principales fonctions cognitives*	Attention, mémoire, langage, praxies, gnosies, fonctions exécutives et comportementales
A	Diagnostic positif	Savoir évaluer la mémoire*	MMS, cinq mots
A	Diagnostic positif	Connaître les différents temps de l'évaluation du langage*	Évaluation de l'expression spontanée, dénomination, répétition, compréhension, lecture, écriture
A	Diagnostic positif	Savoir reconnaître une négligence unilatérale*	
A	Diagnostic positif	Savoir évaluer les activités instrumentales de la vie quotidienne*	Téléphone, mode de transport, prise de médicaments, gestion d'un budget
B	Diagnostic positif	Principes et principaux moyens d'évaluation des limitations d'activité et de participation*	
B	Prise en charge	Transformation du logement et handicap*	Éléments réglementaires et modes de financement des transformations du logement pour personnes handicapées
B	Prise en charge	Conduite automobile et handicap*	Éléments réglementaires et structures d'aide à la reprise de la conduite automobile d'une personne handicapée
B	Prise en charge	Structures d'hébergement des personnes lourdement handicapées*	Orientations possibles et connaissances des structures d'hébergement pour personnes handicapées
B	Prise en charge	Retour au travail des personnes handicapées*	Structures et éléments réglementaires du travail des personnes handicapées

A Le bilan neuro-orthopédique des membres permet de réaliser l'analyse des amplitudes articulaires (donc de leurs limitations) et de la motricité volontaire (commande musculaire, force) en toutes circonstances et involontaire (hypertonie, hypotonie) après lésion neurologique centrale ou périphérique. Le rachis présentant ses spécificités n'est pas intégré dans ce chapitre.

I. Bilan des limitations d'amplitudes articulaires

A. Bilan des amplitudes articulaires

Une analyse clinique bien conduite des amplitudes articulaires aide considérablement le clinicien à établir des diagnostics dans de nombreuses circonstances et d'en suivre les évolutions (tableau 3.1).

Tableau 3.1. A Tableau récapitulatif des ordres de grandeur des amplitudes physiologiques des principales articulations.

Articulation	Mouvements analytiques	Amplitudes physiologiques dans le plan anatomique	Remarques
Membre supérieur			
Complexe épaule (articulations gléno-humérale + scapulo-thoracique + acromio-claviculaire + sterno-costo-claviculaire)	Antépulsion/rétropulsion	160–180°/40–50°	Les amplitudes de rotation sont plus importantes bras en abduction
	Abduction/adduction	160–180°/20–40°	
	Rotation externe/interne	45–70°/30–50°	

(*Suite*)

Tableau 3.1. Suite.

Articulation	Mouvements analytiques	Amplitudes physiologiques dans le plan anatomique	Remarques
Articulation gléno-humérale seule	Antépulsion/rétropulsion	60–80°/10–20°	
	Abduction/adduction	60–80°/10–20°	
	Rotation externe/interne	20–30°/20–30°	
Coude et avant-bras	Flexion/extension	140–170°/0°	
	Pronation/supination	90°/80–90°	
Poignet	Flexion/extension	80–90°/70–80°	Flexion palmaire/flexion dorsale
	Inclinaison radiale/ulnaire	20–40°/45–50°	
Métacarpophalangienne	Flexion/extension	90°/45–60°	
Interphalangiennes	Flexion/extension	80–90°/0–10°	
Membre inférieur			
Hanche	Flexion/extension genoux tendus	90°/5–10°	Les amplitudes de rotation sont plus importantes hanches et genoux fléchis
	Flexion/extension genoux fléchis	120–140°/5–10°	
	Abduction/adduction (+ flexion)	40–45°/10–20°	
	Rotation externe/interne	45°/35°	
Genou	Flexion/extension	120–140°/0–5°	
Cheville	Flexion/extension	20–30°/30–50°	Flexion dorsale/flexion plantaire

1. Évaluation manuelle

L'analyse clinique manuelle fait appel à un goniomètre et doit suivre certains principes de base afin d'être reproductible dans le temps (même examinateur) ou entre deux examinateurs distincts :

- une position de base déterminée, notamment afin de définir le « zéro » pour chaque articulation, dite « position de référence ». Cette position de référence correspond à la position anatomique mais dont les pouces de la main sont situés en avant de façon à être en position intermédiaire de pronosupination d'avant-bras. Attention, certains axes articulaires ne respectent pas le plan anatomique et l'analyse articulaire se fait alors dans le plan de l'articulation dit « fonctionnel ». Cela sera alors à préciser dans le rapport de l'analyse ;
- un placement du goniomètre précis : le centre du goniomètre en regard du centre de l'articulation et chaque branche dans le prolongement de repères osseux morpho-anatomiques déterminés ;
- une mobilisation des segments de membres dans des plans précis (anatomique ou fonctionnel) et dans le respect des plans de mobilisation articulaire : frontal, sagittal ou horizontal (respect des axes et du type articulaire ; tableau 3.2 et fig. 3.1) ;
- une mobilisation active ou passive ;
- une mobilisation dont les prises et les contre-prises bloquent les articulations sus-jacentes et/ou sous-jacentes ;
- le report de ces mesures dans le dossier en respectant les conventions internationales.

Afin de pouvoir partager les amplitudes, des règles ont été établies dans le cadre d'une convention internationale :

Tableau 3.2. Ⓐ **Tableau récapitulatif des différentes formes anatomiques des articulations du corps humain.**

Nom du type articulaire	Nombre de degrés de liberté
Arthrodie	1
Trochléenne	1
Trochoïde	1
Condylienne	2
Toroïde (selle de cheval)	2
Énarthrose	3

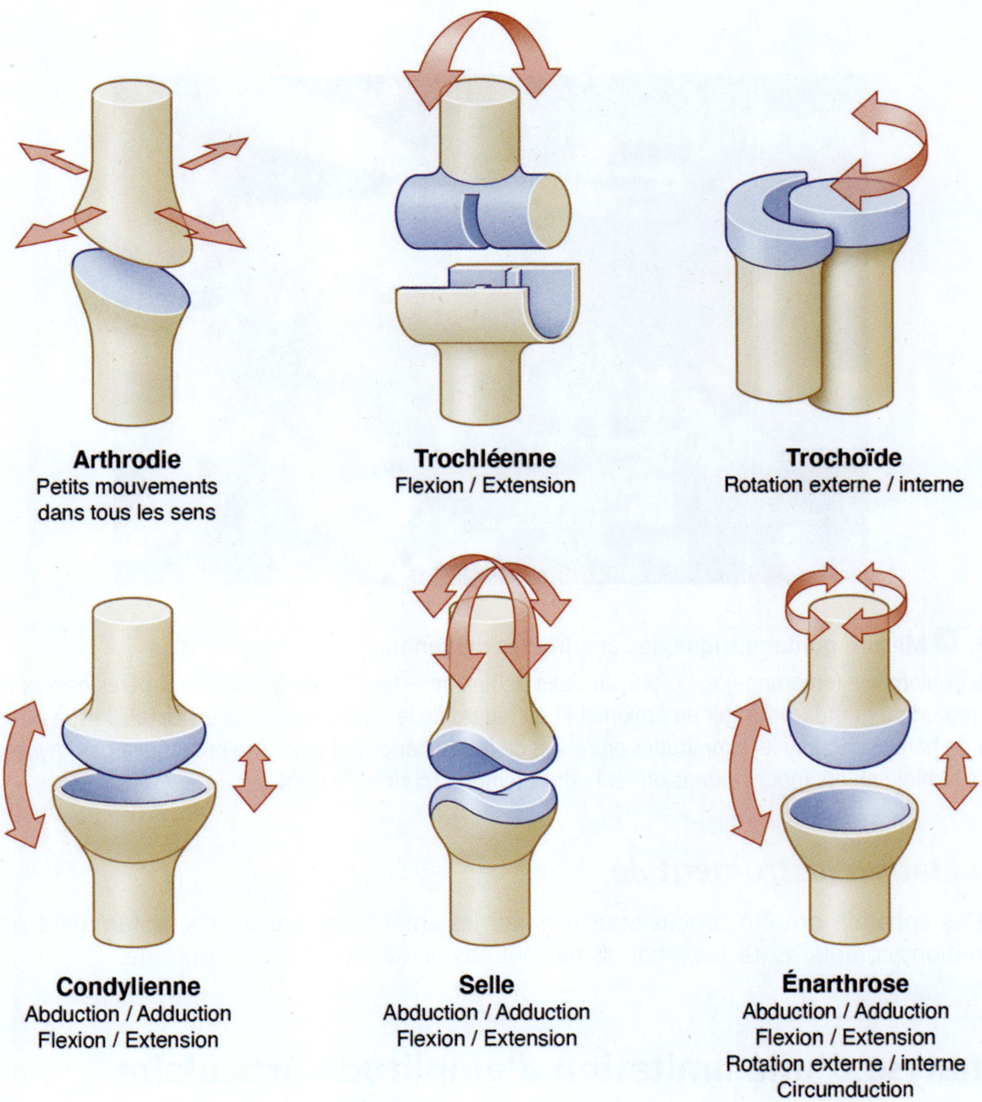

Fig. 3.1. Ⓐ **Types articulaires.**
Dessin : © Cyrille Martinet.

- pour les articulations à un degré de liberté (par exemple, flexion/extension de genou), il a été établi d'annoncer en premier lieu l'amplitude d'extension puis l'amplitude de flexion. Pour notre exemple du genou, 0/140 signifie 0° d'extension et 140° de flexion. Si ce genou présente un recurvatum de 10° (un excès d'extension), sa valeur est exprimée avant le 0° et donne 10/0/140. Si au contraire, il présente un flexum (impossibilité d'étendre le genou complètement) de 15°, les amplitudes s'écriront 0/15/140 (fig. 3.2) ;
- pour les articulations à deux degrés de liberté (par exemple, flexion/extension et abduction/adduction de poignet), les amplitudes sont décrites comme flex/ext/abd/add ;
- pour les articulations à trois degrés de liberté (par exemple, flexion/extension, abduction/adduction et rotation externe/rotation interne de hanche), les amplitudes sont décrites comme flex/ext/abd/add/RE/RI.

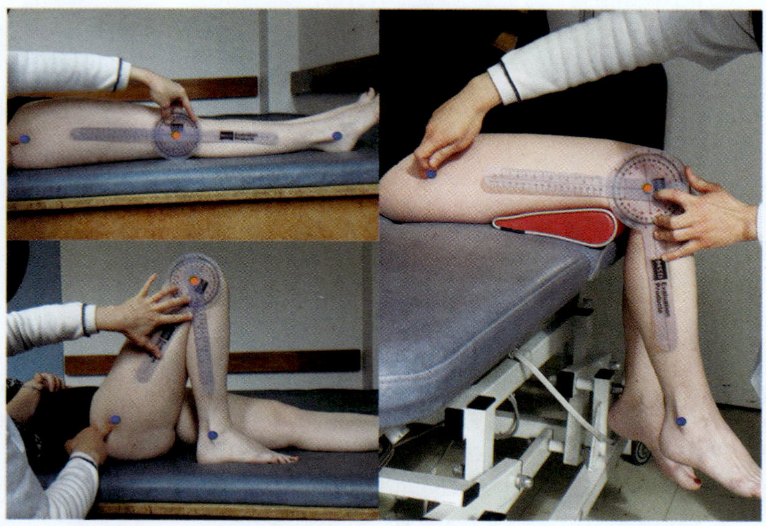

Fig. 3.2. Ⓐ **Mesure goniométrique des amplitudes de genou.**
L'axe du goniomètre (en orange) est placé sur l'axe de flexion/extension de genou. Les repères osseux (en bleu) sont en regard du grand trochanter en proximal et en regard de la malléole latérale en distal. Il est à noter que la position de hanche modifie les amplitudes en raison de la résistance qui peut être provoquée par l'hypo-extensibilité des ischiojambiers (pour l'extension) et le droit fémoral (pour la flexion).

2. Évaluation instrumentale

Des appareils ont été conçus pour mesurer les amplitudes articulaires, notamment pour des régions complexes (rachis), mais ils ne sont pas utilisés en pratique courante.

B. Analyse d'une limitation d'amplitude articulaire

1. Algique

La première limitation d'amplitude articulaire retrouvée est celle qui est liée à la douleur. Cette limitation peut apparaître à un seuil différent de la limite de mobilité de l'articulation et cette différence peut être source d'aide au diagnostic de cette douleur. C'est par exemple le cas de la limitation douloureuse de la flexion de hanche, genou tendu en cas de sciatique (signe de Lasègue).

2. Origine articulaire

Une limitation d'amplitude d'origine articulaire permet de confirmer que la lésion causale se trouve au sein de l'articulation et est donc liée à l'une ou plusieurs de ses composantes (cartilage, os, capsule, synoviale, ligaments). Par définition, elle ne fait pas intervenir les éléments extra-articulaires à savoir les nerfs, les muscles et les tendons. La position des articulations sus- et sous-jacentes n'a donc pas d'impact sur cette limitation qui reste identique quelle que soit la position du patient. Cette particularité constitue la propriété clinique essentielle d'une limitation d'origine articulaire.

3. Origine extra-articulaire

La limitation d'origine extra-articulaire fait appel aux structures tendinomusculaires.

Un muscle mono-articulaire (ne pontant qu'une seule articulation) hypo-extensible ou rétracté induit une limitation qui ressemble beaucoup à une limitation d'origine articulaire. En effet, quelle que soit la position des articulations sus- ou sous-jacentes, la limitation articulaire restera la même. Seul le contexte étiologique et, parfois, la palpation (tension musculaire sous-cutanée) permettent de faire la part des choses.

En revanche, dès qu'il s'agit d'une limitation d'origine tendinomusculaire polyarticulaire (muscle pontant plusieurs articulations), la position des muscles sus- et sous-jacents a un impact sur la limitation articulaire. Par exemple, l'extension de genou hanche en extension est plus facile que hanche fléchie à 90° (étirement classique des ischiojambiers). Cette différence peut confirmer que la limitation de l'amplitude articulaire est liée à ces muscles polyarticulaires.

II. Bilan de l'atteinte de la motricité

L'atteinte de la motricité touche la commande volontaire mais également la commande involontaire lors d'une lésion du système nerveux (contraction musculaire non contrôlée). Il s'agit pour le clinicien d'évaluer la force développée par un groupe musculaire (lésion du système nerveux central) ou par un muscle en particulier (lésion du système nerveux périphérique).

A. Évaluation de la commande musculaire (motricité volontaire)

1. Évaluation manuelle de la commande motrice volontaire (« testing musculaire »)

Le *Medical Research Council* (MRC), organisation britannique dont la mission est d'« améliorer la santé humaine à travers la recherche médicale à l'échelle internationale », a proposé une échelle d'évaluation manuelle de la commande musculaire aujourd'hui appliquée par tous. Il s'agit d'une échelle allant de 0 à 5 (encadré 3.1).

Encadré 3.1

Cotation de la commande musculaire selon la MRC

- 0 : Aucune contraction musculaire.
- 1 : Contraction musculaire sans mouvement.
- 2 : Mouvement dans le plan du lit (sans gravité).
- 3 : Mouvement contre la gravité.
- 4 : Mouvement contre résistance.
- 5 : Force musculaire normale.

Des positions standardisées ont été proposées, par exemple par Kendall et McCreary[3] ou Lacote et al.[4], afin d'évaluer tous les groupes musculaires ou les muscles de manière homogène et reproductible.

2. *Évaluation instrumentale de la commande motrice volontaire*

Il existe différents moyens dynamométriques d'évaluation de la force musculaire, allant du dynamomètre simple (ressort avec dynamomètre appliqué en série gradué en newton) à des outils sophistiqués d'évaluation de la force musculaire en mode isocinétique.

B. Évaluation des troubles du tonus musculaire (motricité involontaire)

Lors d'une lésion du système nerveux central des informations désordonnées sont envoyées à certains groupes musculaires qui se contractent sans contrôle de la volonté.

1. *Spasticité*

Parmi ces hypertonies musculaires, l'une des plus fréquente est la spasticité (du grec *spastikos,* « étirer ») qui est une des éléments du syndrome pyramidal. La spasticité correspond à une exagération d'un réflexe à l'étirement musculaire, vitesse-dépendant. Elle induit, par exemple, les déformations classiques articulaires de l'hémiplégique (membre supérieur en triple flexion, membre inférieur en triple extension). Sa définition est encore source de discussion. Pour l'instant, celle retenue est celle de Lance (1980) : « La spasticité est un désordre moteur caractérisé par une augmentation vitesse-dépendante du réflexe tonique d'étirement et par une augmentation des réflexes ostéotendineux, résultant d'une hyperexcitabilité du réflexe d'étirement dans le cadre d'un syndrome pyramidal. »

Sur le plan international, son évaluation manuelle fait appel à l'échelle d'Ashworth modifiée (encadré 3.2), encore discutée car elle ne prend pas en compte toutes les dimensions du symptôme. L'évaluateur mobilise le membre autour d'une articulation sur une durée d'une seconde dans toute l'amplitude autorisée et cote le degré ressenti selon les normes de l'échelle.

Encadré 3.2

Échelle d'Ashworth modifiée

- 0 : Pas d'augmentation du tonus musculaire.
- 1 : Une augmentation discrète du tonus musculaire se manifestant par un ressaut suivi d'un relâchement ou par une résistance minime à la fin du mouvement.
- 1+ : Une augmentation discrète du tonus musculaire se manifestant par un ressaut suivi d'une résistance minime perçue sur moins de la moitié de l'amplitude articulaire.
- 2 : Une augmentation plus marquée du tonus musculaire touchant la majeure partie de l'amplitude articulaire, l'articulation pouvant être mobilisée facilement.
- 3 : Une augmentation importante du tonus musculaire rendant la mobilisation passive difficile.
- 4 : L'articulation concernée est fixée en flexion ou en extension (abduction ou adduction).

(D'après : Bohannon RW, Smith MB. Interrater reliability of a modified Ashworth scale of muscle spasticity. Phys Ther 1987;67(2):206–7.)

---

[3] Kendall FP, McCreary EK. Muscles: testing and function. 3th ed. Baltimore: Williams and Wilkins; 1983.

[4] Lacote M, Chevalier A-M, Miranda A, Bleton J-P. Clinical evaluation of muscle function. London: Churchill Livingstone; 1987.

2. Autres troubles du tonus

D'autres troubles du tonus de mécanismes différents peuvent apparaître après une lésion du système nerveux central (spasmes, dystonies) et relèvent d'évaluations qui leur sont propres.

III. Évaluation globale de l'atteinte articulaire et musculaire par la fonction

Les déficits articulaires et musculaires peuvent avoir un impact sur la fonction (activité). Il est donc possible de suivre leur évolution en mesurant cette activité. Par exemple, il existe des indices spécifiques de mesure de la marche, dont le résultat sera lié à des déficiences de force ou de limitation articulaire (encadré 3.3).

Encadré 3.3

Indice algofonctionnel modifié de Lequesne

Cette échelle composite initialement de langue française, créée dans les années 1970 (publiée en 1980) et modifiée en 2001, est toujours très utilisée du fait de sa simplicité et de sa rapidité de passage (quatre minutes). L'objectif est de mesurer les répercussions douloureuses et fonctionnelles de la gonarthrose ou de la coxarthrose. Cet index réunit onze questions concernant la douleur, la gêne et les répercussions fonctionnelles. Le score s'étend de 0 (pas de douleur ni incapacité) à 24 (douleur et incapacités maximales). Si le patient qui remplit ce questionnaire présente des limitations d'amplitudes articulaires de genou ou de hanche, il aura des difficultés à descendre un étage, s'accroupir, etc. Le score final sera donc diminué. Une amélioration de l'amplitude par un traitement permettra une amélioration indirecte du score global de cette échelle.

Points clés

- Bilan articulaire : convention internationale.
- Cotation de la force musculaire selon la MRC, gradée de 0 à 5.
- Évaluation de la spasticité selon l'échelle d'Ashworth modifiée, gradé de 0 à 4.

CHAPITRE

4

Physiologie de la continence urinaire et de la miction

I. Physiologie de la miction et de la continence : centres encéphaliques et médullaires
II. Composantes mécaniques : physiologie de la continence urinaire à l'effort
III. Conclusion

Situations de départ

- 23 Anomalie de la miction
- 96 Brûlure mictionnelle
- 97 Rétention aiguë d'urines
- 103 Incontinence urinaire

Objectifs pédagogiques, hiérarchisation des connaissances

ITEM 125 – Troubles de la miction et incontinence urinaire de l'adulte et du sujet âgé

- Connaître la physiologique de la continence urinaire, de la miction et de leurs déterminants.

Voir aussi chapitre 17.

Rang	Rubrique	Intitulé	Descriptif
A	Diagnostic positif	Définition des symptômes du bas appareil urinaire SBAU (= LUTS anglo-saxon) (examen clinique, démarche diagnostique)*	Définition et description clinique des SBAU, des trois phases du cycle mictionnel (remplissage, vidange, post-vidange)
A	Définition	Définitions de l'incontinence urinaire*	
B	Définition	Définitions des types d'incontinence (homme et femme)*	Les 9 types de l'ICI 2017, focus sur IUE, IUU, IUF et OU par rétention chronique y compris IU par regorgement
B	Diagnostic positif	Diagnostic positif d'une l'incontinence urinaire d'effort (IUE) et d'une incontinence urinaire sur urgenturies (IUU), quantification, retentissement*	Interrogatoire, *stress test* et test de remplissage vésical, questionnaire de Sandvick, USP pad test, principe des questionnaires de QDV
B	Prévalence, épidémiologie	Prévalence avec l'âge de l'IUE de l'IUU et de l'incontinence urinaire mixte (IUM), facteurs de risque homme, femme, sujet âgé (DIAPPERS)*	Augmentation avec l'âge de la fréquence H et F, modification du type avec l'âge, facteurs de risque démontrés et surtout facteurs de risque modifiables
B	Éléments physiopatho-logiques	Connaître les mécanismes physiopathologiques de l'incontinence urinaire d'effort, de l'urgence mictionnelle	Insuffisance sphinctérienne, hypermobilité (femme), insuffisance sphinctérienne de l'homme, mécanismes en cause dans l'IUU : obstruction, IUU neurogène, IUU idiopathique

Rang	Rubrique	Intitulé	Descriptif
B	Diagnostic	Connaître les signes d'alerte devant faire rechercher une cause grave d'incontinence*	Infection, corps étranger, tumeurs, maladie neurologique
A	Diagnostic	Bilan de première ligne d'une IU (après diagnostic, quantification et retentissement)*	ECBU, cytodiagnostic urinaire, débimétrie, mesure de résidu
B	Examens complémentaires	Indication et apport des examens d'imagerie devant des troubles mictionnels, dysurie, incontinence urinaire*	
B	Diagnostic	Bilan étiologique et principes thérapeutiques d'une nycturie*	(La pollakiurie est traitée dans l'IUU qui est une forme de syndrome d'hyperactivité)
A	Étiologie	Principales étiologies de la dysurie de l'homme et de la femme*	
B	Prise en charge	Principe de traitement des principales étiologies de dysurie chez l'homme et chez la femme*	

A Évacuer périodiquement les résidus de la filtration rénale afin de maintenir l'homéostasie interne est le rôle fondamental de la miction. Évacuer ces toxines en toute sérénité pour la vessie elle-même et les reins sous-entend d'une part une miction facile et complète, c'est-à-dire sans hyperpression endocavitaire pour éviter tout reflux urétéro-pyélo-caliciel ou altération vésicale, d'autre part un parfait relâchement synergique des systèmes sphinctériens pour éviter tout obstacle fonctionnel. C'est ainsi souligner d'emblée le rôle des structures neurologiques de commande et de contrôle qui permettent cette harmonie de fonctionnement, associant une contraction optimale détrusorienne à une relaxation sphinctérienne synchrone.

I. Physiologie de la miction et de la continence : centres encéphaliques et médullaires

B Le cycle continence-miction permet le stockage à basse pression des urines dans l'intervalle des mictions et la vidange périodique de celles-ci de manière aisée et complète. Les propriétés visco-élastiques de la vessie jouent un rôle passif important grâce aux facultés de compliance vésicale. Ce remplissage à basse pression évite toute surtension sur la paroi vésicale et tout risque de reflux des urines vers les reins. À côté de cette régulation passive, le système nerveux

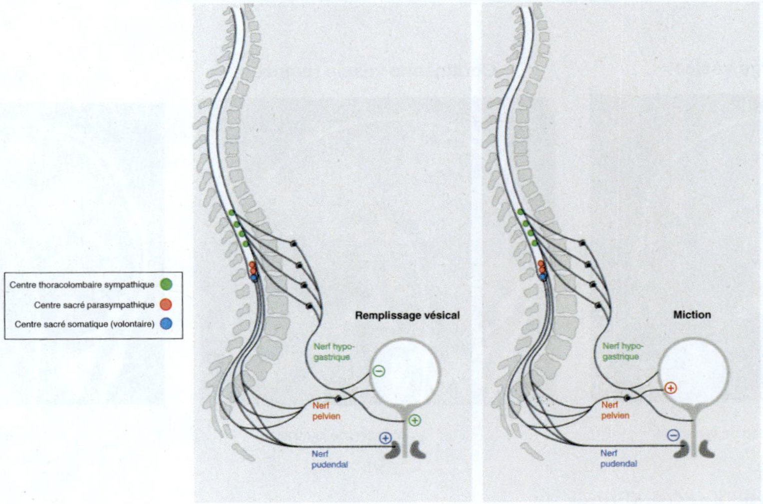

Fig. 4.1. B Distribution périphérique de l'innervation vésicale.
(Adapté de : Buzelin J-M. Urodynamique du bas appareil urinaire. Paris : Masson ; 1984.)

joue un rôle régulateur essentiel. Les centres mictionnels sont étagés tout au long du névraxe et répondent à une double organisation, stratifiée en systèmes somatique et végétatif (fig. 4.1).

Les centres somatiques sont intégrés au niveau sacré (métamères S2, S3, S4). Le nerf efférent est le nerf pudendal, qui permet la contraction du sphincter strié urétral et de véhiculer certaines sensations de besoin, depuis la vessie jusqu'aux relais médullaires.

Les centres parasympathiques sont aussi sacrés. Le nerf afférent, le nerf pelvien, permet la contraction du détrusor par la libération du neuromédiateur qu'est l'acétylcholine, amenant ainsi à comprendre la possibilité de dépression de l'hyperactivité vésicale par les anticholinergiques. Les centres sympathiques thoracolombaires interviennent sur le détrusor (nerfs hypogastriques) en déprimant l'activité vésicale (β-récepteurs) et sur le sphincter en renforçant sa contraction (α-récepteurs), ce qui permet d'expliquer le rôle des alphabloquants dans l'amélioration de la vidange vésicale et le rôle des β_3-agonistes adrénergiques dans la stimulation de la relaxation vésicale. Mais de nombreux autres systèmes non adrénergiques, non cholinergiques interviennent et les neuromédiateurs sont multiples (système GABAergique, NK2 et NK3, N-méthyl-D-aspartate ou NMDA, bloqueurs calciques et potassiques, monoxyde d'azote, etc.).

Les centres encéphaliques sont nombreux (fig. 4.2). Deux centres protubérantiels jouent un rôle important : la région M contrôlant la miction, et la région L contrôlant la continence. Ces deux centres protubérantiels reçoivent peu de projections sensitives depuis l'appareil urinaire. Ceci n'est pas le cas de la substance grise péri-acqueducale (SGPA), qui reçoit un

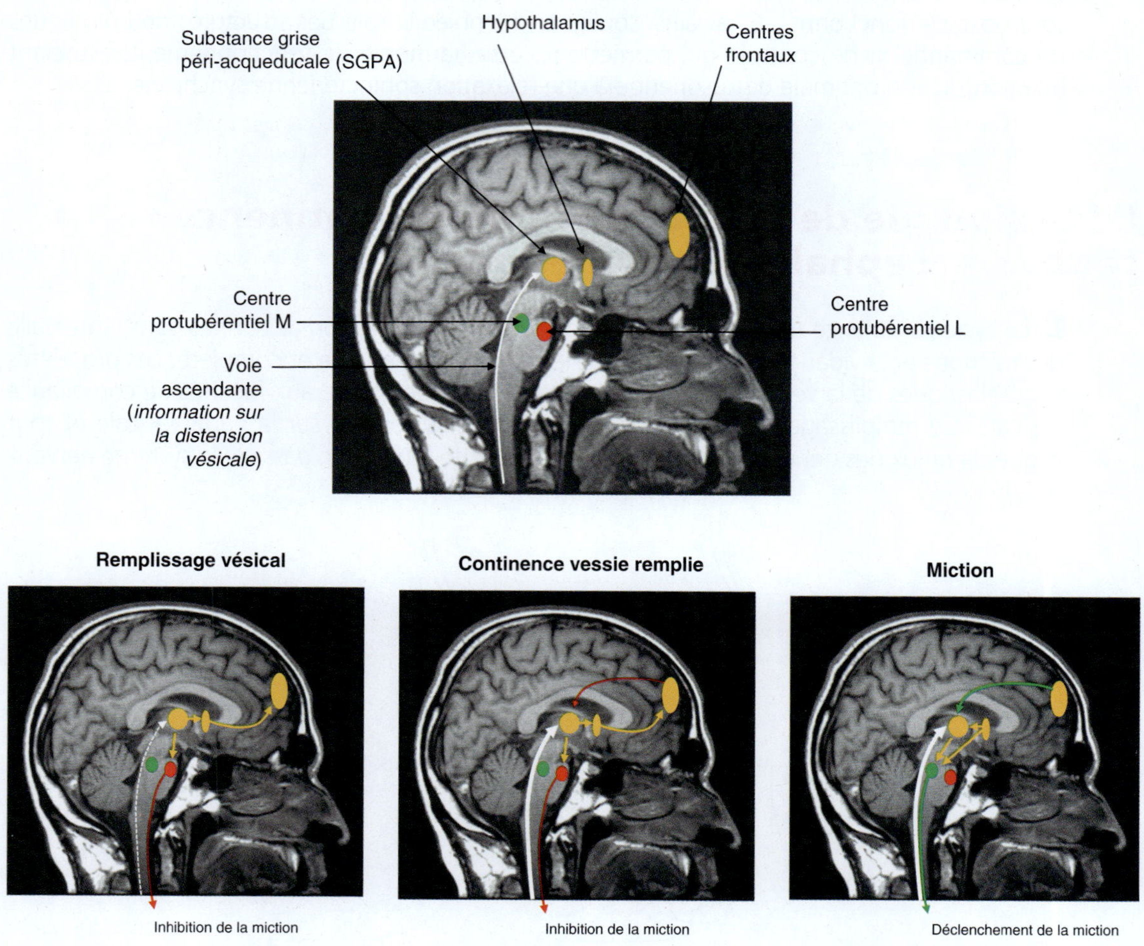

Fig. 4.2. B Centres encéphaliques.

A. Centres impliqués dans le déclenchement de la miction. B. Centres impliqués dans la phase de remplissage (inhibition de la miction).

grand nombre d'informations sensitives en provenance de la moelle spinale sacrée. Il existe des connexions entre la SGPA et les centres mictionnels protubérantiels, ce qui suggère qu'au cours du remplissage vésical, la SGPA exerce une influence tonique permanente sur les neurones du centre L. Lorsque la vessie atteint un certain seuil de remplissage et que la situation est appropriée, une permutation de l'activité des neurones du centre L aux neurones du centre M se fait, déterminant une relaxation du sphincter urétral et une contraction du détrusor, d'où une vidange vésicale complète. L'hypothalamus paraît également être impliqué dans la miction avec une influence directe de cette aire sur le centre mictionnel protubérantiel déterminant le début de la miction. Qu'il y ait ou non miction dépend toujours de l'environnement dans lequel se situe l'individu. Ainsi, lorsque l'information de plénitude vésicale est véhiculée *via* les afférences sensitives d'origine sacrée et la SGPA, la miction ne se produit que lorsque certaines structures, telles que le noyau pré-optique hypothalamique, ont « décidé » que l'environnement s'y prêtait. Le cervelet, quant à lui, exerce une action inhibitrice lors de la phase de continence et un rôle facilitateur durant la miction.

Le cortex a un rôle plus obscur : la partie dorso-latérale du cortex préfrontal droit est activée lorsque la miction débute, mais également lorsqu'elle est permise par le sujet mais non réalisée ; le gyrus cingulaire antérieur droit est activé lorsque le sujet se retient d'uriner. Cette activation du gyrus cingulaire antérieur refléterait une inhibition des informations sensitives vésicales dans le but d'atténuer la sensation de plénitude vésicale et, par conséquent, de besoin impérieux d'uriner.

Les zones cérébrales (cortex et protubérance) impliquées dans la miction se situent de façon prédominante à droite chez des sujets volontaires sains, droitiers. Cette latéralisation du contrôle mictionnel permettrait d'expliquer pourquoi l'incontinence urinaire est particulièrement fréquente après les lésions hémisphériques droites.

Reste enfin les zones profondes sous-corticales encéphaliques, régissant attention, cognition et émotions. Elles sont profondément interfacées avec les centres « élémentaires » du contrôle mictionnel. Ceci explique les nombres de dysrégulations mictionnelles observées au cours d'événements psychosensoriels, cognitifs ou impactant l'humeur : urgences psychosensorielles (audition d'eau ruisselante, contact de l'eau, temps froid), urgences psychocomportementales (syndrome « clé-serrure »), urgences et fuites émotionnelles (orgasme, fou rire, frayeur), troubles mictionnels psychogènes. Au-delà de ces phénomènes somme toute élémentaires, ces zones cérébrales profondes sont responsables de certaines modalités du comportement mictionnel inhérent aux situations, au contexte social ou au vécu de l'individu, rendant ainsi très personnelles certaines particularités du contrôle physiologique de la miction.

À un niveau beaucoup plus périphérique, les modifications du muscle lui-même et de l'urothélium jouent un rôle non négligeable, notamment dans la modulation du signal sensitif.

II. Composantes mécaniques : physiologie de la continence urinaire à l'effort

De nombreux facteurs mécaniques et réflexes président à la continence urinaire à l'effort, spécialement chez la femme. La contraction réflexe de la musculature striée pelvi-périnéale est un des facteurs majeurs de la continence urinaire et fécale à l'effort. Mais la simple contraction du système sphinctérien urétral ne peut pas générer une pression urétrale suffisante pour empêcher toute fuite d'urine. Des mécanismes complémentaires participent à assurer la continence lors des efforts comme le système de soutien urétral, la contraction anticipative et préprogramée des muscles péri-urétraux et la compliance de l'urètre. Lors de l'effort, le « hamac fibromusculaire sous-vésical » fixé latéralement sur l'arc tendineux du fascia pelvien et des releveurs se tend sous l'effet de la contraction réflexe, forme un plan résistant sur lequel l'urètre vient s'écraser et ainsi s'occlure.

III. Conclusion

La régulation de l'activité vésicale procède d'un contrôle neurologique central extrêmement fin, relayé par les centres mictionnels médullaires et des voies de conduction spinales et périphériques. Le système sensitif permet une intégration corticale des différentes sensations élémentaires et un feedback variable à l'échelon segmentaire permettant inhibition ou réafférentation du réflexe mictionnel. Les voies et centres moteurs sont largement étagés dans l'ensemble du névraxe, ce qui explique les causes neurologiques des dysfonctionnements mictionnels. Le système nerveux végétatif, souvent intriqué au somatique, a un impact fondamental dans le contrôle des événements réflexes.

La diversité des neuromédiateurs impliqués offre autant de voies possibles dans la recherche de nouvelles solutions thérapeutiques.

Points clés

- Innervation : systèmes somatique et végétatif.
- Centres somatiques métamérique S2S3S4 : sphincter strié.
- Centres parasympathiques sacrés : activation du détrusor, médiation cholinergique.
- Centres sympathiques dorsolombaires : relâchement du détrusor et contraction du sphincter lisse, médiation adrénergique.

Pour en savoir plus

Blok B.F., Holstege G. The central nervous system control of micturition in cats and humans. Behav Brain Res 1998;82:119–25.

De Groat W.C., Fraser M.O., Yoshiyama M., Smerin S., Tai C., et al. Neural control of the urethra. Scand J Urol Nephrol Suppl 2001;207:35–43.

DeLancey J. Structural support of the urethra as it relates to stress urinary incontinence: the hammock hypothesis. Am J Obstet Gynecol 1994;170:1713–23.

CHAPITRE

5

Principes de la réadaptation à l'effort

I. Physiologie
II. Adaptations à l'effort
III. Explorations
IV. Réentraînement à l'effort
V. Conclusion

Situations de départ

- 286 Consultation de suivi et éducation thérapeutique d'un patient BPCO
- 353 Identifier une situation de déconditionnement
- 279 Consultation de suivi d'une pathologie chronique
- 285 Consultation de suivi et éducation thérapeutique d'un patient avec un antécédent cardiovasculaire
- 286 Consultation de suivi et éducation thérapeutique d'un patient BPCO
- 287 Consultation de suivi et éducation thérapeutique d'un patient insuffisant cardiaque
- 297 Consultation de suivi en cancérologie
- 320 Prévention des maladies cardiovasculaires

Objectifs pédagogiques, hiérarchisation des connaissances

Pour ce chapitre hors items de l'ECN, le COFEMER propose les objectifs pédagogiques suivants :

- Connaître les principales filières métaboliques énergétiques.
- Connaître les principales indications, contre-indications et les modalités pratiques d'une épreuve d'effort.
- Connaître les principes d'un programme de réadaptation à l'effort.

I. Physiologie

A. Rappels

C Le dioxygène (O_2) est transporté des voies aériennes supérieures jusqu'aux muscles, *via* différentes étapes, où il pourra être utilisé pour fournir de l'énergie (fig. 5.1).

Les différentes étapes sont :

- convection ventilatoire ;
- diffusion alvéolo-capillaire ;
- convection circulatoire ;
- diffusion capillaro-tissulaire.

Le système respiratoire est le moteur de la fonction biologique qui permet l'absorption du dioxygène et le rejet du dioxyde de carbone (CO_2) grâce à deux fonctions principales :

- la ventilation, qui correspond au renouvellement du gaz alvéolaire ;

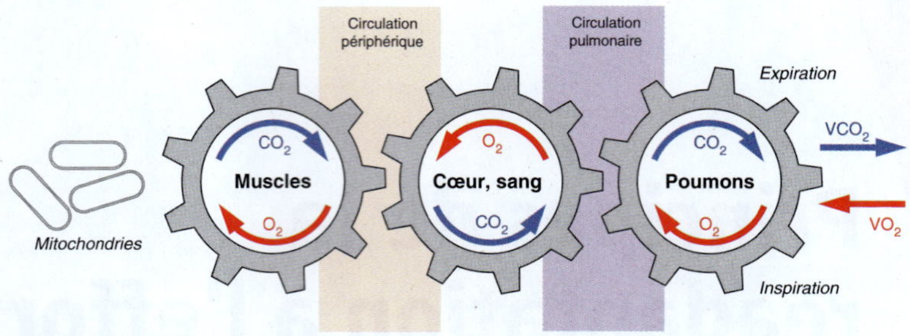

Fig. 5.1. **Chaîne de transport de l'O_2.**
(D'après : Wasserman KK, Hansen JE, Sue DY, et al. Principles of exercise testing and interpretation including pathophysiology and clinical applications. 4th edition. Philadelphia: Lippincott Williams & Wilkins; 2005.)

- l'hématose, qui correspond aux échanges gazeux avec le sang (phénomène passif).

La ventilation FR × V_t (FR : fréquence respiratoire ; Vt : volume courant) normale au repos est en moyenne de 6 litres/min. Elle augmente au cours d'un effort, parfois jusqu'à plus de 100 litres/min chez les sportifs d'endurance. Lorsque l'intensité d'un exercice augmente, la consommation d'O_2 augmente également jusqu'à atteindre le VO_{2max} correspondant au débit maximal d'O_2 transporté, diffusé et utilisé par les tissus. Le VO_2 est calculé par l'équation de Fick :

$VO_2 = Qc \times (CaO_2 - CvO_2)$

où Qc : débit cardiaque, CaO_2 : contenu artériel en O_2, CvO_2, contenu veineux en O_2.

B. Les fibres musculaires squelettiques

Les fibres de type I, dites lentes, sont riches en mitochondries avec un réseau capillaire dense (fibres rouges) privilégiant le métabolisme aérobie. Les fibres de type II, dites rapides (fibres blanches), ont une activité essentiellement glycolytique. Les fibres IIx sont très rapides et utilisent la voie anaérobie seule pour des mouvements puissants et brefs (tableau 5.1).

C. Les filières énergétiques

L'ATP (adénosine triphosphate) est la seule molécule dont l'énergie produite peut être utilisée immédiatement lors d'une contraction musculaire. Afin de libérer de l'énergie, elle est hydrolysée :

Tableau 5.1. **Différentes fibres musculaires squelettiques.**

	Fibres type I	Fibres type IIa	Fibres type IIx
Vitesse de contraction-relaxation	Lente	Intermédiaire	Rapide
Voie métabolique principale	Aérobie	Mixte	Anaérobie
Densité de mitochondries	Importante	Intermédiaire	Faible
Force développée	+	++	+++
Fatigabilité	+	++	+++
Activité préférentielle	Endurance et posture	Endurance active	Mouvements puissants, brefs et rapides

ATP + H_2O → ADP + Pi + énergie.

Les réserves d'ATP sont très faibles en raison de son poids moléculaire élevé. Certaines molécules de stockage ont un meilleur rapport poids moléculaire/énergie utilisable : phosphocréatine, glycogène, lipides.

L'ATP doit donc être re-synthétisé au cours de l'exercice *via* trois métabolismes.

1. Métabolisme anaérobie alactique

Mis en jeu dès les premières secondes d'un effort, produisant une puissance maximale élevée atteinte presque instantanément, ce métabolisme intervient en début d'exercice et lors de chaque augmentation importante de l'intensité.

2. Métabolisme anaérobie lactique (ou glycolyse anaérobie)

Les réserves de glucose (glycogène) sont situées dans le foie et dans les muscles. Chaque molécule de glucose dégradée va amener trois molécules d'ATP mais aussi deux molécules d'acide pyruvique et d'acide lactique. Ce métabolisme intervient rapidement et est capable de durer une trentaine de secondes environ.

3. Métabolisme aérobie

Il correspond à l'oxydation des lipides, glucides et protéines couplée à la phosphorylation de l'ADP et ATP. Ces réactions se déroulent au sein de la membrane interne de la mitochondrie. Dans les conditions mitochondriales d'oxydation, le rendement des phosphorylations oxydatives est de trente et une molécules d'ATP pour une molécule de glucose. La puissance maximale du métabolisme aérobie est évaluée par le VO_{2max}. Entrant en jeu plus tardivement, sa capacité de travail est très élevée.

II. Adaptations à l'effort

A. Adaptations respiratoires

1. Ventilation

B À l'effort, la ventilation augmente progressivement en fonction de l'intensité. L'augmentation du volume courant est limitée à 50 à 60 % de la capacité vitale maximale, tandis que la fréquence respiratoire maximale atteint 35 à 40/min. Seule la ventilation alvéolaire (VA) participe aux échanges gazeux et, à l'effort, le rendement ventilatoire s'améliore.

C Ainsi, au repos, l'espace mort (V_d) est de 150 ml pour un volume courant de 500 ml (soit VA = ⅔ V_t). À l'exercice, V_d = 150 ml et V_t = 1 500 ml (soit VA = 90 % V_t).

Chez le sujet sain, il n'y a pas de limitation ventilatoire à l'exercice.

2. Diffusion alvéolo-capillaire

B La diffusion est un phénomène passif nécessitant un temps de contact suffisant. À l'effort, la surface d'échange alvéolo-capillaire augmente considérablement, permettant de maintenir une diffusion suffisante. Cette diffusion n'est pas limitante à l'effort.

B. Adaptations cardiovasculaires

À l'effort, le débit cardiaque Qc = FC × VES (FC : fréquence cardiaque, VES : volume d'éjection systolique) augmente. La fréquence cardiaque augmente jusqu'à son maximum estimé par l'équation 220 – Âge ± 10 bpm. Le volume d'éjection systolique, VES, augmente également *via* une diminution du volume télésystolique grâce notamment à l'effet inotrope positif du système sympathique et des catécholamines. À noter qu'en récupération, la FC diminue immédiatement par restauration du frein vagal. La pression artérielle systolique augmente aussi à l'effort.

La répartition des débits sanguins se modifie à l'effort avec une majorité redirigée vers les muscles et le myocarde tout en gardant un débit cérébral identique.

Au total, les limitations du VO_{2max} sont d'origine cardiaque (FC_{max} et VES_{max} atteints) et périphérique (extraction maximale d'O_2 au niveau musculaire).

III. Explorations

Différentes explorations sont utilisées en pratique clinique pour évaluer la capacité (niveau de réalisation) d'effort et l'adaptation cardiorespiratoire et musculaire à l'exercice d'un sujet.

Avant la réalisation de ces explorations, il faut s'assurer de l'absence de contre-indications à l'exercice physique. Elles sont recherchées par l'interrogatoire (recherche des facteurs de risque cardiovasculaires ou de signes fonctionnels à l'effort de type douleur thoracique, palpitations, malaise, dyspnée anormale). Un examen physique cardiovasculaire et pulmonaire, ainsi qu'un ECG de repos doivent être systématiques. En cas d'anomalie, un avis spécialisé, souvent cardiologique, est nécessaire.

« Avant de pouvoir réaliser un effort, il faut s'assurer que tout va bien au repos ».

A. Test de marche de 6 minutes (TDM6)

Ce test clinique fonctionnel permet de mesurer la tolérance à l'effort et évalue la réponse globale et intégrée des différents systèmes. C'est le test clinique de choix pour les maladies cardiorespiratoires et ses mesures sont reproductibles et permettent un suivi des patients.

1. Modalités

Dans un couloir rectiligne, le patient doit parcourir en marchant la distance la plus longue possible en 6 minutes, en effectuant des allers-retours de 30 mètres. Des indications temporelles lui sont fournies et un monitorage de la saturation (SpO_2) et de la FC est réalisé, ainsi qu'une évaluation de la dyspnée par l'échelle de Borg. La distance mesurée est exprimée en pourcentage d'une distance théorique calculée en fonction de l'âge, de la taille, du poids et du sexe. Une distance parcourue inférieure à 82 % de la valeur théorique est considérée comme pathologique.

2. Indications et contre-indications

Le TDM6 fait partie des facteurs pronostiques de la bronchopneumopathie chronique obstructive (BPCO) *via* l'index BODE :

- IMC (en kg/m^2) ;
- obstruction bronchique (VEMS en % de la valeur théorique) ;
- dyspnée (MMRC 0 à 4) ;
- exercice (distance du TDM6 en mètres).

Plus le score est élevé et plus le risque de mortalité à quatre ans est élevé (score entre 7 et 10 → risque de mortalité à quatre ans de 80 %).

Le TDM6 est également validé et très utilisé chez les patients atteints de fibrose pulmonaire idiopathique et d'hypertension artérielle pulmonaire (HTAP). Il est également validé dans de nombreuses affections chroniques (cardiovasculaires, neuromusculaires...).

Contre-indications absolues

Angor instable ; infarctus du myocarde récent (un mois) et nécessité d'un ECG dans les six mois.

Contre-indications relatives

FC repos > 120/min, pression artérielle systolique > 180 mmHg et/ou pression artérielle diastolique > 120 mmHg.

B. Test de levers de chaise (*Sit-to-Stand test*) : cinq répétitions ou une minute

Pour ce test, il est demandé au patient de réaliser cinq levers de chaise le plus rapidement possible, ou d'effectuer un maximum de répétition en une minute, sans s'aider des membres supérieurs. La fréquence cardiaque et la saturation sont monitorées au cours du test. C'est un test très facilement réalisable en consultation de routine et permettant la détection d'une désaturation à l'effort dans certaines pathologies pulmonaires.

C. Épreuve d'effort avec mesures des échanges gazeux

C L'épreuve fonctionnelle à l'exercice (EFX), ou épreuve d'effort avec mesure des échanges gazeux, est un test d'effort permettant la mesure directe du VO_{2max}. Elle peut être à visée de diagnostic (bilan d'une dyspnée) ou de performance (détermination des seuils d'entraînement).

1. Matériel

Le test se déroule sur un cycloergomètre (vélo ou à bras) ou un tapis roulant. Il nécessite un pneumotachographe permettant l'analyse des volumes et des débits ventilatoires, ainsi qu'un analyseur de gaz. Le patient est équipé d'un masque relié à ces systèmes d'analyses, eux-mêmes reliés à un ordinateur afin d'avoir les données mesurées en temps réel. Une surveillance cardiaque tout au long du test par un monitorage électrocardiographique est également mise en place, ainsi qu'une surveillance tensionnelle et de la saturation. Un chariot de réanimation ainsi qu'un médecin doivent être présents dans la pièce tout au long de l'épreuve d'effort. Un analyseur de gazométrie sanguine peut également être à disposition.

2. Déroulement

En l'absence de contre-indication (cf. *infra*) et après la réalisation d'un examen clinique et d'un ECG de repos normaux, le patient est installé et équipé sur l'ergomètre. Le choix du protocole est déterminé par le médecin en fonction de la pathologie ou de l'objectif du test.

Une fois le patient installé sur l'ergomètre et le protocole choisi, il convient de vérifier les valeurs de repos mesurées avant de débuter l'effort. En fonction des indications, une gazométrie sanguine de repos est réalisée.

Un échauffement de trois minutes est recommandé avant une incrémentation progressive, soit par paliers d'une ou deux minutes, soit par une rampe avec incrémentation de quelques watts toutes les trois à quatre secondes. L'objectif est d'amener le patient au maximum de ses capacités (cf. *infra*, critères de maximalité de l'épreuve). Une fois la maximalité atteinte, la résistance de l'ergomètre est levée et le patient est surveillé pendant six minutes en récupération (obligation médico-légale) dont un minimum de deux minutes de récupération active, afin de limiter au maximum le risque de malaise vagal. Les résultats sont ensuite analysés.

3. Contre-indications

Absolues :

- toutes pathologies cardiovasculaires ou respiratoires aiguës ou non contrôlées ;
- infarctus du myocarde récent (moins de cinq jours) ;
- rétrécissement aortique serré symptomatique ;
- incapacité mentale ou physique.

4. Interprétation

Dans un premier temps, il s'agit de vérifier la maximalité de l'épreuve. Les critères admis sont : l'épuisement du sujet, l'atteinte d'un plateau de VO_2, un $FC_{max} > 90$ % FC_{max} théorique (FMT), un quotient respiratoire > 1,1 (QR = VCO_2/VO_2) et une lactatémie > 6 mmol/l.

Il faut ensuite analyser si la tolérance à l'effort est normale, en fonction de la valeur de VO_{2max} mesurée et comparée à la valeur théorique rapportée au poids (en ml/min/kg).

Enfin, avec les multiples paramètres mesurés, le praticien pourra déterminer si la limitation à l'effort est d'origine périphérique (vasculaire et musculaire), cardiaque et/ou pulmonaire. Les valeurs maximales de l'effort fournies correspondent sur vélo à la puissance maximale aérobie (PMA) exprimée en watts, et sur tapis à la vitesse maximale aérobie (VMA) exprimée en km/h.

Le médecin peut alors déterminer les deux seuils ventilatoires, qui guideront l'entraînement ou le réentraînement à l'effort des patients. La détermination précise de ces seuils n'est pas toujours évidente, et leur explication physiologique reste sujette à discussions. Les deux seuils correspondent à des « cassures » de la courbe de ventilation.

Le premier seuil, ou SV1, correspondant au « seuil aérobie » ou d'endurance fondamentale, correspondrait à une augmentation de la production de CO_2 qui stimulerait les centres nerveux centraux respiratoires, tandis que le second seuil, ou SV2, correspondant au seuil de « résistance » ou seuil anaérobie, serait lié à une diminution du pH qui stimulerait les centres respiratoires.

La détermination de ces seuils est corrélée à une FC et une vitesse ou une puissance qui permettront de guider le sportif ou le patient dans son entraînement ou réentraînement à l'effort.

IV. Réentraînement à l'effort

B Les effets attendus de l'entraînement sont essentiellement d'ordre physiologique à différents niveaux.

L'entraînement en endurance permet l'augmentation de la capillarisation musculaire et le nombre de mitochondries avec un développement des fibres de type I. Ses effets sur le système cardiovasculaire entraîneront une diminution de la FC de repos sans modification de la FC_{max}, une augmentation du VO_{2max} et du VES, une diminution plus importante des résistances périphériques et une amélioration de la récupération avec un retour à la FC de repos plus rapide.

Au niveau du muscle, on observe une augmentation de la taille et du nombre de mitochondries, l'optimisation de la capacité mitochondriale de production d'ATP, l'optimisation de l'utilisation des substrats énergétiques, l'adaptation de la typologie musculaire et l'hypertrophie sélective des fibres.

Au niveau général, on observe une augmentation la masse et du volume cardiaque, du VES, du débit cardiaque maximal, ainsi que de la volémie. Sur le système pulmonaire, il optimise le contrôle ventilatoire et la ventilation maximale, améliore l'extraction périphérique en oxygène et optimise les débits sanguins régionaux.

A. Travail en résistance

Le travail en résistance vise à améliorer la force musculaire mais aussi la performance à réaliser des tâches quotidiennes. C'est un travail par groupes musculaires. Ce travail peut être mieux toléré dans certaines pathologies car moins demandeur pour le système cardiorespiratoire. Il peut être réalisé en concentrique (contraction entraînant un rapprochement des insertions musculaires), en isométrique (contraction sans modification de la longueur du muscle) ou en excentrique (contraction lors de l'éloignement des insertions musculaires). Ce travail de renforcement va augmenter le nombre de myofibrilles, le volume et la force des fibres de type II, et le recrutement des fibres musculaires.

Afin d'être efficace et individualisé, il faut dans un premier temps déterminer la 1RM (= charge maximale pouvant être soulevée sur une répétition) pour chaque mouvement ciblé. Généralement, le nombre de répétitions ne dépasse pas dix, sur deux à quatre séries, aux alentours de 60 % à 85 % de la 1RM pour chaque groupe musculaire.

B. Seuils et intensité d'exercices

La réalisation de l'EFX permet de déterminer les seuils ventilatoires et ainsi d'individualiser le réentraînement à l'effort. Celui-ci pourra être réalisé à intensité continue ou à intensité intermittente avec des périodes de repos et des périodes plus intensives.

La capacité aérobie « fondamentale » (ou endurance fondamentale) se situe sous le premier seuil ventilatoire. C'est un exercice à réaliser en continu et pouvant être soutenu plusieurs heures. C'est la voie d'utilisation préférentielle des réserves lipidiques et ce seuil est utilisé dans les programmes de rééducation nutritionnelle à visée de perte de poids (seuil « lipoxmax »).

La capacité aérobie « active » se situe juste au-dessus du premier seuil et peut être soutenue plus de trois heures (allure marathon en course à pied).

Le travail « au seuil » se situe au second seuil ventilatoire et correspond à la vitesse maximale de non-accumulation d'acide lactique. C'est la capacité maximale aérobie et elle peut être soutenue soixante minutes. Il est réalisé sur des intervalles de cinq à vingt minutes avec une récupération d'une à cinq minutes.

La puissance aérobie se situe juste au-delà du second seuil ventilatoire et peut être soutenue dix à quarante minutes (allure 10 km en course à pied). Pour un entraînement en intervalle, il correspond à des efforts d'une à cinq minutes avec une récupération identique.

La puissance maximale aérobie se situe à hauteur de la PMA ou VMA. Elle peut être soutenue quatre à dix minutes et est utilisée en entraînement fractionné (= intervalle) sur trente secondes à deux minutes avec une récupération correspondant au temps d'effort.

Ces différentes intensités, notamment les hautes intensités, sont surtout utilisées dans le milieu sportif. Dans le cadre d'un réentraînement à l'effort dans un contexte de pathologie chronique, c'est essentiellement le **premier seuil ventilatoire** qui est utilisé, ce d'autant que le déconditionnement souvent important des patients ne permet pas toujours d'atteindre un second seuil ventilatoire.

Il sera demandé au patient, sous surveillance d'un kinésithérapeute, d'un enseignant d'activités physiques adaptées ou en autonomie de travailler à son premier seuil ventilatoire durant trente à quarante-cinq minutes au moins trois fois par semaine. Au fur et à mesure des progrès, la charge de travail pourra être augmentée et des séances d'entraînement fractionnées pourront être incorporées.

C. Quelles pathologies ?

C Il est aujourd'hui reconnu et admis que l'activité physique est bénéfique pour toutes les pathologies chroniques. Celles-ci sont généralement associées à un déconditionnement musculaire. À titre d'exemple, un patient souffrant d'insuffisance cardiaque chronique sera tout autant, voire plus, limité à l'effort par son déconditionnement musculaire que par son cœur. De nombreux programmes de rééducation multidisciplinaire sont en place dans les centres de rééducation et incluent le réentraînement à l'effort. Les pathologies le plus souvent ciblées sont l'insuffisance cardiaque chronique, la BPCO, l'AVC, la maladie de Parkinson, les lombalgies chroniques, l'AOMI, le cancer du sein, l'obésité… Ces programmes se déroulent généralement sur plusieurs jours (trois à cinq jours par semaine) sur plusieurs semaines (quatre à douze semaines) et associent un travail en endurance à un travail en résistance. En plus de la prise en charge à l'exercice, en fonction des pathologies, les patients bénéficient d'interventions variées de rééducation (kinésithérapie, ergothérapie, orthophonie…) ou de professionnels de santé (diététicien, psychologue…).

À titre d'exemples, il est montré que la réalisation d'un programme adapté de réentraînement à l'effort améliorait la récupération et la fatigue des patients cérébrolésés ou ralentissait l'évolution des pathologies dégénératives (AVC, traumatisés crâniens, maladie de Parkinson, sclérose en plaques). Elle est également bénéfique en termes de prévention primaire et de prévention secondaire notamment des cancers (taux de rechute significativement plus faible dans le cancer du sein) ou de l'arthrose.

D. Exemple de la BPCO

Le réentraînement à l'effort va permettre de casser la spirale du déconditionnement et de l'altération de la qualité de vie du patient BPCO. C'est la pierre angulaire de la rééducation pulmonaire, associée à une prise en charge diététique, psychologique, d'aide au sevrage tabagique et une éducation thérapeutique.

La diminution de l'activité physique entraîne un risque élevé d'hospitalisations itératives et de mortalité. Cette activité fait partie intégrante du traitement de la BPCO selon les recommandations de la SPLF de 2016. Ces patients sont donc déconditionnés en plus d'être limité sur le plan ventilatoire. Il existe une atrophie musculaire et une diminution de la proportion de fibres de type I et de la capillarisation musculaire.

Une fois l'absence de contre-indication posée, le patient pourra bénéficier d'une EFX pour déterminer ses seuils de réentraînement. Nous pourrons ensuite lui proposer un travail en endurance.

Exemple de protocole

Sur cycloergomètre, trois fois par semaine pendant huit semaines à intensité plutôt importante (60 à 70 % de la PMT), durant 20 à 60 minutes en continu ou avec des intervalles de 20 secondes à 3 minutes séparés par des périodes de repos de 30 secondes à 3 minutes. Si nécessaire, effort réalisé sous O_2. Au fur et à mesure des progrès, les charges pourront être augmentées lorsque la FC diminue de 10 bpm en fin d'effort. Un contrôle des progrès sur EFX pourra être fait à la fin du programme pour objectiver les progrès sur la VO_{2max}, une apparition plus tardive du SV1, une diminution de la FC et de la ventilation pour des charges identiques.

Il est recommandé d'associer à ce réentraînement en endurance un entraînement en résistance (trois fois par semaine, deux à quatre séries de huit à douze répétitions à 50 à 85 % de la 1RM).

Il a été prouvé que la prise en charge en rééducation respiratoire des patients BPCO augmentait la capacité d'exercice pour la même demande cardioventilatoire, diminuait la dyspnée, améliorait la qualité de vie, réduisait le nombre et la durée des hospitalisations, diminuait l'anxiété et la dépression, améliorait la performance dans les AVQ ainsi que la survie.

V. Conclusion

B L'activité physique et le réentraînement à l'effort apportent de très nombreux bénéfices sur la santé et la qualité de vie des patients. Après évaluation médicale, il n'y a que très peu de contre-indications et il reste sans risque majeur pour le patient. L'objectif d'intégrer des programmes de rééducation ou de prescrire de l'activité physique aux patients est de les sensibiliser sur ses bienfaits pour leur santé et ainsi améliorer leur compliance à leur réalisation afin de pérenniser la pratique au long cours. Des patients actifs se protègent de nombreuses pathologies ou rechutes, ce qui permet d'améliorer leur qualité de vie mais également d'avoir un impact médico-économique important *via* la diminution du nombre d'arrêts de travail, des hospitalisations et de leur durée.

Points clés

- Les trois voies métaboliques énergétiques sont : anaérobie alactique, anaérobie lactique et aérobie.
- Le VO_{2max} est le débit maximal d'O_2 transporté, diffusé et utilisé par les tissus.
- Avant de réaliser une EFX, il faut s'assurer que tout va bien au repos.
- Le facteur limitant à l'effort peut être cardiovasculaire (sujet sain ou pathologique), respiratoire (pathologique) ou musculaire (déconditionnement).
- Le premier seuil ventilatoire correspond au seuil aérobie, d'endurance fondamentale, couramment utilisé en réentraînement à l'effort.
- Le deuxième seuil ventilatoire correspond au seuil anaérobie, de résistance.
- La réadaptation à l'effort est indiquée dans la grande majorité des pathologies chroniques.
- La prescription minimale d'activités physiques adaptées est de trois fois par semaine pendant 30 à 45 minutes au premier seuil ventilatoire.

II

Médecine physique et de réadaptation

CHAPITRE

6

ITEM 9 Éthique médicale, protection juridique

I. Tutelle, curatelle, sauvegarde de justice
II. Le mandat de protection future

Situations de départ

- 298. Consultation et suivi d'un patient ayant des troubles cognitifs
- 345. Situation de handicap
- 330. Accompagnement global d'un aidant

Objectifs pédagogiques, hiérarchisation des connaissances

ITEM 9 – Introduction à l'éthique médicale

- Décrire les principes éthiques et les modalités pratiques de la protection des malades vulnérables (tutelle, curatelle, sauvegarde de justice, mandat de protection future).

Rang	Rubrique	Intitulé	Descriptif
A	Définition	Définition de l'éthique*	L'éthique : notion philosophique qui entend interroger et cerner la conduite juste. En médecine : l'interrogation, en vue de leur justification argumentée, des principes, valeurs et règles des actions du praticien et du chercheur
A	Définition	Définition de la bioéthique*	Domaine de recherches philosophiques, de débats publics et de règles juridiques concernant l'éthique de la recherche, le développement et l'usage des techniques dans les sciences de la vie et le champ de la santé, les pratiques biomédicales
A	Définition	Définition de la déontologie*	La déontologie médicale rassemble les éléments d'un discours sur les devoirs des médecins à l'égard des patients, des autres professionnels et de la société. Le Code de déontologie médicale sert de référence aux instances juridictionnelles de l'Ordre des médecins
A	Définition	Grands principes de l'éthique médicale*	Savoir définir et repérer les principes de bienfaisance, de non-malfaisance, de respect de l'autonomie, de justice. Comprendre les obligations de proportionnalité et de compétence
A	Définition	Respect de l'autonomie*	Connaître les fondements éthiques et les dispositions légales liés au respect de l'autonomie des malades et au consentement aux soins. Connaître la loi du 4 mars 2002 sur les droits des personnes malades, le principe du respect de la volonté de la personne malade et la notion de consentement libre et éclairé
A	Prise en charge	Droit et devoir d'information*	Connaître l'obligation d'information et le droit de la personne malade à être informée de son état de santé et de tous les actes médicaux (le secret médical n'est pas opposable au patient lui-même)
A	Prise en charge	Refus de soin*	Connaître le droit à refuser les traitements et les soins, l'obligation pour le médecin d'informer le patient des conséquences de son refus

Rang	Rubrique	Intitulé	Descriptif
A	Prise en charge	Personne de confiance*	Connaître le rôle de la personne de confiance dans l'information et le recueil du consentement. Connaître les conditions de sa désignation et ses rôles
B	Définition	Définitions de la vulnérabilité*	Savoir appréhender les aspects humains des situations de vulnérabilité. Connaître les grands repères de l'éthique du *care*
B	Définition	Principes et finalités des mesures de protection des personnes	Comprendre que les mesures de protection juridique sont instaurées et assurées dans le respect des libertés individuelles, des droits et de la dignité de la personne, et qu'elles ont pour finalité l'intérêt de la personne protégée
A	Prise en charge	Connaître les 3 principales mesures de protection	Connaître les situations pouvant amener à des mesures de sauvegarde de justice, de curatelle, de tutelle. Connaître les implications principales de ces mesures
B	Prise en charge	Connaître les éléments des procédures de mise en œuvre de ces mesures de protection ou de mandat de protection	Connaître : les rôles des différents intervenants dans la mise en place d'une mesure de protection ; les procédures de désignation d'un curateur ou d'un tuteur ; les différents types de curatelles (simple, renforcée, aménagée). Les caractéristiques d'une habilitation familiale ou d'un mandat de protection future. Les conditions de cessation des mesures de tutelle, curatelle ou sauvegarde de justice
A	Prise en charge	Interruption volontaire de grossesse*	Connaître les dispositions légales concernant l'IVG (délai légal, prise en charge, conditions, procédures, définition et obligations associées à l'exercice de la clause de conscience)
B	Prise en charge	Interruption médicale de grossesse*	Connaître les dispositions légales encadrant l'IMG. Décrire les questions éthiques posées par l'IMG
B	Prise en charge	Diagnostic prénatal*	Connaître les dispositions légales encadrant le diagnostic prénatal. Connaître les principes éthiques de l'usage du DPN. Connaître les principes réglementaires régissant le fonctionnement des centres de diagnostic prénatal
B	Prise en charge	Diagnostic préimplantatoire*	Connaître les dispositions légales encadrant le diagnostic préimplantatoire. Décrire les questions éthiques posées par le diagnostic préimplantatoire
A	Définition	Éthique en fin de vie*	Connaître les questions éthiques liées à la fin de vie : autonomie, bienfaisance, non-malfaisance, équité, qualité de vie, information, parole, interrogations, souffrances psychiques et physiques
A	Prise en charge	Obstination déraisonnable et limitation. Cadre législatif, fondements philosophiques et éthiques*	Lois Leonetti et Clayes-Leonetti. Définition des soins et des prises en charges actives. Principe du double effet. Connaître la définition de l'obstination déraisonnable et de l'acharnement thérapeutique, la nécessité de respecter la volonté de la personne malade, la nécessité d'œuvrer au soulagement de la douleur et de la souffrance, la sédation. Comprendre les notions de limitation et d'arrêt de traitement. Distinguer traitement et soins. Connaître la définition des soins palliatifs
B	Prise en charge	Procédure Collégiale*	Connaître le rôle et les modalités de la délibération collégiale dans les situations de fin de vie
B	Définition	Les directives anticipées*	Connaître la définition des directives anticipées, les finalités et la façon dont elles s'imposent à l'équipe soignante. Connaître la définition et le rôle de la personne de confiance
A	Définition	Recherche biomédicale : protection et respect des personnes*	Principes éthiques de la recherche : objet, code de Nuremberg et Déclaration d'Helsinki, information loyale, recueil du consentement libre et éclairé, comité d'éthique indépendant, justice (non-discrimination, accès équitable aux essais). Intégrité scientifique

Rang	Rubrique	Intitulé	Descriptif
B	Prise en charge	Recherches impliquant la personne humaine*	Connaître les principales dispositions de la Loi Huriet-Sérusclat du 20 décembre 1988, modifiée par la loi du 9 août 2004, et de la loi n° 2012-300 du 5 mars 2012 relative aux recherches impliquant la personne humaine (dite Loi Jardé), modifiée par l'ordonnance n° 2016-800 du 16 juin 2016
A	Définition	Don d'organes*	Connaître les questions et les principes éthiques impliqués dans les prélèvements et dons d'organes. Autonomie, consentement présumé, anonymat, gratuité (ou non-patrimonialité), restauration du corps, justice, rôle de la personne de confiance, rôle des proches
B	Prise en charge	Don et prélèvement d'organes sur personnes décédées*	Connaître les dispositions légales encadrant le don d'organes et le prélèvement sur des personnes décédées. Connaître la définition de la mort encéphalique et ses modalités diagnostiques
B	Définition	Don d'organes entre vivants*	Connaître les dispositions légales encadrant le don d'organes entre vivants
B	Définition	Éléments et produits du corps humain*	Connaître les principales dispositions légales concernant l'utilisation et la conservation des éléments et produits du corps humain
B	Définition	Tests génétiques*	Décrire les principes éthiques en lien avec les tests génétiques, l'importance de l'information et du recueil du consentement, ainsi que les principales dispositions légales (par exemple, loi sur l'information à la parentèle)

I. Tutelle, curatelle, sauvegarde de justice

B La maladie, le handicap, l'accident peuvent altérer les facultés d'une personne et la rendre incapable de défendre ses intérêts ou d'assumer certains actes de la vie civile. Le juge des tutelles (tribunal d'instance) peut alors décider d'une mesure de protection juridique par laquelle une autre personne l'aide à protéger ses intérêts. La protection doit être **la moins contraignante possible** et en priorité être exercée **par la famille**.

La loi prévoit trois régimes distincts de protection :

- la sauvegarde de justice ;
- la curatelle ;
- la tutelle.

A. Cadre législatif et réglementaire

C La dernière loi, votée le 5 mars 2007, est entrée en application le 1er janvier 2009.

Les principaux points sont :

- le **renforcement du rôle des familles** dans la gestion des mandats de protection ;
- au-delà des biens, le **renforcement des mesures de protection à la personne** en particulier dans le cadre des tutelles ;
- la durée limitée dans le temps : **révision régulière et systématique des mesures prises** ;
- la création du métier de « **mandataire judiciaire à la protection des majeurs** » : nécessité d'obtention d'un certificat national de compétence, d'un agrément et d'une inscription sur liste dressée par le préfet ;
- la création du **mandat de protection future** afin que chacun acquière la possibilité d'organiser par anticipation sa propre protection (cf. *infra*, II. Mandat de protection future) ;
- de manière anecdotique, la suppression du motif de mise sous protection pour raison de prodigalité, intempérance ou oisiveté !

B. Sauvegarde de justice

1. Définition et personnes concernées

A La sauvegarde de justice représente la mesure de protection la plus « légère », de courte durée et susceptible d'être rapidement mise en œuvre. Elle est déclenchée dans différents cas de figure.

Besoin de représentation temporaire

Il s'agit d'une personne majeure souffrant d'une affection entraînant des déficiences ou limitations d'activité temporaires (ou à l'issue incertaine) susceptibles d'entraver ses capacités à protéger ses intérêts et/ou assumer les actes de la vie civile.

> Par exemple : coma, confusion, mutisme, syndrome frontal (dont l'issue est incertaine).

Situation d'attente avant mise en place d'une représentation durable

Dans ce cas, la sauvegarde de justice est déclenchée afin de protéger la personne rapidement, avant la mise en place d'une mesure plus protectrice et plus durable (tutelle ou curatelle). Les personnes concernées ont une altération considérée comme durable de leurs facultés mentales, cognitives ou corporelles empêchant l'expression de leur volonté.

> Par exemple : certains patients aphasiques, patients atteints de démence, certains patients schizophrènes, patients avec *locked-in syndrome*…

2. Procédures de mise en œuvre

B Il existe deux procédures de déclenchement d'une sauvegarde de justice.

La sauvegarde par déclaration médicale

Le médecin traitant ou le médecin de l'établissement de santé où se trouve la personne peuvent faire une demande d'ouverture d'une sauvegarde de justice auprès du procureur de la République.

Attention ! Cette déclaration ne suffit pas : elle doit obligatoirement être accompagnée d'un **certificat médical circonstancié établi par un médecin autorisé** (liste établie par le procureur de la République) : psychiatre, gériatre ou autre spécialité. Cette expertise médicale est à la charge du requérant. À noter que la loi stipule que « nul ne peut être à la fois médecin expert et médecin traitant pour un même malade ».

En règle générale, le certificat médical se conclut par la formule suivante : « Je soussigné Dr X certifie avoir examiné M./Mme Y et avoir constaté une altération de ses facultés mentales/physiques empêchant l'expression de sa volonté. »

La sauvegarde sur décision du juge des tutelles

Dans ce cas, le juge répond à une demande pouvant émaner de différentes personnes :

- la personne à protéger elle-même ;
- la personne avec qui elle vit en couple ;
- un membre de sa famille ;
- un proche entretenant des relations étroites et stables avec elle.

Là encore, la demande doit être accompagnée d'un **certificat médical circonstancié établi par un médecin autorisé**, qui décrit l'altération des facultés de la personne.

Dans la mesure du possible, le juge auditionnera le majeur à protéger ainsi qu'éventuellement ses parents ou proches. Le juge peut également ordonner une enquête sociale complémentaire.

3. Effets de la mesure

A La sauvegarde permet de contester certains actes contraires aux intérêts du majeur, qu'il aurait passés pendant la période de sauvegarde de justice, soit en les annulant, soit en les corrigeant.

> Par exemple, si la personne à protéger a signé des devis exorbitants ou a réalisé des achats inconsidérés, ces actes peuvent être annulés au-delà du délai légal de rétractation.

Mais la personne sous sauvegarde de justice conserve le droit d'accomplir tous les actes de la vie civile, sauf celui de divorcer par consentement mutuel ou accepté et ceux éventuellement confiés à un mandataire spécial nommé par le juge (par exemple, pour l'utilisation d'un placement bancaire). La personne sous sauvegarde de justice conserve également ses droits civiques.

4. Fin de la mesure

B La sauvegarde de justice ne peut dépasser un an, renouvelable une fois par le juge des tutelles. La durée totale ne peut donc excéder deux ans.

La sauvegarde de justice cesse soit :

- à l'expiration du délai pour laquelle elle a été prononcée (un an en général, mais la durée peut être plus courte) ;
- sur décision du juge des tutelles, lorsque le majeur reprend possession de ses facultés (à l'appui d'un nouveau certificat médical) ou lorsque les actes pour lesquels elle a été ordonnée ont été accomplis ;
- par l'ouverture d'une mesure de curatelle ou de tutelle (personne protégée ayant des facultés altérées de manière durable).

Remarque

Avant la fin de la mesure, toute personne autorisée à demander l'ouverture d'une mesure de protection juridique des majeurs peut adresser au juge des tutelles une demande de réexamen.

C. Curatelle

1. Définition et personnes concernées

A La curatelle est une mesure de protection intermédiaire, destinée à protéger un majeur qui, sans être hors d'état d'agir lui-même, a besoin d'être conseillé ou contrôlé de manière durable dans certains actes de la vie civile.

> Il peut s'agir par exemple de patients présentant une aphasie ou un syndrome démentiel avec déficit cognitif modéré.

2. Procédure de mise en œuvre

B L'ouverture d'une curatelle peut être demandée au juge des tutelles par la personne à protéger elle-même, son conjoint, un membre de sa famille, un proche entretenant des relations étroites et stables avec elle. En revanche, le médecin traitant ou hospitalier n'a ici pas d'autre prérogative que d'effectuer un éventuel signalement (dit « avis ») pour décrire la situation qui justifierait le déclenchement d'une curatelle (de même que pour une tutelle).

La demande doit par ailleurs comporter (outre l'identité de la personne à protéger) :

- le **certificat médical circonstancié** établissant l'altération des facultés de la personne, établi par un **médecin autorisé** (psychiatre, gériatre ou autre spécialité) ;
- l'énoncé des faits qui appellent cette protection.

La demande est adressée au juge des tutelles du tribunal d'instance dont dépend le lieu de résidence du majeur à protéger. Le juge auditionne le majeur (si cela est possible) et examine la requête. Il entend également la personne qui a fait la demande et éventuellement des membres de la famille ou des proches.

Le juge nomme un **curateur** qui est choisi **en priorité parmi la famille ou les proches** de la personne à protéger. Si le juge l'estime nécessaire, la curatelle est confiée à un professionnel « **mandataire judiciaire à la protection des majeurs** ». Le cas échéant, la curatelle peut être divisée par le juge entre un curateur chargé de la protection de la personne et un curateur chargé de la gestion du patrimoine.

Le curateur est tenu de rendre compte de l'exécution de son mandat à la personne protégée et au juge. En cas de curatelle renforcée (cf. *infra*), il doit remettre chaque année au greffier en chef du tribunal d'instance un compte rendu de sa gestion.

Remarque

En cas d'ouverture d'une curatelle ou de refus de mettre fin à une curatelle, la personne protégée elle-même ou toute personne habilitée à demander sa mise sous curatelle peuvent faire appel de la décision.

3. Effets de la mesure

Ce que la personne protégée peut faire seule

A Une personne protégée par une curatelle prend seule les décisions relatives à sa personne (comme changer d'emploi) si son état le permet. Elle choisit son lieu de résidence et a le droit d'entretenir librement des relations personnelles. Elle conserve le droit de vote (mais est inéligible). Elle peut demander ou renouveler un titre d'identité, rédiger un testament. Elle peut accomplir seule les actes d'administration (effectuer des travaux d'entretien dans son logement) ou de gestion simples (gestion du compte bancaire, souscription d'une assurance, règlement de dépenses courantes…).

Ce que la personne ne peut pas faire sans l'assistance ou l'autorisation du curateur

La personne sous curatelle doit obtenir l'autorisation du curateur ou, à défaut, celle du juge pour se marier, ou être assistée de son curateur pour conclure un pacte civil de solidarité (Pacs).

Elle doit être assistée de son curateur pour accomplir des actes de disposition (par exemple, vendre un bien immobilier) ou réaliser des actes importants de gestion (placement ou retraits de capitaux, souscription d'un emprunt…). En pratique, l'autorisation du juge est également requise pour ces actes importants.

La personne protégée peut faire des donations avec l'assistance de son curateur.

4. Durée et fin de la mesure

B Le juge fixe la durée, qui ne peut excéder cinq ans. Au terme de la durée fixée, le juge peut décider de renouveler la curatelle pour une durée plus longue n'excédant pas vingt ans si l'altération des facultés du majeur protégé apparaît irrémédiable. L'avis conforme du médecin, inscrit sur la liste établie par le procureur de la République, est nécessaire.

La mesure peut prendre fin :

- à tout moment si le juge décide qu'elle n'est plus nécessaire, à la demande du majeur ou de toute personne habilitée à demander une mise sous tutelle, après expertise médicale ;
- à l'expiration de la durée fixée, en l'absence de renouvellement ;
- si une mesure de tutelle remplace la curatelle.

5. Différents degrés de curatelle

Curatelle simple

Elle correspond à la description faite précédemment.

Curatelle renforcée

Le curateur perçoit les ressources de la personne et règle l'ensemble des dépenses. Le curateur doit rendre compte au juge, chaque année, de sa gestion. Les effets de cette mesure sont proches de ceux de la tutelle mais la personne protégée conserve ses droits civiques dans le cas d'une curatelle renforcée.

Curatelle aménagée

Le juge énumère les actes que la personne peut faire seule ou non. Il s'agit d'une adaptation personnalisée.

D. Tutelle

1. Définition et personnes concernées

A La tutelle est la mesure de protection la plus complète. Elle a pour conséquence d'entraîner une incapacité civile quasi totale. Elle est ouverte lorsque la personne a besoin d'être représentée de manière continue dans les actes de la vie civile du fait d'une altération permanente et sévère des facultés mentales ou corporelles empêchant l'expression de sa volonté.

> Par exemple, démences avec troubles cognitifs sévères, états végétatifs persistants…

2. Procédure de mise en œuvre

B Elle est identique à celle de la curatelle. La désignation d'un **tuteur** par le juge des tutelles suit les mêmes règles que celles appliquées à un curateur. Le tuteur doit rendre annuellement compte de sa gestion au juge des tutelles.

3. Effets de la mesure

Ce que la personne protégée peut faire seule

A Une personne protégée par une tutelle prend seule les décisions relatives à sa personne dans la mesure où son état le permet. Elle choisit notamment son lieu de résidence et a le droit d'entretenir librement des relations personnelles.

La tutelle n'entraîne pas la privation de l'autorité parentale.

Ce que la personne ne peut pas faire sans l'assistance ou l'autorisation du tuteur ou du juge

Tous les autres actes de gestion, d'administration ou de disposition nécessitent l'intervention du tuteur qui représente alors légalement la personne protégée. L'autorisation du juge des tutelles est également requise notamment pour les actes importants de disposition (vente d'un bien immobilier, placement bancaire...), de donation, les actes testamentaires... La personne sous tutelle ne peut pas se marier ou se pacser sans l'avis du juge. Elle perd son droit de vote.

4. Durée et fin de la mesure

B Le juge fixe la durée, qui ne peut excéder cinq ans ou dix ans si l'altération des facultés personnelles de la personne sous tutelle n'apparaît manifestement pas susceptible de connaître une amélioration selon les données acquises par la science. Au terme de la durée fixée, il peut décider de la renouveler si l'altération des facultés du majeur protégé apparaît irrémédiable. L'avis du médecin, inscrit sur la liste établie par le procureur de la République, est nécessaire. En cas de renouvellement de la mesure de tutelle, la durée ne peut pas excéder vingt ans.

La mesure peut prendre fin :

- à tout moment si le juge décide qu'elle n'est plus nécessaire, à la demande du majeur ou de toute personne habilitée à demander une mise sous tutelle, après expertise médicale ;
- à l'expiration de la durée fixée, en l'absence de renouvellement ;
- si une mesure de curatelle remplace la tutelle.

II. Le mandat de protection future

> « Le mandat de protection future permet à une personne (mandant) de désigner à l'avance la ou les personnes (mandataires) qu'elle souhaite voir être chargées de veiller sur sa personne et/ou sur tout ou partie de son patrimoine, pour le jour où elle ne serait plus en état, physique ou mental, de le faire seule. Le mandat peut aussi être établi pour autrui par les parents souhaitant organiser à l'avance la défense des intérêts de leur enfant souffrant de maladie ou de handicap. » (Loi du 7 mars 2007.)

Le mandat est un contrat libre : le mandant choisit à l'avance quelle sera l'étendue des pouvoirs du (ou des) mandataires. Il peut s'agir d'un mandat notarié ou d'un mandat sous seing privé.

Tant que le mandat n'a pas pris effet, le mandant peut le révoquer ou le modifier, et le mandataire peut y renoncer.

Le mandat prend effet lorsque la personne ne peut plus pourvoir seule à ses intérêts : cela doit être médicalement constaté par un médecin inscrit sur une liste établie par le procureur de la République.

Points clés

- La sauvegarde de justice s'adresse aux personnes qui requièrent d'être représentées de manière temporaire. Il peut s'agir également d'une solution d'attente pour une mesure de protection plus durable (curatelle ou tutelle). Elle peut être déclenchée rapidement et permet le réexamen *a posteriori* d'actes et d'engagements pris durant la période de sauvegarde. Durée : un an; renouvelable une fois.
- La curatelle s'adresse à des personnes présentant des déficiences cognitives ou corporelles qui empêchent l'expression de leur volonté et qui, sans être hors d'état d'agir elles-mêmes, ont besoin d'être conseillées ou contrôlées dans les actes de la vie civile. Il existe différents types de curatelles : simple, aménagée, renforcée. Non éligible, la personne peut voter. Durée maximale : cinq ans; renouvelable.
- La tutelle est la mesure de protection la plus complète. Elle a pour conséquence d'entraîner une incapacité civile quasi totale. Elle est ouverte lorsque la personne a besoin d'être représentée de manière continue dans les actes de la vie civile du fait d'une altération permanente et sévère des facultés mentales ou corporelles empêchant l'expression de sa volonté. Non éligible, la personne ne peut voter. Durée maximale : cinq ans ou dix ans; renouvelable.
- La loi du 5 mars 2007 octroie un rôle plus important aux familles dans la gestion des mandats de protection. Le métier de mandataire judiciaire à la protection des majeurs a été créé de même que le mandat de protection future.

Pour en savoir plus

Dossier Protection juridique. Site Service-public.fr. http://vosdroits.service-public.fr/particuliers/N155.xhtml

CHAPITRE

7

ITEM 21 Santé des populations

I. Notion de vie sans handicap
II. Le handicap dans le monde
III. Principales données épidémiologiques et médico-économiques chez l'adulte et chez l'enfant en France
IV. Particularités épidémiologiques du handicap de l'enfant en France

Situations de départ

- 31 Perte d'autonomie progressive
- 345 Situation de handicap

Objectifs pédagogiques, hiérarchisation des connaissances

ITEM 21 – Mesure de l'état de santé de la population

- Préciser les principales données épidémiologiques et médico-économiques des grandes causes de handicap chez l'adulte et chez l'enfant, définir la notion de vie sans incapacité.

Rang	Rubrique	Intitulé	Descriptif
A	Définitions	Indicateurs de santé et indicateurs démographiques, espérance de vie, espérance de santé*	Définition, objectif, types, limites et obtentions
A	Définitions	Notions de base sur les indicateurs épidémiologiques*	Savoir définir et reconnaître les indicateurs épidémiologiques, les taux bruts de mortalité, les taux spécifiques de mortalité, les taux de mortalité prématurée, la mortalité évitable, taux de létalité par cause, mortalité infantile, périnatale, fœtale (ou mortinatalité), néonatale, postnéonatale, fœto-infantile
B	Définitions	Connaître la définition de la standardisation*	Savoir la définir, la reconnaître et savoir interpréter des taux standardisés, des SMR ou SIR
A	Définition	Les priorités de santé publique*	Connaître les principaux éléments nécessaires pour asseoir une priorité de santé publique
B	Définition	Connaître les différents critères qui sont mobilisés pour définir un problème comme une priorité de santé publique*	
A	Définitions	Définitions relatives au handicap	
B	Épidémiologie	Espérance de vie sans handicap	

I. Notion de vie sans handicap

A Le handicap fait partie de la condition humaine — pratiquement tout le monde, à un moment ou l'autre de la vie, aura une déficience temporaire ou permanente et ceux qui parviendront à un âge avancé connaîtront des difficultés fonctionnelles croissantes. Le handicap est complexe et les interventions pour en surmonter les inconvénients sont multiples et générales, variant avec le contexte.

La **Classification internationale du fonctionnement, du handicap et de la santé (CIF)**, prise comme cadre conceptuel de cet item, définit le handicap comme un terme générique désignant les déficiences, les limitations d'activité et les restrictions de participation (cf. chapitre 1) ; il renvoie aux aspects négatifs de l'interaction entre un individu atteint d'un problème de santé et les facteurs personnels et environnementaux (comme les attitudes négatives, l'inaccessibilité des transports et des bâtiments publics, et des soutiens sociaux limités).

Le handicap étant multifactoriel et dépendant des pays où se trouvent les populations étudiées, cette synthèse comporte deux parties : la première est assez généraliste et traite du handicap dans le monde ; la seconde est plus précise et porte sur la population française (adultes et enfants).

II. Le handicap dans le monde

C Le rapport mondial sur le handicap a été commandé par l'Organisation mondiale de la santé (OMS) en 2011, il s'appuie sur une évaluation épidémiologique précise du handicap dans le monde.

A. Prévalence

On estime que plus d'un milliard de personnes vivent avec un handicap, sous une forme ou une autre, soit environ 15 % de la population mondiale (sur la base des estimations démographiques pour 2010). Ce chiffre est plus élevé que l'estimation antérieure de l'OMS, qui date des années 1970 et évoquait une proportion aux alentours de 10 %. Selon l'**enquête sur la santé dans le monde**, environ 785 millions (15,6 %) de personnes âgées de quinze ans et plus vivent avec un handicap, tandis qu'à partir de l'évaluation de la **charge mondiale du handicap**, un chiffre aux alentours de 975 millions (19,4 %) est avancé. L'**enquête sur la santé dans le monde** estime que 110 millions de personnes (2,2 %) ont de très grandes difficultés fonctionnelles, tandis que l'évaluation de la **charge mondiale du handicap** indique 190 millions de personnes (3,8 %) ayant un « handicap sévère » — équivalant à des déficiences provoquées par des problèmes de santé comme la quadriplégie, la dépression sévère ou la cécité. Pour la **charge mondiale de morbidité**, on mesure aussi le handicap chez les enfants (0 à 14 ans) et on estime qu'il concerne 95 millions d'enfants (5,1 %), dont 13 millions (0,7 %) ayant un « handicap sévère ».

Dans les prochaines années, le handicap deviendra une préoccupation encore plus grande du fait de l'augmentation de sa prévalence, qui s'explique par le vieillissement des populations et le risque plus élevé de handicap chez les personnes âgées, mais aussi par l'accroissement mondial des problèmes de santé chroniques comme le diabète, les maladies cardiovasculaires, le cancer et les troubles de la santé mentale.

Ainsi, dans les pays où l'espérance de vie est de plus de 70 ans, chaque individu passera en moyenne 8 ans ou 11,5 % de sa vie à vivre avec un handicap.

B. Espérance de vie et espérance de vie sans handicap

B Dans la littérature internationale, l'impact des maladies et leurs poids en termes de handicap sont souvent exprimés sous la forme d'un indice composite appelé DALY (*Disability-Adjusted*

Life Years, années de vie ajustées sur l'incapacité) ou YLD (*Years Lived with Disability*, années de vie avec une incapacité).

Les YLD correspondent au nombre moyen d'années vécues avec une incapacité (pondérée en fonction des maladies) dans les conditions de mortalité et de santé du moment. Son complément, l'espérance de vie sans incapacité, correspond au nombre moyen d'années vécues sans incapacité, la somme des deux étant égale à l'espérance de vie. De nombreux calculs sur les tendances de l'espérance de vie sans incapacité ont déjà été publiés pour la France ou pour l'Europe, en particulier ces dernières années. Les points forts de ces études sont d'avoir montré que les tendances varient selon les indicateurs d'incapacité utilisés, en particulier entre les indicateurs portant sur les limitations fonctionnelles et les indicateurs portant sur les restrictions d'activité. Ces études ont généralement montré que les années de vie supplémentaires vécues par les femmes étaient le plus souvent des années vécues avec un certain niveau d'incapacité et que, par conséquent, la proportion de l'espérance de vie sans incapacité au sein de l'espérance de vie était plus faible chez ces dernières que chez les hommes. Ces études ont aussi montré une grande variété de résultats entre les États de l'Union européenne. Des travaux récents ont montré, par la combinaison de plusieurs enquêtes, que la France avait vraisemblablement connu une compression de l'incapacité dans les années 1980, suivie d'une période d'équilibre dynamique entre l'augmentation de l'espérance de vie et l'augmentation de l'espérance de vie sans incapacité dans les années 1990, pour connaître dans les années 2000 une certaine forme d'expansion de l'incapacité, en particulier chez les femmes et avant l'âge de 65 ans.

Le DALY est une mesure de plus en plus utilisée en santé publique, notamment pour l'évaluation des systèmes de soins. Cette mesure a le mérite de prendre en compte la mortalité et l'impact fonctionnel des maladies. Par exemple, une femme de 45 ans dont l'espérance de vie standard est de 82,5 ans, meurt à l'âge de 50 ans dans les suites d'un accident vasculaire cérébral (AVC). Elle aura 32,5 années de vie perdues. Si de surcroît, lors de son AVC à l'âge de 45 ans, elle a une cécité corticale, on ajoute 5 années d'invalidité (avec un coefficient de pondération « cécité » de 0,33), ce qui donne $0,33 \times 5 = 1,65$ année de vie avec un handicap (l'équivalent du YLD). Au total, cela équivaut à 34,15 DALY. Cette mesure a été retenue par l'OMS parmi ses cinq axes et outils d'évaluation des systèmes de santé pour mesurer le « niveau de santé général » d'une population. Le calcul du DALY permet, par exemple, de se rendre compte qu'en Europe, en 2014, les maladies psychiatriques représentaient la troisième cause d'années de vie en bonne santé perdues (10,9 % des DALY) derrière les maladies cardiovasculaires (26,6 %) et les cancers (15,4 %), alors qu'elles étaient pourtant associées à une bien plus faible mortalité, les rendant beaucoup moins visibles que ces derniers.

C. Pathologie à l'origine d'un handicap dans le monde

C L'origine des principales pathologies en cause est dépendante de l'environnement et des politiques de santé des pays. Ainsi, dans les pays en voie de développement, ce sont les pathologies infectieuses et infantiles qui sont les principales causes de diminution des DALY. Dans les pays développés, ce sont des pathologies dues au vieillissement, en particulier les pathologies cardio-neuro-vasculaires qui sont le plus souvent à l'origine d'une situation de handicap (tableau 7.1).

Finalement, plus que les maladies elles-mêmes, les facteurs personnels et environnementaux sont souvent à l'origine des situations de handicap.

Tableau 7.1. C **Pathologies et handicap dans le monde, impact en termes de DALY.**

Pays en voie de développement			Pays développés		
Pathologies	**DALY (millions/an)**	**% du total des DALY**	**Pathologies**	**DALY (millions/an)**	**% du total des DALY**
Infections périnatales	89,07	6,4 %	Cardiopathies ischémiques	12,39	8,3 %
Infections respiratoires	83,61	6,0 %	Pathologies cérébrovasculaires	9,35	6,3 %
Cardiopathie ischémique	71,88	5,3 %	Pathologies dépressives unipolaires	8,41	5,6 %
Sida	70,80	5,1 %	Alzheimer et autres démences	7,47	5,0 %
Pathologies cérébrovasculaires	62,67	4,5 %	Cancers bronchopulmonaires	5,40	3,6 %
Diarrhée	58,70	4,2 %	Déficience auditive	5,39	3,6 %
Pathologies dépressives unipolaires	43,43	3,1 %	BPCO	5,28	3,5 %
Malaria	39,96	2,9 %	Diabète	4,19	2,8 %
Tuberculose	35,87	2,6 %	Alcoolisme chronique	4,17	2,8 %
BPCO	33,45	2,4 %	Pathologies ostéoarticulaires	3,79	2,5 %

BPCO : bronchopneumopathie chronique obstructive ; DALY : *Disability-Adjusted Life Years.*

III. Principales données épidémiologiques et médico-économiques chez l'adulte et chez l'enfant en France

A. Généralités

Connaître l'état de santé de la population française, ainsi que les possibilités d'activités et d'intégration sociale a été possible grâce à la réalisation d'enquêtes dirigées par l'Institut national de la statistique et des études économiques (Insee) et la Direction de la recherche, des études, de l'évaluation et des statistiques (Drees) en collaboration avec la Caisse nationale de l'assurance maladie (CNAM), l'Institut de veille sanitaire (InVS) et l'Institut fédératif de recherche sur le handicap (IFRH). L'enquête Handicap – santé ou HS (2008–2009) a ainsi succédé aux enquêtes décennales Santé (2003) et Handicaps – Incapacités – Dépendance ou HID (1998). Avec l'enquête HS, pour la première fois les thèmes de la santé et du handicap sont associés.

Si l'exploitation de l'enquête HS est encore en cours, celle de l'enquête HID a permis d'obtenir de solides informations que nous reprenons largement ici.

L'enquête HID estime à environ 23 millions le nombre de personnes concernées par le handicap en France. Il ressort de l'enquête HS, chez les hommes ou chez les femmes, qu'une personne sur dix indique être fortement limitée depuis au moins six mois dans les activités quotidiennes en raison d'un problème de santé. Jusqu'à 40 ans, seules 5 % des personnes interrogées se déclarent fortement limitées. Dans la deuxième moitié de la vie active, de 40 à 65 ans, cette proportion double, mais reste faible. En revanche, à partir de 65 ans, elle s'accroît nettement, chez les hommes comme chez les femmes : une personne sur quatre à 75 ans se déclare fortement limitée dans ses activités quotidiennes. Se considérer en mauvaise santé va généralement de pair avec le fait de déclarer un problème de santé chronique. Parmi les personnes qui ne se considèrent ni en bonne ni en très bonne santé, 80 % des femmes et 82 % des hommes déclarent une maladie ou un problème de santé chronique ou durable, ce qui peut recouvrir des pathologies très diverses (asthme, séquelle permanente d'accident, diabète, cancer…).

B. Déficience

Près de 40 % des personnes vivant en domicile ordinaire déclarent vivre avec une déficience, qu'elle soit physique, sensorielle, intellectuelle ou mentale. Cependant, toutes les déficiences ne présentent pas un handicap : seule une minorité entraîne une limitation d'activité.

Les origines les plus fréquentes des déficiences sont les maladies — environ un quart de la population handicapée souffre d'une déficience due à une maladie —, les problèmes sociofamiliaux (13 %) et la vieillesse (11 %). Les déficiences dues aux maladies augmentent régulièrement avec l'âge et subissent une forte hausse entre 50 et 60 ans (passant de 28 % à 52 %). L'origine accidentelle du handicap des personnes jeunes est finalement assez rare puisqu'ils sont moins de 1 % jusqu'à 20 ans.

Bien qu'il soit à ce jour impossible de l'affirmer, l'AVC, les démences, les pathologies de l'appareil locomoteur (arthrose, lombalgie chronique…) et certaines pathologies évolutives telles que les maladies endocriniennes ou les cancers semblent être les principales pathologies entraînant des déficiences invalidantes.

De manière générale, les déficiences qui affectent le plus la population sont les déficiences motrices et intellectuelles (16 %) et les déficiences dites viscérales ou métaboliques (15 %). Dans l'ensemble, les femmes sont plus touchées que les hommes.

On remarque que les courbes de prévalence des déficiences ont toutes le même profil, à savoir qu'elles augmentent avec l'âge et particulièrement à partir de 50 ans (tableau 7.2).

On constate dans l'enquête HID qu'exception faite pour les déficiences liées au langage, les problèmes sensoriels se développent nettement avec l'âge. En particulier les déficiences auditives qui croissent extrêmement vite avec l'âge (21 % des personnes de 60 ans et 65 % des personnes de 90 ans se déclarent atteintes d'une déficience auditive).

Les déficiences d'origine motrice, intellectuelle, mentale ou métabolique apparaissent dès le plus jeune âge et se développent plus tôt dans la vie adulte que les déficiences sensorielles. Par exemple, les déficiences motrices des enfants ou des adolescents sont rares (respectivement 1 % et 3 %), mais ces déficiences se développent rapidement dès la trentaine (13 %) pour atteindre un tiers des sexagénaires et 69 % des nonagénaires.

Les déficiences viscérales ou métaboliques apparaissent dès les premières années (6 % des enfants), se maintiennent entre 6 et 10 % jusqu'à 50 ans et augmentent après 50 ans assez régulièrement.

En ce qui concerne les déficiences intellectuelles ou mentales, les difficultés touchent les personnes dès le plus jeune âge (10 % des enfants et 15 % des adolescents), augmentent ensuite modérément en fréquence (18 % des sexagénaires), pour finalement toucher pratiquement une personne sur deux de 90 ans.

Tableau 7.2. C **Déficience et restriction d'activité par tranches d'âge.**

	Limitation physique absolue	Limitation cognitive grave	Restriction pour les activités simples de vie quotidienne	Restriction pour les activités instrumentales de vie quotidienne
20–39 ans	2,0 %	7,9 %	0,4 %	1,7 %
40–59 ans	6,8 %	9,0 %	0,5 %	3,5 %
60–79 ans	17,8 %	11,0 %	1,9 %	11,9 %
80 ans et plus	51,6 %	26,2 %	11,9 %	44,1 %
Total (20 ans et plus)	10,2 %	10 %	1,4 %	7,1 %

De manière générale, on peut constater que les jeunes souffrent plutôt de monodéficience, et les sujets âgés de pluridéficiences.

C. Limitation d'activités

Les déficiences peuvent entraîner des limitations d'activités (anciennement appelées des incapacités), c'est-à-dire des difficultés à accomplir certains actes de la vie quotidienne.

L'incapacité à réaliser des activités liées à l'effort (comme celles liées aux déplacements lointains) est celle la plus souvent rapportée au sein de la population française.

En termes de prévalence, les incapacités à réaliser seul les activités de vie quotidienne se distribuent de la manière suivante : 2,11 % de la population est en difficulté pour faire sa toilette, 1,75 % pour s'habiller et se déshabiller, 0,34 % pour manger et boire un repas prêt ; 0,79 % de la population rapporte une incontinence urinaire ou fécale. Concernant les activités motrices, 5 % de la population rapporte des difficultés pour sortir seul de son domicile et 1,8 % pour monter ou descendre un étage.

Globalement, plus les personnes vieillissent plus les difficultés pour réaliser les activités simples de la vie quotidienne apparaissent (tableau 7.2).

D. Aides techniques

Dans l'ensemble de la population, les aides techniques le plus fréquemment employées sont celles utilisées pour le déplacement (3,7 % de la population) : 3,3 % de la population interrogée utilise une canne ou des béquilles pour se déplacer et 0,7 % se sert d'un fauteuil roulant (manuel ou électrique). Ces moyens sont plutôt utilisés par les personnes de plus de 60 ans. La moitié des utilisateurs de ces fauteuils a 80 ans ou plus.

E. Restrictions de participation

Le fait d'avoir une déficience handicapante entraîne, au-delà des restrictions d'activité pour les actes simples de vie quotidienne, des difficultés de participation à la vie sociale. Cela impacte directement la qualité de vie des personnes en situation de handicap.

L'enquête HID a permis d'obtenir quelques données sur les restrictions de participation des personnes handicapées.

Il en ressort que 25 % des personnes déclarant au moins une déficience ne partent presque jamais ou jamais en vacances (contre 11,6 % dans la population française ne déclarant pas de déficience), 25 % ne vont jamais voir de spectacle (contre 13 %) et 66 % ne font pas de sport (contre 51 %).

Concernant l'insertion professionnelle des personnes de moins de 60 ans, là aussi, celles qui déclarent un handicap ont un taux d'emploi nettement diminué comparé au reste de la population. Ainsi, en 2009, il y avait 322 300 travailleurs handicapés travaillant en milieu ordinaire de travail ; ils étaient majoritairement sur des emplois de type ouvrier et deux fois plus souvent en CDI à temps partiel que le reste de la population.

Les demandeurs d'emploi ayant une reconnaissance de la qualité de travailleur handicapé représentent 6 % de la totalité des demandeurs d'emploi et sont majoritairement des chômeurs de longue durée (de plus d'un an). Le taux de chômage des personnes ayant une reconnaissance administrative du handicap s'établit à 22 %, soit plus du double de celui atteint pour l'ensemble des personnes de 15 à 64 ans.

F. Données médico-économiques

Les prestations de protection sociale liées au handicap représentaient 6,6 % de l'ensemble des prestations sociales en 2007. Entre 1990 et 2007, elles sont passées de 17,8 à 36,1 milliards d'euros. Les pensions d'invalidité (y compris militaires) demeuraient le principal poste de dépenses : 26,1 % du total. Entre 2000 et 2007, leur croissance a été soutenue par l'augmentation du nombre de bénéficiaires, liée au vieillissement de la population active. Les régimes de sécurité sociale versaient la majorité des prestations liées au handicap (fig. 7.1).

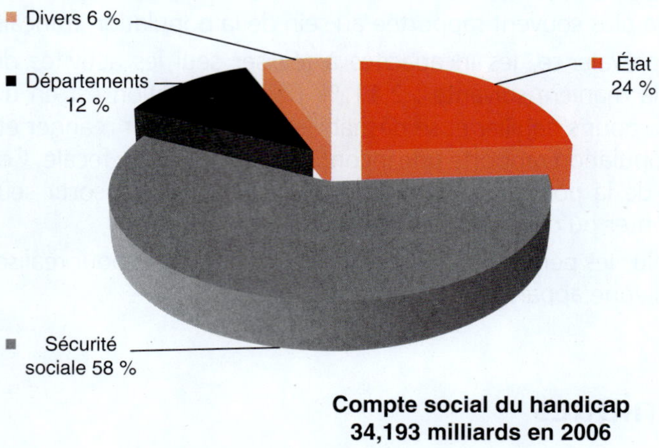

Fig. 7.1. Répartition de la charge du coût du handicap en France.

IV. Particularités épidémiologiques du handicap de l'enfant en France

Bien que les enquêtes précédemment citées incluent le plus souvent les personnes âgées de moins de 18 ans, il semble important de préciser dans une rubrique spécifique la particularité du handicap chez l'enfant. En effet, dans ces enquêtes en population générale, la prévalence du handicap chez l'enfant étant faible, il est souvent mal évalué, voire sous-estimé. En France, quelques travaux ont été réalisés pour le préciser. Ils reposent à la fois sur des registres de population et des enquêtes transversales ainsi que des suivis prospectifs à long terme de cohortes, caractérisés par la survenue d'un événement périnatal, qui permettent de préciser le devenir en termes de handicap de ces enfants.

En population générale, les malformations congénitales touchent 2 à 3 % des naissances vivantes ; une part minoritaire de ces enfants (environ 20 %) seront porteurs d'une déficience sévère (soit moins de 1 % de la totalité des naissances). En extrapolant ce résultat à la France, on peut considérer que ce sont 7 000 enfants par génération qui présenteront au moins une déficience sévère, soit environ 140 000 enfants âgés de 0 à 20 ans, en supposant une mortalité nulle ou très faible avant 20 ans.

Le taux de prévalence du handicap sévère dans la huitième année de vie est estimé entre 6,2 et 6,6 pour 1 000 enfants. La prévalence de la paralysie cérébrale serait de 2 pour 1 000, des déficiences motrices hors paralysie cérébrale de 1 pour 1 000, de la trisomie 21 de 1 pour 1 000, des déficiences intellectuelles sévères (hors trisomie 21) de 2,2 pour 1 000. Les déficiences visuelles ou auditives sévères toucheraient quant à elles entre 0,5 et 0,8 enfant pour 1 000.

La paralysie cérébrale est le handicap moteur le plus fréquent de l'enfant. Une étude européenne, SPARCLE, a permis de mieux caractériser cette population d'enfants. Les principales déficiences rapportées pour les enfants atteints de paralysie cérébrale sont : la présence de douleurs (71 %), les difficultés motrices (69 %), les déficiences intellectuelles (53 %) et les difficultés de communication (43 %). On peut noter que 20 % de ces enfants ont eu une crise d'épilepsie au moins dans l'année écoulée.

En moyenne, les enfants atteints de paralysie cérébrale capables de s'exprimer rapportaient une qualité de vie similaire à celle d'enfants en population générale. Les déficiences expliqueraient une part importante de la variation des scores de qualité de vie ; la douleur était toujours associée à une dégradation de la qualité de vie. La concordance entre les réponses des enfants et des parents d'une part, des parents et des professionnels d'autre part, était faible, soulignant des différences de perspectives.

Points clés

- L'impact des maladies et leurs poids en termes de handicap sont souvent exprimés sous la forme d'indices composites appelés DALY (*Disability-Adjusted Life Years*, années de vie ajustées sur l'incapacité) ou YLD (*Years Lived with Disability*, années de vie avec une incapacité).
- Les prestations de protection sociale liées au handicap représentaient 6,6 % de l'ensemble des prestations sociales en 2007.
- L'enquête HID estime à environ 23 millions le nombre de personnes concernées par le handicap en France.
- Une personne sur quatre à 75 ans se déclare fortement limitée dans ses activités quotidiennes.

Pour en savoir plus

Cambois E, Blachier A, Robine J-M. Aging and health in France: an unexpected expansion of disability in mid-adulthood over recent years. Eur J Public Health 2013;23(4):575–81.

Goillot C, Mormoche P. Enquête handicaps-incapacités-dépendance en institution en 1998 : résultats détaillés. INSEE 2001; Vol. 83.

Montaut A. Santé et recours aux soins des femmes et des hommes. Premiers résultats de l'enquête. Handicap Drees 2008; 1–8.

Murray CJL, Vos T, Lozano R, Naghavi M, Flaxman AD, et al. Disability-adjusted life years (DALYs) for 291 diseases and injuries in 21 regions, 1990–2010: a systematic analysis for the Global Burden of Disease Study 2010. Lancet 2013;380(9859):2197–223.

Numéro thématique. Handicaps de l'enfant. BEH 4 mai 2010;16–17:173–200.

Robine J, Cambois E. Estimation de l'espérance de vie sans incapacité en France en 2015 et évolution depuis 2004 : impact de la diminution de l'espérance de vie en 2015. BEH 2017;16–17:294–300.

Bourgeois A, Caicedo E, Duée M, Lebourg N, Levrey P, Yanat-Irfane A, et al. Les comptes de la protection sociale en 2008. https://solidarites-sante.gouv.fr/IMG/pdf/cps2008_partie1.pdf

Mormiche P. Le handicap se conjugue au pluriel. Insee Première 2000 ; 742. http://www.epsilon.insee.fr/jspui/bitstream/1/557/1/ip742.pdf

OMS. Rapport mondial sur le handicap. http://www.who.int/entity/disabilities/world_report/2011/accessible_fr.pdf

CHAPITRE

8

ITEM 56 L'enfant handicapé : orientation et prise en charge

I. Pour bien comprendre
II. Épidémiologie, étiologie et conséquences du handicap de l'enfant
III. Parcours de soins
IV. Parcours de vie, apprentissage (scolarité, lieux de vie…)
V. Parcours social (MDPH, aides…)

Situations de départ

- 66 Apparition d'une difficulté à la marche
- 121 Déficit neurologique sensitif et/ou moteur
- 129 Troubles de l'attention
- 130 Troubles de l'équilibre
- 133 Troubles du comportement chez enfant et adolescent
- 134 Troubles du langage et/ou de la phonation
- 296 Consultation de suivi pédiatrique
- 345 Situation de handicap

Objectifs pédagogiques, hiérarchisation des connaissances

ITEM 56 – L'enfant handicapé : orientation et prise en charge (voir items 118, 121)

- Argumenter les principes d'orientation et de prise en charge d'un enfant handicapé.
- Connaître les filières de prise en charge médicale, médico-sociale et de scolarisation de l'enfant handicapé : décrire le rôle de la maison départementale des personnes handicapées et identifier les interlocuteurs du médecin dans le système éducatif.

Rang	Rubrique	Intitulé	Descriptif
A	Définition	Définition du handicap	
A	Définition	Typologie du handicap de l'enfant	Définition des différents types de handicap chez l'enfant et prise en compte de leurs caractéristiques temporelles
A	Diagnostic positif	Principes d'évaluation et d'examen clinique	Évaluation d'un enfant handicapé selon les principes de la classification internationale du fonctionnement et principes de l'examen clinique (clinique moins « franche », importance de l'entourage dans les évaluations)
A	Prise en charge	Principes généraux de la prise en charge, dont les principes de scolarisation	Principe du triple projet de la prise en charge de l'enfant handicapé, principes de scolarisation
A	Prise en charge	Multidisciplinarité de la prise en charge	Éléments de compréhension de la nécessaire multidisciplinarité autour d'un enfant handicapé

Médecine physique et de réadaptation

Rang	Rubrique	Intitulé	Descriptif
A	Définition	Définition de la MDPH	Rôle et description des maisons départementales des personnes handicapées et spécificités pour l'enfant
B	Prévalence, épidémiologie	Handicap de l'enfant en France	Principales causes de handicap de l'enfant
B	Étiologie	Étiologie du handicap	Savoir chercher une cause de handicap
B	Suivi et/ou pronostic	Orientation en fonction du handicap	Description des types d'orientation d'un enfant handicapé en fonction de son handicap (quelles structures pour quels enfants ?)

I. Pour bien comprendre

A La Convention relative aux droits de l'enfant (CDE) et la Convention relative aux droits des personnes handicapées (CDPH) soulignent « que les enfants handicapés ont les mêmes droits que les autres enfants — par exemple en matière de soins de santé, de nutrition, d'éducation, d'inclusion sociale et de protection contre la violence, la maltraitance et la négligence » ; et la CDE souligne que les enfants en situation de handicap ont droit à la participation active à tous les aspects de la vie familiale et communautaire, doivent être traités avec dignité à tout moment. Elle affirme que « **le propre milieu familial des enfants handicapés est le plus à même de pourvoir à leur entretien et à leur éducation et qu'ils ne devraient jamais être placés en institution au seul motif qu'ils sont handicapés** ».

C La CDPH rappelle d'ailleurs que la situation de handicap de l'enfant ne peut justifier la séparation de l'enfant de ses parents, ni empêcher l'accès à une éducation gratuite et obligatoire ou l'accès aux soins (principe de non-discrimination). La CDPH souligne le nécessaire respect du principe de développement de l'enfant et de son intérêt supérieur. **Les enfants en situation de handicap sont en premier lieu des enfants et ils demandent à être traités comme tel, et non sous le seul regard de leur handicap.**

La CDPH préconise un diagnostic précoce du handicap, des actions de prévention et une prise en charge coordonnée précoce. C'est tout l'objet de l'accompagnement médical du handicap de l'enfant.

A. Introduction

L'épidémiologie du handicap chez l'enfant est mal connue pour différentes raisons inhérentes à la grande diversité des étiologies possibles des déficiences, l'absence de registres récents en population pédiatrique, mais aussi à la difficulté de définir ce qu'est être en situation de handicap pour un enfant, notamment liée au fait que celui-ci est un être en développement (« mobile en croissance ») dépendant de son environnement familial, social, éducatif pour son développement, sa croissance et ses capacités futures.

B Il n'existe pas d'évaluation précise du nombre d'enfants en situation de handicap en France. **On estime qu'un peu moins de 1 % des enfants nés en France seront porteurs d'une déficience sévère** (soit environ 7 000 enfants par an). En prenant en compte des **déficiences modérément sévères**, la prévalence du handicap de l'enfant pourrait représenter **2 % d'une classe d'âge**.

B. Handicaps de l'enfant : définitions et notions

A La Classification internationale du fonctionnement, du handicap et de la santé (CIF), utilisable pour tous les groupes d'âge et dans tous les domaines, est un cadre qui fournit un langage pour décrire le handicap et les facteurs personnels et environnementaux. Concernant l'enfant, la **classification internationale du fonctionnement, du handicap et de la santé : version pour les enfants et les adolescents** (CIF-EA), publiée en 2007, a été fusionnée avec la CIF (version 2001) en 2012 par l'OMS. **Le handicap chez l'enfant n'est ni purement médico-biologique (déficience), ni purement social (restriction de participation) mais une interaction dynamique entre l'état de santé de l'enfant (atteinte de la structure et fonction du corps/déficiences), les activités (limitations), la participation à la vie sociale (restriction) et les facteurs (obstacles ou facilitateurs) environnementaux et personnels de l'enfant** (les facteurs environnementaux d'un enfant sont différents de ceux d'un adulte). Un enfant, notamment dans les premières années de vie, est dépendant de ses aidants naturels, et son niveau de participation et de fonctionnement est très dépendant de son environnement proche mais aussi de son âge et de sa trajectoire développementale. Les besoins d'un enfant, notamment vis-à-vis des aidants naturels (que sont les parents), ne sont pas le mêmes à 8 mois de vie comparés à 12 ans, de même la participation à la vie sociale est différente que l'on soit âgé de 3 ans ou de 16 ans.

Linda, 12 ans, est enfant unique. Elle vit chez sa mère (père décédé) à plus de 100 km d'un établissement assurant la scolarisation des enfants avec déficience visuelle. Sa mère n'a pas le permis de conduire. Linda présente une cataracte congénitale bilatérale. On note dans cette situation : la cataracte comme déficience empêchant le passage des stimulus visuels, ainsi aucune information visuelle ne parvient au cortex cérébral entraînant un arrêt prématuré du développement neuronal ; des limitations d'activité, tels que la difficulté à se déplacer sans aide, l'incapacité à lire ; une restriction de la participation, telles que l'exclusion de l'école ordinaire, l'impossibilité d'être à son domicile la semaine ; des facteurs environnementaux apparaissant comme des obstacles : absence de permis de conduire pour la maman, famille monoparentale, et la distance avec une structure d'accompagnement.

L'enfant en situation de handicap est un enfant présentant une ou plusieurs déficiences, n'ayant ni les activités ni la participation attendues, selon la CIF, pour son groupe d'âge dans la société dans laquelle il vit. Les spécificités de la CIF pour un enfant sont représentées dans la figure 8.1.

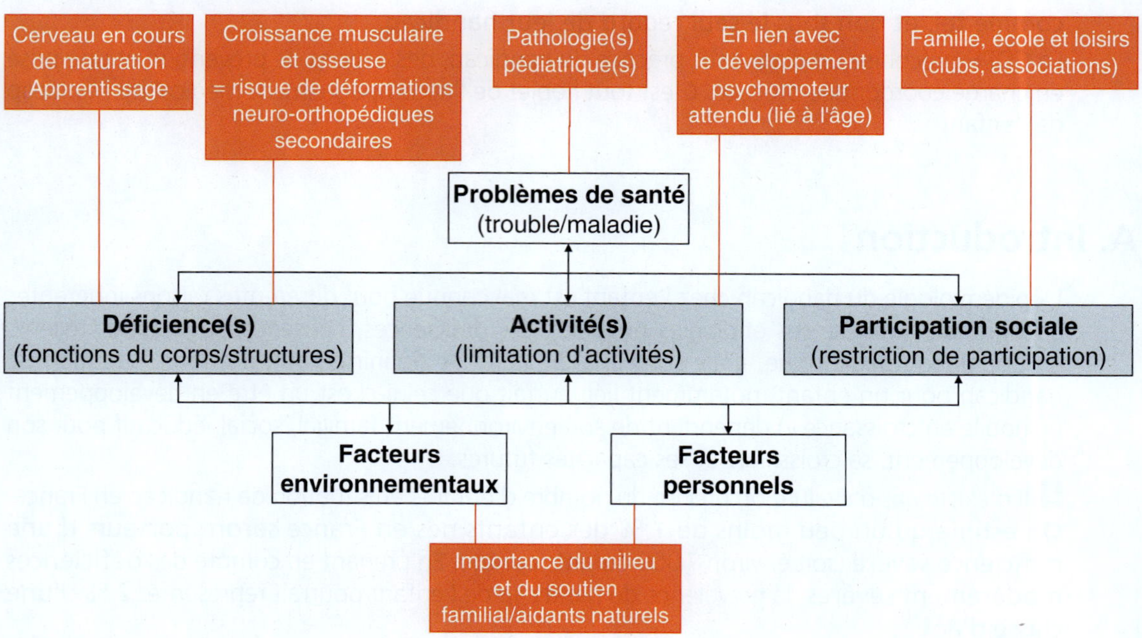

Fig. 8.1. A Schéma conceptuel de la Classification internationale du fonctionnement, du handicap et de la santé (en noir) avec les spécificités liées à l'enfant (en rouge). Les déformations neuro-orthopédiques secondaires se conçoivent surtout en cas de déficiences motrices (par exemple, paralysie cérébrale, maladies neuromusculaires…).

Le handicap chez l'enfant peut apparaître avant ou dès la naissance (**handicap congénital** lié à une maladie génétique [trisomie 21, par exemple] ou non génétique [agénésie d'un membre, par exemple]) ou plus tard (**handicap acquis** [traumatisme crânien, par exemple]). Il peut être **évolutif** (dystrophie musculaire de Duchenne, par exemple) ou **stable** (paralysie cérébrale, par exemple), **transitoire** (ostéochondrite de hanche, par exemple) ou **durable** (déficience visuelle, par exemple), voire **intermittent** (arthrites juvéniles idiopathiques, par exemple), lié à des déficiences diverses, modérées ou sévères et parfois multiples.

Le multi-handicap ou pluri-handicap est la coexistence de plusieurs déficiences chez un même enfant, dont on ne saurait dire laquelle est la plus génératrice de handicap dans la situation fonctionnelle de l'enfant.

> Dans la situation d'un enfant présentant une déficience auditive sévère associée à un déficit moteur (situation pouvant se voir dans le cadre de la paralysie cérébrale suite à une infection materno-fœtale à cytomégalovirus, CMV), il peut être compliqué de savoir ce qui pénalise le plus la situation fonctionnelle et la participation sociale de cet enfant, et donc il est difficile de savoir quelle structure apparaît comme la plus adaptée à l'accompagnement de cet enfant.

Le **surhandicap** caractérise une situation fonctionnelle résultant de l'apparition d'une ou plusieurs déficiences secondaires, non directement liées à la pathologie initiale, mais liées à la situation de handicap préexistante.

> Dans le cadre de la paralysie cérébrale, l'apparition de rétraction du tendon d'Achille (entraînant un équin) est comme secondaire à la spasticité et aux déficits musculaires, ces deux éléments étant liés à la paralysie cérébrale. Cet équin constitue un déficit secondaire (aux deux déficits primaires que sont la spasticité et les déficits musculaires) et apparaît comme un surhandicap pénalisant l'activité de marche, aggravant alors la situation de handicap initial. L'apparition de douleurs aurait pu être prise aussi comme exemple de déficit secondaire générant un surhandicap.

Le terme **polyhandicap** est défini comme suit : « Les personnes présentant un dysfonctionnement cérébral précoce ou survenu au cours du développement, ayant pour conséquence de **graves perturbations** à expressions multiples et évolutives de **l'efficience motrice, perceptive, cognitive** et de la construction des relations avec l'environnement physique et humain **[troubles de communications]**, et une situation évolutive d'extrême vulnérabilité physique, psychique et sociale au cours de laquelle certaines de ces personnes peuvent présenter, de manière transitoire ou durable, des signes de la série autistique. » Le polyhandicap comprend « la situation de vulnérabilité provoquée par une **lésion cérébrale grave et précoce, généralement avant l'âge de 2 ans** » et le « caractère irréversible ». **Les déficiences motrices, cognitives et les troubles de communication sévères présents dans le polyhandicap créent une dépendance majeure chez la personne polyhandicapée.** Celle-ci nécessite un accompagnement dans toutes ses dimensions de vie (actes de la vie quotidienne, communication, santé, activités sociales, etc.).

C. Enfants, développement

L'enfant n'est pas un « adulte en miniature », c'est **un être en développement, dont les capacités et les besoins sont par définition évolutifs. Il évolue d'une dépendance envers les aidants naturels dans toutes les sphères fonctionnelles pendant sa petite enfance, vers une indépendance croissante dès la fin de l'enfance (âge scolaire primaire) et à l'adolescence.** À ce titre, l'enfant peut être considéré comme « un mobile en croissance ».

Celui-ci présente naturellement un niveau d'activité motrice et physique important, ce qui fait que l'enfant en âge préscolaire et à l'école primaire est régulièrement en mouvement, naturellement non sédentaire. Puis son niveau d'activité physique va diminuer avec l'âge.

Le développement (croissance musculo-squelettique mais aussi développement neuro-psycho-affectif) de ce « mobile » est un processus dynamique procédant par une série de stades ou d'étapes successives, mais parfois intriquées entre elles, dans un certain nombre de domaines liés : sensori-moteur, cognitif, socio-affectif, de communication. **Le développement dans ces domaines consiste en la maîtrise de compétences simples avant l'acquisition de compétences plus complexes.** Le développement est soumis à l'influence d'un très large éventail de facteurs environnementaux et biologiques, certains renforçant et protégeant le développement, tandis que d'autres compromettent les perspectives de croissance et de maturation.

La trajectoire développementale chez l'enfant est la résultante d'interactions permanentes complexes entre les facteurs génétiques et les facteurs environnementaux. C'est la formation, la maturation et la capacité des cellules nerveuses, des réseaux et des circuits neuronaux de modifier positivement ou négativement leur structure, leur réseau de connectivité et/ou leur mode de fonctionnement (défini comme la plasticité cérébrale), qui sous-tendent l'apparition des compétences dans plusieurs domaines interdépendants : sensori-moteur, cognitif, socio-affectif et de communication. La plasticité cérébrale est la capacité pour les réseaux de neurones à se (ré)organiser, en modifiant leur connexion synaptique (espace entre deux neurones) en fonction des événements subis. Cette plasticité cérébrale, intense lors des 1 000 premiers jours, est influencée par des **facteurs intrinsèques** (facteurs génétiques ou épigénétiques) **ou extrinsèques** (nutrition, éducation, expériences, exercice physique, rééducations, médicaments, agressions cérébrales, épilepsie active, toxiques, agents infectieux, etc.) durant la grossesse et la vie de l'enfant.

L'apparition d'une « agression » cérébrale chez l'enfant, alors que le cerveau est en pleine maturation, devrait permettre à la plasticité d'être la plus efficiente possible. Toutefois cette maturation intense le rend aussi plus « vulnérable » aux agressions. Oscillant entre plasticité et vulnérabilité précoce, les enfants ne « récupèrent » pas mieux que l'adulte mais différemment après une lésion cérébrale.

L'enfant joue un rôle actif dans l'acquisition de ses propres compétences. **La quantité, la qualité et la nature des interactions avec l'extérieur, notamment avec son environnement proche (parents, fratrie, famille...), influencent positivement ou négativement ce processus développemental.**

Il est maintenant reconnu qu'un environnement familial, des interactions et des relations stimulants sont essentiels pour favoriser la croissance (la qualité des mouvements participe à la croissance musculo-squelettique), le développement et les apprentissages des enfants.

L'apparition d'un handicap, quel qu'il soit, peut pénaliser la trajectoire développementale de l'enfant et sa santé (fig. 8.2). La qualité de l'interaction enfant-parent peut être compromise lorsqu'un enfant se trouve en situation de handicap.

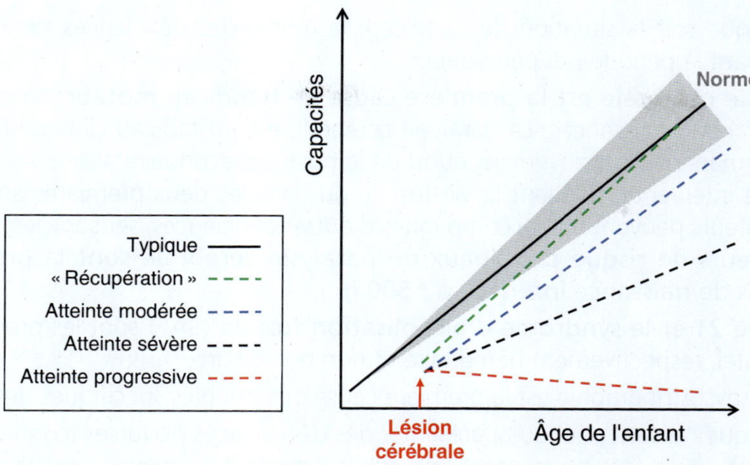

Fig. 8.2. A Diagramme résumant le devenir potentiel d'une capacité (exemple d'une fonction cognitive) en fonction du temps. Ce diagramme illustre l'importance du moment de l'évaluation de l'enfant et du suivi.

II. Épidémiologie, étiologie et conséquences du handicap de l'enfant

A. Épidémiologie

B En France, la prévalence du handicap de l'enfant pourrait représenter 2 % d'une classe d'âge. Par rapport au nombre total de naissances (767 000 en 2017), on estime à **un peu plus de 300 000 enfants**, de la naissance à 20 ans, **se trouvant en situation de handicap modérément sévère ou sévère.**

Plus de la moitié des déficiences et handicaps de l'enfant pourraient trouver leur origine pendant la période prénatale ou lors de la période périnatale, avec deux causes importantes : la prématurité et l'anoxo-ischémie cérébrale.

Environ 1,3 % des enfants naissent grands prématurés en France, parmi ceux-ci, 32 % à 5 ans bénéficient de soins spécifiques en lien avec une déficience (accueil en centre spécialisé) ou d'une prise en charge médico-sociale.

B. Étiologie du handicap

Les grandes situations de handicap chez l'enfant sont : **le handicap moteur** (paralysie cérébrale, maladies neuromusculaires…), **le handicap sensoriel** (déficience auditive, visuelle), le **handicap de présentation** ou esthétique (séquelle de brûlure…), le **handicap cognitif** (troubles du neurodéveloppement…), le **handicap mental** (trisomie 21, syndrome d'alcoolisation fœtale…), le **handicap psychique** (troubles psychotiques…). Le handicap psychique se distingue du handicap mental par le caractère variable et évolutif des troubles, l'étiologie des troubles (maladies psychiques avec médicalisation), une absence de déficience intellectuelle, et l'âge de la personne lors de l'apparition des troubles.

C Les troubles du neurodéveloppement sont un ensemble d'affections qui débutent durant la période du développement (voir notamment items 55 et 67) et entraînent des déficiences significatives potentiellement multiples dans l'acquisition et l'exécution de fonctions spécifiques intellectuelles et/ou motrices et/ou sociales.

B Quelle que soit la situation de handicap, la moitié des déficiences pourraient avoir leur origine durant la période pré/périnatale.

La paralysie cérébrale est la première cause de handicap moteur; sa prévalence est de 1 cas pour 1 500 naissances. La paralysie cérébrale est un tableau clinique défini comme un trouble permanent du mouvement et/ou de la posture secondaire à une lésion cérébrale non progressive intervenue pendant la vie fœtale ou dans les deux premières années de vie. Les déficits moteurs peuvent être accompagnés d'autres déficiences, sensorielles, cognitives… **Les deux facteurs de risque principaux de paralysie cérébrale sont la prématurité et le petit poids de naissance inférieur à 1 500 g**.

La trisomie 21 et le syndrome d'alcoolisation fœtale (SAF) sont les premières causes de retard mental, respectivement héréditaire et non héréditaire.

La dyslexie-dysorthographie est la première cause des troubles spécifiques des apprentissages.

On notera que l'enfant peut aussi présenter des **déficiences acquises** (cognitives, motrices…) par accident de vie (cas du traumatisme crânien modéré à sévère — prévalence par an de 3 pour 10 000 traumatismes crâniens sévères — du syndrome post-commotion, du syndrome du bébé secoué…) ou lié à un accident vasculaire cérébral : par an en France, on recense environ un millier d'AVC survenant chez l'enfant; la moitié survient plus précisément pendant la période périnatale (soit un bébé sur 2 000).

Bien que **les malformations congénitales touchent 2 à 3 % des naissances vivantes**, une part minoritaire de ces enfants (environ 20 %) seront porteurs d'une déficience sévère.

On estime en France à 9 400 enfants et 23 000 adultes **polyhandicapés (prévalence entre 0,50 et 0,73 pour 1 000)** suivis par des services médico-sociaux. **Dans 70 % des cas, les causes du polyhandicap sont connues, le plus souvent d'origine pré- et périnatale (65 à 80 % des cas)**.

C. Conséquences du handicap, principes d'accompagnement

C En France, **408 000 enfants ou adolescents en situation de handicap** étaient scolarisés à la rentrée 2018; 83 % en milieu ordinaire et les 17 % restants dans les établissements hospitaliers ou médico-sociaux. Les enfants en situation de handicap ont une probabilité presque **quatre fois plus grande** d'être confrontés à la **violence** quelle qu'elle soit comparativement à des enfants sans handicap. Ils subissent plus de **stigmatisation** et de **discrimination**.

De plus en plus de données socioéconomiques montrent que les enfants en situation de handicap et leurs familles sont **plus susceptibles de subir un désavantage économique et social (précarité)** que les personnes sans handicap. Les familles avec enfant en situation de handicap sont le plus souvent monoparentales — 30 % sont dans cette situation, neuf fois sur dix des mères et leurs enfants — ou avec au moins l'un des parents ne travaillant pas (le plus souvent la mère) ou à temps partiel.

A Le handicap de l'enfant **peut compromettre la qualité des interactions avec les aidants naturels, notamment dans les liens d'attachement, favoriser la violence, les abus et la négligence**. Les fratries peuvent également ressentir les effets d'avoir un frère ou une sœur en situation de handicap avec des parents ayant moins de temps à leur consacrer, de la discrimination de la part de leurs pairs.

Être parents d'un enfant en situation de handicap est avant tout être parents avec son lot de difficultés et d'obstacles, rendus encore plus prégnants avec le handicap, mais aussi son lot de joie et de satisfaction. Les proches, les familles développent de nouvelles habiletés et compétences à travers leurs rôles d'aidants naturels. Même si les données sont éparses et contradictoires, il faut noter que pour un certain nombre la qualité de vie liée à la santé perçue par les enfants en situation de handicap est aussi bonne, parfois meilleure dans certains domaines, que chez des enfants sans handicap.

Sur plan développemental, **les déficiences, les limitations d'activités et les restrictions de participation peuvent avoir un retentissement variable sur la santé de l'enfant, sa croissance musculo-squelettique et sur ses acquisitions psychoaffectives, psychomotrices et cognitives.**

L'accompagnement d'un enfant en situation de handicap et de sa famille a pour **objectifs de permettre à celui-ci de participer aussi activement que possible à la vie familiale, à la société dans laquelle il vit, en fonction de ses objectifs et de ceux de la famille. Cet accompagnement cherche à renforcer les compétences de la famille.** Il vise à permettre à l'enfant d'avoir une qualité de vie liée à la santé aussi bonne que possible **tout au long de la vie. Les accompagnements mis en place reconnaissent à l'enfant en situation de handicap des capacités d'apprentissage, d'adaptation, d'autodétermination (agentivité) dans différents environnements et à tous les âges de la vie, et place la famille et l'enfant comme interlocuteurs au centre des décisions.**

Le **projet d'accompagnement de l'enfant est triple** : **thérapeutique** (médical, paramédical...), **éducatif** (scolarité...), **social** (familial, activités de vie, environnement, maintien à domicile, compensations...). Des objectifs dans chacun de ces trois champs doivent être fixés systématiquement avec l'enfant et sa famille, et régulièrement (ré)évalués tout au long de la croissance de l'enfant. La figure 8.3 schématise ce triple projet.

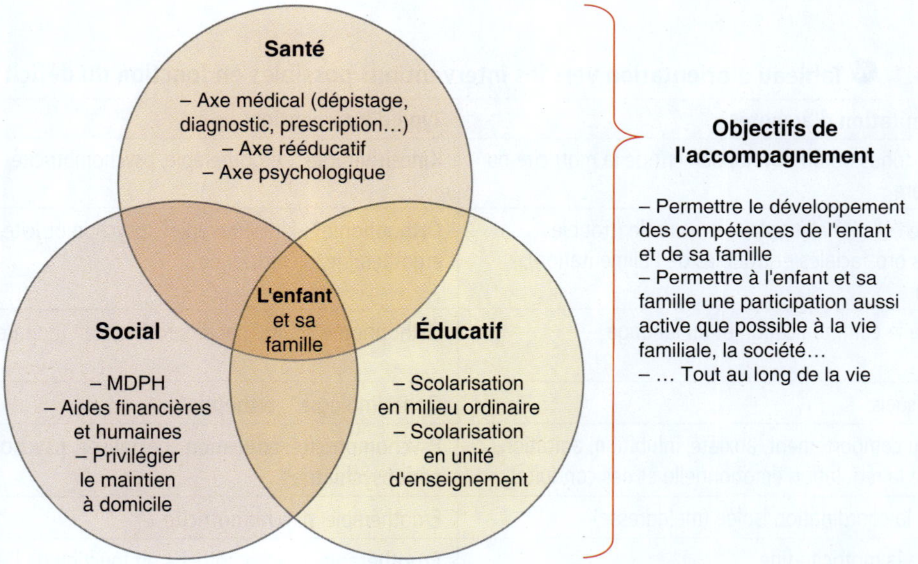

Fig. 8.3. Ⓐ Schéma représentant l'accompagnement triple de l'enfant et de sa famille ainsi que les objectifs.

III. Parcours de soins

A. Principes du projet de soin

Le projet de soins précise les objectifs à atteindre, les actions pour y parvenir, les réévaluations régulières à prévoir, les interrogations et les difficultés. Il est présenté à la famille et à l'enfant, il est **centré sur les objectifs de l'enfant et de sa famille, les parents doivent y être pleinement associés et en être acteurs.**

Le projet de soins est composé : d'un **axe médical** (prescription d'un traitement médicamenteux, des soins de rééducations, d'appareillage et d'aides techniques…), d'un **axe rééducatif** (orthophonie, psychomotricité, ergothérapie, neuropsychologie, orthoptie…), d'un **axe psychologique** si nécessaire.

Le projet de soin dépend du caractère progressif ou non du handicap.

> Chez un enfant ayant une paralysie cérébrale, un des enjeux principaux pourra être la marche, alors que chez un enfant ayant une maladie neuromusculaire dont l'évolution naturelle se fait vers la perte de la marche, le projet sera plus orienté vers une préparation de la perte de la marche et sa suppléance.

B. Axe rééducatif

Concernant l'axe rééducatif, le tableau 8.1 présente **les orientations vers les interventions possibles en fonction du déficit évalué**. Les professionnels peuvent officier en secteur libéral (masseurs-kinésithérapeutes, orthophonistes, psychologues…), en secteur sanitaire (hôpital, centre de rééducation) ou au sein de structures ambulatoires (centre d'action médico-sociale précoce ou CAMSP, centre médico-psycho-pédagogique ou CMPP, service d'éducation et de soins spécialisés à domicile ou SESSAD…) et institutions diverses (institut médico-éducatif ou IME, institut d'éducation motrice ou IEM…).

Tableau 8.1. Ⓐ Tableau d'orientation vers les interventions possibles en fonction du déficit évalué.

Déficit/Limitation d'activités	Type d'intervention
Trouble du tonus ou du développement de la motricité ou de la posture	**Kinésithérapie***, ergothérapie, psychomotricité,
Troubles de l'oralité alimentaire et verbale (troubles des praxies oro-faciales et troubles de l'alimentation), déglutition	**Orthophonie***, kinésithérapie*, psychomotricité, ergothérapie, diététicienne
Troubles de la communication et du langage	**Orthophonie***, ORL*, audioprothésiste* (appareillage)
Troubles visuels	**Ophtalmologie*, orthoptie***
Troubles du comportement, anxiété, inhibition, agitation, troubles de la régulation émotionnelle et des conduites	**Psychomotricité, éducation spécialisée, psychologie, ou pédopsychiatrie***
Trouble de la coordination isolée (maladresse)	Ergothérapie, **psychomotricité**
Troubles de la motricité fine	**Ergothérapie,** psychomotricité en fonction de l'âge
Difficultés graphiques	**Ergothérapie**, psychomotricité
Difficultés environnementales et besoin d'adaptation de l'environnement, aides techniques	**Ergothérapie**
Décalage global des acquisitions (suspicion de trouble du développement intellectuel, ou TDI)	< 4 ans : orthophonie*, psychomotricité ; > 4 ans : si possible neuropsychologie, orthophonie*, psychomotricité
Trouble de l'attention et des fonctions exécutives	**Neuropsychologues**, ergothérapie, orthophonie*, psychomotricité
Déficits secondaires (déformations musculo-squelettique…) nécessitant un appareillage sur mesure	**Orthoprothésiste*, podo-orthésiste***, podologue*
Sédentarité, activité sportive adaptée	**Enseignant en activité physique adaptée (EAPA)**
Troubles nutritionnels	**Diététicienne, nutritionniste***

(Suite)

Tableau 8.1. **Suite.**

<table>
<tr><th>Déficit/Limitation d'activités</th><th>Type d'intervention</th></tr>
<tr><td colspan="2">Ces orientations se feront en fonction de l'âge de l'enfant et en fonction du maillage territorial et de l'expertise en neurodéveloppement pédiatrique des différents professionnels disponibles.
Les professions surlignées en gras sont à prioriser
Attention : toutes ces interventions ne sont pas prises en charge financièrement par la caisse primaire d'assurance maladie (CPAM) : les astérisques indiquent les interventions remboursées par l'assurance maladie ; les autres interventions peuvent faire l'objet d'une prise en charge par la MDPH ou, parfois, par certaines complémentaires santé (mutuelles). Il est proposé un forfait précoce soin de 12 mois pour la prise en charge par l'assurance maladie des bilans et interventions des ergothérapeutes, psychomotriciens et psychologues pour les enfants de 0 à 6 ans révolus présentant une suspicion de TND (troubles du neurodéveloppement).</td></tr>
</table>

(Adapté des recommandations HAS. Troubles du neurodéveloppement - Repérage et orientation des enfants à risque. 2020.)

Les appareillages et aides techniques dont les enfants en situation de handicap peuvent avoir besoin comprennent les aides techniques sensorielles, auditives (appareil et prothèse auditive…), et/ou visuelles (canne blanche, livres audio, Braille…), les dispositifs de communication (pictogramme, synthèse vocale…), les aides techniques à la mobilité (comme les béquilles, les fauteuils roulants manuels, électriques, les poussettes médicales…), le grand appareillage (dont les prothèses et les orthèses), les aides techniques à la scolarité et à la vie quotidienne (couverts et tasses adaptés…), les aides techniques cognitives (carnets de mémoire, agendas et emplois du temps…), les corsets, sièges et verticalisateurs (fig. 8.4).

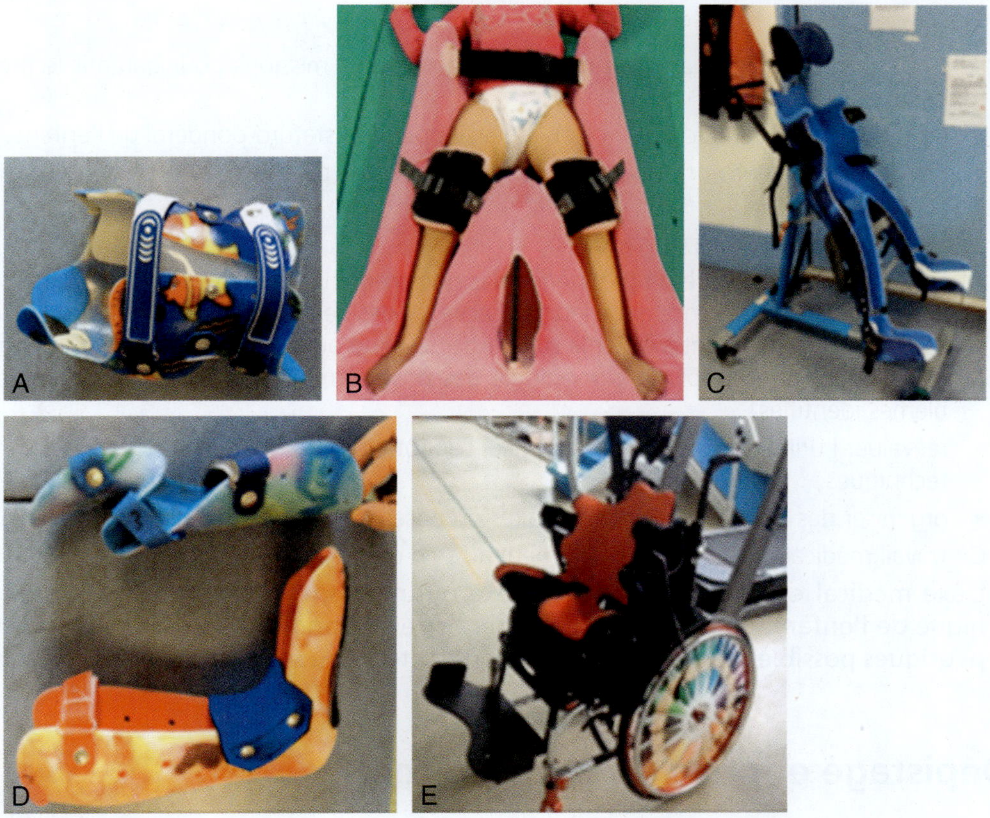

Fig. 8.4. ❹ **Illustration d'appareillage en pédiatrie.**

A. Corset lors de scolioses. B. Matelas mousse : installation de nuit. C. Coquille de verticalisation. D. Orthèse de posture nocturne de membre supérieur et de membre inférieur. E. Coquille de station assise.

Ces aides techniques et appareillages sont prescrits par un médecin (exclusivement par le médecin MPR pour certains types) et réévalués en fonction de la croissance, du développement de l'enfant, et renouvelés si nécessaires et/ou encore pertinents.

C. Axe médical spécifique au handicap

L'axe médical vise à prévenir les complications potentielles liées aux déficiences et aux limitations d'activité, et à mettre en place des **stratégies thérapeutiques** pour que **l'enfant puisse acquérir un maximum de compétences et d'indépendance** malgré ses déficiences, et garantir un maximum d'apprentissages, à **dépister les risques de surhandicap** et minimiser les conséquences de l'immobilité (complication de décubitus). L'axe médical comporte aussi le diagnostic de l'étiologie du handicap. **Le diagnostic et les prises en soin doivent faire appel à une équipe pluridisciplinaire entraînée au développement de l'enfant** « et ayant une bonne connaissance de ce qui peut être proposé aux parents en termes de soins, d'éducation et d'accompagnement de leur enfant ».

> Un enfant ayant une paralysie cérébrale présente une structure musculo-squelettique normale à la naissance. Mais, du fait du déficit moteur, de l'hypertonie spastique et de la croissance, il peut développer des rétractions musculaires induisant des limitations d'amplitudes articulaires et parfois des déformations osseuses à l'origine d'une dégradation fonctionnelle (déficits secondaires). L'objectif thérapeutique sera donc de prévenir ou de traiter **ces troubles dits neuro-orthopédiques**. De plus, certains enfants présentant un handicap moteur important (paralysie cérébrale, maladie neuromusculaire) sont à risque d'obésité du fait de la sédentarité importante. L'obésité en elle-même peut aggraver les limitations d'activités (**surhandicap**).

Le médecin référent du handicap de l'enfant a plusieurs missions pour garantir le pronostic fonctionnel de l'enfant :

- évaluer et surveiller la croissance et le développement staturo-pondéral de l'enfant ;
- évaluer l'état neuro-orthopédique, la douleur, l'état psychologique et neurocognitif de l'enfant ;
- prendre en compte les demandes de la famille ;
- coordonner et réévaluer la pertinence des prises en charge rééducatives et éducatives en fonction de leur tolérance et de leur efficacité, et des demandes de l'enfant et de la famille. Il veille particulièrement à éviter la surcharge des emplois du temps et à définir les priorités, fixer l'intensité et établir la chronologie des prises en charge parmi l'ensemble des problèmes identifiés ;
- réévaluer l'utilisation, la bonne tolérance, l'adaptation des différents appareillages et aides techniques ;
- organiser des examens complémentaires ou prises en charge particulières si nécessaire.

Ce travail médical s'intègre nécessairement au sein d'une équipe pluriprofessionnels.

L'axe médical est un processus complexe qui nécessite une bonne connaissance clinique de l'enfant, de la pathologie génératrice de handicap, des interventions thérapeutiques possibles et du rôle des différents acteurs au sein des différentes structures.

D. Dépistage et prise en soins précoce

La prise en soins doit démarrer le plus précocement possible, dès l'apparition d'un déficit ou la confirmation d'un décalage dans le développement de l'enfant, même en l'absence de diagnostic formel, pour ne pas prendre de retard.

La plupart des handicaps peuvent être dépistés pendant les trois premières années de vie de l'enfant. C'est le cas des handicaps moteurs, des déficiences neurosensorielles et des troubles du neurodéveloppement dont les troubles du spectre autistique (TSA). Les troubles de la motricité fine sont repérés vers trois ou quatre ans. Les troubles des fonctions cognitives, du langage et du comportement sont parfois repérés plus tardivement en raison de la maturation plus tardive de ces fonctions. **La consultation médicale doit permettre de positionner l'enfant par rapport au développement typique standardisé dans les différents domaines fonctionnels évalués.**

Une prise en soin précoce nécessite un repérage précoce des troubles. Il existe de nombreux outils de repérage et de dépistage précoces à destination des médecins généralistes, pédiatres, des médecins de PMI et scolaires…, notamment proposés par la Haute Autorité de Santé (HAS).

Le plus souvent, les troubles sont repérés par les familles. Le carnet de santé constitue un outil important de repérage précoce (NB : les indicateurs présents dans ce carnet aident à s'alerter sur le développement. Ils ne signifient pas nécessairement que l'enfant soit en situation de handicap).

Le dépistage et les prises en soins précoces nécessitent d'avoir une connaissance des acteurs susceptibles d'évaluer, d'accompagner précocement les enfants et leur famille. Les équipes ressources sont les centres d'action médico-sociale précoce (CAMSP), les centres médico-psycho-pédagogiques (CMPP), les centres de ressources autismes (CRA), les plateformes d'orientation et de coordination (POC), les services de protection maternelle et infantile (PMI), voire les services de pédiatrie.

La prise en soins précoce par des actions multidisciplinaires vise à prévenir l'apparition des déficiences et leurs conséquences fonctionnelles (limitations d'activité), pouvant entraîner des handicaps et surhandicaps, à accompagner les familles (renforcer les compétences de la famille), anticiper les besoins et le parcours de vie. Elle peut démarrer sans attendre un diagnostic étiologique, qui ne vient parfois jamais.

L'annonce diagnostique d'un handicap chez un enfant est un acte médical essentiel, qui demande un temps important, nécessaire. Les équipes accompagnant l'enfant doivent s'assurer que **le handicap de l'enfant (même en l'absence d'étiologie formelle) a été annoncé à la famille dans un cadre dédié de consultation d'annonce**.

E. Évaluations fonctionnelles

Une évaluation rigoureuse multidisciplinaire et coordonnée est un point de départ nécessaire pour comprendre et anticiper les besoins des enfants et de leurs familles. **Chez l'enfant, elle procède comme chez l'adulte à partir de la CIF : déficiences/activités/participation/facteurs environnementaux et personnels. Chaque domaine évalué l'est au moyen d'outils adaptés à l'âge chronologique de l'enfant** (ou âge corrigé avant 2 ans pour les enfants nés avant 37 semaines d'aménorrhée) **au moment de l'évaluation, et les attendus sont bien en lien avec les attendus d'un enfant du même âge.** La participation sociale pour un enfant est la scolarité et la participation à la vie familiale et aux activités de loisirs en club sportif ou association. Les évaluations permettent de positionner l'enfant par rapport au développement typique standardisé dans les différents domaines fonctionnels évalués.

L'environnement immédiat de l'enfant représenté par les parents (aidants naturels) constitue un facteur majeur à prendre en compte dans la situation de l'enfant. Le faible niveau scolaire parental, les vulnérabilités psycho-affectives et socio-économiques élevées constituent des facteurs aggravants du handicap de l'enfant. Il est important de les prendre en considération lors de l'évaluation.

L'évaluation porte sur **les performances et les capacités de l'enfant** en lien avec ce qui est attendu pour son âge au moment de l'évaluation. Compte tenu du processus développemental de l'enfant, notamment de la maturation cérébrale sous-tendant le développement neurocognitif au fil des âges, **il est important chez un enfant de proposer des évaluations régulières à différents âges même en cas de première évaluation satisfaisante.** En effet (cas des lésions cérébrales notamment), les déficits et limitations d'activités peuvent ne pas être détectés à un âge précoce mais plus tard, car se démasquant à l'occasion du développement de l'enfant (cas des fonctions cognitives notamment) (fig. 8.2). Une lésion cérébrale précoce peut pénaliser les fonctions nécessaires à la mise en place de certaines fonctions ultérieures, notamment les fonctions cognitives, pénalisant les apprentissages.

La stagnation du développement ou la dégradation inattendue de l'état clinique doivent faire reconsidérer le diagnostic étiologique d'une situation jusqu'ici établie.

Ces évaluations doivent permettre d'accompagner l'enfant, ses parents, mais aussi les soignants, les enseignants et les autres intervenants, afin de mieux comprendre la situation de l'enfant, d'anticiper ses besoins, de planifier et soutenir le développement et l'inclusion de celui-ci.

F. Suivi médical

La prise en soins d'un enfant en situation de handicap inclut un **suivi médical régulier** de l'enfant par son médecin traitant ou référent si différent (pédiatre, médecin généraliste, médecin de PMI) dans les **différentes dimensions de sa santé (calendrier vaccinal, maladies intercurrentes, prévention…)** et de ses besoins propres et de ceux de sa famille. Le médecin assurant le suivi habituel de l'enfant doit être informé, avec l'accord des parents, des bilans effectués en matière de rééducation, du projet de soin et de socialisation, et des progrès observés. **Le carnet de santé de l'enfant est un bon outil de partage.**

Le projet de soin est nécessairement articulé autour du projet de scolarisation.

IV. Parcours de vie, apprentissage (scolarité, lieux de vie…)

A. Projet personnalisé de scolarisation (PPS)

Le contexte familial constitue généralement le premier milieu d'apprentissage. La guidance des parents et famille est essentielle. **La priorité est de privilégier le maintien dans le milieu familial (au domicile) et l'intégration en milieu scolaire ordinaire de l'enfant en situation de handicap**. Selon le code de l'éducation, tout enfant (et donc aussi les enfants en situation de handicap) **doit être inscrit dans un établissement scolaire de référence.** Cet établissement est celui qui est le plus proche du domicile de la famille. L'éducation scolaire est une obligation pour tous les enfants de 3 à 16 ans; l'obligation scolaire s'impose à tout enfant. **L'Éducation nationale a l'obligation d'assurer la scolarisation des enfants en situation de handicap; c'est un droit opposable**.

Le projet personnalisé de scolarisation (PPS) définit les besoins particuliers d'un enfant en situation de handicap au cours de sa scolarité (aide humaine, dispense d'un ou plusieurs enseignements, matériel pédagogique adapté). Il est élaboré par l'équipe pluridisciplinaire de la MDPH, sur proposition de l'équipe de suivi et de scolarisation (ESS). Un enseignant référent est chargé d'accompagner l'enfant et sa famille, afin d'assurer le bon déroulement du projet en lien avec l'établissement d'accueil de l'enfant. L'actualisation et les modifications du PPS sont assurées par l'ESS.

B. Modalités de scolarisation

B Il existe plusieurs modalités de scolarisation :

- la scolarisation en école ordinaire :
  - dans une classe ordinaire : sans ou avec une aide humaine (accompagnants d'élèves en situation de handicap, AESH), avec matériel pédagogique adapté;
  - dans une classe adaptée : en unité localisée pour l'intégration scolaire, ULIS école, ULIS second degré (collège), ou en section d'enseignement général et professionnel adapté (Segpa);
  - il convient de favoriser, chaque fois que possible, la scolarisation des élèves en milieu ordinaire. Les AESH peuvent accompagner à l'école des élèves dans les actes de la vie quotidienne, dans l'accès aux activités d'apprentissage, dans les activités de la vie sociale et relationnelle. La mise en place de cette aide humaine nécessite la validation de la MDPH;
- une scolarité à distance (CNED);
- les unités d'enseignement en milieu spécialisé. Si, malgré les adaptations proposées et notamment en lien avec les **contraintes thérapeutiques trop importantes ou à l'importance des déficiences et limitations d'activité, les modalités ci-dessus ne sont pas possibles, alors la scolarisation sera assurée en milieu spécialisé, en établissement médico-social (EMS) comme les IME dans le cadre d'unités d'enseignement (UE)** (avec une scolarité à temps plein au sein de la structure ou partagée avec le milieu ordinaire).

Un enfant au cours de son évolution peut être scolarisé en milieu ordinaire puis dans un établissement médico-social.

C. Services et établissements médico-sociaux précoces (avant 6 ans)

Dans le cadre du dépistage précoce du handicap, il est important pour un médecin de connaître les structures suivantes.

Les services de protection maternelle et infantile (PMI) ont un rôle social et sanitaire. La PMI mène des actions d'éducation à la santé et de préventions médicales auprès de tous les enfants de 0 à 6 ans et de leur famille; elle ne s'occupe pas spécifiquement du handicap. La PMI peut être amenée à repérer un jeune enfant qui développe des déficiences et sa famille. Dans ce cas, elle les accompagnera (recherche de structures, aides aux démarches...), les orientera vers la structure adéquate et elle servira de relais.

Les CAMSP (centres d'action médico-sociale précoce) sont des établissements médico-sociaux comportant une équipe pluridisciplinaire (pédiatre, médecin de MPR, psychologue, rééducateurs...), qui intervient auprès des enfants de 0 à 6 ans et de leurs familles pour **le dépistage précoce, l'accompagnement, l'éducation et la prise en soins (rééducation) des déficiences, du handicap du jeune enfant.** Certains enfants ne sont accueillis que pour des premiers contacts ou pour faire un bilan puis sont orientés vers d'autres structures, alors que d'autres cumulent plusieurs interventions. La première prise d'information et/ou prise de contact avec le CAMPS peut se faire par l'intermédiaire de n'importe quel médecin (libéral, de PMI, hôpital). **Le rôle du CAMPS est donc central dans le handicap précoce de l'enfant.**

Les centres médico-psycho-pédagogiques (CMPP) sont des lieux de prévention, de soins et d'écoute destinés aux enfants et aux adolescents de moins de 20 ans. Les centres accompagnent les jeunes rencontrant des **difficultés d'apprentissage, des troubles du langage ou comportement, des troubles du développement psychomoteur** au sein de la famille ou à l'école. Les familles peuvent consulter le centre de leur propre initiative ou sur le conseil d'un médecin, d'un travailleur social, d'un enseignant.

Les CAMSP et les CMPP sont présents dans chaque département et il n'y a pas besoin de notification de la MDPH pour permettre à l'enfant d'y accéder.

D. Services et établissements médico-sociaux (souvent à partir de 3 ans jusque 20 ans)

Les services et établissements médico-sociaux sont pour la grande majorité organisés en fonction du type de déficience principale (type de handicap) présentée par les enfants bénéficiaires. Aussi le lien entre déficience principale et type de services et d'établissement est-il fort. Ils peuvent accueillir en internat, semi-internat ou externat. Les enfants y sont inscrits après notification de la MDPH, ce qui suppose donc une orientation *via* la MDPH, sauf pour le CMP.

Les instituts médico-éducatifs (IME) s'occupent d'enfants atteints de déficience à prédominance intellectuelle et proposent une prise en charge thérapeutique et scolaire.

Les instituts thérapeutiques, éducatifs et pédagogiques (Itep) accueillent des enfants présentant des troubles du comportement, sans pathologie psychotique ni déficience intellectuelle, perturbant l'accès aux apprentissages et la socialisation. Leur objectif est de favoriser le retour à un dispositif éducatif ordinaire ou adapté.

Les instituts d'éducation motrice (IEM) s'adressent à des enfants de 3 à 20 ans présentant des troubles moteurs incompatibles avec une scolarisation en milieu ordinaire et nécessitant une prise en charge éducative et thérapeutique.

Les enfants polyhandicapés sont accueillis et suivis par les établissements pour enfants polyhandicapés, parfois en IME.

Les établissements pour jeunes déficients sensoriels accompagnent des enfants présentant une déficience auditive ou visuelle incompatible avec une scolarisation en milieu ordinaire. Cet établissement assure des soins et une scolarisation spécialisée adaptée.

S'agissant de l'accompagnement en milieu ordinaire, on retrouve les services éducatifs spécialisés et de soins à domicile (SESSAD). Les SESSAD, dont l'objectif est l'accompagnement en milieu ordinaire, interviennent au sein même des différents lieux de vie de l'enfant (domicile, école…). Il s'agit d'une équipe de professionnels qui se déplacent et apportent un soutien éducatif et thérapeutique individualisé.

C Pour information, il existe d'autres structures d'accompagnement en milieu ordinaire, comme les services d'aide à l'acquisition de l'autonomie et à l'intégration scolaire (SAAAIS), les services de soutien à l'éducation familiale et à l'intégration scolaire (SSEFIS). Ces services accompagnent les enfants déficients visuels et auditifs.

B Les centres médico-psychologiques (CMP) ont pour prérogatives le diagnostic, les soins ambulatoires et d'interventions dans le champ de la souffrance psychique et du handicap psychique. Les CMP sont rattachés à un hôpital et sont sectorisés (cela veut dire que l'enfant est adressé au CMP situé dans le secteur géographique de son domicile). Les CMP accueillent des patients à partir de l'âge de 16 ans; en deçà, ils sont orientés vers les CMPP. Toute personne peut s'adresser à un CMP; la notification MDPH n'est pas nécessaire.

V. Parcours social (MDPH, aides…)

A **Les parents (ou le titulaire de l'autorité parentale) s'adressent administrativement à la MDPH** (maison départementale des personnes handicapées, service public clef des personnes en situation de handicap), potentiellement aidés par les professionnels qui les accompagnent, notamment l'assistante sociale. Il existe une extrême complexité des dispositifs, qui sont nombreux, souvent nommés par des acronymes. Tout cela constitue une difficulté pour se repérer pour les familles mais aussi pour les professionnels. **Le dossier MDPH comporte une partie à remplir par la famille (projet de vie) et une partie médicale à remplir par le médecin référent de l'enfant.** Le dossier peut être retiré en ligne ou directement à la MDPH.

Au début du parcours de l'enfant en situation de handicap, la sollicitation de la MDPH n'est pas une démarche naturelle pour des parents inexpérimentés ou dans le doute, et parfois dans l'illusion et l'espoir d'une réparation du handicap. Une annonce insuffisante ou inadaptée à la situation peut induire une errance des familles et une perte de chance de commencer des soins appropriés pour leur enfant. C'est pourquoi l'annonce et l'accompagnement différencié revêtent une importance aussi grande.

A. La MDPH concernant l'enfant

Les missions de la MDPH pour l'enfant comprennent l'évaluation du handicap et des besoins de compensation définis en fonction du projet de vie et l'élaboration d'un **plan personnalisé de compensation (PPC)**, dont l'instruction et la mise en application sont assurées par la MDPH. Ce travail d'évaluation concerne également les enfants d'âge scolaire qui bénéficient d'un **projet personnalisé de scolarisation (PPS) formalisé par une équipe pluridisciplinaire. Enfin, après décision de la CDAPH, la MDPH notifie l'attribution de prestations et de services (AEEH, PCH, cartes, orientation scolaire, médico-sociale…).**

Ainsi, pour l'enfant, **le dossier MDPH comporte le projet de vie rempli par la famille, le projet médical et, pour les enfants en âge scolaire, le GEVA-sco (guide d'évaluation des besoins de compensation en matière de scolarisation, comprenant notamment les observations des enseignants sur l'élève en situation de handicap) et tout autre document jugé utile pour la bonne évaluation du dossier.**

Le dossier est évalué au sein de la MDPH par une équipe pluriprofessionnelle qui va construire un plan personnalisé de compensation du handicap (PPC), proposé à la famille et étudié par la commission des droits et de l'autonomie des personnes handicapées (CDAPH) au sein de la MDPH. **Le PPC comporte un volet dédié au projet de scolarisation. Le projet personnalisé de scolarisation (PPS) est intégré au PPC. Un enseignant référent est obligatoirement présent** au sein de l'équipe pour cette évaluation. La CDAPH décide alors de **l'orientation de l'enfant, des mesures propres à assurer ses apprentissages, désigne les services et établissements qui vont répondre aux besoins de l'enfant,** apprécie si le taux d'incapacité de l'enfant justifie l'attribution d'une allocation d'éducation de l'enfant handicapé **(AEEH) et ses compléments, décide d'une éventuelle prestation de compensation du handicap (PCH).**

B. Aides possibles

L'allocation d'éducation de l'enfant handicapé (AEEH) est une prestation destinée à compenser les frais d'éducation et de soins apportés à un enfant ou un jeune de moins de 20 ans en situation de handicap, versée à la personne qui en assume la charge sans condition de ressources. L'attribution de l'AEEH dépend du taux d'incapacité de l'enfant fixé par la commission des droits et de l'autonomie des personnes handicapés (CDAPH). L'AEEH est composée d'un montant de base, auquel s'ajoute éventuellement un complément (six niveaux), qui varie en fonction de la nature et de la gravité du handicap, et une majoration pour parent isolé. **Concernant le handicap de l'enfant, les familles (comme pour le handicap de l'adulte) peuvent bénéficier de la prestation de compensation du handicap (PCH) qui peut se cumuler avec l'AEEH.** La figure 8.5 résume ce parcours, schématisant l'orientation et les aides possibles d'un enfant en situation de handicap *via* un dossier par la MDPH.

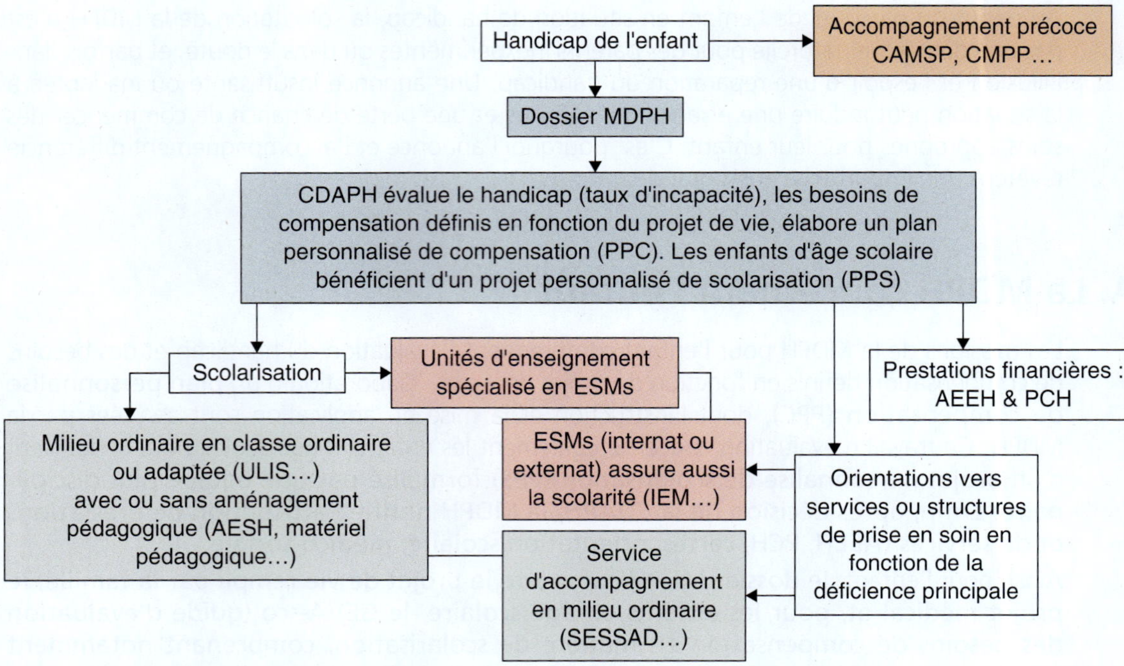

Fig. 8.5. **A** **Diagramme schématisant l'orientation et les aides possibles d'un enfant en situation de handicap *via* la MDPH.**

MDPH : maison départementale des personnes handicapées ; AEEH : allocation d'éducation de l'enfant handicapé, AESH : accompagnant d'élève en situation de handicap, CAMSP : centre d'action médico-sociale précoce, CDAPH : commission des droits et de l'autonomie des personnes handicapées, CMPP : centre médico-psycho-pédagogique, ESMs : établissements et structures médico-sociaux, IEM : institut d'éducation motrice, PPC : projet personnalisé de compensation, PPS : projet personnalisé de scolarisation, SESSAD : service d'éducation spécialisée et de soins à domicile, ULIS : unité localisée pour l'inclusion scolaire.

Les parents peuvent augmenter leur temps de présence auprès de l'enfant en demandant un **congé de présence parentale auprès de leur employeur et le versement de l'allocation journalière de présence parentale (AJPP) auprès de la caisse d'allocations familiales (CAF)**. Cette aide est modulable — on peut en bénéficier de façon ponctuelle et de manière périodique. Elle peut être versée pour s'occuper d'un enfant gravement accidenté, malade ou en situation de handicap, qui requiert la présence d'un de ses parents à ses côtés pendant une certaine période. Par sa souplesse l'AJPP se prête bien aux « à-coups » dans la prise en charge d'un enfant en situation de handicap.

Points clés

Définition :

- handicap de l'enfant/pluri-handicap/surhandicap/polyhandicap ;
- acquis *versus* congénital, transitoire *versus* durable, stable *versus* évolutif.

Spécificités :

- accompagnement pluridisciplinaire et coordonné médico-socio-éducatif ;
- actions centrées sur l'enfant et la famille ;
- développement et croissance à prendre en compte ;

Réseaux d'accompagnement pluriprofessionnels :
- prise en soins :
  - axe médical, repérage précoce (place du carnet de santé, CAMPS);
  - axe rééducatif par des professionnels de rééducation;
  - évaluation clinique et paraclinique régulière;
  - importance de l'âge au moment de l'évaluation;
  - principes de prise en soins;
- parcours de vie :
  - privilégier le– maintien au domicile et la scolarisation en milieu ordinaire;
  - prise en soins et scolarisation conjointes possibles par les différentes structures médico-sociales existantes;
- parcours social :
  - dossier MDPH pour orientations, PPC et PPS, AEEH et PCH, carte d'invalidité et de stationnement;
  - AJPP.

Pour en savoir plus

International classification of functioning, disability and health: children and youth version. Geneva, World Health Organization, 2007.

Convention on the Rights of the Child. New York, United Nations, 1989.

Convention on the Rights of Persons with Disabilities. New York, United Nations, 2006.

	Collège des enseignants de médecine physique et réadaptation (Cofemer). https://www.cofemer.fr/cofemer/accueil/afficheAccueil.do
	Maison départementale des personnes handicapées. http://www.mdph.fr/
	Société francophone d'étude et de recherche sur le handicap de l'enfant (SFERHE). http://www.sferhe.org/
	Jones L, Bellis MA, Hughes K, McCoy E, Eckley L, et al. Prévalence and risk of violence against children with disabilities. 2012;380(9845):899–907. https://www.thelancet.com/journals/lancet/article/PIIS0140-6736(12)60692-8/fulltext
	Développement de la petite enfance et handicap. https://apps.who.int/iris/bitstream/handle/10665/78591/9789242504064_fre.pdf?sequence=1
	HAS. Polyhandicap : un accompagnement centré sur le développement des capacités de chacun. Novembre 2020. https://www.has-sante.fr/jcms/p_3215210/en/polyhandicap-un-accompagnement-centre-sur-le-developpement-des-capacites-de-chacun

- HAS. Le repérage, le diagnostic, l'évaluation pluridisciplinaire et l'accompagnement précoce et personnalisé des enfants en centre d'action médico-sociale précoce (CAMSP). Janvier 2015. https://www.has-sante.fr/jcms/c_2835830/fr/le-reperage-le-diagnostic-l-evaluation-pluridisciplinaire-et-l-accompagnement-precoce-et-personnalise-des-enfants-en-centre-d-action-medico-sociale-precoce-camsp
- HAS. Troubles du neurodéveloppement – Repérage et orientation des enfants à risque. Mars 2020. https://www.has-sante.fr/jcms/p_3161334/fr/troubles-du-neurodeveloppement-reperage-et-orientation-des-enfants-a-risque

CHAPITRE
9

ITEM 93 Compression médullaire non traumatique et syndrome de la queue de cheval

I. Rappel anatomophysiologique
II. Définitions
III. Bilans et prises en charge des déficiences constituées
IV. Conclusion

Situations de départ

- 36 Douleur de la région lombaire
- 63 Troubles sexuels et troubles de l'érection
- 65 Déformation rachidienne
- 69 Claudication intermittente d'un membre
- 72 Douleur du rachis (cervical, thoracique ou lombaire)
- 73 Douleur, brûlure, crampes et paresthésies
- 74 Faiblesse musculaire
- 86 Escarre
- 97 Rétention aiguë d'urines
- 175 Traumatisme rachidien
- 227 Découverte d'une anomalie médullaire ou vertébrale à l'examen d'imagerie médicale
- 247 Prescription d'une rééducation
- 276 Prise en charge d'un patient en décubitus prolongé
- 277 Consultation de suivi d'un patient présentant une lombalgie aiguë ou chronique

Objectifs pédagogiques, hiérarchisation des connaissances

ITEM 93 – Compression médullaire non traumatique et syndrome de la queue de cheval

- Diagnostiquer une compression médullaire non traumatique et un syndrome de la queue de cheval.
- Identifier les situations d'urgence et planifier leur prise en charge.
- Comprendre les principaux déficits et incapacités secondaires à une compression médullaire ou un syndrome de la queue de cheval.

Rang	Rubrique	Intitulé	Descriptif
A	Éléments physiopathologiques	Connaître la physiopathologie des lésions médullaires et d'un syndrome de la queue de cheval*	
A	Diagnostic positif	Connaître les signes cliniques d'une compression médullaire*	Décrire les principaux symptômes révélateurs. Diagnostiquer et décrire la sémiologie clinique du syndrome radiculaire lésionnel et le syndrome sous-lésionnel
B	Examens complémentaires	Savoir hiérarchiser les examens complémentaires devant une suspicion de compression médullaire*	Ne pas faire de PL avant d'avoir fait une imagerie de la moelle spinale
B	Examens complémentaires	Savoir faire le diagnostic d'une compression médullaire à l'imagerie*	
B	Contenu multimédia	Exemple d'IRM typique de compression médullaire*	Savoir reconnaître sur une IRM le cordon médullaire, la queue de cheval et les structures avoisinantes
B	Étiologie	Connaître les étiologies d'une compression médullaire*	Différencier les causes extradurales, intradurales et extramédullaires, ainsi qu'intramédullaires
B	Diagnostic positif	Connaître le diagnostic différentiel*	
B	Diagnostic positif	Connaître les formes topographiques*	Savoir mettre en évidence les éléments cliniques des différents niveaux de compression médullaire dorsale, cervicale basse, cervicale haute
A	Identifier une urgence	Savoir identifier des situations d'urgence devant une compression médullaire*	
A	Prise en charge	Connaître les principes de la prise en charge des situations d'urgence devant une compression médullaire*	
A	Diagnostic positif	Savoir faire le diagnostic clinique d'un syndrome de la queue de cheval*	
B	Examens complémentaires	Savoir hiérarchiser les examens complémentaires d'un syndrome de la queue de cheval*	
B	Examens complémentaires	Savoir faire le diagnostic radiologique d'un syndrome de la queue de cheval*	
B	Contenu multimédia	Exemple d'IRM typique de syndrome de la queue de cheval*	
B	Étiologie	Connaître les étiologies d'un syndrome de la queue de cheval*	
B	Diagnostic positif	Connaître le diagnostic différentiel d'un syndrome de la queue de cheval*	
A	Identifier une urgence	Savoir identifier les situations d'urgence devant un syndrome de la queue de cheval*	
A	Prise en charge	Connaître les principes de la prise en charge des situations d'urgence devant un syndrome de la queue de cheval*	
A	Suivi et/ou pronostic	Comprendre les principaux déficits et incapacités secondaires à une compression médullaire ou un syndrome de la queue de cheval	Conséquences et handicaps principaux sans les détailler
B	Prise en charge	Connaître les principes essentiels de prise en charge des déficits, incapacités et handicap secondaires à une compression médullaire ou un syndrome de la queue de cheval	

Ⓐ Les compressions non traumatiques de la moelle spinale et de la queue de cheval représentent une situation clinique fréquente dont le diagnostic doit être fait très précocement dès le début des signes, afin d'en limiter les conséquences physiopathologiques et fonctionnelles. On classe habituellement les étiologies en trois grandes catégories :

- extradurales : ce sont les plus fréquentes, avec en particulier les métastases vertébrales et épidurales, les infections (spondylodiscites) et les compressions d'origine dégénérative (hernie discale, canal rachidien étroit) ;
- extramédullaires, intradurales, dont les deux principales étiologies sont le méningiome et le neurinome ;
- intramédullaires, plus rares (par exemple, épendymome).

Pour la conduite diagnostique et la prise en charge en urgence, on se reportera aux référentiels ECN des Collèges des enseignants de neurologie et de neurochirurgie. Les caractéristiques sémiologiques du syndrome rachidien souvent associé, du syndrome lésionnel et du syndrome sous-lésionnel doivent être parfaitement maîtrisées. L'analyse du niveau de la lésion est déterminante pour guider le niveau exploré par le seul examen de référence qu'est l'imagerie par résonance magnétique (IRM).

I. Rappel anatomophysiologique

A. Moelle spinale et queue de cheval

La moelle spinale s'étend chez l'adulte du foramen magnum jusqu'au disque intervertébral L1-L2. Elle se poursuit par le filum terminal entouré des racines lombaires et sacrées. En dessous de la vertèbre L2, il ne peut donc y avoir de compression médullaire, il s'agit d'un syndrome de la queue de cheval. La moelle spinale est constituée de 31 segments (8 cervicaux, 12 thoraciques, 5 lombaires, 5 sacrés, 1 coccygien), donnant naissance à 31 paires de racines. La croissance différentielle entre la moelle spinale et le rachis pendant la vie embryonnaire et les premières années de la vie est à l'origine d'un décalage entre niveau vertébral et niveau métamérique et d'une obliquité progressive des racines. Le décalage entre niveau vertébral et niveau métamérique est d'un niveau au niveau du rachis cervical inférieur, de deux au niveau thoracique supérieur, et de trois à quatre au niveau thoracique inférieur, l'interligne L1-L2 étant en regard du cône terminal (derniers métamères sacrés). L'approche diagnostique doit tenir compte de ce décalage, une lésion vertébrale de niveau T11 sera à l'origine d'une atteinte médullaire de niveau métamérique L2-L3.

B. Notion de syndrome lésionnel et sous-lésionnel

Le syndrome lésionnel correspond à l'atteinte au niveau du siège de la compression et à l'étendue en hauteur de l'atteinte de la substance grise et ou de plusieurs racines contiguës. Son expression clinique est le plus souvent une douleur de topographie métamérique/radiculaire, par exemple une classique douleur en hémiceinture thoracique lors de compression thoracique, ou une névralgie cervicobrachiale lors de compressions cervicales. Ces douleurs à type de radiculalgie sont de topographie constante, signalant le dermatome lésionnel, et surviennent le plus souvent en éclairs, par salves et sont impulsives à la toux. Elles peuvent s'estomper dans la journée et ne se manifester qu'au repos, notamment la nuit. Ce syndrome lésionnel associe parfois un aspect déficitaire sensitif ou moteur, notamment en cervical, et une modification des réflexes ostéotendineux dans le territoire métamérique en cause (diminution, inversion, abolition).

Le syndrome sous-lésionnel correspond à l'expression de l'atteinte des voies longues descendantes et ascendantes au niveau de la lésion, c'est-à-dire les troubles sensitifs, le syndrome pyramidal (troubles moteurs), les troubles vésicosphinctériens, le plus souvent d'installation progressive. L'intensité et la typologie du syndrome sous-lésionnel dépendent de l'intensité et de la localisation de la lésion dans le plan transversal (fig. 9.1).

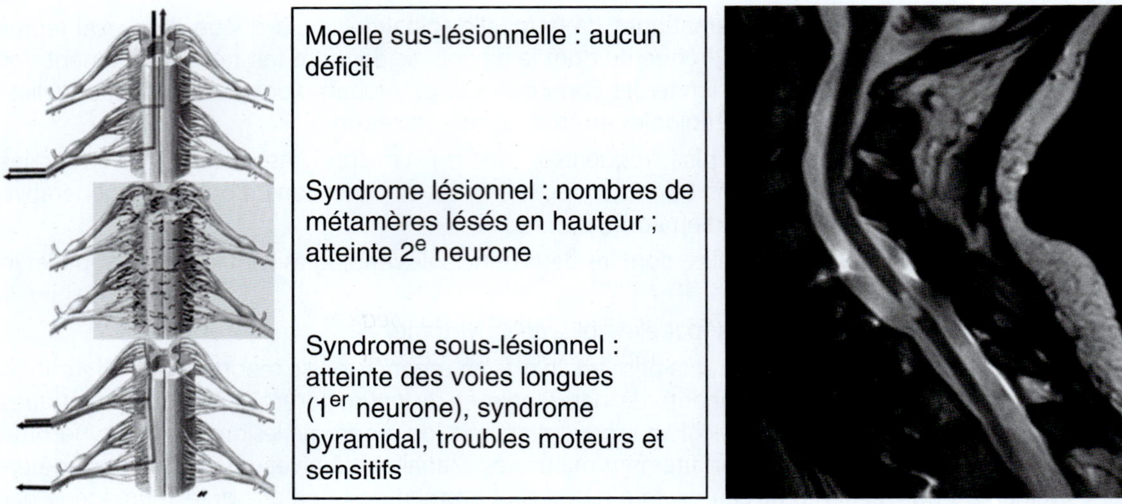

Fig. 9.1. Ⓐ **Notion de syndrome lésionnel et sous-lésionnel.**

II. Définitions

Ces définitions sont des définitions validées et intégrées au livret de l'observation de l'*American Spinal Injury Association* (ASIA) (cf. *infra*).

- Tétraplégie (terme préféré à quadriplégie) : ce terme correspond à un déficit ou à la perte des fonctions motrices et sensitives dans les segments cervicaux de la moelle spinale dû à une lésion du névraxe à l'intérieur du canal rachidien. La tétraplégie se manifeste par un déficit de fonction des membres supérieurs aussi bien que du tronc, des membres inférieurs et des organes pelviens. Ceci n'inclut pas les lésions du plexus brachial et les traumatismes des nerfs en dehors du canal rachidien.
- Paraplégie : ce terme correspond à un déficit ou une perte des fonctions motrices et/ou sensitives dans les segments thoraciques, lombaires et sacrés, mais non cervicaux de la moelle spinale, dû à une lésion du névraxe à l'intérieur du canal rachidien. Lors de la paraplégie, le fonctionnement des membres supérieurs est préservé, mais en fonction du niveau de la lésion, le tronc, les membres inférieurs et les organes pelviens peuvent être atteints. Le terme est utilisé dans le cadre des lésions de la queue de cheval et du cône terminal, et non lors d'atteintes du plexus lombo-sacré ou de traumatismes des nerfs périphériques en dehors du canal rachidien.
- Tétraparésie et paraparésie : l'utilisation de ces termes est déconseillée car ils décrivent les lésions incomplètes de façon très imprécise et sous-entendent que les termes tétraplégie et paraplégie ne devraient être utilisés que pour les lésions complètes. À la place, il convient donc d'utiliser l'échelle de déficience ASIA (*ASIA Impairment Scale*), qui permet une approche plus précise de la description de la sévérité (c'est-à-dire le caractère complet ou incomplet) de la lésion médullaire (cf. *infra*).

III. Bilans et prises en charge des déficiences constituées

A. Évaluation de la déficience neurologique liée à la lésion de la moelle spinale ou de la queue de cheval

Les normes internationales de classification neurologique des lésions médullaires — *International Standards for Neurological Classification of Spinal Cord Injury* (ISNCSCI) ou encore ASIA standards — représentent aujourd'hui l'observation standardisée internationale des lésions médullaires, permettant un examen rigoureux, rapide précis et reproductible et surtout la définition précise du niveau de l'atteinte médullaire et la quantification de son caractère incomplet. L'annexe 9.1 propose la dernière version de cette fiche ASIA, facilement téléchargeable sur le site Internet asia-spinalinjury.org. Toute autre fiche dite ASIA, notamment les traductions francophones anciennes, n'est plus valide.

Cette observation ASIA comprend :

- un score moteur à partir de l'étude de dix fonctions musculaires clés droites et gauches en incluant la recherche d'une contraction volontaire anale. La cotation (de 0 à 5) de chaque muscle/fonction clé se fait selon le testing moteur du *Medical Research Council* (MRC) ;
- deux scores sensitifs, l'un à la piqûre (exploration des tracti spinothalamiques), l'autre au tact (tractus dorsaux), à partir de l'examen de vingt-huit dermatomes droits et gauches en incluant l'examen des derniers métamères sacrés et la recherche d'une sensation de pression endo-anale profonde. Chaque dermatome est coté de 0 à 2 (0 : anesthésie, 1 : hypoesthésie, 2 : normale) sur chaque modalité sensitive.

À partir de ces données, on définit :

- le niveau neurologique de la lésion (*neurologic level of injury* ou NLI) : niveau métamérique le plus caudal avec une fonction motrice et sensitive normale ;
- le niveau moteur (muscle/fonction clé le plus caudal ≥ 3 à condition que fonction/muscle clé sus-jacent soit coté à 5) ;
- le niveau sensitif (dernier niveau sain) ;
- la quantification du déficit qui se fait par l'établissement de scores moteurs et sensitifs ;
- le caractère complet ou incomplet de la lésion, qui est défini par l'analyse des derniers segments sacrés ;
- la quantification du caractère incomplet de la lésion, qui se fait sur l'échelle de déficience ASIA (AIS, *ASIA Impairment Scale*) qui comprend cinq grades de A à E :
  - grade A : lésion complète sans préservation motrice ni sensitive au niveau des segments sacrés S4-S5 ;
  - grade B : préservation d'une fonction sensitive mais non de la fonction motrice au niveau des derniers segments sacrés (S4-S5) ;
  - grade C : préservation d'une contraction volontaire anale OU le patient remplit les critères d'une lésion sensitive incomplète et présente une préservation motrice au-delà de trois niveaux en dessous du niveau moteur avec moins de la moitié des muscles clés ayant une cotation ≥ 3 ;
  - grade D : préservation motrice en dessous du niveau neurologique de la lésion avec au moins la moitié des muscles clés avec une cotation ≥ 3
  - grade E : fonctions sensitives et motrices normales.

La systématisation de l'examen du blessé médullaire, comprenant notamment l'examen de la sphère sacrée, permet de dégager des facteurs pronostiques initiaux de récupération lors de l'examen initial (persistance de passages sensitifs algiques dans tout le secteur sous-lésionnel, d'une sensibilité algique sacrée, d'une contraction volontaire anale).

Cet examen standard, minimum recommandé de l'évaluation neurologique d'un patient porteur de lésion médullaire, doit être complété par :

- un testing moteur complémentaire des muscles non clés ;
- une évaluation de la proprioception ;
- une analyse des réflexes ostéotendineux, afin de déterminer l'étendue du syndrome lésionnel ;
- une évaluation de la spasticité (échelle d'Ashworth modifiée, échelle de spasmes de Penn) et de son retentissement sur le contrôle moteur et sur le plan fonctionnel.

Les compressions médullaires réalisent le plus souvent des tableaux incomplets lorsque le diagnostic n'est pas trop tardif. Certains syndromes cliniques médullaires sont caractéristiques de certaines étiologies (compressions tumorales et tableau de sclérose combinée de la moelle, par exemple).

Spécificité du syndrome de la queue de cheval

Une des grandes étiologies du syndrome de la queue de cheval est la décompensation brutale d'une hernie discale lombaire ou lombo-sacrée. Le syndrome de la queue de cheval doit être suspecté et recherché lors de toute sciatique ; la décompensation est souvent très brutale, non forcément précédée de l'aggravation d'un syndrome rachidien, mais parfois accompagnée de douleurs pluriradiculaires et/ou périnéales. Le syndrome de la queue de cheval obéit aux mêmes principes d'évaluation. Il s'agit d'une paraplégie basse, le plus souvent de niveau L3, L4 ou L5, ou parfois le déficit est purement sacré. Ce syndrome de la queue de cheval peut être latéralisé et incomplet. L'examen doit inclure l'examen moteur des membres inférieurs, les réflexes ostéotendineux, les réflexes du cône (bulbocaverneux S3 et anal S4) qui seront abolis et surtout la motricité périnéale (contraction volontaire anale) et la sensibilité périnéale (région bi-ischiatique S3, et péri-anale S4 — classique anesthésie dite en « selle »). Le tableau est dominé par les troubles vésicosphinctériens (neurovessie périphérique), génitosexuels et anorectaux. Le déficit moteur est le plus souvent distal (releveurs, triceps suraux) et intéressant aussi la motricité pelvienne (grands et moyens fessiers).

B. Prise en charge de la lésion médullaire et des déficiences associées

B La grande spécificité des lésions médullaires est d'être à l'origine d'un tableau de déficiences multi-organes et multisystèmes, véritable « néophysiologie spinale » à l'origine de complications potentielles spécifiques. La prise en charge des lésions médullaires relève de services de médecine physique et de réadaptation (MPR) spécialisés (unités spinales) maîtrisant la physiopathologie de chaque dysfonction d'organe. Chaque phase, chaque déficience d'appareil fait l'objet de programmes de soins spécifiques et d'une approche globale (holistique) de l'ensemble de ces déficiences (tableau 9.1).

Tableau 9.1. B Principales déficiences liées à la lésion médullaire et prise en charge.

Déficiences	Prise en charge
Déficit moteur des membres supérieurs (paralysie)	Mobilisation des membres supérieurs Renforcement si syndrome lésionnel Contrôle moteur, étirement des muscles spastiques Travail des prises en ergothérapie Orthèses de posture si déformation/rétraction Orthèse de fonction
Déficit moteur des membres inférieurs	Mobilisation et bonne installation Syndrome sous-lésionnel : postures et étirements des muscles spastiques Travail de contrôle moteur Travail de la marche si lésion incomplète grade AIS ≥ C (marche en suspension, exosquelette robotisé) ou renforcement (syndrome de la queue de cheval) Orthèses de marche si lésions basses (releveur) Prescription et apprentissage du maniement d'un fauteuil roulant électrique (tétraplégie) ou manuel (paraplégie) si grade AIS lésion ≤ C
Troubles sensitifs (anesthésie, hypoesthésie)	Prévenir les complications cutanées (bonne installation au lit et au fauteuil), retournements toutes les 3 heures, surveillance des points d'appui, supports d'aide à la prévention des escarres (matelas, coussin de fauteuil) Réafférentation proprioceptive, travail de l'équilibre
Troubles du tonus musculaire	Étirements, postures des muscles hypertoniques Cryothérapie Traitement oral antispastique (baclofène)

(*Suite*)

Tableau 9.1. Suite.

Déficiences	Prise en charge
Syndrome restrictif respiratoire	Explorations fonctionnelles respiratoires (suivi d'un syndrome restrictif), lutte contre l'encombrement, renforcement diaphragmatique et des muscles respiratoires présents
Troubles vésicosphinctériens (neurovessie)	Phase initiale : drainage en urgence (recherche de globe), sonde à demeure 48 heures, puis sondage intermittent Phase secondaire : fonction du niveau et du caractère complet ou incomplet. Évaluation clinique et urodynamique Paraplégie complète supra-sacrée : autosondage et traitement de l'incontinence liée à l'hyperactivité détrusorienne (anticholinergiques) Syndrome de la queue de cheval : autosondages et traitement de l'incompétence sphinctérienne
Troubles du transit Troubles anorectaux	Massages abdominaux, mucilages, boissons et alimentation riche en fibres Déclenchement réflexe d'exonération quotidien (suppositoire Éductyl®) Stimulation digitale anale pour les lésions supra-sacrées, évacuation anale digitale pour les lésions de la queue de cheval
Troubles végétatifs et vasculaires Hypotension orthostatique Risque thromboembolique	Sangle abdominale et contention des membres inférieurs Verticalisation progressive Éviter distension vésicale, fécalome HBPM à la phase initiale, pressothérapie, bas de contention
Douleurs neuropathiques lésionnelles, sous-lésionnelles	Prescription de gabapentinoïdes (gabapentine, prégabaline) Antidépresseurs
Troubles génitosexuels	Aide pharmacologique à l'érection (inhibiteurs de la phosphodiestérase de type 5, injection intracaverneuse)

Les grands principes de cette prise en charge sont la prévention des complications à la phase aiguë, puis l'aide à la restitution en présence de lésions incomplètes ou la mise en place de techniques de substitution lors de lésions complètes. Le schéma de rééducation des lésions médullaires non traumatiques répond aux mêmes principes que celui des lésions traumatiques, tout en tenant compte du caractère parfois évolutif de la maladie causale (compressions médullaires par lésions néoplasiques secondaires). Enfin, qu'elle qu'en soit l'origine, après la phase de rééducation initiale, les lésions médullaires doivent bénéficier d'un suivi spécialisé au long cours avec bilan de toutes les déficiences d'appareil, afin de prévenir et dépister les complications potentielles spécifiques : urinaires et cutanées (premières causes de morbidité), respiratoires et cardiovasculaires (premières causes de mortalité).

1. Prévention des complications et prise en charge des principales déficiences

Complications cutanées

La lésion médullaire est un terrain à risque majeur de survenue d'escarres dès la phase initiale et tout au long de la vie du patient. La physiopathologie des escarres chez le médullo-lésé est liée aux troubles sensitifs et moteurs induits par la lésion spinale mais aussi à la paralysie végétative associée (défaut d'adaptation microcirculatoire à la pression). L'incidence et la prévalence des escarres, que ce soit à la phase aiguë ou à la phase chronique, sont de l'ordre de 30 % ; l'escarre constitue une des premières causes de réhospitalisation chez le médullo-lésé. Ceci justifie des programmes de prévention drastique dès la phase initiale : une bonne installation au lit et au fauteuil avec décharge des zones d'appui et à risque, des retournements toutes les trois heures à la phase aiguë et la mise en place de supports d'aide à la prévention des escarres de haut niveau (matelas dynamique à air alterné, coussin de fauteuil), une hygiène et un nursing soigneux, la maîtrise des incontinences (cf. chapitre 17). Secondairement, le patient doit bénéficier d'une éducation lui apprenant à maîtriser ce risque : autosurveillance et éducation thérapeutique, s'il est autonome ; formation des auxiliaires de vie et tiers soignants chez les tétraplégiques.

Complications neuro-orthopédiques

La prévention des complications neuro-orthopédiques (raideurs, déformations) des segments paralysés se fait par :

- la mobilisation biquotidienne des segments paralysés pour éviter l'installation de toute attitude vicieuse ou rétraction musculotendineuse ;
- la posture et l'installation des membres dans le sens inverse des déformations liées à la paralysie (systèmes anti-équin, par exemple), à la spasticité et/ou au déséquilibre agoniste-antagoniste fonction du niveau de la lésion (flexum de coude du tétraplégique C5-C6, par exemple).

Problèmes respiratoires

Les lésions thoraciques et cervicales hautes sont caractérisées par un syndrome restrictif (atteinte des muscles intercostaux externes) et l'absence de toux efficace et d'expiration active (paralysie des muscles abdominaux et intercostaux internes). Les risques sont notamment à la phase aiguë (tétraplégies), l'hypoventilation, l'encombrement, l'atélectasie et la détresse respiratoire aiguë nécessitant dans les lésions cervicales hautes une prise en charge réanimatoire (trachéotomie et ventilation assistée). Le bilan de cette atteinte doit comprendre : une évaluation clinique, une évaluation et un suivi par épreuves fonctionnelles respiratoires et gazométries.

C Les atteintes cervicales hautes (C1-C4) imposent une évaluation électrophysiologique du diaphragme. La prise en charge rééducative de ce syndrome restrictif inclut un travail de renforcement du diaphragme et de l'ensemble des muscles respiratoires présents en fonction de la lésion, et des manœuvres de désencombrement pluriquotidiennes (accélération du flux expiratoire, posture de drainage).

Déficiences cardiovasculaires

B Les atteintes thoraciques (T6 et au-dessus) sont caractérisées par une atteinte sympathique et une préservation parasympathique. L'interruption des voies efférentes du baroréflexe est à l'origine d'une hypotension orthostatique majeure à la phase initiale par vol sanguin sous-lésionnel pouvant parasiter la rééducation. La prévention de l'hypotension orthostatique passe par une verticalisation progressive sur plan incliné associée au port de contention efficace systématique (sangle abdominale et bas de contention) et parfois aidée de la prescription d'α-stimulants (midodrine).

À l'inverse, secondairement, lors de lésions médullaires T6 et au-dessus, il existe un risque d'hyperactivité réflexe du système sympathique déafférenté en réponse à une complication sous-lésionnelle (globe vésical, fécalome) appelée hyperréflexie autonome (HRA). Caractérisée par une poussée systolique aiguë ≥ 20 mmHg, accompagnée souvent d'une céphalée brutale, son traitement passe par le traitement de la cause déclenchante.

Le risque thromboembolique est majeur à la phase aiguë des lésions médullaires, *a fortiori* s'il existe une étiologie carcinologique à la lésion, et il impose une prévention d'emblée par héparine de bas poids moléculaire (HBPM) dont la durée minimum est de trois mois, l'association du port de contention des membres inférieurs efficace et de techniques kinésithérapiques à type de massages circulatoires et de pressothérapie.

Troubles vésicosphinctériens (cf. chapitre 4 et chapitre 17)

Ces troubles constituent encore aujourd'hui une des premières causes de morbidité et de réhospitalisations, justifiant une prise en charge spécialisée et un suivi au long cours.

À la phase initiale, notamment lors de l'installation subaiguë d'une lésion médullaire ou de la queue de cheval, la rétention aiguë est la règle. Il est impératif, lors de la prise en charge à la phase initiale, de faire le diagnostic de globe vésical, de ne pas se laisser leurrer par d'éventuelles mictions par regorgement et de drainer immédiatement la vessie. Si le drainage continu en urgence s'impose (sonde à demeure) à la phase initiale (premières 48 heures), il est de règle de le remplacer très rapidement par le sondage intermittent six à sept fois par 24 heures, afin de diminuer le risque infectieux urogénital, lithiasique et de détérioration de l'arbre urinaire.

Secondairement, l'évolution sur le plan mictionnel et la prise en charge seront fonction du niveau de la lésion, de son caractère complet ou incomplet et du sexe du patient.

Schématiquement, on distingue (fig. 9.2) :

- les neurovessies centrales dues à des lésions de la moelle spinale situées au-dessus des centres sacrés ;
- les neurovessies périphériques dues à une atteinte soit des racines de la queue de cheval soit de la substance grise du cône terminal.

Lors de lésion complète, la neurovessie centrale est caractérisée par l'absence de contrôle de la fonction vésicosphinctérienne et la survenue de contractions détrusoriennes réflexes (hyperactivité détrusorienne neurogène) avec incontinence (fig. 9.3). Ces contractions réflexes sont souvent associées à une contraction concomitante du sphincter strié (dyssynergie vésicosphinctérienne), avec résidu post-mictionnel et hautes pressions intravésicales à l'origine d'un risque sur le haut appareil (reflux urétérovésical, dilatation des cavités pyélocalicielles) (fig. 9.4).

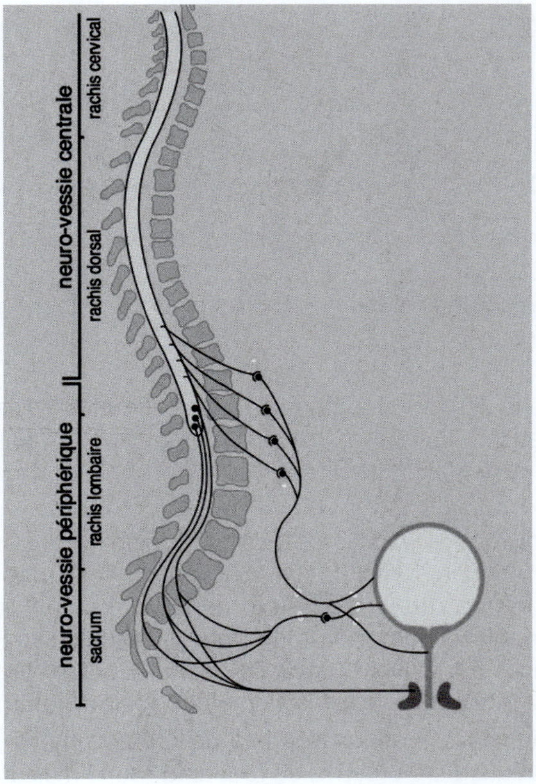

Fig. 9.2. B Type de neurovessies en fonction du niveau de la lésion.

(Adapté de : Buzelin J-M. Urodynamique du bas appareil urinaire. Paris : Masson ; 1984.)

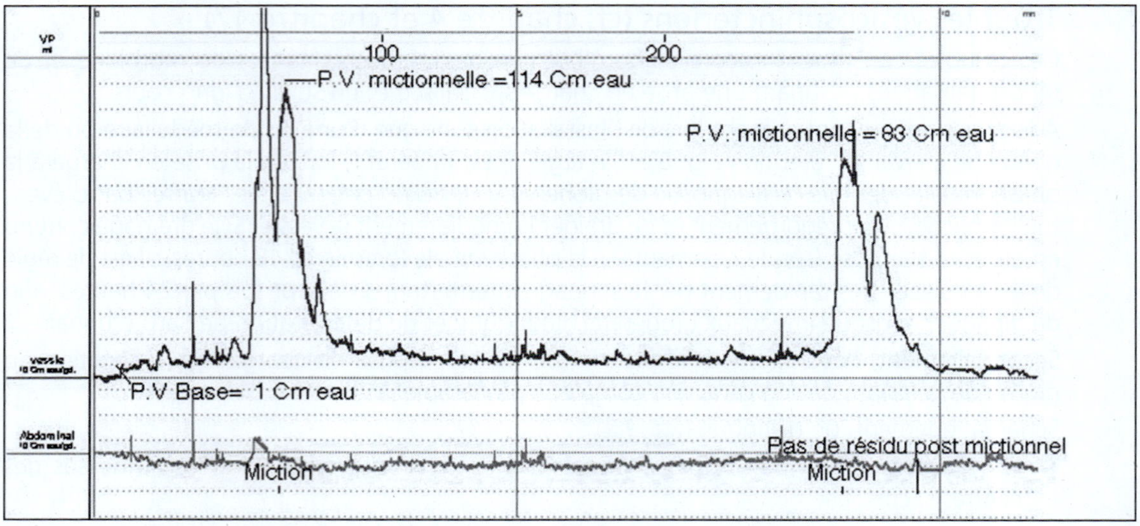

Fig. 9.3. B Cystomanométrie objectivant la survenue de contractions désinhibées réflexes.

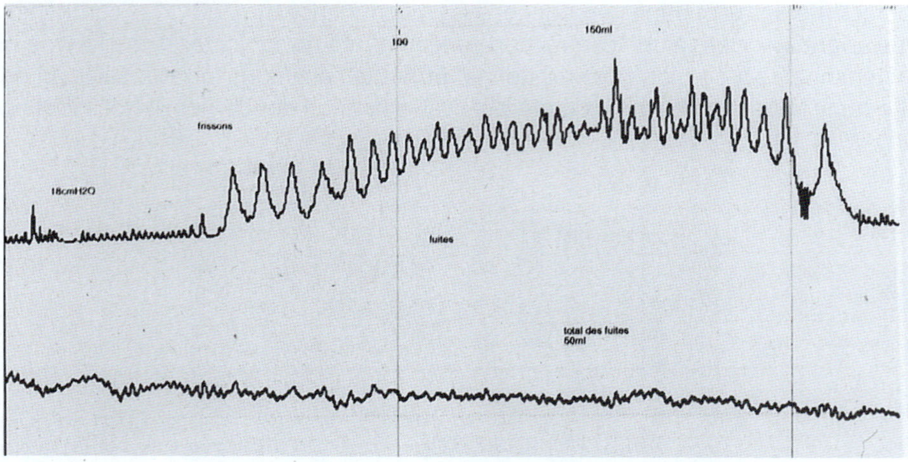

Fig. 9.4. B Dyssynergie vésicosphinctérienne (contraction détrusorienne prolongée luttant contre la co-contraction du sphincter).

Le *gold standard* de la prise en charge de ces neurovessies centrales est l'autosondage intermittent, chez les patients dont la préhension est possible (paraplégies, tétraplégies basses), associé au traitement de l'hyperactivité vésicale (anticholinergiques oraux, toxine botulique intradétrusorienne).

Chez les patients incapables de s'autosonder (tétraplégiques dont le niveau est C5 et au-dessus), le mode mictionnel définitif sera fonction du sexe (pas de mictions réflexes chez la femme), de la capacité contractile réflexe de la vessie, de l'existence d'une dyssynergie vésicosphinctérienne. Chez l'homme tétraplégique, la technique mictionnelle par fuites et percussions sus-pubiennes est souvent proposée ; les urines étant drainées par un étui pénien ; cette technique nécessite parfois la réalisation d'une sphinctérotomie en cas de dyssynergie.

Retenons que les drainages continus (sonde à demeure, cathéter sus-pubien) au long cours doivent être systématiquement proscrits en raison du risque majeur d'infection, de lithiase, de dégradation de la fonction rénale et de fistule péno-scrotale chez l'homme et uréthro-vaginale chez la femme.

La neurovessie périphérique (queue de cheval) est caractérisée par un détrusor acontractile, une incompétence sphinctérienne : les mictions sont possibles par poussée abdominale, et les patients présentent une incontinence d'effort. Là encore, la technique d'autosondage est la technique de référence, préservant un périnée dénervé de poussées excessives. Il faudra y associer dans certains cas une chirurgie de l'incontinence d'effort (bandelette sous-urétrale, ballonnets périnéaux, sphincter artificiel).

Lors de lésions incomplètes, la récupération de mictions spontanées sera suivie sur un catalogue mictionnel, qui évaluera l'existence d'un besoin fiable, d'impériosité et de fuites, la quantification des mictions et le résidu post-mictionnel. Le bilan urodynamique, indispensable à l'évaluation de toute neurovessie, évaluera notamment la qualité de la contraction vésicale.

C La restitution *ad integrum* des lésions incomplètes est possible, mais il persiste souvent des troubles allant du simple syndrome clinique d'hyperactivité vésicale (urgenturie, pollakiurie, et parfois fuites) rapporté sur le plan urodynamique à une hyperactivité détrusorienne (contractions détrusoriennes désinhibées pendant le remplissage relevant de la prescription d'anticholinergiques) et à une authentique dyssynergie vésicosphinctérienne striée (contraction détrusorienne associée à une contraction involontaire du muscle strié urétral), relevant d'autosondages et d'inactivation du détrusor.

Troubles génitosexuels

B Les troubles engendrés dépendent du niveau de la lésion et de son caractère complet ou incomplet.

Dans les lésions médullaires, les érections réflexes sont possibles mais ne sont stables que dans 13 % des cas et sont améliorées par la prescription d'inhibiteurs des phosphodiestérases de type 5 (sildénafil et apparentés).

Dans le syndrome de la queue de cheval, seule la part psychogène est préservée, avec des érections molles qui peuvent être améliorées par des injections intracaverneuses de prostaglandine E1.

Quinze pour cent de ces patients ont des possibilités d'éjaculation spontanée. Lors d'une démarche de procréation, l'éjaculation peut être obtenue soit par vibromassage soit par électrostimulation endorectale.

Troubles digestifs et anorectaux

À la phase aiguë, la prévention de l'ulcère de stress est de règle ainsi que la lutte contre l'iléus paralytique initial. Après la phase initiale, le transit intestinal doit être régulé par des massages abdominaux (faits par les kinésithérapeutes), la mise en place de suppositoires favorisant la descente des selles, l'extraction des selles dans les lésions dites périphériques (queue de cheval), la stimulation anale lors de lésions médullaires.

Déficiences rachidiennes associées

La grande majorité des compressions médullaires bénéficie au minimum d'une chirurgie de décompression ou bien, évidemment, du traitement *princeps* de la cause : chirurgie d'exérèse par exemple d'un épendymome, d'un méningiome ; traitement chirurgical d'une sténose canalaire ; cure chirurgicale d'une hernie discale. Le bilan du rachis (radiographies standards, scanner rachidien) fait partie intégrante du bilan du patient : recherche de déstabilisation lors de laminectomie étendue, suivi de matériel d'arthrodèse. Sur le plan rééducatif, un travail des érecteurs du rachis permet de lutter contre les déstabilisations rares post-laminectomie.

Les spondylodiscites sont une étiologie fréquente de compression médullaire ou de la queue de cheval. Sur le plan vertébral, elles sont à l'origine d'un processus de destruction majeure et de déstabilisation du rachis risquant d'aggraver la situation neurologique. La prise en charge inclut :

- une antibiothérapie adaptée aux résultats des prélèvements initiaux, dont la durée et la typologie seront discutées avec les infectiologues ;

- une immobilisation par corset ou corset-minerve pour éviter toute déstabilisation pendant cette phase de destruction ;
- un suivi rachidien par radiographies standards.

2. Rééducation spécifique : prise en charge des déficiences neuromotrices et de certaines limitations d'activité

Lésions médullaires incomplètes

C Elles sont caractérisées par un trouble du contrôle moteur d'origine central. Les techniques de rééducation visant à guider la récupération sont essentiellement :

- la poursuite d'un entretien orthopédique des segments paralysés en visant spécifiquement à lutter contre les rétractions tendineuses, liées aux déséquilibres musculaires et à la spasticité ;
- les techniques visant à inhiber la spasticité (postures d'étirement), la balnéothérapie froide ;
- un travail du contrôle moteur et de la sélectivité de la commande ;
- plus récemment, les techniques de rééducation fondées sur la répétition de l'activité : travail de la marche en suspension sur tapis roulant ou exosquelettes robotisés d'entraînement ;
- la reprise de la marche progressivement : tout d'abord travail de l'équilibre debout, puis travail de la marche entre deux barres parallèles, puis cannes anglaises ;
- les techniques de rééducation proprioceptive : elles sont utilisées lors de troubles sensitifs proprioceptifs avérés.

Le syndrome de la queue de cheval constitue une atteinte neurologique périphérique. La rééducation est fondée sur le renforcement moteur analytique des muscles déficitaires. Les techniques utilisées seront fonction de la cotation de chaque muscle (testing MRC) : techniques actives aidées (cotation 2) ou technique contre pesanteur et résistance (cotations 3 et 4).

Paraplégies complètes

Les grandes lignes de la rééducation du paraplégique sont :

- l'athlétisation des membres supérieurs et du tronc en fonction du niveau ;
- le travail de l'équilibre assis ;
- l'acquisition des transferts et l'autonomie de tous les gestes de la vie quotidienne ;
- la préservation du segment sous-lésionnel par une mobilisation régulière des membres inférieurs ;
- l'apprentissage de la verticalisation passive ;
- surtout, l'éducation thérapeutique du patient quant à la connaissance de sa néophysiologie spinale et de son autosurveillance (cutanée et urinaire).

Le sport adapté, véritable discipline de rééducation, renforcera ses acquis par la poursuite de la musculation sus-lésionnelle, certains sports travaillant l'équilibre du tronc (lancer, ping-pong). Dès la mise au fauteuil, le patient apprendra les *push-up* (autosoulèvements) pour prévenir le risque cutané. Le choix du fauteuil sera fonction du niveau, de la morphologie du patient et de son mode vie futur (fauteuils allégés à cadres rigides ou pliables).

Tétraplégies complètes

Les objectifs d'autonomie sont fonction du niveau de la lésion cervicale. Les sujets avec atteintes hautes C3-C4 n'ont comme seule autonomie que le déplacement en fauteuil roulant électrique à commande céphalique. Le déplacement en fauteuil roulant manuel est possible à partir du niveau C6. Les sujets avec atteinte C7 et en dessous (présence d'un triceps brachial coté ≥ 3) pourront acquérir une autonomie de transfert.

B Le travail des membres supérieurs est un enjeu majeur pour prévenir les complications neuro-orthopédiques (enraidissement post-syndrome douloureux régional complexe, attitudes vicieuses liées aux déséquilibres musculaires et/ou à la spasticité) et renforcer les muscles déficitaires. Les mobilisations biquotidiennes, les orthèses de posture permettent de lutter contre les rétractions; les injections de toxine botulique dans les muscles hypertoniques et/ou rétractés aident à la préservation ou la récupération des amplitudes.

C L'ergothérapie prend ici toute sa place : travail des préhensions et de l'autonomie de vie quotidienne (enjeux majeurs) en association avec la kinésithérapie, confection d'orthèses de fonction pour améliorer la préhension, adaptation de la conduite du fauteuil électrique, maîtrise de nouvelles technologies (contrôle d'environnement, accès à l'informatique).

Contexte étiologique

Si le schéma de rééducation est assez codifié dans la prise en charge des lésions médullaires, il doit cependant tenir compte de l'âge du patient, d'un éventuel contexte polypathologique et de l'étiologie de la lésion.

Lors de compressions médullaires sur métastases ostéo-épidurales, la prise en charge rééducative et ses objectifs doivent tenir compte du type de néoplasie (évolutivité et pronostic à moyen terme), de sa dissémination, de l'état général du patient et des traitements complémentaires (chimiothérapie, radiothérapie).

Spécificité de la spasticité dans les lésions médullaires

D'un point de vue clinique, la libération de l'automatisme médullaire, notamment dans les lésions complètes, est à l'origine de spasmes incontrôlés (en extension ou en flexion) notamment aux membres inférieurs et parfois du tronc pouvant gêner la station assise et l'autonomie de transfert.

Toute recrudescence de la spasticité quelle qu'en soit la forme doit faire rechercher une épine irritative sous-lésionnelle : complications urinaires, infectieuses, cutanées, fécalome, dysfonction d'organe… Le traitement de la spasticité chez ces patients ne doit donc se faire qu'après avoir éliminé toute épine irritative par un bilan soigneux.

Les outils thérapeutiques de la spasticité sont les mêmes que dans toute pathologie neurologique centrale :

- thérapeutiques orales : GABAergiques (baclofène, benzodiazépines) et antispastiques d'action périphérique (dantrolène);
- traitements focaux lors de spasticités localisées (gêne à la marche ou à la préhension) : injections de toxine botulique intramusculaire, neurotomies;
- pompe à baclofène intrathécal lors de spasticités invalidantes et généralisées.

Appareillage et lésions médullaires acquises

Le type d'appareillage à prescrire chez un patient porteur de lésion médullaire/radiculaire est fonction du niveau de la lésion et des objectifs d'autonomie.

Les orthèses de fonction visant à faciliter la préhension et les gestes de la vie quotidienne sont le plus souvent réalisées par les ergothérapeutes chez les patients tétraplégiques.

Schématiquement, un paraplégique complet doit bénéficier de la prescription d'un fauteuil roulant manuel adapté à son niveau et sa morphologie, d'un coussin d'aide à la prévention des escarres et d'un appareil de verticalisation passive pour entretenir ses amplitudes articulaires. D'autres aides techniques visant à réduire les limitations d'activité (fauteuil douche) peuvent être envisagées dans le cadre de la préparation du retour à domicile.

Le type d'appareillage prescrit chez le patient tétraplégique dépend de son niveau : un fauteuil électrique s'impose dans les atteintes cervicales et l'interface est fonction du niveau (commande à la tête des niveaux hauts, joystick dans les niveaux plus bas). À partir du niveau C6-C7, la conduite du fauteuil roulant manuel est possible.

Prise en charge des appareillages et aides techniques

B Le remboursement des appareillages (fauteuil roulant, aides techniques à l'autonomie) est effectué pour partie par la Sécurité sociale pour les produits figurant sur la liste des prestations et produits remboursables (LPPR) et pour partie par la mutuelle, mais il n'en couvre souvent pas le coût. Ainsi, des compléments de financement au titre de la prestation de compensation du handicap (PCH) peuvent être demandés à la maison départementale pour les personnes handicapées (MDPH) pour les patients de moins de 60 ans.

C. Limitations d'activité et restrictions de participation liées à la lésion médullaire

1. Limitations d'activité

C Elles désignent les difficultés que rencontre une personne dans l'exécution de certaines activités et/ou d'une tâche. Les tableaux 9.2 et 9.3 récapitulent les objectifs fonctionnels envisageables en fonction du niveau de la lésion ; ils sont donnés uniquement **à titre d'exemple**, ceci afin de mieux comprendre les limitations d'activité potentielles de ces patients en fonction du niveau neurologique de la lésion.

Tableau 9.2. C Objectifs fonctionnels chez le tétraplégique en fonction du niveau de la lésion.

	C1-C4	C5	C6	C7	C8-T1
Alimentation	Dépendant	Indépendant avec aides techniques (mise en place par un tiers)	Indépendant avec ou sans aides techniques	Indépendant	Indépendant
Soins de l'apparence	Dépendant	Assistance minime après mise en place d'aides techniques	Assistance partielle à indépendant si aides techniques	Indépendant avec aides techniques	Indépendant
Habillage du haut	Dépendant	Assistance partielle	Indépendant	Indépendant	Indépendant
Habillage du bas	Dépendant	Dépendant	Assistance partielle	Assistance minime ou indépendant avec aides techniques	Indépendant
Toilette	Dépendant	Dépendant	Assistance partielle ou indépendant avec aides techniques	Assistance partielle ou indépendant avec aides techniques	Autonome avec ou sans aides techniques
Mobilité au lit	Dépendant	Dépendant	Assistance partielle	Assistance partielle ou indépendant	Autonome
Soulagement d'appui	Indépendant si FRE avec verticalisation électrique et bascule du dossier électrique	Assistance partielle sauf si FRE avec bascule électrique du dossier et de l'assise	Indépendant	Indépendant	Indépendant

(*Suite*)

Tableau 22.1. Suite.

	C1-C4	C5	C6	C7	C8-T1
Transferts	Dépendant	Dépendant	Assistance partielle ou indépendant si planches de transfert et surfaces au même niveau	Indépendant avec ou sans planche de transfert	Indépendant
Propulsion d'un fauteuil	Indépendant en FRE à commande céphalique Dépendant en FRM	Indépendant en FRE Possible indépendance en FRM avec aides techniques et sur terrain plat	Indépendant en FRM sur terrain plat	Indépendant en FRM sauf sur terrain irrégulier	Indépendance complète
Conduite automobile	Dépendant	Indépendant avec adaptations	Indépendant avec adaptations	Indépendant avec adaptations	Indépendant avec adaptations

FRE : fauteuil roulant électrique ; FRM : fauteuil roulant manuel.

Tableau 9.3. C Objectifs fonctionnels chez le paraplégique en fonction du niveau de la lésion.

	T2-T9	T10-L2	L3-L5
Activités de vie quotidienne (soins de l'apparence, alimentation, toilette, habillage)	Indépendant	Indépendant	Indépendant
Vessie, intestin	Indépendant	Indépendant	Indépendant
Transferts	Indépendant	Indépendant	Indépendant
Marche	Possible marche d'exercice ± orthèse de tronc, orthèses cruropédieuses et cannes ou déambulateur	Possible marche avec orthèses cruropédieuses et cannes en intérieur	Autonomie de marche avec orthèses type releveurs et cannes

2. Restrictions de participation (cf. chapitre 14)

Elles concernent les problèmes qu'une personne peut rencontrer pour participer à une situation de vie réelle. Dans ce contexte de lésions médullaires, elles seront fonction bien sûr du niveau de la lésion et du caractère complet ou incomplet de la lésion, de l'âge du patient, du contexte étiologique et du contexte environnemental :

- actes de la vie quotidienne et nécessité ou non d'une aide humaine (tierces personnes, soins infirmiers) ;
- aménagement du domicile après visite à domicile par les ergothérapeutes : l'adaptation de l'environnement est cruciale chez les patients en fauteuil roulant manuel ou électrique ;
- mobilité et déplacement dans la cité : permis de conduire, transport adapté personnel ou communautaire ;
- insertion professionnelle et/ou scolaire ou universitaire : intérêt majeur d'un dispositif d'insertion précoce (DPI) ;
- vie communautaire sociale et civique ;
- ressources.

IV. Conclusion

Ⓐ Les lésions de la moelle spinale qu'elles soient d'origine traumatique ou médicale créent un tableau de déficiences multisystèmes et multi-organes. Leur prise en charge impose une connaissance parfaite de la physiopathologie de toutes ces déficiences et des programmes de soins adaptés, de façon à éviter les nombreuses et graves complications potentielles. Ces patients doivent être pris en charge dans des unités de MPR spécialisées et, lors de séquelles persistantes, ils doivent bénéficier d'un suivi spécialisé au long cours.

Points clés

- **Compression médullaire :** situation fréquente, urgence diagnostique, IRM en urgence.
- **Lésion médullaire, évaluation de la déficience neurologique** : maîtriser l'observation ASIA :
  - les différents muscles clés;
  - les points clés sensitifs;
  - savoir définir les différents niveaux : niveau moteur; niveau sensitif; niveau neurologique de la lésion; dernier niveau sain d'un point de vue moteur et sensitif;
  - maîtriser les différents grades (A à E) en comprenant le caractère déterminant de la présence d'une motricité et/ou d'une sensibilité sacrée dans les derniers métamères sacrés S4-S5.
- **Lésion médullaire/queue de cheval** :
  - déficiences multisystèmes, sources de complications graves, notamment urinaires, cutanées, respiratoires et cardiovasculaires (tétraplégies et paraplégies hautes);
  - programmes de soins spécifiques dès la phase initiale pour prévenir ces complications. Sur le plan urinaire, la vessie doit être drainée d'emblée : initialement par sonde à demeure le temps de la prise en charge neurochirurgicale, puis très vite (48 heures) par hétérosondages intermittents pour diminuer les complications liées au drainage continu et préserver la capacité vésicale; tout drainage continu (sonde à demeure, cathéter sus-pubien) au long cours doit être banni;
  - ces déficiences multisystèmes nécessitent une prise en charge de ces patients dans des services de MPR spécialisés (unités spinales) et un suivi au long cours, notamment sur le plan urinaire.

Cas clinique 1

Madame Z., née en août 1974, est d'origine russe, parle peu français, est mariée, a trois enfants et est femme de ménage. Madame Z. présente des lombalgies invalidantes depuis un mois, quand apparaît lors d'un effort de soulèvement, une sciatique S1 droite; 48 heures plus tard, elle est hospitalisée aux urgences pour une rétention aiguë. Un simple sondage évacuateur est effectué et elle est renvoyée chez elle, mais 48 heures plus tard, elle revient pour persistance de la rétention, l'examen neurologique (enfin !) révèle :

- *un déficit complet des deux triceps suraux et une abolition des réflexes achilléens;*
- *une anesthésie complète S1-S2-S3-S4-S5;*
- *l'absence de contraction volontaire anale et de réflexe anal.*

Au total, le diagnostic indique une paraplégie de niveau L5 AIS grade A sur syndrome de la queue de cheval. L'IRM confirme le diagnostic en révélant une volumineuse hernie exclue en L5-S1.

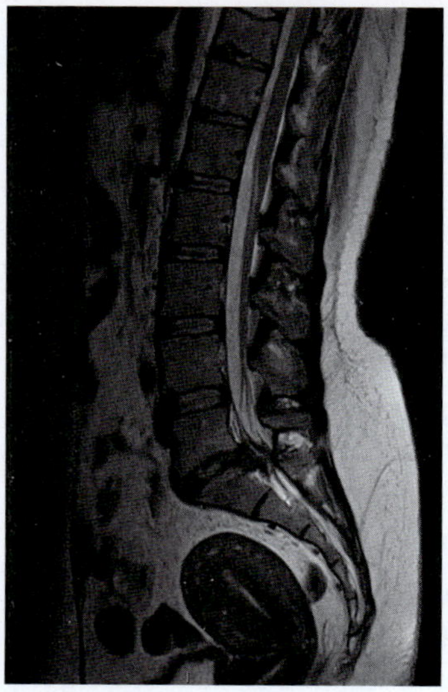

Madame Z. n'est opérée que quatre jours après le début des troubles (laminectomie-discectomie). À

Cas clinique 1 Suite.

6 mois postopératoires, elle garde le même examen, la seule modification étant la récupération de triceps suraux à 2. Sur le plan urinaire, elle est aux autosondages ; le bilan urodynamique confirme un détrusor inactif et compliant, une pression urétrale basse. Elle ne peut reprendre son travail et n'a pas de droits ouverts à une pension d'invalidité.

Ses principales déficiences sont :

- le déficit moteur des deux triceps suraux et l'absence de commande périnéale ;
- l'anesthésie périnéale ;
- le trouble de la commande anorectale, l'acontractilité vésicale et l'incompétence sphinctérienne ;
- la persistance de lombalgies.

Ses principales limitations d'activité sont :

- la marche (elle s'effectue en talonnant), l'impossibilité de courir et la difficulté à porter des charges lourdes ;
- une dysurie et une incontinence d'effort : mise aux autosondages et ballonnets périnéaux ;
- une difficulté à retenir gaz et matières et la nécessité d'effectuer une vidange digitale à l'ampoule rectale quotidienne ;
- l'absence de sensations lors des rapports sexuels et de survenue d'orgasmes.

Ses principales restrictions de participation concernent :

- sa situation professionnelle et ses ressources : impossibilité de reprendre son travail antérieur, pas de formation, pas de droit ouvert à une pension d'invalidité ;
- sa vie affective et conjugale.

Cas clinique 2

Madame C.J., âgée de 34 ans, présente en août 2009 des douleurs dorsales irradiant aux deux épaules, augmentées lors des efforts mais aussi lors des efforts de toux. Des radiographies standards lui sont prescrites, et des décontracturants lui sont proposés. S'associent à ses douleurs qui augmentent progressivement, une sensation de marche instable, une pollakiurie pour laquelle un examen cytobactériologique des urines (ECBU) et traitement antibiotique sont prescrits. Dans le courant de l'année 2010, elle se plaint de dysesthésies des membres inférieurs, une consultation auprès d'un neurologue et la réalisation de potentiels évoqués somesthésiques conduisent à la prescription de semelles orthopédiques et à la proposition d'une consultation auprès d'un psychiatre.

Les troubles de la marche s'aggravent, la patiente fait des chutes et constate des troubles sensitifs aux membres inférieurs (ne sent plus la chaleur de l'eau lors de la douche). Elle consulte son médecin traitant (août 2011) qui met en évidence un signe de Babinski bilatéral et des troubles sensitifs à type d'hypoesthésie thermoalgique de limite supérieure T4. Une IRM est demandée et met en évidence une lésion intramédullaire (épendymome avec cavité syringomyélique sus- et sous-tumorale).

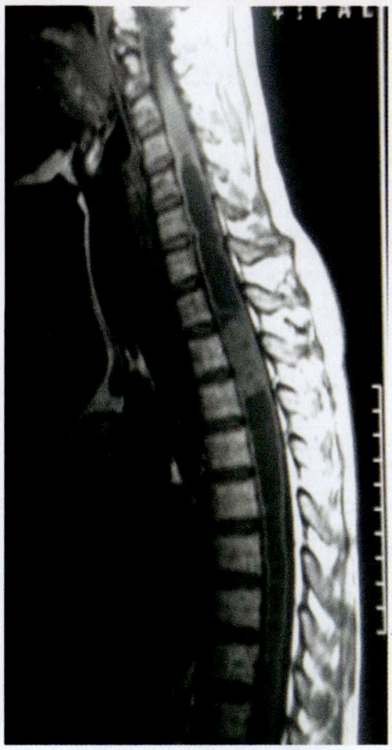

Le diagnostic est fait deux ans après l'apparition des premiers signes. Une exérèse de la tumeur est effectuée et la patiente est prise en charge en MPR en septembre 2011. À l'arrivée, elle présente une paraplégie de niveau T4 grade AIS C avec une ébauche de syndrome de Brown-Séquard gauche. L'analyse des troubles du tonus objective des spasmes en flexion très invalidants, empêchant tout travail de contrôle moteur. Le bilan à la recherche d'une épine irritative objective une lithiase vésicale chez cette patiente qui est restée un mois en sonde à demeure. Après ablation de la lithiase, les spasmes en flexion s'amendent et l'évolution est favorable.

Cas clinique 2 Suite.

Sur le plan neurologique, elle présente une paraplégie de niveau T4 AIS de grade D avec un tableau de Brown-Séquard gauche.

Sur le plan fonctionnel, sa marche est parasitée par sa spasticité du triceps sural (équin dynamique et inhibition des releveurs), mais elle marche avec une canne en « T » portée à droite. La spasticité du triceps sural est traitée dans un premier temps par de la toxine botulique, puis secondairement par une neurotomie tibiale.

Sur le plan vésicosphinctérien, l'existence d'une vessie hyperactive avec dyssynergie, source d'épisodes d'incontinence, de résidus et de hautes pressions endovésicales, conduit à la mise sous autosondages associée à un traitement anticholinergique. Secondairement, l'échappement au traitement anticholinergique conduit à la réalisation d'injection de toxine dans sa vessie tous les neuf mois et la poursuite des autosondages. Sur le plan professionnel, elle était secrétaire et n'a pu être reprise par son employeur. Après une reconnaissance de travailleur handicapé, elle a trouvé un travail avec poste aménagé.

Ses principales déficiences sont :

- la monoparésie centrale gauche ;
- les troubles sensitifs thermoalgiques droits ;
- la spasticité du membre inférieur gauche ;
- la neurovessie centrale.

Ses principales limitations d'activité sont :

- le trouble de la marche ;
- l'absence de contrôle de sa vessie conduisant à la technique d'autosondage + toxine.

Ses restrictions de participation sont :

- d'ordre professionnel : nécessité de poste aménagé (ne peut porter de dossiers, par exemple) ;
- d'ordre affectif : n'a plus de compagnon.

Annexe

Annexe 9.1 – Normes internationales de classification neurologique des blessés médullaires (*International Standards for Neurological Classification of Spinal Cord Injury*, ISNCSCI)

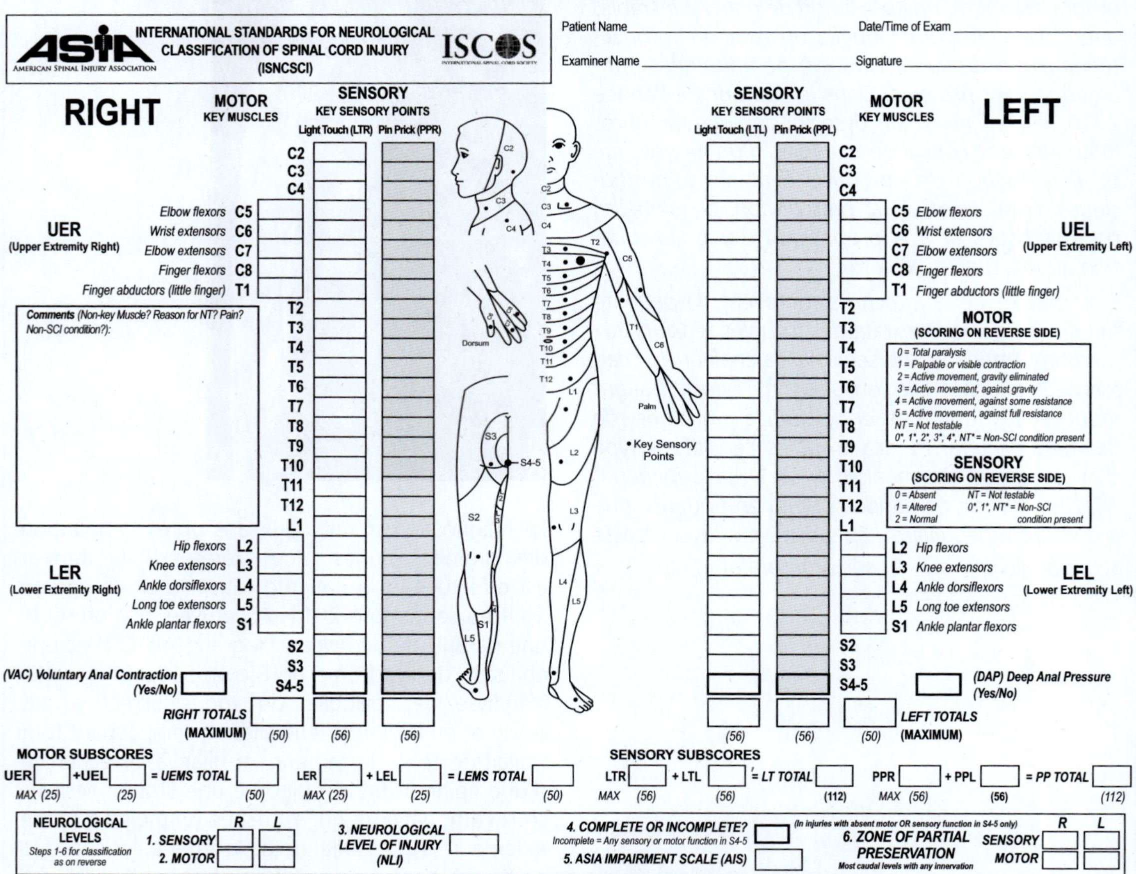
ASIA — American Spinal Injury Association
INTERNATIONAL STANDARDS FOR NEUROLOGICAL CLASSIFICATION OF SPINAL CORD INJURY (ISNCSCI)
ISCOS

Patient Name ______ Date/Time of Exam ______
Examiner Name ______ Signature ______

RIGHT — MOTOR KEY MUSCLES — SENSORY KEY SENSORY POINTS: Light Touch (LTR), Pin Prick (PPR)

LEFT — SENSORY KEY SENSORY POINTS: Light Touch (LTL), Pin Prick (PPL) — MOTOR KEY MUSCLES

C2, C3, C4

UER (Upper Extremity Right) / UEL (Upper Extremity Left):
C5 Elbow flexors
C6 Wrist extensors
C7 Elbow extensors
C8 Finger flexors
T1 Finger abductors (little finger)

Comments (Non-key Muscle? Reason for NT? Pain? Non-SCI condition?):

T2, T3, T4, T5, T6, T7, T8, T9, T10, T11, T12, L1

LER (Lower Extremity Right) / LEL (Lower Extremity Left):
L2 Hip flexors
L3 Knee extensors
L4 Ankle dorsiflexors
L5 Long toe extensors
S1 Ankle plantar flexors

S2, S3, S4-5

(VAC) Voluntary Anal Contraction (Yes/No)
(DAP) Deep Anal Pressure (Yes/No)

RIGHT TOTALS (MAXIMUM) (50) (56) (56)
LEFT TOTALS (MAXIMUM) (56) (56) (50)

• Key Sensory Points — Dorsum — Palm

MOTOR (SCORING ON REVERSE SIDE)
0 = Total paralysis
1 = Palpable or visible contraction
2 = Active movement, gravity eliminated
3 = Active movement, against gravity
4 = Active movement, against some resistance
5 = Active movement, against full resistance
NT = Not testable
0*, 1*, 2*, 3*, 4*, NT* = Non-SCI condition present

SENSORY (SCORING ON REVERSE SIDE)
0 = Absent
1 = Altered
2 = Normal
NT = Not testable
0*, 1*, NT* = Non-SCI condition present

MOTOR SUBSCORES
UER ☐ + UEL ☐ = UEMS TOTAL ☐ — MAX (25) (25) (50)
LER ☐ + LEL ☐ = LEMS TOTAL ☐ — MAX (25) (25) (50)

SENSORY SUBSCORES
LTR ☐ + LTL ☐ = LT TOTAL ☐ — MAX (56) (56) (112)
PPR ☐ + PPL ☐ = PP TOTAL ☐ — MAX (56) (56) (112)

NEUROLOGICAL LEVELS (Steps 1-6 for classification as on reverse) — R L — 1. SENSORY — 2. MOTOR
3. NEUROLOGICAL LEVEL OF INJURY (NLI)
4. COMPLETE OR INCOMPLETE? Incomplete = Any sensory or motor function in S4-5
5. ASIA IMPAIRMENT SCALE (AIS)
6. ZONE OF PARTIAL PRESERVATION (In injuries with absent motor OR sensory function in S4-5 only) Most caudal levels with any innervation — R L — SENSORY — MOTOR

Page 1/2
This form may be copied freely but should not be altered without permission from the American Spinal Injury Association.
REV 04/19

Muscle Function Grading

0 = Total paralysis

1 = Palpable or visible contraction

2 = Active movement, full range of motion (ROM) with gravity eliminated

3 = Active movement, full ROM against gravity

4 = Active movement, full ROM against gravity and moderate resistance in a muscle specific position

5 = (Normal) active movement, full ROM against gravity and full resistance in a functional muscle position expected from an otherwise unimpaired person

NT = Not testable (i.e. due to immobilization, severe pain such that the patient cannot be graded, amputation of limb, or contracture of > 50% of the normal ROM)

0*, 1*, 2*, 3*, 4*, NT* = Non-SCI condition present [a]

Sensory Grading

0 = Absent **1** = Altered, either decreased/impaired sensation or hypersensitivity

2 = Normal **NT** = Not testable

0*, 1*, NT* = Non-SCI condition present [a]

[a] Note: Abnormal motor and sensory scores should be tagged with a "*" to indicate an impairment due to a non-SCI condition. The non-SCI condition should be explained in the comments box together with information about how the score is rated for classification purposes (at least normal / not normal for classification).

When to Test Non-Key Muscles:

In a patient with an apparent AIS B classification, non-key muscle functions more than 3 levels below the motor level on each side should be tested to most accurately classify the injury (differentiate between AIS B and C).

Movement	Root level
Shoulder: Flexion, extension, adbduction, adduction, internal and external rotation **Elbow:** Supination	C5
Elbow: Pronation **Wrist:** Flexion	C6
Finger: Flexion at proximal joint, extension **Thumb:** Flexion, extension and abduction in plane of thumb	C7
Finger: Flexion at MCP joint **Thumb:** Opposition, adduction and abduction perpendicular to palm	C8
Finger: Abduction of the index finger	T1
Hip: Adduction	L2
Hip: External rotation	L3
Hip: Extension, abduction, internal rotation **Knee:** Flexion **Ankle:** Inversion and eversion **Toe:** MP and IP extension	L4
Hallux and Toe: DIP and PIP flexion and abduction	L5
Hallux: Adduction	S1

ASIA Impairment Scale (AIS)

A = Complete. No sensory or motor function is preserved in the sacral segments S4-5.

B = Sensory Incomplete. Sensory but not motor function is preserved below the neurological level and includes the sacral segments S4-5 (light touch or pin prick at S4-5 or deep anal pressure) AND no motor function is preserved more than three levels below the motor level on either side of the body.

C = Motor Incomplete. Motor function is preserved at the most caudal sacral segments for voluntary anal contraction (VAC) OR the patient meets the criteria for sensory incomplete status (sensory function preserved at the most caudal sacral segments S4-5 by LT, PP or DAP), and has some sparing of motor function more than three levels below the ipsilateral motor level on either side of the body. (This includes key or non-key muscle functions to determine motor incomplete status.) For AIS C – less than half of key muscle functions below the single NLI have a muscle grade ≥ 3.

D = Motor Incomplete. Motor incomplete status as defined above, with at least half (half or more) of key muscle functions below the single NLI having a muscle grade ≥ 3.

E = Normal. If sensation and motor function as tested with the ISNCSCI are graded as normal in all segments, and the patient had prior deficits, then the AIS grade is E. Someone without an initial SCI does not receive an AIS grade.

Using ND: To document the sensory, motor and NLI levels, the ASIA Impairment Scale grade, and/or the zone of partial preservation (ZPP) when they are unable to be determined based on the examination results.

ASIA
AMERICAN SPINAL INJURY ASSOCIATION

INTERNATIONAL STANDARDS FOR NEUROLOGICAL CLASSIFICATION OF SPINAL CORD INJURY

ISCOS
INTERNATIONAL SPINAL CORD SOCIETY

Page 2/2

Steps in Classification

The following order is recommended for determining the classification of individuals with SCI.

1. Determine sensory levels for right and left sides.
The sensory level is the most caudal, intact dermatome for both pin prick and light touch sensation.

2. Determine motor levels for right and left sides.
Defined by the lowest key muscle function that has a grade of at least 3 (on supine testing), providing the key muscle functions represented by segments above that level are judged to be intact (graded as a 5).
Note: in regions where there is no myotome to test, the motor level is presumed to be the same as the sensory level, if testable motor function above that level is also normal.

3. Determine the neurological level of injury (NLI).
This refers to the most caudal segment of the cord with intact sensation and antigravity (3 or more) muscle function strength, provided that there is normal (intact) sensory and motor function rostrally respectively.
The NLI is the most cephalad of the sensory and motor levels determined in steps 1 and 2.

4. Determine whether the injury is Complete or Incomplete.
(i.e. absence or presence of sacral sparing)
*If voluntary anal contraction = **No** AND all S4-5 sensory scores = **0** AND deep anal pressure = **No**, then injury is **Complete**.*
*Otherwise, injury is **Incomplete**.*

5. Determine ASIA Impairment Scale (AIS) Grade.

Is injury Complete? If YES, AIS=A

NO ↓

Is injury Motor Complete? If YES, AIS=B

NO ↓ (No=voluntary anal contraction OR motor function more than three levels below the motor level on a given side, if the patient has sensory incomplete classification)

Are at least half (half or more) of the key muscles below the neurological level of injury graded 3 or better?

NO ↓ **AIS=C** — **YES** ↓ **AIS=D**

If sensation and motor function is normal in all segments, AIS=E
Note: AIS E is used in follow-up testing when an individual with a documented SCI has recovered normal function. If at initial testing no deficits are found, the individual is neurologically intact and the ASIA Impairment Scale does not apply.

6. Determine the zone of partial preservation (ZPP).
The ZPP is used only in injuries with absent motor (no VAC) OR sensory function (no DAP, no LT and no PP sensation) in the lowest sacral segments S4-5, and refers to those dermatomes and myotomes caudal to the sensory and motor levels that remain partially innervated. With sacral sparing of sensory function, the sensory ZPP is not applicable and therefore "NA" is recorded in the block of the worksheet. Accordingly, if VAC is present, the motor ZPP is not applicable and is noted as "NA".

(Source : International Standards for Neurological Classification of SCI (ISNCSCI) Worksheet, © 2021 American Spinal Injury Association. Reprinted with permission.)

CHAPITRE

10

ITEM 94
Rachialgie

Lombalgies
- I. Définitions, prévalence
- II. Étiologie
- III. Poussées aiguës de lombalgies
- IV. Lombalgies communes chroniques

Dorsalgies
- I. Définition
- II. Étiologie
- III. Démarche diagnostique
- IV. Examens complémentaires
- V. Traitement

Cervicalgies
- I. Définition
- II. Cervicalgies aiguës
- III. Cervicalgies chroniques

Situations de départ

- 36 Douleur de la région lombaire
- 44 Hyperthermie/fièvre
- 65 Déformation rachidienne
- 66 Apparition d'une difficulté à la marche
- 69 Claudication intermittente d'un membre
- 72 Douleur du rachis (cervical, thoracique ou lombaire)
- 73 Douleur, brûlure, crampes et paresthésies
- 74 Faiblesse musculaire
- 121 Déficit neurologique sensitif et/ou moteur
- 178 Demande/prescription raisonnée et choix d'un examen diagnostique
- 227 Découverte d'une anomalie médullaire ou vertébrale à l'examen d'imagerie médicale
- 230 Rédaction de la demande d'un examen d'imagerie
- 231 Demande d'un examen d'imagerie
- 232 Demande d'explication d'un patient sur le déroulement, les risques et les bénéfices attendus d'un examen d'imagerie
- 233 Identifier/reconnaître les différents examens d'imagerie (type, fenêtre, séquences, incidences, injection)
- 247 Prescription d'une rééducation
- 249 Prescrire des anti-inflammatoires non stéroïdiens (AINS)
- 250 Prescrire des antalgiques
- 259 Évaluation et prise en charge de la douleur aiguë
- 276 Prise en charge d'un patient en décubitus prolongé
- 327 Annonce d'un diagnostic de maladie grave au patient et/ou à sa famille

Médecine physique et de réadaptation

Objectifs pédagogiques, hiérarchisation des connaissances

ITEM 94 – Rachialgie

- Diagnostiquer une rachialgie.
- Connaître les grands principes de prise en charge d'un patient souffrant d'une rachialgie aiguë ou chronique.

NB : Sont traitées ici uniquement les rachialgies sans atteinte neurologique, en particulier sans radiculalgies associées.

Rang	Rubrique	Intitulé	Descriptif
A	Définition	Connaître les définitions des rachialgies : cervicalgie, dorsalgie, lombalgie	Rachialgies : cervicalgie, dorsalgie, lombalgie
B	Prévalence, épidémiologie	Connaître les prévalences des rachialgies : cervicalgie, dorsalgie, lombalgie	Rachialgies : cervicalgie, dorsalgie, lombalgie
A	Diagnostic positif	Savoir interroger un patient et l'examiner devant une rachialgie	Descriptif des signes recueillis à l'interrogatoire et à l'examen clinique
B	Éléments physiopathologiques	Connaître les principaux mécanismes à l'origine d'une rachialgie commune	Description des différentes étiologies d'une rachialgie commune. Arguments en faveur d'une origine discale ou interapophysaire
B	Prévalence, épidémiologie	Connaître les facteurs de risque de rachialgie	Liste des facteurs de risque à rechercher
A	Examens complémentaires	Savoir demander à bon escient une imagerie devant une rachialgie	Signes cliniques lésionnels et sous-lésionnels, avec exemples d'imagerie
A	Identifier une urgence	Connaître les arguments en faveur d'une rachialgie secondaire conduisant à la pratique d'examens complémentaires/ IRM	Liste des drapeaux rouges et conduite à tenir
B	Suivi et/ou pronostic	Connaître les facteurs favorisants d'une évolution vers la chronicité d'une rachialgie	Liste des facteurs pronostiques, drapeaux jaunes et noirs
A	Étiologie	Connaître les principales étiologies d'une rachialgie secondaire	
B	Étiologie	Connaître les autres étiologies d'une rachialgie secondaire	Descriptif et liste des étiologies
B	Étiologie	Connaître les étiologies d'une rachialgie compliquée	
A	Prise en charge	Connaître les grands principes de prise en charge d'un sujet souffrant d'une rachialgie aiguë ou chronique	Pas de repos…
B	Prise en charge	Savoir quels traitements prescrire à un sujet souffrant d'une rachialgie aiguë ou d'une rachialgie chronique. Avoir une vision rigoureuse de l'efficacité ou de l'inefficacité des nombreux traitements qui peuvent être proposés	Descriptif des différentes possibilités thérapeutiques
A	Diagnostic positif	Diagnostic différentiel : connaître les causes extrarachidiennes des lombalgies	
B	Diagnostic positif	Démarche diagnostique devant une sacralgie	
B	Diagnostic positif	Démarche diagnostique devant une coccygodynie	

Lombalgies

I. Définitions, prévalence

A. Définition

A Définition d'après la Haute Autorité de Santé (HAS) : « La lombalgie est définie par une douleur située entre la charnière thoracolombaire et le pli fessier inférieur. »

On distingue deux grands groupes de lombalgies :

- les lombalgies symptomatiques (secondaires à une pathologie aiguë ou chronique) ;
- les lombalgies communes (non spécifiques), en rapport avec une souffrance du segment mobile (pathologie discovertébrale).

Selon le délai d'évolution, les recommandations actuelles distinguent :

- les poussées aiguës de lombalgies qui incluent les patients ayant un épisode *de novo* mais également ceux ayant une exacerbation dans un contexte de douleurs fréquentes ou à répétition ;
- les lombalgies chroniques (patients dont les douleurs évoluent depuis plus de trois mois) ;
- les lombalgies récidivantes (en cas de récidive de lombalgie dans les douze mois) ; elle doit être considérée comme une lombalgie à risque de chronicité.

Enfin, un groupe particulier de lombalgies est à distinguer : il s'agit des lombalgies à risque de chronicité (patient ayant une durée d'évolution de la lombalgie inférieure à trois mois et présentant un risque élevé d'absence de résolution de la lombalgie) caractérisées par la présence de « drapeaux jaunes ».

B. Prévalence

B La lombalgie aiguë est une pathologie courante. Il s'agit du deuxième motif de consultation en médecine générale. Avec une incidence comprise entre 60 et 90 % et une prévalence estimée entre un quart et un tiers de la population générale, elle constitue le trouble musculosquelettique le plus fréquent, devant les scapulalgies (20,9 %) et les cervicalgies (20,6 %). Dix-neuf pour cent des arrêts de travail en 2015 étaient secondaires à une lombalgie. Ce chiffre est en augmentation constante — il était de 13 % en 2005. Pour les arrêts de plus de six mois, 30 % d'entre eux sont secondaires à une problématique rachidienne.

Il s'agit de la première cause d'années de vie vécues en situation de handicap.

II. Étiologie

A. Lombalgies symptomatiques

Ces lombalgies sont à évoquer systématiquement et à éliminer à l'aide des « drapeaux rouges ».

- A En faveur d'une fracture : notion de traumatisme, prise de corticoïdes, âge supérieur à 70 ans, ostéoporose, antécédent de tassement vertébral.
- En faveur d'une néoplasie : âge supérieur à 50 ans ou inférieur à 20 ans, perte de poids inexpliquée, antécédent tumoral ou échec du traitement symptomatique.
- En faveur d'une infection : fièvre, douleur à recrudescence nocturne, contexte d'immunosuppression, infection urinaire récente, sonde urinaire à demeure, prise de drogue intraveineuse, prise prolongée de corticoïdes.
- En faveur d'une inflammation : début progressif avant 40 ans, raideur matinale majeure, atteinte des articulations périphériques, uvéite, psoriasis, signes d'appel cutanés, colites, écoulement urétral, antécédent familial de spondylarthropathie.

Drapeaux rouges

Toujours **éliminer une lombalgie symptomatique** avant de conclure à une lombalgie non spécifique (commune). Les *red flags*, ou « drapeaux rouges », évocateurs d'une pathologie sous-jacente spécifique, grave ou possédant un traitement spécifique, sont les suivants :

- Douleur de type non mécanique : douleur d'aggravation progressive, présente au repos et en particulier durant la nuit.
- Symptôme neurologique étendu (déficit dans le contrôle des sphincters vésicaux ou anaux, atteinte motrice au niveau des jambes, syndrome de la queue-de-cheval).
- Paresthésie au niveau du pubis (ou du périnée).
- Traumatisme important (tel qu'une chute en hauteur).
- Perte de poids inexpliquée.
- Antécédent de cancer.
- Usage de drogue intraveineuse ou usage prolongé de corticoïdes (par exemple, thérapie de l'asthme).
- Déformation structurale importante de la colonne.
- Douleur thoracique (rachialgies dorsales).
- Âge d'apparition inférieur à 20 ans ou supérieur à 55 ans.
- Fièvre.
- Altération de l'état général.

B. Lombalgies communes (non spécifiques) : pathologies discovertébrales

Une démarche nouvelle voit le jour dans l'évaluation des lombalgies communes : elle consiste à phénotyper la lombalgie commune, afin de proposer un traitement personnalisé.

Cette méthode fondée sur l'analyse de la littérature et l'expérience du clinicien reste actuellement débattue mais apporte dans la majorité du cas une aide au diagnostic et donc au traitement des lombalgies ; c'est pourquoi nous la présentons ici.

La démarche du médecin vis-à-vis de son patient va être, *via* un interrogatoire, un examen clinique rigoureux et aidé de l'imagerie, d'essayer d'isoler la lésion qui explique la majorité des symptômes décrits par le patient, permettant ensuite un traitement lésionnel efficace.

Principaux phénotypes de la lombalgie commune

Lyse isthmique

B Les patients rapportent une notion de paroxysmes douloureux aux changements de position, très souvent une amélioration à la marche et l'absence de syndrome rachidien.

Origine discale

Un âge compris entre 25 et 50 ans, un début brutal, la présence d'un syndrome rachidien, d'un point « sonnette » et la majoration des douleurs à la mise en charge sont à associer à une pathologie discale.

La présence d'une radiculalgie volontiers unilatérale, d'un signe de Lasègue homolatéral et croisé, d'une impulsivité à la toux sont à faveur d'une lombosciatique par hernie discale.

Discopathie active

Pour ce qui est de la discopathie active (dénommée également discopathie Modic), les patients ont des douleurs inflammatoires représentées par un dérouillage matinal, des réveils nocturnes et une bonne sensibilité aux anti-inflammatoires.

Classification IRM de Modic des discopathies érosives

(Modifications de signal des plateaux vertébraux associées à la dégénérescence discale.)

- Type 1 : hyposignal T1 et hypersignal T2, correspondant à un œdème (Modic 1) (fig. 10.1).
- Type 2 : hypersignal T1 et T2, correspondant à une involution graisseuse (Modic 2).
- Type 3 : hyposignal T1 et T2, correspondant à une ostéosclérose (Modic 3).

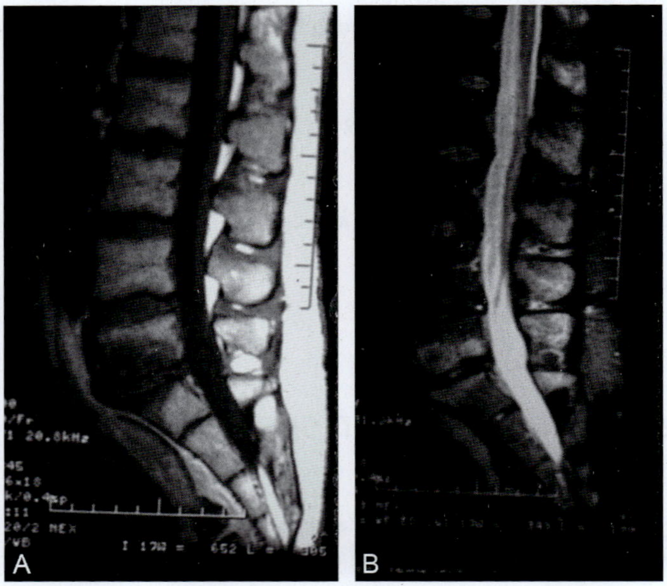

Fig. 10.1. A Modifications de signal IRM des plateaux vertébraux L5 et S1 de type Modic 1.
A. Hyposignal T1. B. Hypersignal T2.

Canal lombaire rétréci

Il intéresse typiquement les patients qui ont plus de 60 ans ; il n'y a pas de caractère impulsif. Les patients rapportent des douleurs projetées sans trajets précis (fesse, cuisse, crêtes iliaques), parfois claudicante, avec un examen physique normal en dehors de l'antéflexion spontanée du rachis en position statique. Les douleurs peuvent être majorées en hyperextension. Pour ce qui est du canal lombaire étroit, qui est constitutionnel, on a une symptomatologie comparable mais l'âge est en général inférieur à 40 ans.

Sténose foraminale

Le tableau clinique est très comparable à celui du canal lombaire rétréci ; la seule différence est qu'en position assise, dos droit, la douleur aura tendance à augmenter, tandis qu'il y aura une amélioration de ces mêmes douleurs en position assise et thorax antéfléchi.

Arthrose interapophysaire postérieure

L'examen physique est le plus souvent normal.

Troubles de la statique

On pourra retrouver une gibbosité à l'inspection (déformation du rachis lombaire ou thoracique, visible notamment lors de l'antéflexion). Il peut exister des notions de scoliose détectée à l'adolescence et d'aggravation des symptômes à la ménopause ou à l'arrêt du traitement hormonal substitutif, mais il existe également des scolioses dites dégénératives d'apparition plus tardives.

Instabilité rachidienne

Les patients décrivent des paroxysmes douloureux lors des changements de position. La douleur a également tendance à s'aggraver progressivement au piétinement et, paradoxalement, à s'améliorer à la marche. La sensation d'effondrement postérieure lorsque le patient s'assoit est très souvent décrite.

Le canal lombaire étroit, la sténose foraminale et l'arthrose interapophysaire postérieure sont d'origine dégénérative (arthrosique) ; ils peuvent être favorisés par des troubles de la statique (hyperlordose, scoliose), une instabilité rachidienne mais également un surpoids.

III. Poussées aiguës de lombalgie

A. Bilan clinique

1. Interrogatoire

A Il s'agit d'une douleur d'apparition brutale, d'horaire mécanique, en barre, au maximum pouvant empêcher le redressement (malade plié en deux), impulsive à la toux.

Elle peut être associée ou non à une douleur de fond préexistante.

Si un facteur déclenchant est souvent recherché à l'interrogatoire, il n'est pas systématiquement retrouvé.

Il convient de rechercher à l'interrogatoire :

- la présence d'antécédents de lumbago ;
- la pratique d'une activité physique régulière ;
- poids, taille, indice de masse corporelle (IMC).

B Il est important de mettre en évidence les facteurs de risque de passage à la chronicité (facteurs de risques psychosociaux) à l'aide des « drapeaux jaunes ».

Drapeaux jaunes

Les drapeaux jaunes correspondent aux facteurs de risque de passage à la chronicité et/ou d'incapacité prolongée. Il s'agit principalement de facteurs psychosociaux.

- Problèmes émotionnels tels que la dépression, l'anxiété, le stress, une tendance à une humeur dépressive et le retrait des activités sociales (échelle HAD, cf. annexe 10.1).
- Attitudes et représentations inappropriées par rapport au mal de dos, comme l'idée que la douleur représenterait un danger ou qu'elle pourrait entraîner un handicap grave, un

comportement passif avec attentes de solutions placées dans des traitements plutôt que dans une implication personnelle active (FABQ, cf. annexe 10.2).

- Comportements douloureux inappropriés, en particulier d'évitement ou de réduction de l'activité, liés à la peur (FABQ).
- Problèmes liés au travail (insatisfaction professionnelle ou environnement de travail jugé hostile) ou problèmes liés à l'indemnisation (rente, pension d'invalidité).

2. Examen physique

Ⓐ Présence d'une contracture paravertébrale douloureuse à la palpation responsable d'une attitude antalgique.

On note une raideur du rachis souvent localisée à un secteur (indice de Schober limité, fig. 10.2), une limitation de la mobilité rachidienne dans un ou plusieurs axes (en antéflexion, latéroflexion, rotation).

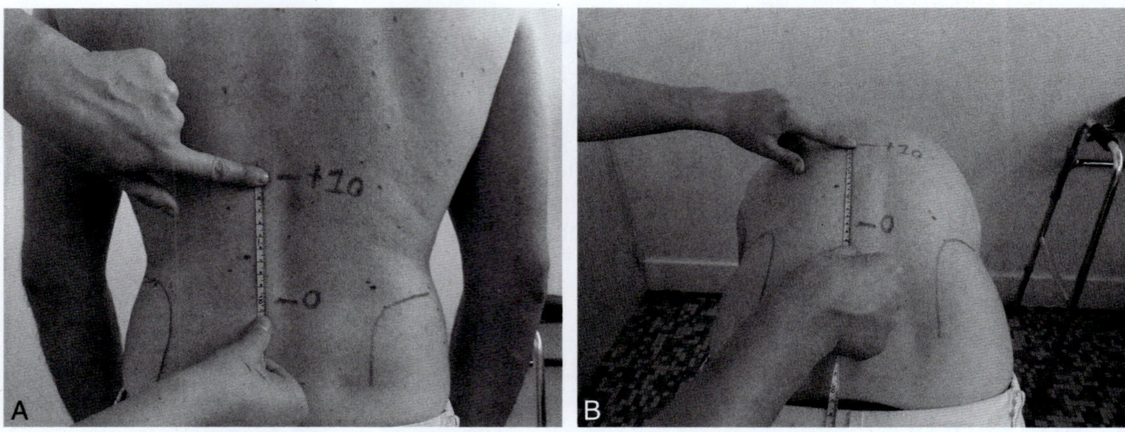

Fig. 10.2. Ⓐ Indice de Schober.
On place un repère 10 cm au-dessus de l'épineuse de L5, lorsque le sujet est debout, puis on note l'augmentation et la diminution de la distance entre ces deux repères lors de la flexion et de l'extension du tronc ; la norme varie en fonction de la taille et du sexe.
A. Repères. B. Flexion antérieure.

Signes négatifs : examen neurologique normal (notamment absence de syndrome de la queue de cheval, absence de déficit moteur), absence de douleurs des articulations sacro-iliaques, des hanches, absence d'éléments cliniques pouvant évoquer d'autres « drapeaux rouges ».

La position permettant un examen optimal du rachis lombaire est la position mettant le patient en décubitus ventral en travers de la table : cette position détend les fléchisseurs de hanche et corrige la lordose lombaire.

B. Examens complémentaires

1. Examens d'imagerie

Il est important d'expliquer aux patients pourquoi une imagerie n'est pas nécessaire et l'absence de corrélation systématique entre les symptômes et les signes radiologiques si une imagerie est réalisée.

Les examens d'imagerie sont envisagés chez les patients ayant eu six semaines de traitement médical optimal et dont il n'existe pas ou peu d'amélioration des lombalgies.

Un examen d'imagerie plus précoce doit être réalisé en cas de « drapeaux rouges » faisant évoquer une lombalgie symptomatique et/ou s'il est décidé de réaliser un geste invasif.

En cas de nécessité de réaliser des examens morphologiques, il est recommandé de réaliser une IRM (ou une TDM en cas de contre-indication).

Il n'y a pas d'indication à réaliser des radiographies isolées en dehors de la recherche d'une instabilité ou d'un trouble de la statique rachidienne.

2. Examens biologiques

En cas de recherche d'une lombalgie symptomatique : numération-formule sanguine, protéine C-réactive et vitesse de sédimentation seront demandées, en complément des examens d'imagerie.

C. Traitement des poussées aiguës de lombalgies communes

La plupart des épisodes de lumbagos évoluent naturellement vers la guérison en quelques jours.

Objectif du traitement

Calmer la douleur, restaurer la mobilité et la fonction, éviter le passage à la chronicité et les arrêts de travail prolongés.

- Délivrer une information adaptée et rassurer le patient **(éducation thérapeutique)**.
- **Proscrire l'alitement systématique !** Conseiller aux patients de rester actifs et de poursuivre leurs activités quotidiennes normalement, ainsi que leur activité professionnelle, si l'intensité de la douleur le permet. Promouvoir une activité physique adaptée.
- **B** **Une ceinture de maintien lombaire peut être prescrite, en particulier pour la reprise des activités physiques et professionnelles** ou pour les efforts physiques sollicitant le rachis lombaire. Leur port n'entraîne pas d'amyotrophie en raison du rôle antigravidique des muscles érecteurs du rachis.
- Intérêt limité des médicaments et absence de preuve d'efficacité sur la diminution du délai de rémission :
  - les AINS sont actuellement le traitement médicamenteux de première intention ;
  - les médicaments de palier 2 peuvent être envisagés en prenant en compte le risque de mésusage ;
  - le paracétamol n'est plus recommandé sauf ponctuellement à visée symptomatique (d'après les recommandations françaises) ;
  - les myorelaxants ont une balance bénéfice/risque défavorable ;
  - les opioïdes forts ne doivent pas être prescrits du fait du risque de mésusage ;
  - le néfopam et les corticoïdes n'ont pas fait la preuve de leur efficacité.
- Des séances de kinésithérapie peuvent être prescrites chez les patients à risque de passage à la chronicité.
- Les manipulations vertébrales peuvent être utilisées et ont une efficacité antalgique à court terme. Cependant, ces techniques sont formellement contre-indiquées en présence de signes de souffrance nerveuse (elles nécessitent des radiographies au préalable).
- Une nouvelle consultation doit être proposée à tous les patients à deux à quatre semaines.

- Chez les patients présentant des facteurs de risque de chronicité, la prise en charge s'apparente à la prise en charge des patients lombalgiques chroniques et il est licite de prévoir une prise en charge pluridisciplinaire précoce. Une troisième évaluation doit être réalisée à six à douze semaines. Cette consultation est l'occasion d'évaluer l'adhésion à la prise en charge, l'efficacité de cette dernière, de réaliser un nouvel examen clinique et d'évaluer à nouveau les facteurs de risque de chronicité (« drapeaux jaunes »). En cas d'amélioration clinique, il sera alors proposé une désescalade des traitements tout en maintenant une activité physique régulière et des auto-exercices. En l'absence d'amélioration, il faut réaliser une imagerie (IRM, ou TDM si contre-indication) et poursuivre la prise en charge en fonction (lombalgie commune chronique ou lombalgie symptomatique).

IV. Lombalgies communes chroniques

Ⓐ On considère actuellement que moins de 10 % des lombalgies aiguës évoluent vers la chronicité, mais ce faible pourcentage représente la majorité du coût de cette pathologie.

A. Examen clinique

1. Interrogatoire

- Date de début des douleurs, facteur déclenchant, antécédents de lumbagos, pratique d'une activité physique, mode de vie (escaliers), poids, taille, IMC.
- Évaluation de la douleur (cf. *supra* : Phénotypes) : siège et irradiation, horaire, impulsivité à la toux, facteurs aggravants ou atténuants, échelle visuelle analogique (EVA), traitements antalgiques déjà tentés et leur efficacité, port d'une ceinture lombaire.
- Cinésiophobie (peur du mouvement).
- Les facteurs de risque d'incapacité prolongée au travail ou d'obstacle au retour au travail (cf. « drapeaux bleus » et « drapeaux noirs », relevant du troisième cycle, et recommandations de la HAS) doivent être recherchés en cas d'arrêts de travail répétés ou prolongés au-delà de quatre semaines. Dans ce cas, l'expertise du médecin du travail doit être sollicitée, notamment pour connaître les contraintes et les possibilités d'adaptation du poste de travail.

2. Examen physique

Examen du rachis lombaire

- Recherche d'un trouble de la statique rachidienne dans les plans frontal (déviation rachidienne d'un côté), sagittal (évaluation des courbures) et axial (recherche d'une gibbosité) (fig. 10.3).
- Recherche d'une inégalité de longueur des membres inférieurs.
- Examen de la mobilité rachidienne (fig. 10.4 et 10.5).
  - palpation des épineuses axiales et en regard des articulaires postérieures ;
  - recherche d'une douleur à la charnière thoracolombaire (T12-L1) ;
  - recherche de contractures paravertébrales douloureuse à la palpation.

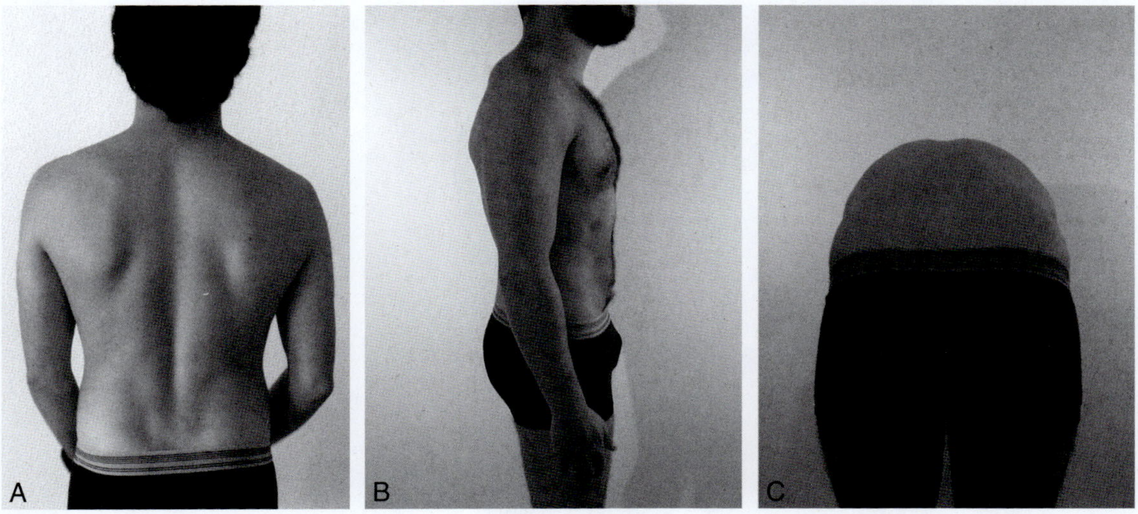

Fig. 10.3. Ⓐ **Évaluation de la statique rachidienne.**

Plans frontal (A), sagittal (B) et axial (C) : recherche de l'apparition d'une gibbosité (= bosse) lors de la flexion antérieure du tronc signant une rotation vertébrale axiale que l'on retrouve dans les scolioses. Absence de gibbosité en C.

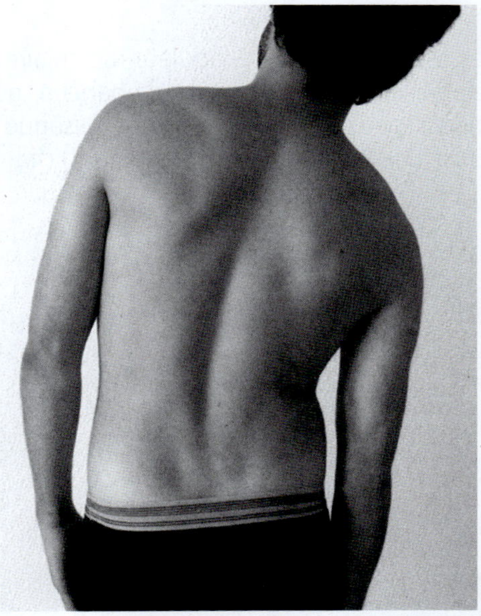

Fig. 10.4. Ⓐ **Évaluation de la mobilité en inclinaison.**

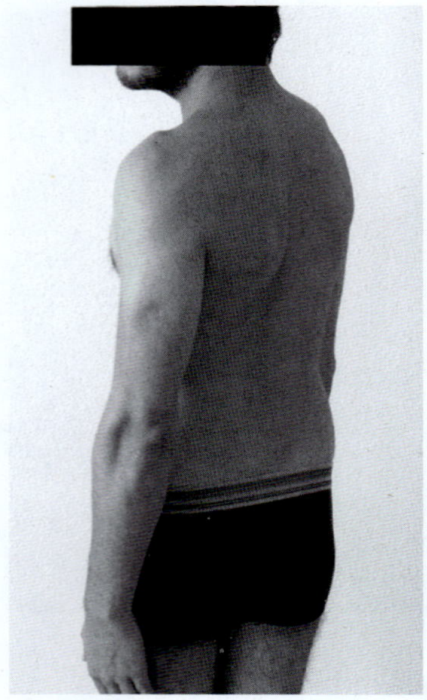

Fig. 10.5. Ⓐ **Évaluation de la mobilité en rotation.**

Examen neurologique

- Absence de signes neurologiques.
- Absence de signe de Lasègue radiculaire (douleur radiculaire dans un ou les deux membres inférieurs déclenchée par la flexion passive de la hanche, genou en extension, patient en décubitus dorsal), mais il peut exister un signe de Lasègue lombaire (qui, dans la même position, déclenche une douleur lombaire uniquement) (fig. 10.6).

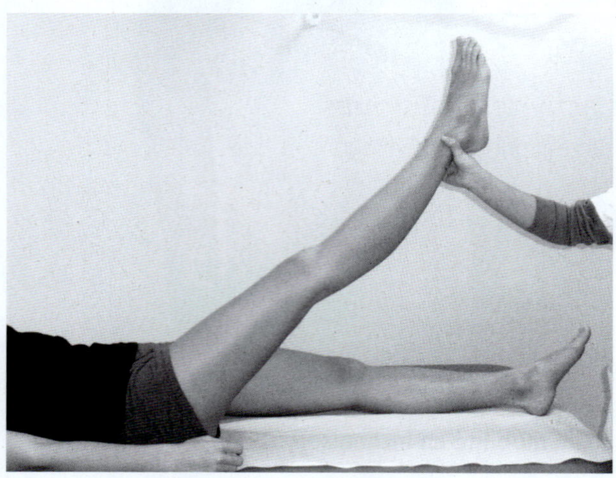

Fig. 10.6. Ⓐ **Recherche d'un signe de Lasègue (radiculaire ou lombaire).**

B. Examens complémentaires

- IRM du rachis lombaire (ou TDM si contre-indication).
- Il n'y a pas d'indication à réaliser des radiographies isolées en dehors de la recherche d'une instabilité ou d'un trouble de la statique rachidienne.
- Il n'y a pas d'indication à renouveler l'imagerie, sauf modification des symptômes ou pour s'assurer de l'absence de contre-indications d'une thérapie nouvelle.

C. Traitements des lombalgies non spécifiques chroniques

Objectif du traitement

La prise en charge doit être centrée sur le patient : elle prend en compte le vécu du patient et le retentissement de sa douleur (dimensions physique, psychologique et socioprofessionnelle). Cette prise en charge globale est habituellement dénommée « bio-psycho-sociale » et s'appuie sur une prise en charge multidisciplinaire.

1. En première intention

Éducation thérapeutique

Rassurer le patient, expliquer la pathologie, fournir une information structurée et validée.

Prise en charge de la douleur

- Traitement médicamenteux :
  - *idem* à la poussée aiguë de lombalgie.
  - **B** en cas de composante dépressive associée, les antidépresseurs (IRSNA et tricycliques) peuvent être ajoutés ;
  - en cas de douleur neuropathique associée, les gabapentinoïdes ou les antidépresseurs (IRSNA et tricycliques ; à privilégier si composante dépressive) peuvent être associés.
- **A** La neurostimulation électrique transcutanée (*Transcutaneous Electrical Nerve Stimulation*, TENS) est efficace sur la douleur, surtout en présence d'une radiculalgie associée.
- Les infiltrations épidurales de corticoïdes ne sont pas recommandées en première intention ; elles sont discutées secondairement notamment si une radiculalgie est associée.
- D'autres thérapies sont évoquées, comme l'acupuncture, qui n'est pas recommandée en France.

Maintien des activités physiques

- Il s'agit du traitement principal permettant une évolution favorable des lombalgies communes.
- L'activité physique a également un rôle en prévention secondaire afin de diminuer le risque de récidive.
- Le choix de l'activité physique doit prendre en compte la préférence du patient.
- Poursuivre le niveau d'activité maximal compatible avec la douleur sous couvert éventuel d'une ceinture de maintien lombaire souple.

Séances de kinésithérapie

- Le kinésithérapeute doit participer à l'éducation du patient (réassurance, lutte contre les peurs et croyances, sensibilisation aux bienfaits de l'activité physique). Cette éducation passe par l'enseignement d'auto-exercices que le patient devra poursuivre quotidiennement au domicile.
- Il s'agit d'un travail essentiellement actif ; les thérapies passives doivent être limitées.
- **B** Renforcement musculaire : muscles abdominaux, spinaux, quadriceps (fig. 10.7).
- **A** Étirement des plans sous-pelviens : muscles psoas, ischio-jambiers, quadriceps.
- La balnéothérapie peut être associée : elle a un effet antalgique à court terme.
- Reconditionnement aérobie.
- Travail de la proprioception.

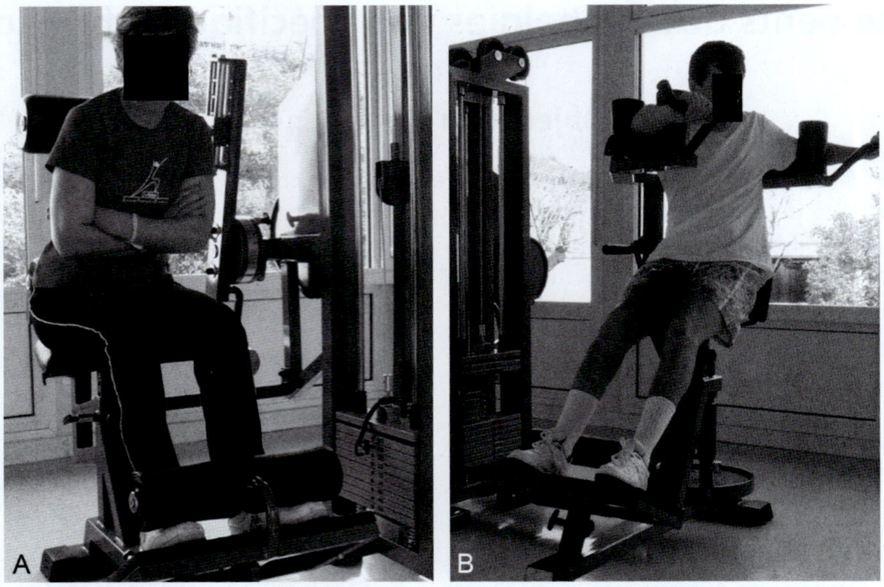

Fig. 10.7. B **Renforcement musculaire des muscles du tronc.**

Accompagnement psychologique (si besoin)

- A Prise en charge psychologique et comportementale : plusieurs thérapies existent, sans qu'une ne soit supérieure à une autre.

Reprise des activités professionnelles et sociales

Objectif de reprise du travail si le patient est en arrêt de travail.

- Contact précoce avec la médecine du travail.
- Durées indicatives des arrêts de travail pour les lombalgies aiguës, subaiguës et chroniques, recommandées par l'assurance maladie après avis de la HAS : tableau 10.1.

Tableau 10.1. A **Arrêts de travail pour les lombalgies aiguës, subaiguës et chroniques.**

Type d'emploi		Durée de référence*
Sédentaire		1 jour
Travail physique léger	Charge ponctuelle < 10 kg Charge répétée < 5 kg	3 jours
Travail physique modéré	Charge ponctuelle < 25 kg Charge répétée < 10 kg	14 jours
Travail physique lourd	Charge > 25 kg	35 jours

*Durée à l'issue de laquelle la majorité des patients est capable de reprendre un travail ; elle est modulable en fonction des complications ou comorbidités du patient.

Autres

Traitements n'ayant pas fait la preuve de leur efficacité concernant les lombalgies chroniques non spécifiques : tractions vertébrales, école du dos.

2. En seconde intention

Prise en charge en programme de restauration fonctionnelle du rachis

Elle est effectuée en service par les médecins (MPR ou rhumatologue, le plus souvent). Elle peut comporter les interventions de masseurs-kinésithérapeutes, ergothérapeutes, psychologues, assistants sociaux, chargés d'insertion socioprofessionnelle, diététiciens, enseignants en activité physique adaptée (APA).

Bilan pré-rééducation (avant programme de restauration fonctionnelle du rachis, cf. *infra*)

- **B** Recherche de rétractions (raideur tendino-musculaire) des plans sous-pelviens : mesure de la distance talon–fesse sur un patient en décubitus ventral (rétraction des muscles quadriceps) ; mesure des angles poplités (rétraction des muscles ischio-jambiers). La mesure de ces rétractions permet par la suite de suivre le gain de souplesse de ces muscles au cours de la rééducation (fig. 10.8 et 10.9).

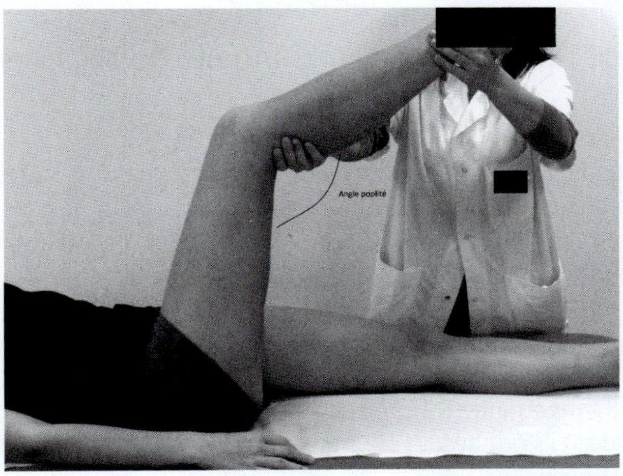

Fig. 10.8. B Mesure de l'angle poplité (évaluant la raideur des muscles ischio-jambiers) : positionner la hanche à 90° de flexion passive en position de décubitus et amener progressivement le genou en extension passive.

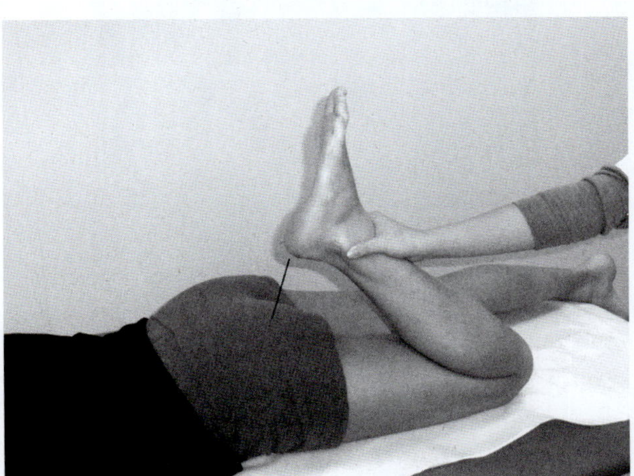

Fig. 10.9. B Mesure de la distance talon–fesse (évaluant la raideur des muscles quadriceps).

- Mesure des amplitudes du rachis lombaire (rotations, inclinaisons, flexion, extension), avec notamment mesure de l'indice de Schober qui recherche une raideur du rachis lombaire, ainsi que la mesure de la distance doigts–sol.
- Recherche d'un syndrome de déconditionnement à l'effort (décrit par Mayer en 1985) : perte de la mobilité rachidienne, diminution des capacités musculaires (diminution de l'endurance des fléchisseurs et extenseurs du rachis) et cardiovasculaires à l'effort, réduction des capacités fonctionnelles (questionnaire de Québec), cinésiophobie.
- Évaluation de la composante anxieuse et dépressive (score HAD, *Hospital Anxiety and Depression scale*) et du retentissement sur les activités de la vie quotidienne (questionnaire EIFFEL = Oswestry : cf. annexe 10.3).
- Évaluation des croyances. Les patients présentant des lombalgies chroniques ont souvent des croyances erronées concernant leur pathologie et le lien entre leurs symptômes et l'activité physique (personnelle et professionnelle) : FABQ (*Fear Avoidance Beliefs Questionnaire*, croyances concernant le travail et l'activité physique).
- Évaluation de la qualité de vie.
- Réalisation d'un test de lever de charge (test de Pile).

Programme de restauration fonctionnelle du rachis en service de rééducation

- Ⓐ Groupe de patients lombalgiques, en hospitalisation.
- Séances de rééducation collectives et quotidiennes (matin et après-midi) : kinésithérapie, ergothérapie, balnéothérapie.
- Reconditionnement à l'effort en séance d'activité physique adaptée (APA) (fig. 10.10).
- Séances d'éducation thérapeutique, souvent réalisées en groupe, animées par différents intervenants (médecin, équipe infirmière, ergothérapeute, kinésithérapeute, enseignants en activité physique adaptée, psychologue…), avec différentes thématiques (les traitements antalgiques, l'activité physique et la lombalgie chronique, la reprise du sport…). Selon la HAS, « l'éducation thérapeutique du patient vise à aider les patients à acquérir ou maintenir les compétences dont ils ont besoin pour gérer au mieux leur vie avec une maladie chronique ».
- Accompagnement psychologique.
- Réinsertion socioprofessionnelle (fig. 10.11).

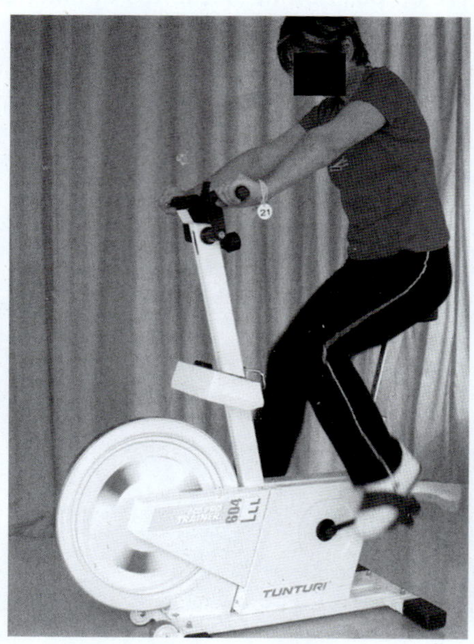

Fig. 10.10. Ⓐ **Reconditionnement à l'effort.**

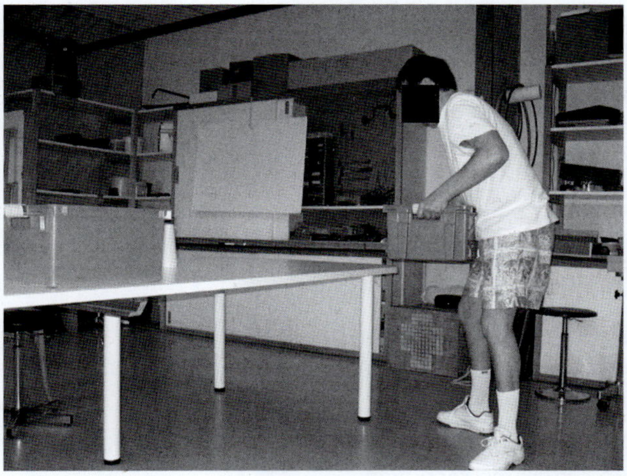

Fig. 10.11. Ⓐ Réentraînement à l'activité professionnelle.

Le pronostic fonctionnel de la lombalgie chronique est sombre puisque l'on considère qu'après six mois d'arrêt d'activité professionnelle pour lombalgies, la probabilité de reprise du travail est d'environ 50 %, qu'après un an elle est de 25 %, et qu'après deux ans elle est à peu près nulle.

Dorsalgies

I. Définition

Dorsalgies : douleurs ressenties en regard du rachis thoracique (T1 à T12).

Une origine viscérale ou symptomatique est plus souvent retrouvée pour les dorsalgies que pour les lombalgies ou cervicalgies.

II. Étiologie

L'origine des dorsalgies peut être rachidienne, viscérale ou symptomatique.

Les dorsalgies symptomatiques ont les mêmes étiologies que les lombalgies symptomatiques.

Tous les organes intrathoraciques et de l'étage sus-mésentérique peuvent être responsables de dorsalgies.

Parmi les dorsalgies rachidiennes bénignes, on peut évoquer :

- l'arthropathie costovertébrale ;
- la dorsalgie statique (par exemple, sur scoliose) ;
- la dorsalgie d'origine cervicale ;
- le **dérangement intervertébral mineur** (par exemple, syndrome de la charnière thoraco-lombaire ou à l'insertion basse du muscle splénius).

B Dans les cas sans étiologie précise, on parle de « dorsalgies fonctionnelles » (diagnostic d'élimination). Ces dorsalgies touchent plus fréquemment les femmes jeunes, associant des facteurs psychologiques avec une profession sollicitant le rachis thoracique.

À noter que les hernies discales thoraciques sont rares.

III. Démarche diagnostique

- A Caractéristiques de la douleur : siège, type, horaire, irradiation en ceinture, ancienneté, facteurs déclenchants, facteurs d'aggravation et d'atténuation, sensibilité aux médicaments (en particulier aux AINS).
- Examen clinique général : cardiaque, pulmonaire, digestif, urologique.
- Recherche d'un syndrome rachidien.
- Recherche d'un trouble de la statique rachidienne.
- Évaluation du contexte psychologique.

IV. Examens complémentaires

- Systématiques en l'absence d'orientation étiologique.
- Au minimum : radiographies du rachis thoracique.
- En fonction de l'examen clinique : IRM et/ou scanner.

V. Traitement

Le traitement des dorsalgies extrarachidiennes et des dorsalgies symptomatiques relèvent du traitement de la pathologie en question.

Le traitement des « dorsalgies fonctionnelles » comprend, en plus d'une prise en charge antalgique, une prise en charge psychologique, ainsi qu'une éventuelle adaptation ergonomique du poste de travail. Malgré la bénignité de ces dorsalgies, l'évolution peut être longue.

Cervicalgies

I. Définition

La cervicalgie est une douleur de la région postérieure du rachis cervical.

Deux tiers de la population sont concernés une fois dans leur vie par des cervicalgies.

À noter qu'il peut exister des cervicalgies d'origine projetée (douleur thoracique, dorsalgies).

II. Cervicalgies aiguës

A. Étiologie

- Post-traumatiques.
- Symptomatiques (inflammatoire, infectieuse, tumorale).
- Communes (les plus fréquentes) : détérioration dégénérative (cervicarthrose) et/ou trouble fonctionnel musculoligamentaire.

NB : Les « drapeaux rouges » (cf. *supra*) s'appliquent également aux cervicalgies et sont à éliminer systématiquement ainsi que les « drapeaux jaunes, bleus et noirs », facteurs de risque de chronicisation, qui doivent être recherchés.

B. Diagnostic de cervicalgies communes aiguës

- Torticolis ou cervicalgies :
  - douleur d'apparition brutale, apparaissant souvent le matin au réveil, puis d'horaire mécanique ;
  - à l'examen physique : raideur du rachis souvent unilatérale entraînant rotation de la tête, contracture paravertébrale, douleur à la palpation des épineuses ;
  - signes négatifs : examen neurologique normal (pas de signes de souffrance nerveuse ni de déficit neurologique), absence de fièvre.
- Cervicalgies posturales : elles touchent principalement l'adulte jeune et sont liées le plus souvent à une mauvaise posture.

C. Examens complémentaires (recommandations HAS)

En cas de cervicalgies aiguës communes, sans antécédent de traumatisme du rachis cervical, aucun examen complémentaire n'est nécessaire d'emblée. Les douleurs s'améliorent généralement avec un traitement symptomatique en quatre à six semaines.

D. Traitement des cervicalgies communes aiguës

- Rassurer le patient.
- Prise en charge antalgique médicamenteuse (paracétamol et AINS) et par agents physiques (thermothérapie). La corticothérapie est inefficace.
- Éviter l'immobilisation par collier cervical, qui augmente la raideur. Si l'immobilisation est nécessaire (intensité douloureuse importante), elle doit être de **durée brève** (deux ou trois jours).

> Toute manipulation vertébrale cervicale doit être précédée d'une enquête clinique exhaustive et, au minimum, de radiographies du rachis cervical. Elles doivent être réalisées par un médecin formé et ayant une pratique régulière, en tenant compte de la balance bénéfice-risque qui n'est pas clairement établie. Elles ont une efficacité antalgique à court terme et peuvent faire céder une contracture musculaire (lors des poussées aiguës de cervicalgies chroniques).

- Des séances de rééducation (kinésithérapie ou ostéopathie) peuvent être prescrites pour prévenir les récidives, comprenant (recommandations de la Société française de médecine manuelle orthopédique et ostéopathique, SOFMMOO, 2003) :
  - B physiothérapie antalgique (souvent la seule réalisable initialement) ;
  - rééducation douce et progressive par contractions isométriques (techniques myotensives) ;
  - apprentissage d'exercices d'auto-étirement.

III. Cervicalgies chroniques

A. Étiologie

- A Symptomatiques (fracture, origine inflammatoire, infectieuse, tumorale).
- Communes : cervicarthrose.

B. Diagnostic de cervicarthrose

- La cervicarthrose peut se révéler par quatre tableaux différents :
  - syndrome cervical chronique ;
  - myélopathie cervicarthrosique ;
  - névralgie cervicobrachiale ;
  - insuffisance vertébrobasillaire.
- Le syndrome cervical chronique comprend :
  - une douleur diffuse ou localisée ;
  - une irradiation possible de la douleur en interscapulaire ou occipital ;
  - une raideur et une limitation des amplitudes articulaires avec limitation fonctionnelle ;
  - une douleur à la palpation des processus épineux et des articulations zygapophysaires (articulaires postérieures) ;
  - la présence d'un syndrome cellulo-téno-myalgique ;
  - une contracture paravertébrale ;
  - un examen neurologique normal.

C. Examens complémentaires dans les cervicalgies communes chroniques (recommandations HAS)

- En l'absence d'évolution favorable d'une cervicalgie aiguë, une imagerie cervicale pourra être demandée, sachant qu'il n'existe pas forcément de corrélation radioclinique :
  - s'il s'agit de cervicalgies sans radiculalgie, des radiographies du rachis cervical (face, profil, trois quarts gauche et droit) sont demandées dans un premier temps ; une IRM (ou un TDM si contre-indication) est demandée secondairement si les radiographies sont douteuses ou si les douleurs persistent ;
  - si des radiculalgies sont associées aux cervicalgies, il convient de réaliser une IRM en première intention, à visée diagnostique ou si un geste invasif est discuté.
- En l'absence d'évolution des symptômes, il n'y a pas d'indication à renouveler le même examen d'imagerie.

D. Traitement des cervicalgies communes chroniques

- Il se rapproche du traitement des lombalgies chroniques.
- Information du patient sur sa pathologie, l'absence de corrélation radioclinique systématique, les modalités et les objectifs du traitement.
- Prise en charge médicamenteuse symptomatique (antalgique de palier 1, éventuellement palier 2, pas de palier 3), moins efficace.
- Traitement rééducatif : essentiel, il consiste en :
  - B des séances de masso-kinésithérapie : physiothérapie antalgique, étirements, renforcement des muscles spinaux par contractions isométriques, récupération de la mobilité active, travail proprioceptif ;
  - éducation thérapeutique et apprentissage d'auto-exercices d'étirements musculaires ;
  - travail actif, recommandé dans le traitement des cervicalgies chroniques et aiguës.
- A Proscrire l'immobilisation de longue durée du rachis cervical.

Une immobilisation prolongée par collier cervical est source de raideur, douleur et limitation d'amplitude.

Points clés

- Les diagnostics de rachialgies d'origine dégénérative sont des diagnostics d'élimination.
- Les dérangements intervertébraux mineurs sont fréquents, bénins, et peuvent être retrouvés à tous les étages rachidiens.
- **Lombalgies** :
  - toujours rechercher les « drapeaux rouges » et les « drapeaux jaunes » ;
  - approche multifactorielle ;
  - importance de l'éducation thérapeutique ;
  - proscrire l'alitement systématique ;
  - ne pas oublier la réinsertion socioprofessionnelle.
- **Dorsalgies** :
  - une origine viscérale ou symptomatique est plus souvent retrouvée que pour les lombalgies ou les cervicalgies ;
  - examens complémentaires systématiques.
- **Cervicalgies** : limiter à deux ou trois jours l'immobilisation par collier cervical si celle-ci est vraiment nécessaire.

Notions indispensables et inacceptables

Notions indispensables

- C'est un problème de santé publique majeur dans toutes les populations du monde et la première cause de handicap douloureux et fonctionnel.
- « Drapeaux rouges » et « drapeaux jaunes » sont des notions indispensables à connaître.
- Il n'y a pas de parallélisme radioclinique.
- Le traitement nécessite essentiellement une approche rééducative et bio-psycho-sociale.

Notions inacceptables

- La facilité : sous prétexte qu'une rachialgie est dans la très grande majorité des cas mécanique, rentrer dans la facilité de ce diagnostic sans analyse plus fine de chaque cas particulier.
- Baisser les bras : sous prétexte que l'on n'a pas toujours les options thérapeutiques radicales ou curatives, laisser le champ libre aux approches paramédicales souvent plus commerciales que scientifiques.
- À l'inverse, utiliser des techniques algologiques lourdes et invasives peut être plus iatrogène que bénéfique, surtout lorsque l'on sait que la majorité des formes chroniques sont associées à des problèmes sociaux et psychologiques.
- L'imagerie trop facile (et coûteuse) : elle ne doit être demandée que pour rechercher un diagnostic différentiel et non pour objectiver des anomalies dégénératives présentes de toute façon dans l'immense majorité de la population, même asymptomatique.

Pour en savoir plus

ANAES. Masso-kinésithérapie dans les cervicalgies communes et dans le cadre du coup du lapin ou *whiplash*. Paris : ANAES; mai 2003.

	HAS. Prise en charge du patient présentant une lombalgie commune. Mars 2019. https://www.has-sante.fr/upload/docs/application/pdf/2019-04/fm_lombalgie_v2_2.pdf
	Actualités en MPR. Numéro 1 et 2, juin 2020. https://www.edimark.fr/actualites-mpr/n_1_2_06-2020
	Évolution des recommandations nationales et internationales pour la prise en charge de la lombalgie. Actualités en MPR. Numéro 1 et 2, juin 2020. https://www.edimark.fr/Front/frontpost/getfiles/29266.pdf
	Pourquoi faut-il phénotyper les patients souffrant de lombalgie ? Actualités en MPR. Numéro 1 et 2, juin 2020. https://www.edimark.fr/Front/frontpost/getfiles/29261.pdf

Annexes

Annexe 10.1 – Échelle HAD (*Hospital Anxiety and Depression scale*)

Cette échelle explore les symptômes anxieux et dépressifs.

Faire le total du versant Anxiété et du versant Dépression : 21 points maximum pour chacun.

- Entre 8 et 10 : état anxieux ou dépressif douteux.
- Au-delà de 10 : état anxieux ou dépressif certain.

Anxiété

1. Je me sens tendu ou énervé.
0 Jamais.
1 De temps en temps.
2 Souvent.
3 La plupart du temps.

2. J'ai une sensation de peur comme si quelque chose d'horrible allait m'arriver.
0 Pas du tout.
1 Un peu mais cela ne m'inquiète pas.
2 Oui, mais ce n'est pas trop grave.
3 Oui, très nettement.

3. Je me fais du souci.
0 Très occasionnellement.
1 Occasionnellement.
2 Assez souvent.
3 Très souvent.

4. Je peux rester tranquillement assis à ne rien faire et me sentir décontracté.
0 Oui, quoi qu'il arrive.
1 Oui, en général.
2 Rarement.
3 Jamais.

5. J'éprouve des sensations de peur et j'ai l'estomac noué.
0 Jamais.
1 Parfois.
2 Assez souvent.
3 Très souvent.

6. J'ai la bougeotte et n'arrive pas à tenir en place.
0 Pas du tout.
1 Pas tellement.
2 Un peu.
3 Oui, c'est tout à fait le cas.

7. J'éprouve des sensations soudaines de panique.
   0 Jamais.
   1 Pas très souvent.
   2 Assez souvent.
   3 Vraiment très souvent.

Dépression

8. Je prends plaisir aux mêmes choses qu'autrefois.
   0 Oui, tout autant.
   1 Pas autant.
   2 Un peu seulement.
   3 Presque plus.
9. Je ris facilement et vois le bon côté des choses.
   0 Autant que par le passé.
   1 Plus autant qu'avant.
   2 Vraiment moins qu'avant.
   3 Plus du tout.
10. Je suis de bonne humeur.
   0 La plupart du temps.
   1 Assez souvent.
   2 Rarement.
   3 Jamais.

11. J'ai l'impression de fonctionner au ralenti.
   0 Jamais.
   1 Parfois.
   2 Très souvent.
   3 Presque toujours.
12. Je ne m'intéresse plus à mon apparence.
   0 J'y prête autant d'attention que par le passé.
   1 Il se peut que je n'y fasse plus autant attention.
   2 Je n'y accorde pas autant d'attention que je devrais.
   3 Plus du tout.
13. Je me réjouis d'avance à l'idée de faire certaines choses.
   0 Autant qu'avant.
   1 Un peu moins qu'avant.
   2 Bien moins qu'avant.
   3 Presque jamais.
14. Je peux prendre plaisir à un bon livre ou à une bonne émission de radio ou de télévision.
   0 Souvent.
   1 Parfois.
   2 Rarement.
   3 Très rarement.

Annexe 10.2 – Évaluation individuelle face à la douleur : FABQ (*Fear Avoidance Beliefs Questionnaire*)[5]

Pourquoi ces questions ?

« Voici des notions que d'autres patients que vous nous ont exprimées au sujet de leur douleur. Pour chaque affirmation, veuillez entourer le chiffre de 0 à 6 pour indiquer combien les activités physiques telles que se pencher, soulever, marcher, conduire, influent ou pourraient influer sur votre mal de dos. »

Comment remplir ce questionnaire ?

« Le chiffre que vous entourerez entre 0 et 6, exprimera votre degré de désaccord ou d'accord avec la proposition. »

	Désaccord total	Incertain	Accord total
1. L'activité physique aggrave ma douleur	0	1 2 3 4 5	6
2. L'activité physique pourrait abîmer mon dos	0	1 2 3 4 5	6
3. Je ne devrais pas faire d'activités physiques lesquelles pourraient aggraver ma douleur	0	1 2 3 4 5	6
4. Je ne peux pas faire d'activités physiques lesquelles pourraient aggraver ma douleur	0	1 2 3 4 5	6

« Les affirmations suivantes concernent la manière dont votre travail habituel influe ou pourrait influer sur votre mal de dos. »

	Désaccord total	Incertain	Accord total
5. La douleur a été provoquée par mon travail ou par un accident de travail	0	1 2 3 4 5	6
6. Mon travail a aggravé ma douleur	0	1 2 3 4 5	6
7. Mon travail est trop dur pour moi	0	1 2 3 4 5	6
8. Mon travail augmente ou pourrait augmenter mes douleurs	0	1 2 3 4 5	6
9. Mon travail pourrait abîmer mon dos	0	1 2 3 4 5	6
10. Je ne devrais pas faire mon travail habituel avec ma douleur actuelle	0	1 2 3 4 5	6
11. Je ne pense pas que je pourrai reprendre mon travail habituel avant 3 mois	0	1 2 3 4 5	6

Total des items :

- Échelle 1 : Croyances concernant le travail (6 + 7 + 9 + 10 + 11 + 12 + 15, score qui s'étend de 0 à 42).
- Échelle 2 : Croyances concernant l'activité physique (2 + 3 + 4 + 5, score qui s'étend de 0 à 24).

5 Waddell G, Newton M, Henderson I, Somerville D, Main CJ. A Fear-Avoidance Beliefs Questionnaire (FABQ) and the role of fear-avoidance beliefs in chronic low back pain and disability. Pain 1993;52(2):157–68. Chaory K, Fayad F, Rannou F, Lefèvre-Colau MM, Fermanian J, Revel M, Poiraudeau S. Validation of the French version of the fear avoidance belief questionnaire. Spine 2004;29(8):908–13. © 2004 Lippincott Williams.

Annexe 10.3 – Questionnaire EIFEL (échelle d'incapacité fonctionnelle pour l'évaluation des lombalgies)[6], ou ODI (*Oswestry Disability Questionnaire*)

« Ce questionnaire a été conçu pour donner au thérapeute des renseignements sur la manière dont la lombalgie a perturbé votre vie quotidienne. Ayez l'amabilité de remplir chacune des sections, et cochez dans chaque section uniquement la boîte qui s'applique à votre cas. Il se peut que deux des questions d'une section paraissent représenter votre cas, mais prenez soin de cocher seulement celle qui décrit très précisément votre problème. Veuillez, s'il vous plaît, répondre à ce questionnaire. Il est conçu pour nous informer de l'effet de votre problème de dos (ou de jambe) dans votre vie de tous les jours. S'il vous plaît, répondez à chaque section. Cochez une seule case pour chaque section qui vous décrit le mieux aujourd'hui. »

1. Intensité de la douleur.
   - ☐ Je n'ai pas de douleur en ce moment.
   - ☐ La douleur est très légère en ce moment.
   - ☐ La douleur est modérée en ce moment.
   - ☐ La douleur est assez forte en ce moment.
   - ☐ La douleur est très forte en ce moment.
   - ☐ La douleur est la pire qu'on puisse imaginer en ce moment.
2. Soins personnels (se laver, s'habiller, etc.).
   - ☐ Je peux faire mes soins personnels sans augmenter la douleur.
   - ☐ Je peux faire mes soins personnels mais cela augmente la douleur.
   - ☐ C'est douloureux de faire mes soins personnels et je les fais lentement et avec précaution.
   - ☐ J'ai besoin d'un peu d'aide mais je peux faire la plupart de mes soins personnels.
   - ☐ J'ai besoin d'aide tous les jours pour la plupart de mes soins personnels.
   - ☐ Je ne m'habille pas, je me lave avec difficulté et je reste au lit.
3. Soulever des objets.
   - ☐ Je peux soulever des objets lourds sans augmenter la douleur.
   - ☐ Je peux soulever des objets lourds mais cela augmente la douleur.
   - ☐ La douleur m'empêche de soulever des objets lourds à partir du sol mais je peux les soulever s'ils sont bien placés, par exemple sur une table.
   - ☐ La douleur m'empêche de soulever des objets lourds mais je peux soulever des objets légers ou moyens s'ils sont bien placés.
   - ☐ Je peux seulement soulever des objets très légers.
   - ☐ Je ne peux rien soulever ni transporter.
4. Marcher.
   - ☐ La douleur ne m'empêche pas de marcher peu importe la distance.
   - ☐ La douleur m'empêche de marcher plus de 1,5 kilomètre.
   - ☐ La douleur m'empêche de marcher plus de 0,75 kilomètre.
   - ☐ La douleur m'empêche de marcher plus de 100 mètres.
   - ☐ Je peux marcher seulement à l'aide d'une canne ou de béquilles.
   - ☐ Je suis au lit la plupart du temps et je dois ramper pour aller aux toilettes.
5. S'asseoir.
   - ☐ Je peux m'asseoir sur n'importe quel fauteuil aussi longtemps que je le veux.
   - ☐ Je peux m'asseoir sur mon fauteuil préféré aussi longtemps que je le veux.

6 Coste J, Parc J-M, Berge E, Delecoeuillerie G, Paolaggi JB, Validation française d'une échelle d'incapacité fonctionnelle pour l'évaluation des lombalgies (EFEIL). Rev Rhum 1993 ;60(5):335–41.

- ☐ La douleur m'empêche de m'asseoir plus d'une heure.
- ☐ La douleur m'empêche de m'asseoir plus d'une demi-heure.
- ☐ La douleur m'empêche de m'asseoir plus de 10 minutes.
- ☐ La douleur m'empêche complètement de m'asseoir.

6. Se tenir debout.
   - ☐ Je peux me tenir debout aussi longtemps que je le veux sans augmenter la douleur.
   - ☐ Je peux me tenir debout aussi longtemps que je le veux mais cela augmente la douleur.
   - ☐ La douleur m'empêche de me tenir debout plus d'une heure.
   - ☐ La douleur m'empêche de me tenir debout plus d'une demi-heure.
   - ☐ La douleur m'empêche de me tenir debout plus de dix minutes.
   - ☐ La douleur m'empêche complètement de me tenir debout.
7. Dormir.
   - ☐ Mon sommeil n'est jamais perturbé par la douleur.
   - ☐ Mon sommeil est parfois perturbé par la douleur.
   - ☐ À cause de la douleur, j'ai moins de 6 heures de sommeil.
   - ☐ À cause de la douleur, j'ai moins de 4 heures de sommeil.
   - ☐ À cause de la douleur, j'ai moins de 2 heures de sommeil.
   - ☐ La douleur m'empêche complètement de dormir.
8. Vie sexuelle (si s'applique).
   - ☐ Ma vie sexuelle est normale et elle ne cause pas d'augmentation de la douleur.
   - ☐ Ma vie sexuelle est normale mais elle cause une certaine augmentation de la douleur.
   - ☐ Ma vie sexuelle est presque normale mais elle est très douloureuse.
   - ☐ Ma vie sexuelle est très limitée par la douleur.
   - ☐ Ma vie sexuelle est presqu'absente à cause de la douleur.
   - ☐ La douleur empêche toute vie sexuelle.
9. Vie sociale.
   - ☐ Ma vie sociale est normale et ne me cause pas d'augmentation de la douleur.
   - ☐ Ma vie sociale est normale mais elle augmente le niveau de la douleur.
   - ☐ La douleur n'a pas d'effet important sur ma vie sociale à part de limiter mes activités les plus vigoureuses, par exemple le sport, etc.
   - ☐ La douleur a limité ma vie sociale et je ne sors plus autant qu'avant.
   - ☐ La douleur a limité ma vie sociale à mon domicile.
   - ☐ Je n'ai pas de vie sociale à cause de la douleur.
10. Se déplacer.
    - ☐ Je peux me déplacer n'importe où sans douleur.
    - ☐ Je peux me déplacer n'importe où mais cela augmente la douleur.
    - ☐ La douleur est forte mais je peux me déplacer plus de deux heures.
    - ☐ La douleur me limite à des déplacements de moins d'une heure.
    - ☐ La douleur me limite à de courts déplacements nécessaires de moins de trente minutes.
    - ☐ La douleur m'empêche de me déplacer sauf pour recevoir des traitements.

CHAPITRE

11

ITEM 104
Sclérose en plaques

I. Pour bien comprendre
II. Indications et cibles thérapeutiques
III. Modalités organisationnelles

Situations de départ

- 29 Contracture musculaire localisée ou généralisée
- 66 Apparition d'une difficulté à la marche
- 121 Déficit neurologique sensitif et/ou moteur
- 129 Troubles de l'attention
- 131 Troubles de mémoire/déclin cognitif
- 134 Troubles du langage et/ou de la phonation
- 279 Consultation de suivi d'une pathologie chronique
- 328 Annonce d'une maladie chronique
- 247 Prescription d'une rééducation
- 298 Consultation et suivi d'un patient ayant des troubles cognitifs
- 345 Situation de handicap

Objectifs pédagogiques, hiérarchisation des connaissances

ITEM 104 – Sclérose en plaques

- Connaître les principaux arguments du diagnostic de sclérose en plaques.
- Connaître les principes de la prise en charge.

Rang	Rubrique	Intitulé	Descriptif
B	Prévalence, épidémiologie	Connaître les principaux éléments épidémiologiques de la SEP*	Prévalence 100 000 patients en France, ratio H/F < 1, facteurs génétiques et environnementaux
B	Éléments physiopathologiques	Connaître les principaux éléments physiopathologiques de la sclérose en plaques*	Démyélinisation/remyélinisation, atteinte axonale
A	Diagnostic positif	Citer les principaux symptômes révélateurs de la SEP*	Signes visuels, moteurs ou sensitifs
A	Diagnostic positif	Connaître les signes de la névrite optique rétrobulbaire (NORB)*	
A	Définition	Savoir définir une poussée de la maladie*	
A	Diagnostic positif	Connaître les principaux arguments du diagnostic de SEP*	Dissémination dans le temps et dans l'espace
B	Diagnostic positif	Connaître les principaux diagnostics différentiels de la SEP*	
B	Suivi et/ou pronostic	Connaître les différents modes évolutifs de la SEP*	RR, SP, PP
B	Suivi et/ou pronostic	Connaître le pronostic général de la SEP	

Médecine physique et de réadaptation

Rang	Rubrique	Intitulé	Descriptif
B	Examens complémentaires	Connaître l'intérêt de la PL et des potentiels évoqués pour le diagnostic de SEP*	
B	Prise en charge	Connaître le traitement d'une poussée de SEP*	
B	Suivi et/ou pronostic	Connaître les principales complications de la SEP	Spasticité, troubles urinaires, troubles sexuels, douleurs, fatigue, syndrome dépressif
B	Examens complémentaires	Indication des examens d'imagerie devant une suspicion de SEP*	IRM crâne + moelle spinale
B	Examens complémentaires	Connaître les critères diagnostiques de dissémination spatiale et temporelle*	
B	Contenu multimédia	Exemple de SEP typique en IRM*	
A	Diagnostic positif	Connaître les signes ophtalmologiques d'atteinte de la SEP : NORB, paralysies oculomotrices, nystagmus*	
B	Examens complémentaires	Connaître le bilan ophtalmologique d'une NORB : acuité visuelle, champ visuel, PEV*	
A	Identifier une urgence	Savoir qu'une NORB menace le pronostic visuel et est une urgence diagnostique*	
B	Suivi et/ou pronostic	Connaître le potentiel évolutif d'une NORB*	
B	Diagnostic positif	Distinguer une NORB d'une autre atteinte de BAV à FO normal*	

I. Pour bien comprendre

- B La sclérose en plaques est une maladie évolutive, inflammatoire du système nerveux central avec atteinte multifocale, responsable de situation de handicap chez le sujet jeune.
- Prise en charge globale, multidisciplinaire médicale (neurologue, MPR, médecin traitant) et paramédicale (kinésithérapeute, ergothérapeute, orthophoniste, psychomotricienne, APA, IDE, AS).
- Symptomatologie avec un grand polymorphisme interindividuel, dont l'évolutivité n'est pas prévisible. Absence de traitement curatif, mais traitement symptomatique permettant de limiter la restriction de participation avec une amélioration de la qualité de vie, la poursuite d'une activité socioprofessionnelle.
- Les troubles de la marche sont l'atteinte la plus visible et au premier plan de la gêne fonctionnelle exprimée, avec recours aux aides techniques fréquemment nécessaire, même si difficile à accepter.
- La fatigue est une plainte commune à tous les patients, responsable d'un retentissement fonctionnel important physique, cognitif, psychique, socio-économique.
- Les troubles de la déglutition, cognitifs ou vésicosphinctériens sont à rechercher systématiquement : souvent sous-évalués, ils peuvent mettre en jeu le pronostic fonctionnel et parfois vital.

II. Indications et cibles thérapeutiques

Devant une maladie évolutive, présentant un polymorphisme important en fonction de l'atteinte et variable d'un sujet à l'autre, l'examen neurologique des patients doit être complet pour explorer toutes les fonctions neurologiques et apprécier l'éventuelle gêne fonctionnelle.

Le rôle du médecin de MPR est de mettre en place une prise en charge globale, physique, cognitive, psychique et socioprofessionnelle (tableau 11.1). La proposition thérapeutique s'articule autour d'une équipe pluridisciplinaire, adaptée aux caractéristiques de la maladie

Tableau 11.1. B **Sclérose en plaques : évaluation et prise en charge.**

Symptômes	Évaluation	Propositions thérapeutiques
Déficiences neuromotrices – Déficit moteur membres supérieurs/inférieurs, au niveau du tronc – Spasticité – Syndrome cérébelleux – Association variable de déficits – Influence de la fatigue, de la spasticité	Testing MRC Évaluation de l'équilibre et de la coordination	– Renforcement des contrôles moteurs existants (mobilisations actives aidées, rééducation neuromotrice, rééducation en position de fonction) – Réadaptation à l'effort (cardiovasculaire, musculaire, fonctionnelle)
Spasticité	Échelle d'Ashworth Score de Penn	– Inhibition de l'hypertonie spastique (étirements passifs lents, postures d'inhibition) – Traitement local dans le cadre d'une symptomatologie ou de gêne focale avec des injections de toxine botulique – Traitement général dans le cadre d'une symptomatologie diffuse Attention à la fatigue induite, à la tolérance cognitive
Troubles de la marche 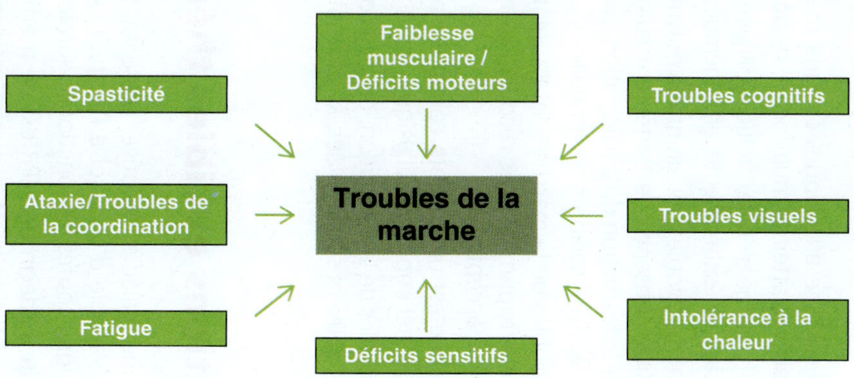 Multiplicité des déficiences pouvant rendre compte de troubles de la marche	Examen neurologique complet et rigoureux Observation de la marche Utilisation d'aides techniques ? Évaluation du périmètre de marche, EDSS Test de marche des 25 pieds (T25FW)	Prise en charge rééducative multidisciplinaire : – Travail spécifique de la marche – Prévention des chutes, relevés du sol – Rééducation des troubles de l'équilibre – Psychomotricité – Activités physiques adaptées Attention : en respectant la fatigabilité

(*Suite*)

Tableau 11.1. Suite.

Symptômes	Évaluation	Propositions thérapeutiques
Déficiences neuro-orthopédiques – Rétractions capsulo-ligamentaires ou musculo-tendineuses – Répercussions sur le pronostic fonctionnel et le confort – Conséquences posturales et cutanées	Mesure des amplitudes articulaires (goniomètre)	– Entretien/récupération de la mobilité articulaire : étirements musculaires, postures, automobilisations – Chirurgie d'allongement tendineux
Fatigue	Données d'entretien Qualité du sommeil Questionnaires spécifiques	– Reconnaître et identifier la fatigue et d'éventuels facteurs favorisants – Fractionner les activités – Favoriser un sommeil de qualité – Éducation comportementale – Activités physiques adaptées – Optimisation des aides techniques
Troubles cognitifs – Ralentissement – Troubles mnésiques – Troubles attentionnels et exécutifs	Données d'entretien (niveau de gêne) Tests de débrouillage	– Prise en compte des facteurs associés – Sollicitation cognitive régulière – Rééducation cognitive – Stratégies de compensation
Troubles de la déglutition	Données d'entretien : toux lors de la prise alimentaire (solide, liquide), efficacité de la toux	– Consignes : contexte calme, antéflexion tête-cou – Adaptation de la texture des aliments et des boissons – Éviction de certains aliments à risque – Rééducation orthophonique (stimulation et exercices)
Troubles vésicosphinctériens – Rechercher constipation et troubles génitosexuels	Cf. chapitre 17	– Objectif : mode mictionnel sécurisé – Selon résultats de l'évaluation : – Traitement médicamenteux (alphabloquants et/ou anticholinergiques) – Règles hygiéno-diététiques – Auto/hétéro-SEV
Troubles anxiodépressifs – Rechercher troubles du sommeil, fatigue	Données d'entretien Questionnaires (échelle HAD, par exemple)	– Traitement médicamenteux – Suivi psychologique
Douleur nociceptive ou neuropathique	EVA, EN Score DN4 Schéma corporel	– Traitement médicamenteux adapté – Thérapeutiques non médicamenteuses

(*Suite*)

Tableau 11.1. Suite.

Symptômes	Évaluation	Propositions thérapeutiques
Déficiences neurosensorielles – Principalement troubles visuels (NORB, troubles oculomoteurs) – Syndrome vestibulaire	Examen clinique Acuité visuelle Bilan neuro-ophtalmologique	– Bilan et rééducation orthoptique – Kinésithérapie posturale et vestibulaire
Capacités fonctionnelles	Équilibre et posture Transferts Déplacements Autonomie (MIF)	– Rééducation appropriée – Choix et essais d'aides techniques – Aménagements et conseils
Aspect médico-social	Évaluation sociale	– Accessibilité du logement, environnement, véhicule – Adaptation de la scolarité ou de l'activité professionnelle – Dossier MDPH (PCH aides humaines/aides techniques)

(son caractère évolutif notamment) et du malade (ses déficiences, ses limitations d'activité, ses plaintes, sa fatigue). Les objectifs ne sont pas la récupération complète mais le contrôle le plus longtemps possible du retentissement fonctionnel de la maladie et l'optimisation des traitements symptomatiques (médicamenteux comme non médicamenteux).

III. Modalités organisationnelles

Où ?

→ En libéral et/ou en structure de rééducation.

La prise en charge en libérale (kinésithérapique notamment) est à privilégier initialement.

Il existe un intérêt à la prise en charge en structure de rééducation pour une approche multidisciplinaire, permettant de maintenir et/ou améliorer à moyen et long termes les capacités fonctionnelles, la participation sociale, la qualité de vie. Elle est à proposer lors de la majoration d'incapacités et de dégradation fonctionnelle avec des objectifs spécifiques préétablis.

À adapter en fonction de l'évolution, de la demande du patient, de son environnement.

Comment ? Qui ?

→ Prise en charge kinésithérapique ambulatoire (une à deux fois par semaine).

→ Par une équipe multidisciplinaire.

Chaque thérapeute intervient en fonction des besoins du patient, de sa plainte fonctionnelle. La prescription sera alors personnalisée.

Quand ?

→ Le plus tôt possible, au début de la maladie, dès l'apparition d'une gêne fonctionnelle :

- en dehors des poussées, pour maintenir les acquis et prévenir les complications ;
- au décours des poussées, ce qui peut permettre d'accélérer la récupération.

La prise en charge libérale, régulière, permet de réaliser l'entretien des fonctions et de réaliser la rééducation. Il n'y a pas de notion de quota, de limites temporelles et spatiales à la réalisation de la rééducation.

Points clés

- **Maladie évolutive dont la prise en charge doit être la plus précoce possible.**
- **Nombreux symptômes et cibles thérapeutiques : faiblesse, fatigue, spasticité et troubles neuro-orthopédiques, atteintes sensitives et sensorielles, troubles de la déglutition, troubles de la marche et de l'équilibre, déficiences cognitives, vésico-sphinctériennes.**
- **Prise en charge globale : physique, cognitive, psychique et socioprofessionnelle.**
- **Privilégier une prise en charge en libérale pluriprofessionnelle initialement.**

CHAPITRE

12

ITEM 106 Maladie de Parkinson

I. Indications
II. Modalités organisationnelles
III. Cibles thérapeutiques
IV. Programme de rééducation
V. Commentaires

Situations de départ

- 121 Déficit neurologique sensitif et/ou moteur
- 130 Troubles de l'équilibre
- 134 Troubles du langage et/ou de la phonation
- 226 Découverte d'une anomalie du cerveau à l'examen d'imagerie médicale
- 247 Prescription d'une rééducation
- 279 Consultation de suivi d'une pathologie chronique
- 298 Consultation et suivi d'un patient ayant des troubles cognitifs

Objectifs pédagogiques, hiérarchisation des connaissances

ITEM 106 – Maladie de Parkinson

- Diagnostiquer une maladie de Parkinson.
- Connaître les médicaments susceptibles d'induire un syndrome parkinsonien.
- Décrire les principes de la prise en charge

Rang	Rubrique	Intitulé	Descriptif
A	Diagnostic positif	Connaître les symptômes qui peuvent inaugurer une maladie de Parkinson*	Signes moteurs et non moteurs
A	Diagnostic positif	Décrire les signes cliniques d'une maladie de Parkinson*	Triade parkinsonienne
B	Éléments physiopathologiques	Connaître le processus physiopathologique de la maladie de Parkinson*	Description du processus dégénératif, les corps de Lewy
A	Diagnostic positif	Connaître les signes cliniques dont l'association à un syndrome parkinsonien va à l'encontre du diagnostic de maladie de Parkinson*	Les drapeaux rouges
B	Diagnostic positif	Connaître les manifestations de la phase des complications motrices*	Fluctuations motrices et dyskinésies
B	Diagnostic positif	Énoncer les manifestations de la phase de déclin moteur*	
B	Diagnostic positif	Connaître les manifestations de la phase de déclin cognitif et comportemental*	
B	Prise en charge	Connaître les différentes classes de médicaments antiparkinsoniens*	Dopathérapie, agonistes dopaminergiques, inhibiteurs enzymatiques
B	Prise en charge	Connaître les thérapeutiques non médicamenteuses et l'importance de la kinésithérapie	Kinésithérapie, orthophonie
B	Prise en charge	Connaître les principes du traitement à la phase initiale de la maladie*	

Médecine physique et de réadaptation

Rang	Rubrique	Intitulé	Descriptif
A	Prise en charge	Connaître les médicaments susceptibles d'induire un syndrome parkinsonien*	Principalement les neuroleptiques (identifiés ou masqués), voir *Vidal*
A	Contenu multimédia	Chez un patient réel ou sur un cas vidéo, définir les éléments qui orientent vers le diagnostic de maladie de Parkinson*	

I. Indications

B Tout au long de l'évolution, l'activité physique occupe une place importante dans la prise en charge des syndromes parkinsoniens et de la maladie de Parkinson idiopathique.

L'approche rééducative est guidée par l'évolution de la maladie ainsi que par la symptomatologie (motrice et cognitive). À un stade débutant ou modéré (capacité de marche indépendante et un certain niveau d'indépendance physique), la rééducation peut se concentrer sur l'enseignement d'exercices ciblés aujourd'hui établis comme efficaces pour améliorer les capacités motrices. Pour les stades plus avancés (perte de la capacité du lever d'une chaise, bras croisés, perte de la déambulation autonome, patients dépendants), l'approche utile peut devenir celle de l'enseignement de stratégies de compensation au patient et à son aidant, pour minimiser les effets des limitations motrices et augmenter la sécurité au domicile.

II. Modalités organisationnelles

La kinésithérapie est réalisée le plus longtemps possible en ambulatoire et comprend systématiquement un travail d'autorééducation guidée encadrée par de la kinésithérapie libérale. Cette autorééducation doit aujourd'hui être au centre de la prise en charge des patients parkinsoniens : l'intensité et la fréquence du travail réalisé sont en effet des éléments nécessaires au bon contrôle des symptômes et de la progression de la maladie.

Les modalités de prescription sont guidées par l'évolution des patients.

À un stade débutant ou modéré, l'autorééducation, qui permet une intensité et une fréquence de travail suffisantes au contrôle de la maladie, est au centre de la prise en charge. La prescription des exercices et leur enseignement sont guidés par l'évaluation clinique du patient et ses plaintes fonctionnelles. Les séances de kinésithérapie peuvent être associées à ce travail de façon ponctuelle (une séance par semaine sur quelques semaines, plusieurs fois dans l'année), individuelles ou en groupe. Le kinésithérapeute encadre les patients dans la réalisation de leur travail de rééducation (enseignement, correction et aide à la réalisation d'exercices ciblés). La kinésithérapie peut aussi être organisée sous forme de séances collectives dans le cadre d'hôpital de jour en MPR, où elle sera couplée à de l'activité physique adaptée, ainsi qu'à d'autres activités telles que le taï-chi, le yoga ou encore les danses thérapeutiques. À un stade plus avancé, la kinésithérapie peut devenir plus régulière, accompagnant le patient au domicile et au cours de ses hospitalisations.

III. Cibles thérapeutiques

Une évaluation clinique précise et quantifiée est nécessaire pour cibler au mieux les symptômes venant altérer l'autonomie des patients, quel que soit le stade d'évolution du syndrome parkinsonien.

La kinésithérapie, couplée à un travail d'autorééducation guidée, permet de minimiser l'hypométrie, les troubles de la marche, de l'équilibre et de la posture, la gêne aux transferts et retournements (dissociation axiale) et le déconditionnement à l'effort.

IV. Programme de rééducation

A. Maladie de Parkinson débutante ou à un stade modéré

Déambulation encore autonome et cognition compatible avec l'apprentissage d'exercices moteurs.

Objectifs et moyens

- Améliorer la disponibilité dopaminergique au niveau du striatum :
  - le travail physique, lorsqu'il est réalisé avant la prise de lévodopa, permet une meilleure production et disponibilité de la dopamine endogène au niveau du striatum, tout en améliorant l'absorption et l'utilisation striatale de la lévodopa exogène.
- Diminuer l'hypométrie, améliorer la marche, la posture, l'équilibre :
  - exercices de renforcement moteur contre résistance : muscles quadriceps, ischio-jambiers, triceps suraux, moyens et grands fessiers aux membres inférieurs ; muscles deltoïdes, triceps brachiaux, extenseurs du carpe et des doigts aux membres supérieurs ;
  - renforcement contre résistance des muscles extenseurs paravertébraux : exercices en abduction et en antépulsion d'épaule contre résistance, debout ou en décubitus ventral ;
  - travail de marche sur une distance spécifique, en se concentrant sur la longueur du pas et non sur la vitesse de marche ;
  - travail en double tâche (cognitive + motrice), afin de diminuer la fréquence et la sévérité des enrayages cinétiques.
- Reconditionnement à l'effort, neuroprotection et neurorégénération (en plus de bénéfices prouvés sur l'hypométrie, la marche et l'équilibre) :
  - travail aérobie à haute intensité : travail soutenu sur bicyclette ergométrique pendant vingt à trente minutes (vitesse imposée, résistance adaptée au patient) ; marche sur tapis roulant ;
  - ce travail peut être proposé selon deux modalités : continue ou fractionnée (alternance de courtes périodes à très haute intensité et de courtes périodes à basse intensité sur la durée de la séance).
- Optimisation des transferts et retournements :
  - travail moteur par des exercices assis-debout, répétés à partir de chaises de hauteur décroissante ;
  - travail de retournements au sol et de relevés du sol (échelle GMT) ;
  - travail de dissociation axiale, assis et debout.
- Améliorer la performance motrice pendant la séance :
  - utilisation de signaux sensoriels, acoustiques (métronome), visuels (barres sur le sol), émotionnels et cognitifs (musique, travail de groupe, instructions verbales).
- Travail de la phonation et de l'articulation en orthophonie (pouvant être remplacé par du chant ou de la chorale) :
  - travail d'amélioration de l'ampliation thoracique ;
  - technique de coordination souffle-voix ;

  - travail des praxies buccofaciales ;
  - technique LSVT (*Lee Silverman Voice Therapy*).
- Techniques complémentaires :
  - taï-chi thérapeutique ;
  - danses (tango, danses de salon, danse classique) ;
  - yoga thérapeutique.

B. Maladie de Parkinson à un stade avancé

Autonomie de déambulation altérée ou cognition incompatible avec l'apprentissage d'exercices moteurs.

Objectifs et moyens

- Apprentissage de compensations pour préserver les capacités fonctionnelles :
  - séparation de tâches quotidiennes en sous-tâches : décomposer les séquences motrices nécessaires pour se lever d'un lit, d'une chaise, enfiler certains vêtements ;
  - répétition mentale à effectuer avant certaines tâches difficiles (le patient peut de moins en moins compter sur sa motricité automatique et doit « recorticaliser » les efforts moteurs) ;
  - utilisation de signaux sensoriels au domicile : barres colorées nettes au bord de chaque marche d'escalier, sur le sol pour sortir ou rentrer dans l'espace exigu des toilettes, écouteurs avec musique rythmée ou aimée du patient pour sortir faire les courses.
- Pour prévenir les chutes :
  - apprendre à effectuer des demi-tours en arc de cercle, c'est-à-dire sur un plus grand espace que le demi-tour normal, en focalisant l'attention sur la longueur des pas ;
  - éviter les tâches simultanées, surtout lorsqu'une des deux tâches consiste à marcher ;
  - enseignement de stratégies pour limiter les épisodes d'enrayage cinétique (par exemple, « *stop* et *un* grand pas seulement ») ; chaque tâche motrice doit être unique.
  - si une aide technique semble nécessaire, elle doit être auparavant testée, en séance et entre les séances (avec la tierce personne) ;
  - modification de l'environnement : surélévation des chaises, dégagement des espaces, modifications des draps (2/3 satin, 1/3 coton).
- Pour préserver la statique rachidienne et la capacité respiratoire : renforcement des muscles extenseurs et travail de la capacité respiratoire.
- Pour préserver l'état orthopédique : mobilisations articulaires passives, maintien de postures d'étirement.
- Pour améliorer la phonation :
  - utilisation de masqueur de voix pendant les conversations ;
  - poursuite du travail en orthophonie.
- Pour améliorer la déglutition : manger et boire en face d'un miroir, travail de la déglutition en orthophonie.

V. Commentaires

À tous les stades de la maladie, il faut préférer des séances de travail physique quotidiennes, de préférence le matin avant la première prise de lévodopa. Pour une efficacité optimale, la fatigue doit être obtenue à chaque exercice réalisé.

À un stade avancé, lorsqu'il est difficile de compter sur la discipline personnelle du patient à cause des troubles dysexécutifs croissants, l'effort du rééducateur se tourne vers l'enseignement de la tierce personne autant que du patient, auxquels on apprendra une discipline de compensations pour aider le patient à préserver le maximum de fonction.

Il est souvent utile de retarder autant que possible l'usage d'aide à la marche type déambulateur et de préférer celui d'une canne simple pour éviter l'effet secondaire de rétropulsion par déconditionnement des réactions d'équilibre antéropostérieur.

Points clés

- **Prises en charge différenciées au stade initial et au stade avancé de la maladie.**
- **Au stade initial, le travail physique (reconditionnement à l'effort), lorsqu'il est réalisé avant la prise de lévodopa, permet une meilleure production et disponibilité de la dopamine.**
- **Prise en charge pluridisciplinaire : physique et fonctionnelle (marche équilibre, demi-tours), orthophonique (articulation, phonation, déglutition).**

CHAPITRE

13

ITEM 109 Troubles de la marche et de l'équilibre

I. Introduction
II. Conditions requises pour une marche normale
III. Paramètres spatio-temporaux de la marche
IV. Examen clinique de l'équilibre et de la marche
V. Troubles de la marche et boiteries

Situations de départ

- 27 Chute de la personne âgée
- 66 Apparition d'une difficulté à la marche
- 68 Boiterie
- 69 Claudication intermittente d'un membre
- 74 Faiblesse musculaire
- 121 Déficit neurologique sensitif et/ou moteur
- 126 Mouvements anormaux
- 130 Troubles de l'équilibre

Objectifs pédagogiques, hiérarchisation des connaissances

ITEM 109 – Troubles de la marche et de l'équilibre

- Devant un trouble de la marche ou de l'équilibre, argumenter les hypothèses diagnostiques et justifier les examens complémentaires pertinents.
- Connaître le syndrome post-chute.

Rang	Rubrique	Intitulé	Descriptif
A	Diagnostic positif	Mener un interrogatoire devant un trouble de la marche	
A	Diagnostic positif	Savoir examiner un patient présentant un trouble de la marche	Tester la posture, l'équilibre et la marche
B	Diagnostic positif	Échelles d'analyse de l'équilibre et de la marche (examen clinique, démarche diagnostique)	Échelles de Berg, tests de marche des 6 minutes, etc.
A	Diagnostic positif	Connaître les caractéristiques cliniques des principales étiologies des troubles de la marche	Origine douloureuse, ataxique (cérébelleuse, vestibulaire, proprioceptive), origine centrale (fauchage) et périphérique (steppage), déficitaire, à petits pas
A	Diagnostic positif	Diagnostic d'une boiterie (examen clinique, démarche diagnostique)	Éléments cliniques et vidéo en faveur d'une boiterie d'esquive, de salutation et de Trendelebourg
A	Définition	Définition de l'astasie-abasie	
B	Étiologie	Étiologie de l'astasie-abasie	

Médecine physique et de réadaptation

Rang	Rubrique	Intitulé	Descriptif
B	Étiologie	Étiologie des démarches dandinantes	
A	Étiologie	Connaître le syndrome post-chute*	
B	Étiologie	Savoir évoquer une étiologie somato-fonctionnelle devant un trouble de la marche et/ou de l'équilibre*	Connaître la marche du dépressif et conversif
B	Contenu multimédia	Reconnaître les principaux troubles de la marche devant un cas vidéo	
A	Examens complémentaires	Indication et intérêt des examens d'imagerie devant un trouble de la marche ou de l'équilibre*	
A	Examens complémentaires	Citer les principaux examens complémentaires hors imagerie devant un trouble de la marche ou de l'équilibre*	Selon l'étiologie, EMG, biologie…

I. Introduction

A Les maintiens de l'équilibre et la marche sont deux activités fondamentales qui peuvent être perturbées par de nombreuses déficiences (musculaires, articulaires, neurologiques, sensorielles…). Les connaissances sur la physiologie de l'équilibre et la marche sont indispensables (cf. chapitre 5). L'analyse des troubles de l'équilibre et des boiteries est un temps essentiel de l'examen clinique à bien connaître; l'examen peut être effectué à visée diagnostique et/ou thérapeutique. Dans cette analyse, il peut être assez difficile de faire la part entre les déficiences primitives et les compensations mises en place par le sujet.

II. Conditions requises pour une marche normale

B La marche est une fonction complexe qui repose sur plusieurs fonctions élémentaires :

- maintien d'une posture érigée impliquant un tonus antigravitaire suffisant, une bonne orientation par rapport à la verticale et une bonne stabilisation posturale;
- capacités de propulsion permettant l'avancée du centre de masse;
- capacités de navigation pour adapter ses déplacements à l'espace environnant.

Pour marcher, il faut :

- un **tonus** suffisant sur les muscles antigravitaires (principalement les extenseurs et les muscles postérieurs) pour assurer la posture érigée (fig. 13.1, encadré 13.1);
- un modèle interne de **verticalité** normal indiquant la bonne direction de la verticale : il est construit par synthèse des informations graviceptives vestibulaires (otolithes) et somesthésiques (pression cutanée, proprioception, interoception). La vision donne aussi des indices sur la direction de la verticale de l'environnement. Certaines lésions cérébrales, en particulier de l'hémisphère droit, entraînent des biais systématiques dans la construction du modèle interne de verticalité. Le patient aligne implicitement et inconsciemment son axe corporel sur une verticale erronée dans le plan postérieur (ce qui entraîne une rétropulsion) ou dans le plan latéral (ce qui entraîne une latéropulsion);
- une **commande volontaire** suffisante sur les muscles des membres inférieurs : une commande volontaire inférieure à 3 sur 5 sur les principaux muscles des membres inférieurs n'est pas compatible avec une marche autonome, même avec canne;

- une **capacité de propulsion** intacte : la propulsion est générée lors du pas postérieur en particulier grâce à la flexion plantaire de cheville, la flexion des orteils et l'extension de hanche, en fin de phase d'appui (fig. 13.2, encadré 13.2). Le ballant des bras joue aussi un rôle dans la propulsion. Les mouvements rythmiques assurant la propulsion sont contrôlés principalement à partir du cervelet (coordination), des ganglions de la base et des noyaux du tronc cérébral, ainsi que par un générateur spinal de marche ;
- une bonne capacité de **stabilisation posturale** pour maintenir l'équilibre dans les plans frontal et antéropostérieur : la marche est une tâche d'équilibre difficile du fait d'une modification de la base de support (appuis monopodaux droit et gauche, appui bipodal) et des accélérations du centre de masse. La phase critique pour le contrôle de l'équilibre est l'appui monopodal. En clinique, les troubles de l'équilibre entraînent des troubles de la marche et l'examen de l'équilibre fait partie de l'examen de la marche (cf. *infra*). De nombreuses structures cérébrales sont impliquées dans le contrôle de l'équilibre : le cortex frontal, le cortex pariétal, le cortex temporal et l'insula, le thalamus, les ganglions de la base, le cervelet et de nombreuses structures du tronc cérébral. Leur altération entraîne des troubles de la marche par troubles de l'équilibre ;
- des **amplitudes articulaires** normales ou subnormales : encadré 13.3.
- une **absence de douleur** à l'appui : toute douleur à l'appui entraîne une boiterie antalgique avec esquive ;
- des **capacités cardiovasculaires et respiratoires** suffisantes et adaptées à la vitesse de marche ;
- des capacités de **navigation** dans l'espace : de nombreuses chutes sont occasionnées par une mauvaise adaptation du pas à l'environnement. Les malvoyants utilisent une canne blanche pour naviguer dans l'espace.

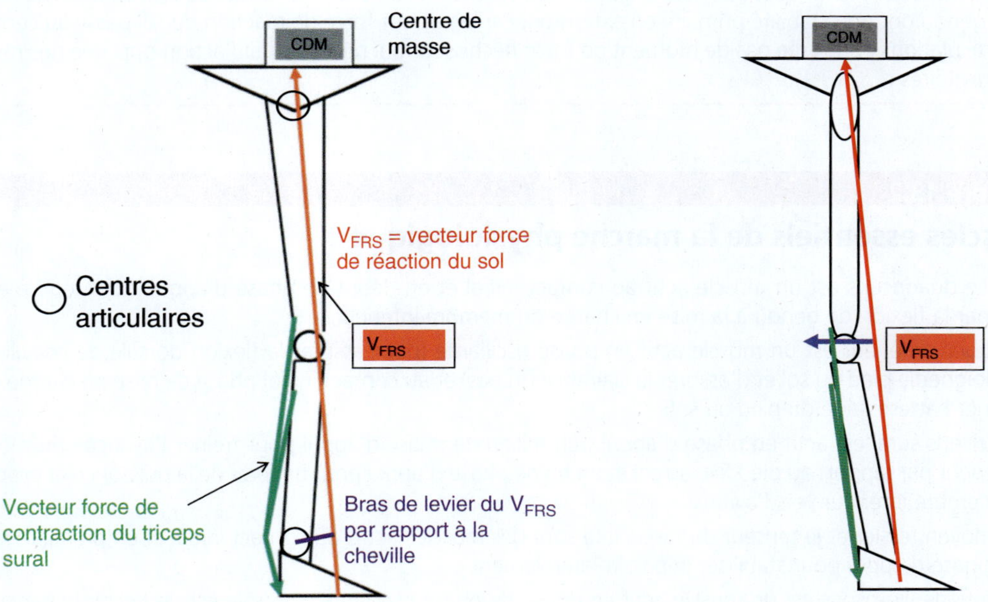

Fig. 13.1. B Position debout statique.

Illustration des moments exercés par le vecteur force de réaction du sol sur les différentes articulations du membre inférieur pendant la marche, en situation normale (à gauche) et en cas de rétraction ou spasticité des fléchisseurs plantaires de cheville (à droite) entraînant un recurvatum de genou en phase d'appui.

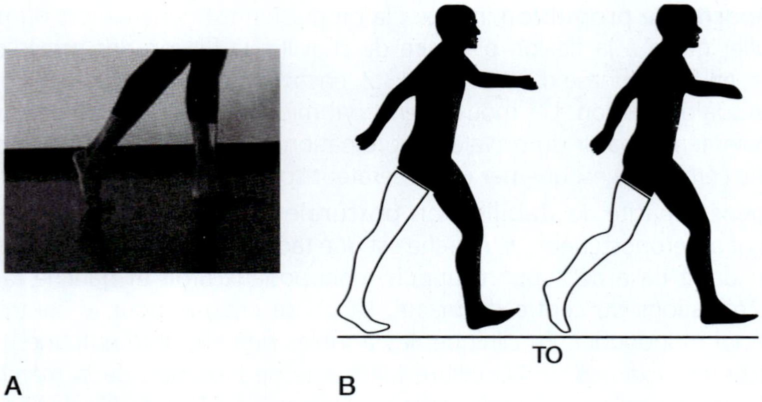

Fig. 13.2. B **Propulsion.**

L'extension du membre inférieur portant permet de générer la force de propulsion dont l'objectif est de déplacer vers l'avant le centre de masse. La flexion plantaire de la cheville et la flexion des orteils sont des facteurs de propulsion très importants (TO, pour *toe off*). Les autres facteurs qui contribuent à la propulsion sont : ballant des membres supérieurs, extension de hanche, extension de genou, extension de cheville.

Encadré 13.1

Muscles essentiels de la station debout

B Ce sont les muscles antigravitaires, à savoir les muscles paravertébraux et les muscles extenseurs des membres inférieurs. En position debout physiologique, les triceps suraux sont les seuls muscles actifs au niveau des membres inférieurs. Leur tonus postural permet de lutter contre l'effet du poids du corps qui tend à entraîner les segments jambiers vers l'avant. Les muscles au niveau du bassin et des cuisses sont au repos en position debout statique, hanches et genoux en extension complète. En effet, les articulations de hanche et de genou ont une stabilité primaire en extension, car le vecteur force de réaction du sol passe au centre de ces articulations et ne crée pas de moment de force fléchisseur qui nécessiterait l'action opposée des muscles antigravitaires (fig. 13.1).

Encadré 13.2

Muscles essentiels de la marche physiologique

- B Le quadriceps est un muscle actif au contact initial et en début de phase d'appui, dont le rôle est de freiner la flexion de genou à la mise en charge du membre inférieur.
- Le tibial antérieur est un muscle actif en phase oscillante (pour assurer la flexion dorsale de cheville afin d'éloigner le pied du sol et d'assurer la clairance du pas) et au contact initial/phase de mise en charge (pour freiner l'atterrissage du pied au sol).
- Le triceps sural est actif en phase d'appui : en milieu de phase d'appui pour freiner l'avancée du membre inférieur par rapport au pied fixe au sol et en fin de phase d'appui pour générer de la puissance et propulser le membre inférieur vers l'avant.
- Le moyen fessier et le tenseur du fascia lata sont des muscles actifs au contact initial et en première moitié de phase d'appui pour stabiliser le bassin latéralement.
- Le muscle ilio-psoas est un muscle actif en début de phase oscillante, son rôle est de fléchir la hanche du membre oscillant pour porter ce membre vers l'avant.
- Les muscles ischiojambiers sont des muscles actifs en fin de phase oscillante, pour freiner l'extension de genou, et au contact initial, pour stabiliser le genou au moment de la mise en charge du membre inférieur, agissant en co-contraction avec le quadriceps.
- Les muscles fibulaires et le tibial postérieur, bien qu'antagonistes, sont actifs pendant le même temps : pendant la phase d'appui. Ils agissent en co-contraction pour stabiliser la cheville et le pied dans les plans frontal et transversal pendant la phase d'appui.

Encadré 13.3

Amplitudes articulaires

B Amplitudes articulaires nécessaires pour la marche :

- membres inférieurs :
  - hanche : 10° extension/30° flexion ;
  - genou : 0° extension/70° flexion ;
  - cheville : 10° flexion dorsale/15° flexion plantaire ; la course requiert une extension de cheville (flexion plantaire) supérieure à 15° ;
  - orteils : extension ;
- tronc : dissociation des ceintures ;
- membres supérieurs : ballant des bras.

Amplitudes articulaires nécessaires pour s'asseoir : flexion de hanche 90°, flexion genou 90°.

Amplitudes articulaires nécessaires pour monter et descendre les escaliers en enchaînant les marches : flexion de hanche 110° et extension 10°.

III. Paramètres spatio-temporels de la marche

La marche est une activité rythmique définie par des paramètres spatio-temporels. Le cycle de marche (gauche et droit ; *stride* en anglais) est défini entre deux événements similaires : attaque du talon du même côté (fig. 13.3). Le cycle de marche comprend une phase d'appui et une phase oscillante. À vitesse normale et pour chaque côté, les phases d'appui font 60 % du cycle de marche et la phase oscillante fait 40 % du cycle de marche. L'appui bipodal dure entre

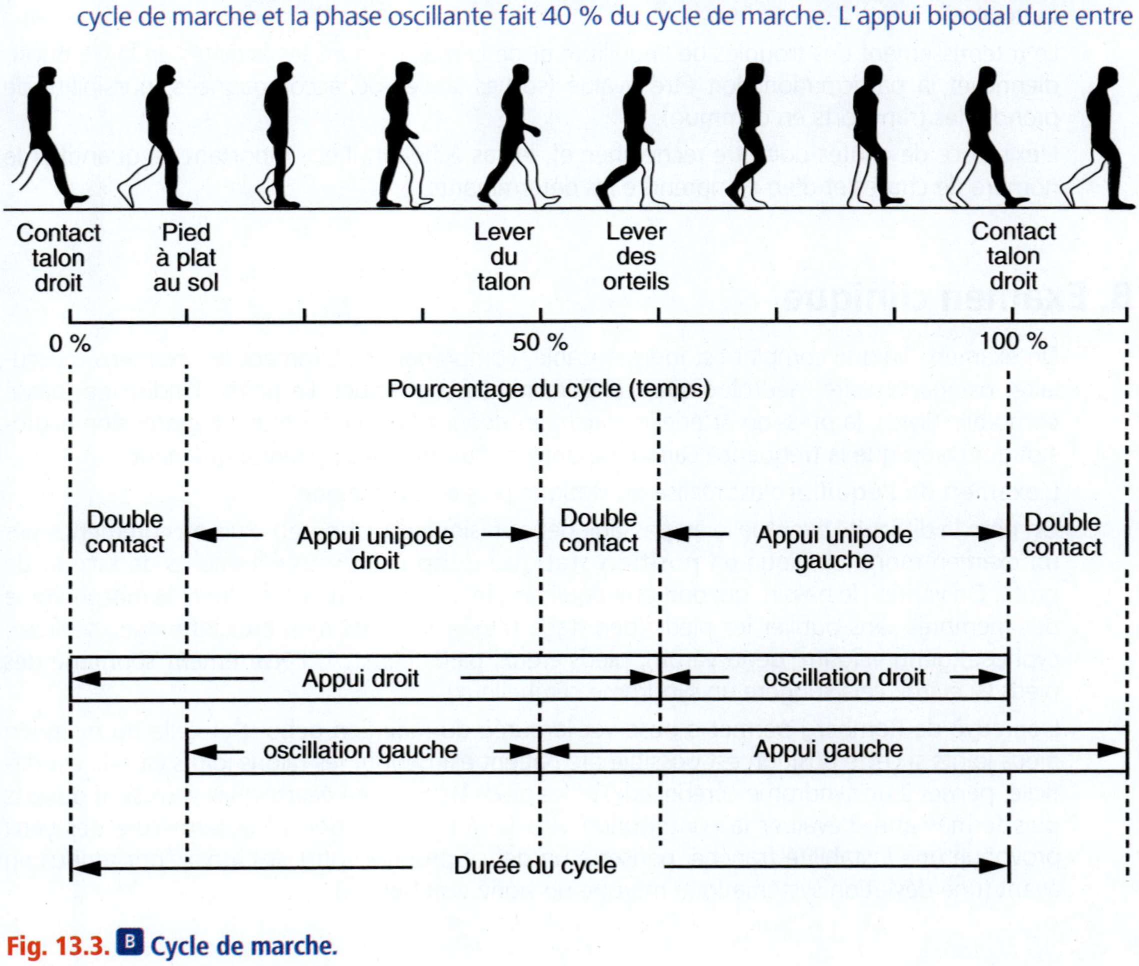

Fig. 13.3. B **Cycle de marche.**

20 et 30 % du cycle de marche. Sa durée diminue lorsque la vitesse augmente pour disparaître lors de la transition de la marche à la course. La longueur du cycle de marche est d'environ 1 mètre à vitesse normale de 1 mètre par seconde. La cadence est définie par le nombre de cycles par minute, la cadence de marche normale est d'environ 50 à 60 cycles/min.

Les principaux paramètres spatio-temporels du pas mesurés en clinique sont la durée et la longueur du cycle de marche, la vitesse de marche et la cadence, le temps d'appui bipodal et monopodal doit et gauche. Vitesse de marche, longueur du pas et temps d'appui monopodal diminuent dans la plupart des pathologies. Une variabilité des paramètres spatio-temporels de marche est aussi considérée comme un critère d'altération de la marche dans de nombreuses pathologies et lors du vieillissement.

IV. Examen clinique de l'équilibre et de la marche

A. Interrogatoire

Ⓐ En plus de l'interrogatoire habituel sur les antécédents, les traitements médicamenteux et le contexte de vie, il s'agit notamment de préciser la date de début et le mode d'installation des troubles de l'équilibre ou de la marche, ainsi que la plainte principale (douleur et sa relation avec l'effort, faiblesse, instabilité, chute, raideur, fatigue, appréhension…).

Le périmètre de marche doit être évalué ainsi que la capacité à se lever d'une chaise (signe du tabouret) avec ou sans aide, la possibilité de marcher sur différents types de terrains et celle de monter et descendre les escaliers. Il faut aussi préciser les aides techniques éventuellement utilisées (chaussures orthopédiques, orthèse, canne simple, bâton, canne tripode, déambulateur, fauteuil…).

Le retentissement des troubles de l'équilibre et de la marche dans les activités de la vie quotidienne et la participation doit être évalué (sorties seules ou accompagnées, possibilité de prendre les transports en commun).

L'existence de chutes doit être recherchée et, le cas échéant, il est important de quantifier le nombre de chutes et d'en comprendre les déterminants.

B. Examen clinique

Un examen clinique complet est indispensable, comprenant notamment les examens musculaire, ostéoarticulaire, neurologique, cardiorespiratoire et visuel. Le poids, l'indice de masse corporelle (IMC), la pression artérielle couché et debout (recherche d'une hypotension orthostatique) ainsi que la fréquence cardiaque doivent être mesurés systématiquement.

L'**examen de l'équilibre** est réalisé en statique puis en dynamique.

On note la difficulté éventuelle au passage debout (signe du tabouret). Puis on commence par un examen morphologique en **position statique debout** en sous-vêtements de face et de profil. On vérifie : le bassin, qui doit être équilibré ; le rachis, qui doit être droit ; la morphologie des membres sans oublier les pieds (dépistage d'inégalités des membres inférieurs, scoliose, cyphose, genu valgum, genu varum, pieds creux, pieds plats…) ; l'écartement spontané des pieds (si élargi, cela suggère un syndrome cérébelleux).

L'épreuve de Romberg permet d'observer la durée du maintien debout et celle du maintien pieds joints si cette position est possible : le patient est debout les talons joints (si cela est difficile, penser à un syndrome cérébelleux) et les pieds légèrement écartés ; les yeux sont ouverts puis fermés afin d'évaluer la contribution visuelle à l'équilibration (si la fermeture des yeux provoque une instabilité franche, penser à un déficit proprioceptif) ; les index sont tendus en avant (une déviation systématique marque un signe vestibulaire).

L'**examen de l'équilibre dynamique** est un test de l'appui monopodal (noter le temps tenu), qui est réduit dans de nombreuses pathologies et prédit le risque de chute, en particulier chez la personne âgée. On évalue les réactions d'équilibration lorsque l'on pousse le patient en avant, en arrière ou sur les côtés après l'avoir prévenu et dans des conditions de sécurité (déséquilibre extrinsèque), ou lorsqu'il exécute lui-même un mouvement, par exemple regarder en haut, en bas, à droite, à gauche (déséquilibre intrinsèque).

Le test de Fukuda est réalisé en cas d'orientation vers un syndrome vestibulaire.

Test de Fukuda, ou piétinement aveugle

On demande au sujet de piétiner à raison d'un pas par seconde, en levant le genou d'environ 45°, les bras tendus en avant. On notera la déviation du plan transversal du corps (rotation progressive autour de l'axe vertical du corps, vers la droite ou vers la gauche).

L'**examen de la marche** se fait pieds nus, sans et avec les aides techniques éventuelles, de face et de profil, accompagné si possible d'un enregistrement vidéo. L'examen recherche des anomalies de la marche aux différents temps du cycle de marche (phase d'appui, phase oscillante), lors du demi-tour et si possible dans différentes conditions selon les difficultés rapportées par le patient (passage d'obstacles, montée et descente d'escalier…). Il faut :

- évaluer la vitesse de marche (normale ou diminuée);
- évaluer la régularité de la cadence (par exemple, cadence irrégulière avec embardées si syndrome cérébelleux);
- évaluer la longueur du pas (par exemple, longueur du pas diminuée si syndrome parkinsonien);
- rechercher un élargissement de la base d'appui (le plus souvent syndrome cérébelleux);
- décrire le demi-tour (décomposé, instable);
- analyser les **anomalies cinématiques articulaires** au cours du cycle de marche; voici quelques anomalies fréquentes **à savoir reconnaître** et leurs causes habituelles :
  - cheville et pied : **contact initial par l'avant du pied** (pouvant correspondre à un équin fixé de cheville, une spasticité du triceps sural ou un définit moteur des muscles fléchisseurs dorsaux, dits « releveurs du pied »);
  - genou : **recurvatum de genou** en phase d'appui (pouvant correspondre à la compensation d'un équin de cheville, d'une spasticité du triceps sural, à une faiblesse du quadriceps…); **défaut de flexion de genou** en phase oscillante (par exemple, dans la marche en fauchage);
  - hanche : **défaut d'extension de hanche** à la fin de la phase d'appui (pouvant correspondre à un flessum de hanche, une spasticité du muscle droit fémoral ou psoas iliaque); présence d'une circumduction du membre inférieur (fauchage);
  - tronc : **manque de dissociation des ceintures** (Parkinson), inclinaison antérieure du tronc en phase d'appui (salutation, fig. 13.4), inclinaison latérale lors de la phase d'appui par faiblesse du moyen fessier (boiterie de Duchenne-Trendelenburg);
  - membres supérieurs : **manque de ballant des bras** unilatéral ou bilatéral (Parkinson, hémiparésie).

L'examen de l'équilibre et l'analyse visuelle de la marche, aidée éventuellement d'un enregistrement vidéo, permettent d'avoir un premier niveau d'analyse descriptive. Ils peuvent être complétés par l'utilisation d'échelles et/ou d'une analyse instrumentale quantifiée de la marche.

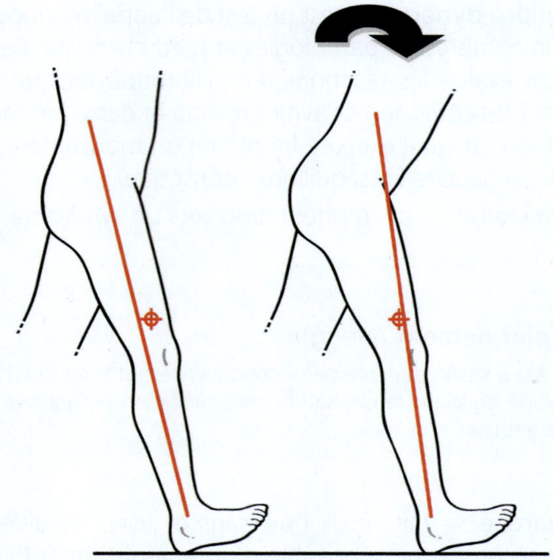

Fig. 13.4. B Salutation.

C'est une inclinaison antérieure du tronc à la phase d'appui soit pour aider à verrouiller le genou en extension (porter le poids du corps en avant du point d'appui au sol permet d'antérioriser le vecteur force de réaction du sol par rapport au membre inférieur et de créer un moment extenseur sur le genou), soit pour faciliter la progression en avant du centre de masse en cas de flessum de hanche.

C. Échelles d'équilibre et de marche : échelles d'activité de locomotion/déplacement

- B Échelle d'équilibre de Berg : il s'agit d'une évaluation de l'équilibre qui repose sur l'observation de la performance de quatorze mouvements habituels de la vie quotidienne. Le score total est de 56. Les sujets ayant un score supérieur ou égal à 45 sont considérés comme ayant une bonne autonomie motrice.
- *Timed up and go test* : ce test chronométré évalue les transferts assis–debout, la marche et le demi-tour et le transfert debout–assis.
- Distances de marche (périmètre de marche).
- Vitesse sur 10 mètres.
- Test de marche de 6 minutes, ou TDM6 (*6-Minute Walk Test* ou 6MWT) : c'est une épreuve sous-maximale permettant d'évaluer l'endurance d'une personne. Ce test mesure la distance maximale parcourue par le sujet en 6 minutes, selon une vitesse de marche autodéterminée et sur terrain plat. Il permet une évaluation initiale du retentissement d'une pathologie sur la tolérance à l'effort sans recourir à un effort maximal. Ce test est contre-indiqué en cas d'infarctus du myocarde datant de moins d'un mois, d'angor instable, d'hypertension artérielle systémique non contrôlée, d'insuffisance respiratoire décompensée, d'asthme sévère…
- *Functional Ambulation Classification* (FAC) : c'est une échelle qui évalue la capacité d'ambulation. Cette échelle numérique en six points évalue dans quelle mesure le patient a besoin de soutien humain lors de la marche sur différentes surfaces, qu'il utilise ou non une aide technique.

D. Analyse instrumentale quantifiée de la marche

Un premier degré d'analyse quantifiée est l'utilisation d'outils, tels que les accéléromètres, les semelles avec capteurs, les tapis de marche avec capteurs, les systèmes d'analyse vidéo du mouvement, qui permettent d'obtenir une évaluation précise des **paramètres spatio-temporels de la marche** (vitesse de marche, cadence, longueur de cycle…).

Une **analyse quantifiée de la marche (AQM)** sera indiquée en cas de troubles complexes de la marche chez l'adulte ou l'enfant, comprenant :

- les paramètres spatio-temporels;
- les paramètres cinématiques articulaires reconstruits grâce à un modèle biomécanique, à partir du déplacement de capteurs opto-électroniques posés sur la peau du sujet (mouvements de chaque articulation dans les trois plans);
- les paramètres cinétiques articulaires obtenus à partir de la cinématique et des forces de réaction du sol obtenues grâce à des plates-formes de forces intégrées au sol (mesure des contraintes appliquées aux articulations);
- l'activité musculaire recueillie par électromyographie dynamique;

Ces différentes techniques permettent non seulement d'identifier et de quantifier les anomalies et de réaliser un suivi évolutif du patient, mais aussi parfois d'en déterminer les causes, afin de guider le choix du traitement médical ou chirurgical le plus adapté, ou d'évaluer l'efficacité d'une intervention (fig. 13.5).

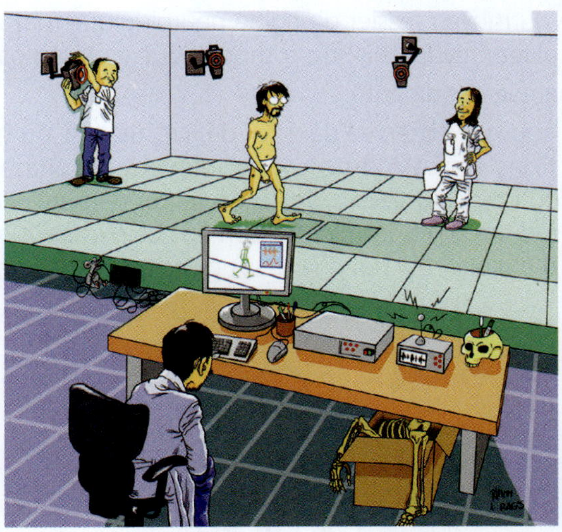

Fig. 13.5. Dispositif expérimental et principes de fonctionnement d'un laboratoire d'analyse du mouvement.

Exemple de configuration de matériel d'un laboratoire d'analyse du mouvement. L'objectif est de capturer/enregistrer le mouvement (principalement la marche) et de le décrire en utilisant : les paramètres spatio-temporels; les paramètres cinématiques articulaires obtenus à partir de capteurs opto-électroniques (mouvements de chaque articulation dans les trois plans); les paramètres cinétiques articulaires obtenus de la cinématique et des forces enregistrées par des plates-formes de forces intégrées au sol (mesure des contraintes appliquées aux articulations); l'activité musculaire recueillie par électromyographie dynamique.

V. Troubles de la marche et boiteries

Définition

A Une boiterie est définie comme une anomalie du transfert du poids du corps d'un membre inférieur à l'autre pendant la marche. Elle peut donc être uni- ou bilatérale. Dans la marche normale, le transfert du poids du corps se fait de façon fluide, le déplacement du corps se fait uniquement dans le sens de la marche, sans mouvement dans le plan frontal ni transversal.

A. Boiterie d'esquive (vidéo 13.1)

- Évitement de l'appui du côté douloureux.
- Diminution du temps d'appui unipodal et de la force d'appui du côté de la douleur.

B. Boiterie de Trendelenburg (fig. 13.6) (vidéos 13.2 et 13.3)

- En position debout unipodale : instabilité avec abaissement du bassin du côté non portant.
- Lors de la marche, majoration de l'abaissement du bassin côté oscillant associée à une inclinaison compensatrice du tronc du côté de l'appui.
- Cause : faiblesse du moyen fessier d'origine neurologique (par exemple, par atteinte radiculaire L5), musculaire (myopathie) ou orthopédique (coxarthrose).
- Si bilatéral : démarche dandinante.
- **B** Une variante, souvent observée dans les déficits massifs du moyen fessier, est l'inclinaison franche du tronc du côté du membre inférieur en phase d'appui. Ceci permet de décaler le poids du corps au-dessus de l'articulation de hanche du côté du moyen fessier déficitaire, pour réduire voire annuler le moment de force sur cette articulation. On parle alors de boiterie d'épaule ou « boiterie de Duchenne-Trendelenburg »

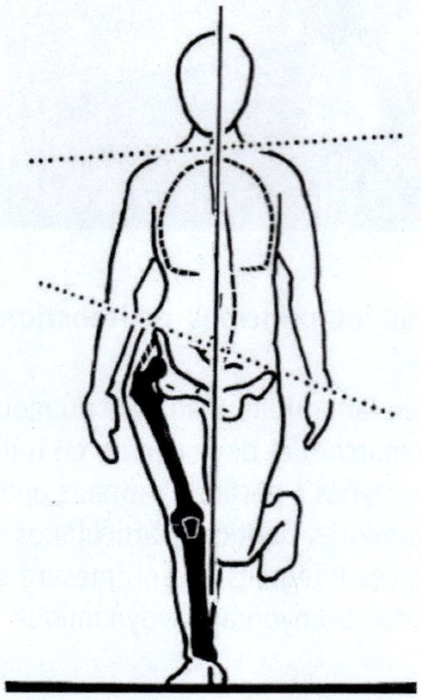

Fig. 13.6. A Boiterie de Trendelenburg.
Abaissement du bassin côté oscillant associé à une inclinaison compensatrice du tronc du côté de l'appui.

C. Boiterie avec salutation (vidéo 13.4)

- (A) Flexion antérieure du tronc pendant la phase d'appui, comme pour saluer.
- Causes : défaut d'extension de hanche (rétraction des fléchisseurs, coxopathie) ou perte de force du muscle quadriceps qui ne peut plus contrôler la mise en charge du membre inférieur en freinant la flexion du genou.

D. Steppage (vidéo 13.5)

- Défaut de dorsiflexion du pied lors de la phase oscillante en rapport avec un déficit des muscles fléchisseurs dorsaux de la cheville ; majoration de la flexion de hanche et du genou de façon compensatrice.
- Causes : atteinte neurologique périphérique (atteinte radiculaire L5, atteinte tronculaire du nerf fibulaire commun, maladie de Charcot-Marie-Tooth).

E. Fauchage (vidéo 13.6)

- Membre inférieur décrivant un demi-cercle au sol, imitant le mouvement circulaire d'une faux. Lié à une spasticité des extenseurs du genou souvent associée à une attitude en varus équin du pied (hypertonie des muscles quadriceps et triceps sural).
- Élévation homolatérale du bassin et abduction de hanche.
- Cause : hémiplégie spastique (accident vasculaire cérébral, traumatisme crânien, hémiplégie infantile).

F. Astasie-abasie

- Instabilité à la station debout avec rétropulsion spontanée (astasie) et incapacité de marcher (abasie).
- (B) Ce trouble de la marche peut être observé chez le sujet âgé en dehors de tout syndrome extrapyramidal ou peut être rattaché à l'imagerie cérébrale à une lésion frontale ou une hydrocéphalie ou un état lacunaire, ou être sans cause apparente (astasie-abasie pure).

G. Trouble de l'équilibre et de la marche d'origine cérébelleuse (vidéo 13.7)

- (A) Élargissement de la base d'appui (autrefois dénommée « polygone de sustentation ») en position debout statique et à la marche.
- Équilibre debout : oscillations très importantes ou tenue impossible les pieds joints, non majorée ou peu majorée par la fermeture des yeux.
- Marche : bras écartés du tronc. Enjambées irrégulières avec embardées. L'arrêt brusque déséquilibre le patient. La marche sur une ligne droite se fait en décrivant une ligne festonnée.

H. Trouble de l'équilibre et de la marche d'origine vestibulaire

- Équilibre statique : inclinaison latéralisée du corps qui se majore à la fermeture des yeux.
- Déviation latéralisée des index du côté de l'atteinte.
- La marche est précautionneuse et instable avec une déviation typiquement unilatérale, Elle peut être pseudo-ébrieuse. Au maximum, elle est impossible.

I. Marche du patient parkinsonien (vidéo 13.8)

- Variable selon la sévérité des symptômes.
- Anomalie précoce : diminution du ballant du bras du côté où prédominent les signes moteurs.
- À un stade plus évolué : raccourcissement des pas, demi-tour décomposé, difficulté d'initiation de la marche, inclinaison du tronc, frottement des pieds au sol.
- Cadence irrégulière : festination (accélération soudaine de la cadence).
- *Freezing*, ou enrayage cinétique.

J. Marche de l'enfant avec paralysie cérébrale

- C Les formes hypertoniques spastiques sont les plus fréquentes. Elles peuvent être unilatérales ou bilatérales. Elles représentent la grande majorité des cas, environ 85 %.
- La paralysie cérébrale dyskinétique est caractérisée par des mouvements involontaires, incontrôlés, récurrents et parfois stéréotypés, coexistant avec une tonicité musculaire fluctuante. Ce groupe correspond à environ 7 % des formes de paralysie cérébrale.
- Les formes ataxiques, souvent associées à une hypotonie, sont caractérisées par un syndrome cérébelleux avec un défaut de coordination motrice volontaire tel que le mouvement est effectué avec une force, un rythme ou une précision anormaux. Ces formes ataxiques représentent environ 5 % des formes de paralysie cérébrale.
- Il existe souvent des formes associant spasticité, dyskinésie ou ataxie classées soit selon les signes neurologiques prédominants, soit dans une catégorie « mixte ».
- La marche est marquée par les types de sémiologie neurologique qui sont dits anomalies primaires (spasticité, dyskinésies, ataxie), mais aussi par des déformations liées aux rétractions musculotendineuses, aux troubles de croissance osseuse, aux déformations articulaires (dites anomalies secondaires).

K. Troubles de la marche par syndrome post-chute

A La marche précautionneuse est fréquemment rencontrée chez les personnes âgées, démarche prudente liée à une anxiété apparue à la suite de chutes, avec rétropulsion et réactions posturales inappropriées ; on parle de syndrome post-chute.

L. Troubles de la marche d'origine conversive

B Ils sont très polymorphes et ont une présentation qui ne peut être rattachée à une déficience anatomique ou physiologique claire. Le diagnostic est évoqué en l'absence de déficit neurologique systématisé, dans un contexte de traumatisme psychique, en cas de fluctuation des troubles dans le temps et/ou d'une marche n'ayant pas d'explication physiopathologique (marche robotisée, marche gallinacée…).

M. Claudications intermittentes

Ⓐ Le terme de claudication intermittente des membres inférieurs désigne la survenue progressive d'une gêne pendant une activité de marche. Cette gêne peut être une douleur (on parle alors de claudication intermittente douloureuse) ou une sensation de lourdeur, d'engourdissement, de faiblesse (claudication intermittente non douloureuse). La claudication intermittente aboutit à une réduction du périmètre de marche : en raison de l'installation progressivement croissante de la difficulté à marcher, le patient doit s'arrêter pour se reposer quelques minutes. Les symptômes disparaissent alors, permettant au patient de reprendre la marche, mais la symptomatologie se reproduit.

Les claudications douloureuses sont dominées par l'étiologie artérielle : l'artériopathie chronique oblitérante des membres inférieurs (AOMI) entraîne au stade II des douleurs musculaires à l'effort. Il s'agit typiquement de douleurs au niveau d'un ou des deux mollets (muscles triceps suraux).

B Le mécanisme physiopathologique en est l'ischémie à l'effort d'un muscle dont l'activité métabolique accrue ne peut être assurée par un réseau artériel défaillant en lien avec l'AOMI. L'arrêt de la marche, permettant le repos musculaire, lève rapidement l'ischémie et les douleurs.

Ⓐ Une autre cause de claudication intermittente douloureuse est la sténose canalaire lombaire. Les douleurs prennent alors la forme de phénomènes neuropathiques, prédominant à la partie postérieure des cuisses et des jambes (territoire d'innervation des racines L5 et S1).

B Ces phénomènes sont liés à une majoration des compressions radiculaires au niveau de la sténose par l'effort et les modifications de vascularisation veineuse dans le thorax, et par répercussion dans le rachis. Les douleurs sont typiquement aggravées par l'extension du rachis lombaire et soulagées par la flexion (signe du Caddie).

Ⓐ La claudication intermittente non douloureuse typique est d'origine médullaire. Le patient décrit une faiblesse musculaire d'apparition progressive avec un membre inférieur qui « devient de plus en plus lourd » ou « ne répond plus ». Il s'agit de la décompensation progressive du déficit moteur en lien avec un syndrome pyramidal par présence d'une lésion dans la moelle spinale (souvent, une malformation vasculaire, expliquant la dépendance des symptômes à l'activité physique).

Points clés

- Caractéristiques de la marche normale.
- Éléments de l'examen clinique de l'équilibre et de la marche orientant vers une étiologie.
- Description des principales boiteries.
- Amplitudes articulaires normales de la hanche, du genou et de la cheville pendant la marche.
- Actions musculaires pendant la marche.
- Principales anomalies cinématiques de la marche et leurs causes.
- Descriptions des anomalies de marche sur une vidéo.

Compléments en ligne

Des compléments numériques sont associés à ce chapitre. Ils proposent des vidéos, indiquées dans le texte par un pictogramme « ». Pour voir ces compléments, connectez-vous sur http://www.em-consulte/e-complement/477072 et suivez les instructions.

Vidéo 13.1. Boiterie d'esquive.

Vidéo 13.2. Boiterie de Duchenne-Trendelenburg, marche myopathique (I).

Vidéo 13.3. Boiterie de Duchenne-Trendelenburg, marche myopathique (II).

Vidéo 13.4. Boiterie avec salutation.

Vidéo 13.5. Steppage.

Vidéo 13.6. Fauchage.

Vidéo 13.7. Trouble de l'équilibre et de la marche d'origine cérébelleuse.

Vidéo 13.8. Marche du patient parkinsonien.

CHAPITRE

14

ITEM 118 La personne handicapée : bases de l'évaluation fonctionnelle et thérapeutique

- **I.** Aspects législatifs et réglementaires
- **II.** Évaluer au plan clinique et fonctionnel une incapacité ou un handicap d'origine motrice, cognitive, sensorielle, viscérale ou génitosphinctérienne (déficit, limitation d'activité et de participation)
- **III.** Analyser les principales situations de handicap par l'examen clinique, les questionnaires, les échelles génériques ou spécifiques, et les principales techniques instrumentales utilisées en pratique courante
- **IV.** Acquérir les bases d'évaluation du pronostic et du traitement d'une affection incapacitante sur la base des notions générales de plasticité sous-tendant la récupération fonctionnelle
- **V.** Savoir organiser le retour ou le maintien à domicile d'une personne handicapée. Connaître les principales aides humaines professionnelles pouvant intervenir au domicile de la personne handicapée
- **VI.** Analyser les implications du handicap en matière d'orientation professionnelle et son retentissement social, favoriser le maintien au travail

Situations de départ

- 31 Perte d'autonomie progressive
- 56 Raideur articulaire
- 62 Troubles de déglutition ou fausse route
- 66 Apparition d'une difficulté à la marche
- 67 Douleurs articulaires
- 74 Faiblesse musculaire
- 121 Déficit neurologique sensitif et/ou moteur
- 130 Troubles de l'équilibre
- 131 Troubles de mémoire/déclin cognitif
- 134 Troubles du langage et/ou de la phonation
- 226 Découverte d'une anomalie du cerveau à l'examen d'imagerie médicale
- 247 Prescription d'une rééducation
- 260 Évaluation et prise en charge de la douleur chronique
- 276 Prise en charge d'un patient en décubitus prolongé
- 279 Consultation de suivi d'une pathologie chronique
- 298 Consultation et suivi d'un patient ayant des troubles cognitifs
- 316 Identifier les conséquences d'une pathologie/situation sur le maintien d'un emploi
- 327 Annonce d'un diagnostic de maladie grave au patient et/ou à sa famille
- 328 Annonce d'une maladie chronique
- 330 Accompagnement global d'un aidant
- 345 Situation de handicap

Médecine physique et de réadaptation

Objectifs pédagogiques, hiérarchisation des connaissances

- Connaître les principes de la législation française vis-à-vis de la compensation du handicap et de l'accessibilité (loi du 11 février 2005), et leurs conséquences sur les pratiques médicales.
- Évaluer au plan clinique et fonctionnel une incapacité ou un handicap d'origine motrice, cognitive, sensorielle, viscérale ou génitosphinctérienne (déficit, limitation d'activité et de participation).
- Analyser les principales situations de handicap par l'examen clinique, les questionnaires, les échelles génériques ou spécifiques, et les principales techniques instrumentales utilisées en pratique courante.
- Acquérir les bases d'évaluation du pronostic et du traitement d'une affection incapacitante sur la base des notions générales de plasticité sous-tendant la récupération fonctionnelle.
- Savoir organiser le retour ou le maintien à domicile d'une personne handicapée. Connaître les principales aides humaines professionnelles pouvant intervenir au domicile de la personne handicapée.
- Analyser les implications du handicap en matière d'orientation professionnelle et son retentissement social.
- Favoriser le maintien au travail : connaître les bases de l'organisation de la formation professionnelle et de maintien à l'emploi des personnes handicapées : maison départementale des personnes handicapées (MDPH), Association de gestion du fonds pour l'insertion professionnelle des personnes handicapées (AGEFIPH), le fonds pour l'insertion professionnelle des personnes handicapées dans la fonction publique (FIPHFP), Pôle emploi.

Rang	Rubrique	Intitulé	Descriptif
A	Définition	Connaître l'histoire et les principaux enjeux des définitions du handicap	
B	Définition	Cadre législatif	La loi de 2005 et ses conséquences pour la reconnaissance du handicap
A	Prise en charge	Connaître et savoir développer des partenariats avec les usagers	
A	Prise en charge	Principaux moyens pour le retour au domicile des personnes handicapées	Définitions des différentes aides et savoir orienter les personnes vers les instances compétentes pour la réadaptation ; connaître la notion d'aidant
A	Diagnostic positif	Évaluer une déficience motrice (examen clinique, démarche diagnostique)	Principe d'évaluation, échelles et exemples d'une déficience motrice ; principe d'évaluation, échelles et exemples d'une déficience articulaire
A	Diagnostic positif	Évaluer les déficiences sensorielles (examen clinique, démarche diagnostique)*	Connaître la définition d'une surdité de transmission, de perception, mixte ; savoir décrire les signes d'appel d'une surdité de l'enfant et l'adulte ; connaître les principes d'une exploration audioimétrique ; savoir décrire les principes de la prise en charge d'un trouble de l'audition de l'enfant et de l'adulte ; évaluer les autres déficiences sensorielles
A	Diagnostic positif	Évaluer une déficience cognitive (examen clinique, démarche diagnostique)	Principe d'évaluation, échelles et exemples d'une déficience cognitive
A	Définition	Connaître la définition des principales fonctions cognitives	Attention, mémoire, langage, praxies, gnosies, fonctions exécutives et comportementales
A	Diagnostic positif	Savoir évaluer la mémoire	MMS, cinq mots
A	Diagnostic positif	Connaître les différents temps de l'évaluation du langage	Évaluation de : expression spontanée, dénomination, répétition, compréhension, lecture, écriture

Rang	Rubrique	Intitulé	Descriptif
A	Diagnostic positif	Savoir reconnaître une négligence unilatérale	
A	Diagnostic positif	Savoir évaluer les activités instrumentales de la vie quotidienne	Téléphone, mode de transport, prise de médicaments, gestion d'un budget
B	Diagnostic positif	Principes et principaux moyens d'évaluation des limitations d'activité et de participation	
B	Prise en charge	Transformation du logement et handicap	Éléments réglementaires et modes de financement des transformations du logement pour personnes handicapées
B	Prise en charge	Conduite automobile et handicap	Éléments réglementaires et structures d'aide à la reprise de la conduite automobile d'une personne handicapée
B	Prise en charge	Structures d'hébergements des personnes lourdement handicapées	Orientations possibles et connaissances des structures d'hébergement pour personnes handicapées
B	Prise en charge	Retour au travail des personnes handicapées	Structures et éléments réglementaires du travail des personnes handicapées

I. Aspects législatifs et réglementaires

B Le modèle traditionnel de la médecine repose sur l'examen et le raisonnement cliniques conduisant au diagnostic (positif, différentiel) et aux stratégies thérapeutiques des maladies. Il prend insuffisamment en compte les conséquences fonctionnelles et sociales de celles-ci pour le patient.

Ce constat a conduit l'Organisation mondiale de la santé (OMS) à adopter en 2001 un nouveau modèle pour tenir compte de tous les aspects d'une maladie : de la lésion aux répercussions sociales pour le patient dans son environnement personnel.

Ce modèle s'appelle la **classification internationale du fonctionnement (CIF)**, ou *International Classification of Functioning* (ICF) pour les auteurs anglo-saxons.

C Cette classification a été adoptée par l'Union européenne en 2002. C'est un modèle structurant aussi pour l'organisation des systèmes de santé et la recherche. Il fait partie du programme de l'enseignement du deuxième cycle des études médicales (cf. chapitre 1).

Les intérêts du modèle de la CIF sont les suivants :

- il permet une approche globale (ou holistique) de tous les aspects d'une maladie ;
- il s'applique à l'enfant, à l'adulte et à la personne âgée ;
- il s'applique aux pathologies chroniques invalidantes ;
- il permet de mieux identifier les besoins (aides matérielles et humaines, compensations) ;
- il peut s'appliquer à la recherche clinique pour montrer l'effet d'un nouveau traitement avec quatre cibles possibles. Ainsi, par exemple, l'impact d'une nouvelle thérapeutique de l'accident vasculaire cérébral (AVC) comme la thrombolyse peut être mesuré sur :
  - la réduction de la taille de la lésion ischémique ;
  - la récupération du déficit moteur ou cognitif ;
  - l'amélioration fonctionnelle (marche pour un patient hémiplégique, communication pour un patient aphasique) ;
  - l'amélioration de la participation (reprise du travail, qualité de vie) ;
- il contribue à une approche différente du handicap pour que la société soit plus inclusive pour les personnes en situation de handicap dans leur vie personnelle et sociale (famille, études, travail).

C'est un **modèle participatif**.

B La CIF a été adoptée par la France en 2005 et inscrite dans la loi du 11 février 2005 « pour l'égalité des droits et des chances, la participation et la citoyenneté des personnes handicapées » qui a transformé l'approche du handicap en France.

C L'article 2 de la loi donne une définition du handicap selon ce modèle : « Constitue un handicap, au sens de la présente loi, toute limitation d'activité ou restriction de participation à la vie en société, subie dans son environnement par une personne en raison d'une altération substantielle, durable ou définitive, d'une ou plusieurs fonctions physiques, sensorielles, mentales, cognitives ou psychiques, d'un polyhandicap ou d'un trouble de santé invalidant. »

A Cette loi a conduit à introduire un nouveau droit : le **droit à la compensation** pour les personnes handicapées, quels que soient leur âge, leur mode de vie ou l'origine du handicap.

En fonction du projet de vie de la personne est élaboré un plan de compensation se traduisant par une **prestation de compensation du handicap** (PCH). Cette PCH correspond aux besoins de la personne : aides humaines (y compris aux aidants familiaux), aides techniques ; aménagement du logement, du véhicule ; surcoût des transports ; aides animalières ; compléments de ressources ; aides pour la scolarité, le travail.

L'évaluation des besoins et l'établissement de la PCH sont sous la responsabilité de deux organismes d'État :

- la Caisse nationale de solidarité pour l'autonomie (CNSA) au niveau national ;
- les maisons départementales des personnes handicapées (MDPH) au niveau local.

II. Évaluer au plan clinique et fonctionnel une incapacité ou un handicap d'origine motrice, cognitive, sensorielle, viscérale ou génitosphinctérienne (déficit, limitation d'activité et de participation)

Le modèle de la CIF distingue quatre niveaux d'expression d'une maladie :

- lésionnel = étiologie ;
- clinique = déficit = déficience ;
- fonctionnel = incapacité = limitation d'activité ;
- social = handicap = restriction de participation.

La **déficience** désigne les altérations d'une fonction ou d'une structure anatomique, telles qu'un écart ou une perte importante.

L'**activité** fait référence à l'exécution d'une tâche dans la vie quotidienne.

La **participation** fait référence au rôle social de la personne, c'est-à-dire à son implication dans une situation de vie réelle : vie personnelle, vie familiale, vie professionnelle (ou de formation) et vie sociale au sens large du terme.

La CIF identifie aussi deux types de facteurs susceptibles d'influencer la maladie et ses conséquences :

- les **facteurs personnels** comme l'âge, le sexe, la condition physique ;
- les **facteurs environnementaux** en rapport avec les conditions de vie, l'entourage ou le niveau de ressource du patient.

A. Évaluation des déficiences

La déficience désigne les altérations d'une fonction ou d'une structure anatomique, telles qu'un écart ou une perte importante.

> Exemples de déficiences :
> – neurologiques : motrices, sensorielles ou cognitives;
> – de l'appareil locomoteur : raideur, douleur;
> – viscérales : ascite;
> – vésicosphinctériennes : urgenturie, dysurie, rétention;
> – psychologiques : automatisme mental, hallucinations;
> – respiratoires : dyspnée, polypnée.

En pratique, les déficiences les plus fréquemment à l'origine de limitations fonctionnelles sont les déficiences **neurologiques** et de l'**appareil locomoteur**.

1. Déficiences articulaires

Une limitation des amplitudes articulaires peut être quantifiée en degrés à l'aide d'un goniomètre.

Se référer au cours de sémiologie de l'unité d'enseignement «Appareil locomoteur» pour les amplitudes articulaires normales et la définition des termes comme «raideur», «flessum», «varus», «valgus»... (cf. aussi chapitre 3).

2. Déficiences motrices

Les déficiences motrices peuvent concerner la force, le tonus, la coordination motrice.

Les échelles à connaître sont :

- le testing musculaire manuel (cf. chapitre 3);
- le score d'Ashworth (cf. chapitre 9);
- le score ASIA (*American Spinal Injury Association*) (cf. chapitre 9).

3. Déficiences sensorielles

Déficiences visuelles et auditives

Cf. référentiels de Pédiatrie et d'Ophtalmologie.

Douleur

L'évaluation de la douleur est d'abord qualitative.

Le type de douleur doit être précisé : douleur par excès de nociception, douleur neuropathique, douleur psychogène.

De nombreux qualificatifs peuvent être associés à une douleur et orientent l'examinateur sur le type de douleur. Par exemple, des sensations de «froid douloureux» ou de «décharges électriques» font évoquer une douleur de type neuropathique.

Il est également important d'évaluer l'intensité de la douleur et de la suivre dans le temps pour une meilleure adaptation du traitement antalgique. Pour cela, plusieurs types d'échelles cliniques sont à notre disposition :

- l'**échelle visuelle analogique** (EVA) : c'est une autoévaluation quantitative de la douleur sur réglette plastique graduée de 0 à 10 (ou de 0 à 100). L'EVA apporte une mesure sensible et assez reproductible de la douleur. Elle peut être indicée (graduation de couleur) pour les patients aphasiques;
- l'**échelle verbale simple** (EVS) : elle peut être utilisée en l'absence de troubles cognitifs. Par exemple :
  - 0 : douleur absente;
  - 1 : douleur faible;
  - 2 : douleur modérée;

   - 3 : douleur intense;
   - 4 : douleur extrêmement intense;
- le **questionnaire DN4**, utilisé pour les douleurs neuropathiques :
   - il s'agit d'un score reposant sur dix questions réparties en quatre groupes. Le score total est sur 10;
   - un score ≥4 est en faveur d'une origine neuropathique de la douleur.
- les **échelles comportementales de douleur** : elles peuvent être utilisées en présence de troubles cognitifs (démence). Par exemple, l'échelle DOLOPLUS2 est une fiche d'observation comportant dix items répartis en trois sous-groupes (cinq items somatiques, deux items psychomoteurs, trois items psychosociaux). Chaque item est coté de 0 à 3. La douleur est clairement affirmée pour un score ≥5/30.

4. Déficiences cognitives

Les fonctions cognitives représentent tous les processus cérébraux par lesquels l'être humain acquiert l'information, la traite, la manipule, la communique et s'en sert pour agir.

Elles incluent l'attention, la mémoire, les fonctions exécutives, le langage oral, le langage écrit, le calcul, la représentation dans l'espace et le temps, le geste, le raisonnement, les émotions, la capacité à se connaître, à interagir avec autrui.

Les déficiences cognitives correspondent à toute altération substantielle, durable ou définitive d'une ou plusieurs fonctions cognitives résultant d'un dysfonctionnement cérébral, quelle qu'en soit l'étiologie.

Les déficiences cognitives peuvent s'observer aux différents stades de la vie : congénitales, chez l'enfant, l'adolescent, l'adulte et la personne âgée.

Classification des troubles cognitifs :

- les **troubles développementaux** (ou troubles « dys ») peuvent concerner :
   - le langage oral ou écrit;
   - le geste et/ou les fonctions visuo-spatiales;
   - les processus attentionnels et les fonctions exécutives;
   - les capacités mnésiques;
   - les activités numériques;
- les **troubles envahissants du développement**, l'**autisme** (cf. item 67);
- les **déficits cognitifs acquis** (lésion cérébrale), qui incluent tous les troubles résultant d'une lésion cérébrale évolutive (encéphalite, sclérose en plaques, démence) ou non (AVC, traumatisme crânien) : aphasies, agnosies, alexie, apraxie, héminégligence (ou négligence spatiale unilatérale), syndrome amnésique, syndrome dysexécutif.

De nombreuses échelles cliniques peuvent être utilisées pour le dépistage et la quantification des déficiences cognitive (cf. référentiel de Neurologie).

Il existe des échelles simples mesurant les déficiences cognitives de façon globale (langage, attention, mémoire, praxies, gnosies, fonctions exécutives…) :

- le *Mini-Mental State Examination* (MMSE), mis au point pour le dépistage rapide d'une détérioration intellectuelle (score sur 30) (tableau 14.1);
- l'échelle *Montreal Cognitive Assessment* (MOCA), mise au point pour le dépistage rapide d'une détérioration intellectuelle après AVC (score sur 30) (fig. 14.1).

B D'autres échelles cliniques peuvent être utilisées pour tester une fonction cognitive spécifique :

- la batterie rapide d'évaluation frontale (BREF) : elle évalue les fonctions exécutives frontales (AVC de l'artère cérébrale antérieure, sclérose en plaques, traumatisme crânien, tumeur cérébrale, encéphalite, démence) (tableau 14.2);
- le test des cinq mots de Dubois : il évalue la mémoire épisodique.

Tableau 14.1. Ⓐ ***Mini-Mental State Examination*** **(MMSE).**

Orientation	
Je vais vous poser quelques questions pour apprécier comment fonctionne votre mémoire. Les unes sont très simples, les autres un peu moins. Vous devez répondre du mieux que vous pouvez.	
1. En quelle année sommes-nous ?	☐
2. En quelle saison ?	☐
3. En quel mois ?	☐
4. Quel jour du mois ?	☐
5. Quel jour de la semaine ?	☐
Je vais vous poser maintenant quelques questions sur l'endroit où nous nous trouvons :	
6. Quel est le nom de l'hôpital où nous sommes ? (*Si l'examen est réalisé en cabinet, demander le nom du cabinet médical ou de la rue où il se trouve.*)	☐
7. Dans quelle ville se trouve-t-il ?	☐
8. Quel est le nom du département dans lequel est située cette ville ?	☐
9. Dans quelle région est situé ce département ?	☐
10. À quel étage sommes-nous ici ?	☐
Apprentissage	
Je vais vous dire trois mots. Je voudrais que vous me les répétiez et que vous essayiez de les retenir car je vous les redemanderai tout à l'heure.	
11. Cigare	☐
12. Fleur	☐
13. Porte	☐
Répétez les trois mots.	
Attention et calcul	
Voulez-vous compter à partir de 100 en retirant 7 à chaque fois ?	
14. 93	☐
15. 86	☐
16. 79	☐
17. 72	☐
18. 65	☐
Pour tous les sujets, même ceux qui ont obtenu le maximum de points, demander : « *Voulez-vous épeler le mot MONDE à l'envers* » : EDNOM. Le score correspond au nombre de lettres dans la bonne position. (Ce chiffre ne doit pas figurer dans le score global.)	
Rappel	
Pouvez-vous me dire quels étaient les trois mots que je vous ai demandé de répéter et de retenir tout à l'heure ?	
19. Cigare	☐
20. Fleur	☐
21. Porte	☐
Langage	
22. Montrer un crayon. *Quel est le nom de cet objet ?*	☐
23. Montrer votre montre. *Quel est le nom de cet objet ?*	☐
24. *Écoutez bien et répétez après moi : « Pas de mais, de si, ni de et »*	☐

(*Suite*)

Tableau 14.1. **Suite.**

Poser une feuille de papier sur le bureau, la montrer au sujet en lui disant : *Écoutez bien et faites ce que je vais vous dire :*	
25. Prenez cette feuille de papier avec la main droite	☐
26. Pliez-la en deux	☐
27. Et jetez-la par terre	☐
28. Tendre au sujet une feuille de papier sur laquelle est écrit en gros caractères : « Fermez les yeux » et dire au sujet : *Faites ce qui est écrit*	☐
Voulez-vous m'écrire une phrase, ce que vous voulez, mais une phrase entière. Cette phrase doit être écrite spontanément. Elle doit contenir un sujet, un verbe et avoir un sens	☐
Praxies constructives	
Tendre au sujet une feuille de papier et lui demander : *« Voulez-vous recopier ce dessin ? »* 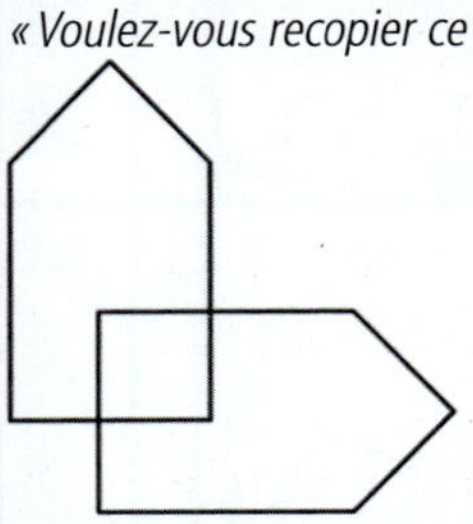	☐
Compter 1 point pour chaque bonne réponse	
	Score global /30

(Source : Derouesné C, Poitreneau J, Hugonot L, Kalafat M, Dubois B, Laurent B ; au nom du groupe de recherche sur l'évaluation cognitive (GRECO). Le Mental-State Examination (MMSE) : *un outil pratique pour l'évaluation de l'état cognitif des patients par le clinicien. Version française consensuelle. Presse Med 1999;28:1141–8. Kalafat M, Hugonot-Diener L, Poitrenaud J. Standardisation et étalonnage français du* « Mini Mental State » *(MMS) version GRECO. Rev Neuropsycol 2003;13(2):209–36. D.R.)*

B. Échelles d'évaluation des limitations d'activité et des restrictions de participation

B L'**activité** fait référence à l'exécution d'une tâche dans la vie quotidienne. En cas de difficulté, on parle de limitation d'activité.

Exemples de domaines de limitations d'activité :
- la locomotion ;
- la préhension ;
- la communication ;
- les soins personnels ;
- les activités de la vie courante.

La **participation** fait référence au rôle social de la personne, c'est-à-dire à son implication dans une situation de vie réelle : vie personnelle, vie familiale, vie professionnelle (ou de formation) et vie sociale au sens large du terme.

Exemples de restrictions de participation :
- ne pas pouvoir pratiquer une activité sportive ou artistique ;
- ne pas pouvoir exercer une activité professionnelle, une responsabilité sociale.

MONTREAL COGNITIVE ASSESSMENT (MOCA)
Version 7.1 **FRANÇAIS**

NOM :
Scolarité : **Date de naissance :**
Sexe : **DATE :**

VISUOSPATIAL / ÉXÉCUTIF			POINTS
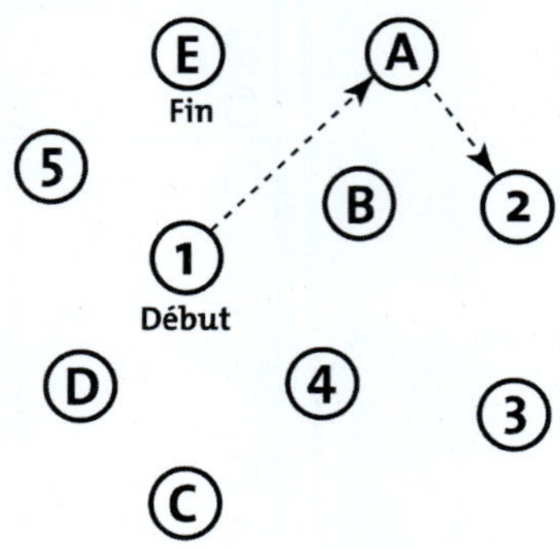 [ ]	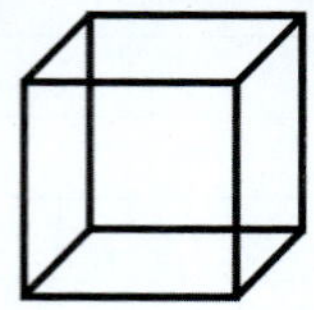 Copier le cube [ ]	Dessiner HORLOGE (11 h 10 min) (3 points) [ ] Contour [ ] Chiffres [ ] Aiguilles	__/5

DÉNOMINATION			
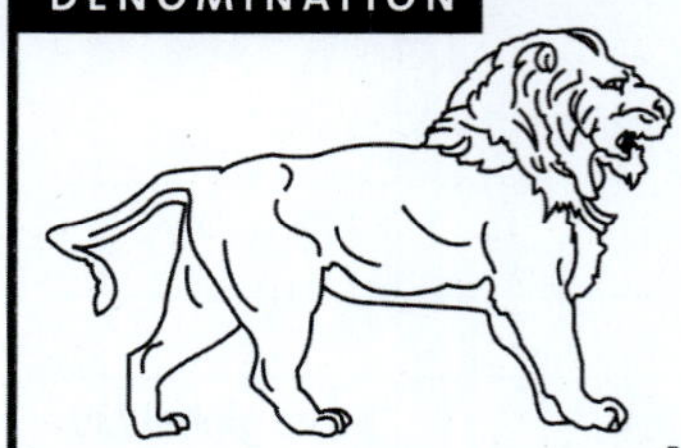 [ ]	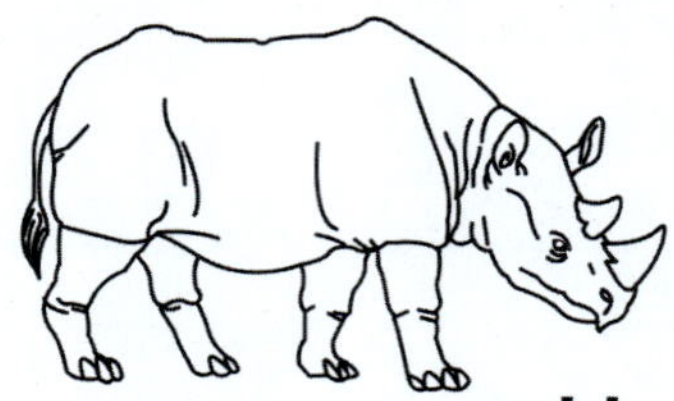 [ ]	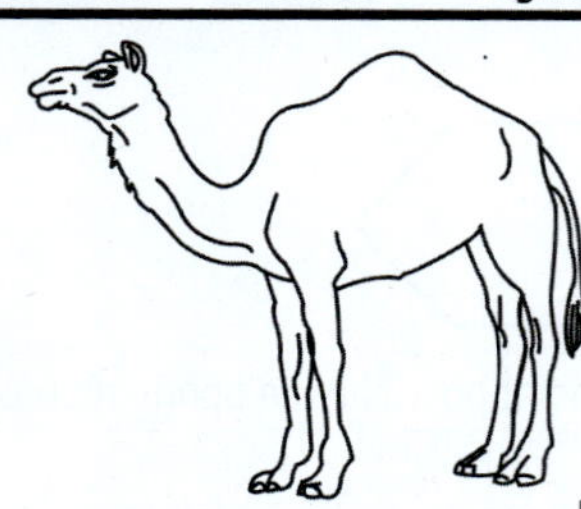 [ ]	__/3

MÉMOIRE		VISAGE	VELOURS	ÉGLISE	MARGUERITE	ROUGE	
Lire la liste de mots, le patient doit répéter. Faire 2 essais même si le 1er essai est réussi. Faire un rappel 5 min après.	1er essai						Pas de point
	2ème essai						

ATTENTION		
Lire la série de chiffres (1 chiffre/ sec.).	Le patient doit la répéter. [ ] 2 1 8 5 4 Le patient doit la répéter à l'envers. [ ] 7 4 2	__/2
Lire la série de lettres. Le patient doit taper de la main à chaque lettre A. Pas de point si 2 erreurs	[ ] FBACMNAAJKLBAFAKDEAAAJAMOFAAB	__/1
Soustraire série de 7 à partir de 100.	[ ] 93 [ ] 86 [ ] 79 [ ] 72 [ ] 65 4 ou 5 soustractions correctes : **3 pts**, 2 ou 3 correctes : **2 pts**, 1 correcte : **1 pt**, 0 correcte : **0 pt**	__/3

LANGAGE		
Répéter :	Le colibri a déposé ses œufs sur le sable . [ ] L'argument de l'avocat les a convaincus. [ ]	__/2
Fluidité de langage. Nommer un maximum de mots commençant par la lettre «F» en 1 min	[ ] ____ (N≥11 mots)	__/1

ABSTRACTION		
Similitude entre ex : banane - orange = fruit	[ ] train – bicyclette [ ] montre - règle	__/2

RAPPEL		VISAGE	VELOURS	ÉGLISE	MARGUERITE	ROUGE		
	Doit se souvenir des mots SANS INDICES	[ ]	[ ]	[ ]	[ ]	[ ]	Points pour rappel SANS INDICES seulement	__/5
Optionnel	Indice de catégorie							
	Indice choix multiples							

ORIENTATION		
	[ ] Date [ ] Mois [ ] Année [ ] Jour [ ] Endroit [ ] Ville	__/6

© Z.Nasreddine MD **www.mocatest.org** Normal ≥ 26 / 30 **TOTAL** __/30
Ajouter 1 point si scolarité ≤ 12 ans

Administré par : ____________________

Fig. 14.1. **A** Échelle *Montreal Cognitive Assessment* (MOCA).
(*Source : © Z. Nasreddine MD. Reproduit avec permission. Copies disponibles au www.mocatest.org.*)

Tableau 14.2. C Batterie rapide d'évaluation frontale (BREF).

Domaine	Instruction	Score
1. Similitudes (conceptualisation)	« *De quelle façon sont-ils semblables* ? » : – « *Une banane et une orange…* » (en cas d'échec, dire au patient : « *Une banane et une orange sont des…* », ne pas comptabiliser, ne pas aider le patient pour les deux autres items) – « Une table et une chaise… » – « *Une tulipe, une rose et une marguerite…* »	3 réussies : 3 points 2 réussies : 2 points 1 réussie : 1 point Aucune : 0 point
2. Fluidité lexicale (flexibilité mentale)	« *Dites le plus grand nombre de mots commençant par la lettre S, n'importe quel mot sauf des noms propres ou des prénoms.* » Si le patient ne dit aucun mot durant les 5 premières secondes, dire « *Par exemple, serpent…* » ; s'il arrête durant 10 secondes, le stimuler en disant « *n'importe quel mot commençant par S…* » Temps alloué : 60 secondes Correction : les mots répétés ou équivalents (sable et sable mouvant) ainsi que les prénoms ou les noms propres ne sont pas comptés	10 mots et plus : 3 points 6 à 9 mots : 2 points 3 à 5 mots : 1 point 2 mots ou moins : 0 point
3. Séquences motrices (programmation)	« *Regardez attentivement ce que je fais.* » L'examinateur, assis en face du patient, exécute trois fois avec sa main gauche la série de Luria (poing – tranche – plat de la main). « *Maintenant, avec votre main droite, faites la même chose, d'abord avec moi et ensuite seul.* » L'examinateur exécute la série trois fois avec le patient et dit ensuite : « *Maintenant, faites-le seul.* »	6 séries réussies seul : 3 points 3 séries réussies seul : 2 points 3 séries réussies avec l'examinateur : 1 point Moins de 3 séries avec l'examinateur : 0 point.
4. Consignes contradictoires (sensibilité à l'interférence)	« *Tapez deux coups quand j'en tape un.* » Pour s'assurer que le patient a compris, une série de trois est exécutée : 1-1-1. « *Tapez un coup quand j'en tape deux.* » Pour s'assurer que le patient a compris, une série de trois est exécutée : 2-2-2. Ensuite l'examinateur tape 1-1-2-1-2-2-2-1-1-2.	Aucune erreur : 3 points Une ou deux erreurs : 2 points Plus de deux erreurs : 1 point 4 erreurs consécutives : 0 point
5. *Go/No Go* (contrôle inhibiteur)	« *Tapez un coup quand je tape un coup.* » Pour s'assurer que le patient a compris, une série de trois est exécutée : 1-1-1. « *Ne tapez pas quand je tape deux fois.* » Pour s'assurer que le patient a compris, une série de trois est exécutée : 2-2-2. Ensuite l'examinateur tape 1-1-2-1-2-2-2-1-1-2.	Aucune erreur : 3 points Une ou deux erreurs : 2 points Plus de deux erreurs : 1 point 4 erreurs consécutives : 0 point
6. Comportement de préhension (autonomie environnementale)	« *Ne prenez pas mes mains.* » L'examinateur est assis en face du patient. Placez les mains du patient sur ses genoux, paume vers le haut. Sans dire un mot et sans regarder le patient, l'examinateur place ses mains près de celles du patient et touche les paumes des deux mains pour vérifier s'il les prend spontanément. Si le patient les prend spontanément, l'examinateur refait un essai après avoir dit : « *Maintenant, ne prenez pas mes mains.* »	Ne prend pas les mains de l'examinateur : 3 points Hésite et demande ce qu'il doit faire : 2 points Prend les mains sans hésitation : 1 point Prend les mains même au deuxième essai : 0 point

(Source : Dubois B, Slachevsky A, Litvan I, Pillon B. The FAB: a Frontal Assessment Battery at bedside. Neurology 2000;55:1621–6. © 2000, American Academy of Neurology.)

Pourquoi évaluer les limitations d'activité et les restrictions de participation ?

- Car c'est très souvent de cette manière que le patient exprime sa plainte et c'est ainsi qu'il évalue les traitements.
- Pour établir ainsi la réalité des handicaps : en mesurer la sévérité et en suivre l'évolution.
- Pour mieux comprendre les déficiences sous-jacentes, ce que permet parfois l'analyse du retentissement fonctionnel.
- Pour orienter les choix thérapeutiques (médicamenteux, chirurgicaux, rééducation, appareillage) en se posant chaque fois la question de l'objectif fonctionnel du traitement (par exemple, pour l'indication d'une prothèse articulaire, d'une chirurgie correctrice ou d'un appareillage).
- Pour mesurer l'efficacité des traitements.
- Pour déterminer le coût et évaluer l'intérêt des différentes techniques de rééducation et de compensation.
- Pour apporter des arguments pour les mesures de protection juridique : sauvegarde, curatelle et tutelle, ainsi que pour les indemnisations (intérêt majeur dans les barèmes de réparation d'un dommage).

B Le tableau 14.3 liste les principales échelles d'évaluation et leurs caractéristiques.

Tableau 14.3. B Principales échelles d'évaluation.

Échelle	Caractéristiques
Déficiences	
Testing moteur	Force musculaire
Échelle d'Ashworth modifiée	Spasticité (AVC, SEP, TC, lésions médullaires)
ASIA (*American Spinal Injury Association*)	Force, sensibilité (lésions médullaires)
NHISS (*National Institute of Health Stroke Score*)	Déficiences neurologiques ; spécifique de l'AVC
MMSE (*Mini-Mental State Examination*)	Toutes fonctions cognitives
MOCA (*Montreal Cognitive Assessment*)	Toutes fonctions cognitives ; AVC
EVA (échelle visuelle analogique)	Douleur ; en l'absence de troubles cognitifs
EVS (échelle verbale simple)	Douleur ; en l'absence de troubles cognitifs
Questionnaire DN4	Douleur neuropathique
Échelle DOLOPLUS 2	Douleur ; utilisée en présence de troubles cognitifs (démence)
BREF (batterie rapide d'efficience frontale)	Fonctions exécutives
Test des cinq mots	Mémoire à long terme épisodique
Limitations d'activité	
Score de Rankin	Générique ; AVC
Index de Barthel	Générique ; AVC
MIF (mesure indépendance fonctionnelle)	Générique ; utilisable pour toutes les pathologies
IADL (*Instrumental Activities of Daily Living*)	Générique

(*Suite*)

Tableau 14.3. Suite.

Échelle	Caractéristiques
AGGIR (autonomie gérontologique – groupes iso-ressources)	Gériatrie après 60 ans ; pour attribution de l'APA
T6M (test de marche de 6 minutes)	Marche
Échelle de Berg	Équilibre
Get up and go test	Équilibre dynamique
Box and block test	Préhension
Échelle de Borg	Dyspnée
Index algofonctionnel de Lequesne	Coxarthrose
EDSS (*Expanded Disability Status Scale*)	SEP
IFMC (indice fonctionnel de la main de Cochin)	Polyarthrite rhumatoïde
HAQ (*Health Assessment Questionnaire*)	Polyarthrite rhumatoïde
Restrictions de participation	
WHOQOL (*World Health Organization Quality Of life*)	Générique ; utilisable pour toutes les pathologies
NHP (*Nottingham Health Profile*)	Générique ; utilisable pour toutes les pathologies
SF36 (*medical outcome study Short Form 36*)	Générique ; utilisable pour toutes les pathologies

APA : allocation personnalisée d'autonomie ; AVC : accident vasculaire cérébral ; SEP : sclérose en plaques ; TC : traumatisme crânien.

III. Analyser les principales situations de handicap par l'examen clinique, les questionnaires, les échelles génériques ou spécifiques, et les principales techniques instrumentales utilisées en pratique courante

A. Comment mesurer les limitations d'activité ?

B Les limitations d'activité se mesurent :

- d'abord par l'interrogatoire et l'examen clinique ;
- à l'aide d'échelles validées et reproductibles qui sont très utiles pour structurer l'examen, évaluer l'évolution du malade dans le cadre du traitement individuel ou le comparer à d'autres dans le cadre de protocoles de recherche clinique ;
- à l'aide de l'analyse instrumentale.

C Pour avoir le plus de sens possible, l'évaluation des fonctions doit être la plus proche possible de la réalité quotidienne du patient voire se faire en milieu réel ; on parle alors d'**évaluation écologique**.

B On distingue deux types d'échelles :

- les **échelles génériques**, qui mesurent globalement le retentissement fonctionnel dans la vie d'un patient sur diverses activités et qui peuvent être utilisées quelle que soit la pathologie ;
- les **échelles spécifiques** d'une fonction ou d'une maladie.

Attention : il faut bien comprendre que pour toutes ces échelles fonctionnelles, un bon score ne signifie pas l'absence de déficience, mais l'absence de limitation fonctionnelle. Ainsi, par exemple, la persistance d'un déficit moteur peut ne pas avoir de retentissement fonctionnel tel qu'il est évalué par les échelles.

B. Échelles génériques

A Les cinq échelles suivantes sont utiles à connaître, car elles sont largement utilisées.

1. Échelle de Rankin

B Il s'agit d'une échelle très globale du handicap, utilisée principalement dans les séquelles neurologiques motrices des AVC. Les travaux récents montrant le bénéfice de la thrombolyse et de la thrombectomie dans le traitement de l'AVC ont utilisé cette échelle comme critère de jugement principal (tableau 14.4).

2. Index de Barthel

Il est utilisé pour les pathologies neurologiques et plus particulièrement les hémiplégies. Il est simple d'emploi et mesure dix activités, avec un score global allant de 0 (dépendance totale) à 100 (aucune dépendance).

Il donne rapidement une indication sur la situation fonctionnelle : état grabataire de 0 à 20, dépendance permettant d'envisager un retour à domicile au-dessus de 60. Un score à 100 signifie que le sujet est indépendant (sur les items moteurs mesurés) mais ne signifie pas pour autant que le sujet n'a plus de déficience.

L'index de Barthel a l'inconvénient de ne pas prendre en compte les fonctions cognitives et comportementales (tableau 14.5).

Tableau 14.4. B Échelle de Rankin.

0	Aucun symptôme
1	Pas d'incapacité significative en dehors d'éventuels symptômes Capable d'assumer ses rôles et de mener ses activités
2	Légère incapacité Incapable de mener à bien toutes ses activités antérieures, mais capable de mener ses propres affaires sans assistance
3	Incapacité modérée Requiert certaines aides, mais capable de marcher sans assistance
4	Incapacité modérément sévère Incapable de marcher sans assistance et incapable de s'occuper de ses propres besoins sans assistance
5	Incapacité sévère Confiné au lit, incontinent et nécessitant une attention et des soins constants de nursing

(D'après : Rankin (1957) et Van Swieten et al. (1988).)

Tableau 14.5. B **Index de Barthel.**

Items	Score
Alimentation	
Indépendante et normale	10
Aide pour couper	5
Impossible	0
Toilette	
Peut se baigner seul	10
Se rase, se peigne, se lave le visage	5
Impossible	0
Habillage	
Indépendant	10
Avec aide modérée	5
Impossible	0
Vessie	
Parfaitement contrôlée	10
Problèmes occasionnels	5
Problèmes constants	0
Selles	
Parfaitement contrôlées	10
Problèmes occasionnels	5
Problèmes habituels	0
Utilisation des WC	
Indépendant	10
Aide partielle	5
Totalement dépendant	0
Transferts lit-chaise	
Indépendant	15
Aide minime ou surveillance	10
Peut s'asseoir mais doit être installé	5
Ne peut être assis	0
Ambulation	
Indépendant 50 m	15
Avec aide pour 50 m	10
50 m en fauteuil roulant	5
Impossible	0
Escaliers	
Indépendant	10
Aide ou surveillance	5
Incapacité totale	0
Score total	/100

(D'après : Mahoney FI, Barthel DW. Functional evaluation: the Barthel index. Md State Med J 1965;14:61–5.)

3. Mesure d'indépendance fonctionnelle

La mesure de l'indépendance fonctionnelle (MIF) est plus récente (tableau 14.6).

Elle est un peu moins simple que l'index de Barthel car elle comporte dix-huit items, mesurés chacun selon sept niveaux, mais elle est plus complète notamment grâce à l'adjonction d'items cognitifs.

Elle est très largement utilisée, quelles que soient les pathologies et déficiences en cause.

C'est un bon outil, validé en français, pour comparer les états fonctionnels et cibler les besoins en rééducation et en réadaptation ; elle est sensible au changement.

Une MIF spécifique pour les enfants a été élaborée nommée MIF-mômes (cf. chapitre 8).

Tableau 14.6. B Mesure d'indépendance fonctionnelle (MIF).

		Niveau
Soins personnels		
A	Alimentation	
B	Soins de l'apparence	
C	Toilette	
D	Habillage partie supérieure	
E	Habillage partie inférieure	
F	Utilisation des toilettes	
Contrôle des sphincters		
G	Vessie	
H	Intestins	
Mobilité, transferts		
I	Lit, chaise, fauteuil roulant	
J	WC	
K	Baignoire, douche	
Locomotion		
L	Marche (M), fauteuil roulant (F)	
M	Escaliers	
Communication		
N	Compréhension	
O	Expression	
Conscience du monde extérieur		
P	Interaction sociale	
Q	Résolution des problèmes	
R	Mémoire	
	Total	/126
Niveaux		
7 – Indépendance complète (appropriée aux circonstances et sans danger) 6 – Indépendance modifiée (avec appareillage, par exemple) 5 – Surveillance 4 – Aide minimale (25 %) 3 – Aide moyenne (50 %) 2 – Aide maximale (75 %) 1 – Aide totale (100 %)		

(D'après : Granger CV, Hamilton BB, KeithRA, Zielezny M, Sherwin FS. Advances in functional assessment for medical rehabilitation. Top Geriatr Rehabil 1986;1:59–74. © UDSMR.)

4. *Échelle d'activités instrumentales de la vie courante* (Instrumental Activities of Daily Living *de Lawton, ou IADL)*

A Elle est utilisée quand coexistent des troubles cognitifs, en particulier en gérontologie (tableau 14.7).

Tableau 14.7. B Échelle d'activités instrumentales de la vie courante (IADL).

Capacité à utiliser le téléphone
Je me sers du téléphone de ma propre initiative, cherche et compose les numéros moi-même Je compose un petit nombre de numéros bien connus Je réponds au téléphone, mais je n'appelle pas Je suis incapable d'utiliser le téléphone
Capacité à utiliser les moyens de transport
Je peux voyager seul(e) et de façon indépendante (par les transports en commun ou avec ma propre voiture) Je peux me déplacer seul(e) en taxi, pas en autobus Je peux prendre les transports en commun si je suis accompagné(e) Transport limité au taxi ou à la voiture, en étant accompagné Je ne me déplace pas du tout
Responsabilité pour la prise des médicaments
Je m'occupe moi-même de la prise : dose et horaire Je peux les prendre moi-même, s'ils sont préparés et dosés à l'avance Je suis incapable de les prendre moi-même
Capacité à gérer son budget
Je suis totalement autonome (gérer le budget, faire les chèques, payer les factures…) Je me débrouille pour les dépenses au jour le jour, mais j'ai besoin d'aide pour gérer mon budget à long terme (planifier les grosses dépenses) Je suis incapable de gérer l'argent nécessaire à payer mes dépenses au jour le jour

(D'après : Lawton MP, Brody EM. Assessment of older people: self-maintening and instrumental activities of daily living, Gerontologist 1969;9:179–86.)

5. Grille AGGIR (autonomie gérontologique – groupes iso-ressources)

B Il s'agit d'une grille très utilisée en gériatrie.

B Cette échelle est employée pour décrire le niveau d'aide que nécessitent les patients âgés de plus de 60 ans en vue de l'attribution de l'allocation personnalisée d'autonomie (APA) (tableau 14.8).

En fonction de ces éléments d'autonomie, le sujet va être placé dans un groupe de dépendance (groupe iso-ressources ou GIR). À titre d'information, seuls les groupes GIR 1 à 4 peuvent bénéficier de l'allocation.

C. Échelles spécifiques de fonctions ou de maladies

1. Test de marche de 6 minutes (TM6)

C Il s'agit d'un test validé et utilisé pour évaluer la capacité fonctionnelle à la marche à un niveau sous-maximal.

Ce test mesure la distance maximale parcourue par un sujet en six minutes sur un terrain plat.

Il est couramment utilisé pour mesurer les effets du réentraînement à l'effort des patients cardiaques et pulmonaires.

Il est contre-indiqué en cas d'infarctus du myocarde datant de moins d'un mois, d'angor instable, d'hypertension artérielle non contrôlée, d'insuffisance respiratoire décompensée.

Tableau 14.8. B **Grille AGGIR (autonomie gérontologique – groupes iso-ressources).**

Variables discriminantes	Modalités
Cohérence Conserver et/ou se comporter de façon sensée	
Orientation Se repérer dans le temps, les moments de la journée et dans les lieux	
Toilette Concerne l'hygiène corporelle	
Habillage S'habiller, se déshabiller, se présenter	
Alimentation Se servir, manger	
Élimination Assumer l'hygiène de l'élimination urinaire et fécale	
Transferts Se lever, se coucher, s'asseoir	
Déplacement à l'intérieur Avec ou sans canne, déambulateur, fauteuil roulant	
Déplacement à l'extérieur À partir de la porte d'entrée sans moyen de transport	
Communication à distance (alerter) Utiliser les moyens de communication, téléphone, sonnette, alarme	

Modalités : « Spontanément », « Totalement », « Habituellement », « Correctement »
Code final pour chaque activité (A, B ou C) :
A : si oui pour 4 adverbes.
B : si oui pour 1 à 3 adverbes.
C : si non pour tous les adverbes.
Le GIR est déterminé informatiquement sur les codes finaux.
(Source : Code de l'action sociale et des familles : articles R. 232-1 et R. 232-6. Annexe 2.1. © DILA / Légifrance.)

2. *Échelle d'équilibre de Berg*

Cette échelle repose sur l'observation de quatorze mouvements habituels de la vie quotidienne mettant en jeu l'équilibre. Chaque item est noté de 0 (mouvement échoué) à 4 (mouvement réalisé sans difficulté). Le score total est de 56. Un score supérieur à 45 est en faveur d'un bon équilibre postural.

Ce score est utilisé en cas d'ataxie (spinocérébelleuse, neuropathie, atteinte vestibulaire).

3. Get up and go test

Ce test permet une évaluation de l'équilibre dynamique mis en jeu lors des changements de position (passage de la position assise à la position debout, à la marche, lors des changements de direction).

Il est complémentaire de l'échelle de Berg.

L'évaluation de la marche et de l'équilibre fait partie des compétences du kinésithérapeute.

4. *Évaluation de la préhension*

La préhension est évaluée par l'examen clinique qui analyse les deux composantes du mouvement de préhension : la phase de transport et la phase de saisie.

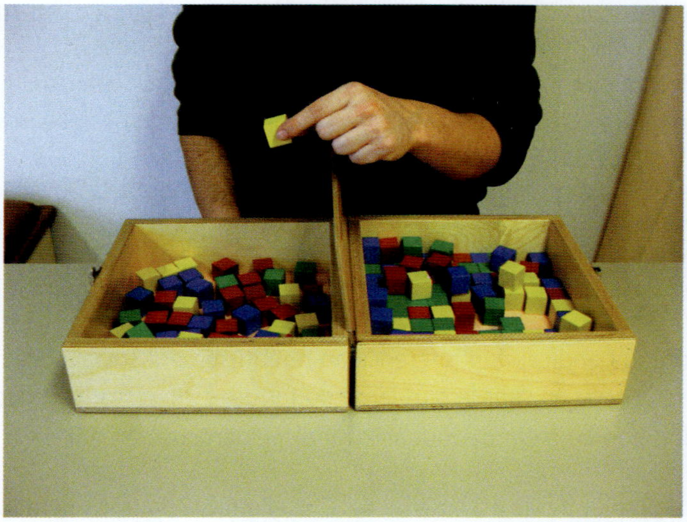

Fig. 14.2. Ⓐ **Test de dextérité *box and block test*.**

La saisie repose sur différentes prises possibles :

- bidigitale : pouce/index, ou pollici-digitale, pour saisir un objet de petite taille (aiguille), pulpaire pour les prises fermes, termino-latérale pour les prises fortes (clé), interdigitale (cigarette) ;
- tridigitale (stylo), tétra- ou pentadigitale (dévissage d'un couvercle) ;
- palmaire ou digito-palmaire, c'est-à-dire en opposant la paume aux quatre derniers doigts avec ou sans le pouce pour saisir des objets volumineux et en force.

La qualité de chaque prise est cotée ainsi :

0 = « impossible » ; 1 = « perturbée ou partiellement efficace » ; 2 = « efficace mais mal réalisée » et 3 = « normale ».

La préhension peut aussi être évaluée par des tests de dextérité qui sont utilisables dans plusieurs pathologies.

Par exemple, le *box and block test* consiste à déplacer des petits cubes de bois d'un compartiment à l'autre d'une boîte en une minute. Les performances du membre supérieur évalué sont à comparer à celles de l'autre membre ou à des normes, fonction de l'âge (fig. 14.2).

L'évaluation de la préhension fait notamment partie des compétences de l'ergothérapeute.

5. Évaluation de la communication

L'évaluation de la communication peut concerner des patients présentant un trouble du langage (trouble développemental du langage, dysphasie, aphasie), une déficience sensorielle (surdité) ou des troubles des interactions sociales (autisme, déficit des fonctions exécutives).

Cette évaluation repose sur l'examen clinique. Il existe également des échelles spécifiques pour l'aphasie ou la surdité.

L'évaluation de la communication verbale fait notamment partie des compétences de l'orthophoniste.

6. Quelques exemples d'échelles spécifiques de pathologies utilisées

- L'indice fonctionnel de la main de Cochin (IFMC) est validé pour la main rhumatoïde et la main arthrosique.

- Le *Health Assessment Questionnaire* (HAQ), validé en français, est utilisé pour la polyarthrite rhumatoïde mais aussi les autres maladies rhumatismales.
- L'indice algofonctionnel de Lequesne est utilisé pour la coxarthrose.
- L'échelle de Borg est utilisée dans les limitations respiratoires : elle mesure l'impression de perception qu'a la personne de l'effort.
- L'*Expanded Disability Status Scale* (EDSS) est utilisée pour la sclérose en plaques (score compris entre 0 et 10).

7. Évaluation des restrictions de participation

B L'évaluation du handicap fait référence au retentissement social de la maladie.

L'évaluation se conçoit au sens le plus large du terme, s'intéressant au **projet de vie** du sujet.

C Celui-ci doit être au cœur de tout acte médical, particulièrement de la rééducation et de la réadaptation.

Cette notion de projet de vie est essentielle. C'est l'intitulé du document que le patient adresse à la MDPH, pour une demande de prestation de compensation du handicap.

B En pratique, l'évaluation des restrictions de participation repose essentiellement sur l'**interrogatoire** minutieux du patient (type de domicile, profession, loisirs…) et peu sur des échelles cliniques, même s'il en existe (par exemple, la *London handicap scale*).

L'évaluation repose aussi indirectement sur l'appréciation de la **qualité de vie**.

Qualité de vie

C L'OMS définit la qualité de la vie comme un « sentiment subjectif de complet bien-être physique, moral et social ». C'est un concept différent de celui de la santé, de l'absence de maladie ou de handicap : on peut avoir une bonne récupération après une maladie ou un accident, ne pas garder de limitations d'activité importantes, et pourtant ne pas être heureux et estimer que l'on a une mauvaise qualité de vie.

La qualité de vie des proches (aidants, personnes ressources) est aussi importante à prendre en compte et constitue une cible potentielle d'interventions (information, entretiens familiaux, aides humaines, séjours de répit…).

Le concept de qualité de vie, qui s'est d'abord développé en cancérologie puis en psychiatrie et en gériatrie, a pris ces dernières années une place importante dans le repérage des actions à mener en faveur des personnes handicapées et dans l'évaluation du bénéfice apporté à long terme par les techniques de rééducation et de réadaptation.

B De nombreux questionnaires et échelles, génériques et spécifiques, sont proposés pour évaluer la qualité de la vie.

C Les échelles génériques traduites et validées en français les plus utilisées sont :

- la *World Health Organization Quality of life* (whoqol) ;
- Le *Nottingham Health Profile* ;
- le questionnaire SF36 (*medical outcome study Short Form 36*).

Enfin, il faut distinguer la qualité de la vie au sens de conditions de vie et d'autonomie, objectivables par un tiers à l'aide de ces échelles, du sentiment de satisfaction de vie et des soins reçus, qui reste, lui, entièrement subjectif.

Un abord plus restrictif est celui de qualité de vie liée à la santé. Cette dernière dimension est de plus en plus fréquemment prise en compte pour évaluer le bénéfice d'une thérapeutique.

IV. Acquérir les bases d'évaluation du pronostic et du traitement d'une affection incapacitante sur la base des notions générales de plasticité sous-tendant la récupération fonctionnelle

B La plasticité est la capacité des tissus à se modifier et à s'adapter. Cette plasticité est mise en œuvre lors des processus pathologiques. On parle surtout de plasticité nerveuse mais la plasticité concerne tous les tissus (muscles, cœur…).

A. Aspects neurologiques

La plasticité cérébrale correspond à la possibilité qu'a le cerveau de modifier sur de longues durées l'activité de systèmes neuronaux distribués associée à un comportement.

C Plusieurs aspects peuvent être distingués :

- les phénomènes liés à l'apprentissage chez le sujet sain;
- les phénomènes de réorganisation cérébrale après amputation de membre;
- les phénomènes de récupération et de plasticité cérébrale secondaires à une lésion cérébrale aiguë ou chronique.

B Dans le contexte post-AVC, la plasticité cérébrale fait référence à l'ensemble des modifications durables de la connectivité cérébrale, permettant la récupération de la fonction.

C Peuvent être impliqués :

- la régression du diaschisis : le diaschisis est défini comme une désactivation de structures saines distantes de l'aire lésée, mais possédant avec celle-ci des connexions anatomiques; une levée progressive de cette désactivation distale est souvent observée à la phase précoce de la récupération; elle pourrait s'expliquer par la pousse de nouvelles terminaisons axonales ou par la multiplication de récepteurs postsynaptiques;
- des phénomènes de vicariance : ils correspondent à la capacité d'une fonction à en remplacer une autre défectueuse, par utilisation de circuits neuronaux non utilisés et mobilisables;
- une réorganisation de l'activité cérébrale, qui peut être mise en évidence par des études en imagerie fonctionnelle :
  - réorganisation locale homolatérale à la lésion et péri-lésionnelle;
  - réorganisation des aires motrices secondaires;
  - réorganisation bihémisphérique.

B. Exemple de l'accident vasculaire cérébral (cf. chapitre 25)

1. Généralités

- C En Europe, l'AVC est la première cause de handicap sévère de l'adulte et la troisième cause de mortalité.
- En France :
  - 130 000 AVC par an, dont 100 000 constitués;
  - 25 % avant 65 ans;
  - 25 % de décès (mortalité : 20 % à 1 mois, 40 % à 1 an);
  - 25 % de séquelles invalidantes.

- Estimation des séquelles post-AVC :
  - 6 mois après l'AVC : 80 % de déficit moteur (membre supérieur notamment);
  - 5 ans après l'AVC (patients survivants âgés de moins de 75 ans lors de la survenue de leur AVC) :
    - déficit moteur : 56 %;
    - handicap de communication (aphasie sévère : séquelles généralement importantes) : 35 %;
    - troubles de la déglutition : 10 %;
    - dépendance vis-à-vis d'une tierce personne : 47 %.

La récupération d'une possibilité de marche est habituelle (80 %), même pour des déficits sévères, avec le plus souvent des aides techniques (canne, orthèse).

Au-delà de l'objectif vital, l'évaluation et la prise en charge s'inscrivent dans un objectif fonctionnel, c'est-à-dire l'acquisition d'un fonctionnement autonome et d'une qualité de vie satisfaisante au sens de la CIF.

2. Récupération et plasticité cérébrale

B La récupération qui survient dans les huit à dix jours qui suivent un AVC ne correspond pas à de la plasticité cérébrale. Deux mécanismes peuvent expliquer cette récupération rapide :

- la reperfusion de la zone de pénombre ischémique;
- la résolution de l'œdème péri-lésionnel.

L'essentiel de la récupération se fait dans les trois premiers mois, mais elle se poursuit jusqu'à six mois.

D'importantes variations interindividuelles peuvent être observées; le pronostic individuel de récupération est donc toujours difficile à préciser.

Les conséquences à six mois dépendent de la taille et du site lésionnel (cf. *infra*) ainsi que du degré et de l'efficience des mécanismes de plasticité engagés, qui sous-tendent la récupération.

C Les modalités de récupération habituelles sont les suivantes :

- elle se fait le plus souvent selon un gradient proximo-distal (de la racine du membre à son extrémité);
- elle va de la synergie à la sélectivité : synergies de flexion, puis synergies d'extension, puis mouvement sélectif proximal, puis mouvement sélectif distal;
- elle concerne les membres supérieurs et inférieurs :
  - membre inférieur : une seule fonction, la marche; 80 % des patients récupèrent la marche après un AVC (éventuellement avec aide technique et/ou orthèse);
  - membre supérieur : fonctionnalité complexe, récupération souvent non fonctionnelle (80 % des patients avec déficit complet initial conservent un déficit de préhension).

3. Critères de pronostic en phase initiale

B Si des critères sont classiquement reconnus, la notion de bon pronostic ne fait pas l'objet d'un consensus.

Outils d'évaluation clinique

- Le *National Institute of Health Stroke Score* (NIHSS), coté de 0 à 42, permet une analyse quantitative des déficiences neurologiques; le NIHSS initial est prédictif de l'évolution initiale et de l'évolution clinique à trois mois :
  - NIHSS <7 : bon pronostic (absence d'aggravation et bonne récupération à trois mois);
  - NIHSS >16 : mauvais pronostic (surtout si >22);
  - $7 \leq$ NIHSS ≤ 16 : score intermédiaire.

- C Déficit moteur des quatre membres (lésion bilatérale ou du tronc cérébral) : facteur de mauvais pronostic.
- Incapacité à tenir assis de façon autonome.
- Asymétrie pupillaire (engagement temporal) : facteur de mauvais pronostic.
- Score de Glasgow :
  - troubles de vigilance initiaux ou de survenue rapide de mauvais pronostic vital ;
  - valeur prédictive à moyen terme pour la mortalité et la récupération après un AVC récent ;
  - valeur pronostique surtout pour les hémorragies et les infarctus graves.
- Index de Barthel (IB) :
  - IB initial : valeur prédictive pour la durée du séjour hospitalier, le niveau de récupération fonctionnelle et la destination à la sortie ;
  - progression de l'IB entre J2 et J15 : un des principaux facteurs prédictifs du devenir fonctionnel à un an.
- Facteurs aggravant le pronostic :
  - pression artérielle systolique et/ou pression artérielle moyenne élevée, hyperthermie, hypoxie, hyperglycémie ;
  - troubles de déglutition : leur existence et/ou leur persistance à la phase initiale sont associées, à moyen et long terme, à un plus mauvais pronostic fonctionnel, à une augmentation du risque d'institutionnalisation et à une augmentation du taux de mortalité ;
  - incontinence urinaire : son existence et/ou sa persistance à la phase initiale sont associées à un mauvais pronostic fonctionnel, à une surmortalité à trois mois et à la diminution de la qualité de vie.

Examens complémentaires

Imagerie (IRM et TDM)

B Type (hématome ou infarctus), volume, localisation et nombre de lésions, anomalies préexistantes (leucoencéphalopathie) interviennent dans le pronostic :

- volume du territoire atteint :
  - corrélé au pronostic vital (hématome et infarctus) ;
  - corrélé au pronostic fonctionnel (si hématome de plus de 30 ml : mauvais pronostic fonctionnel) ;
- localisation lésionnelle :
  - corrélée au pronostic vital en cas d'hématome de la fosse cérébrale postérieure ;
  - corrélée au pronostic fonctionnel (infarctus) : le pronostic fonctionnel serait plus mauvais en cas d'infarctus de l'artère cérébrale moyenne et d'infarctus cérébral territorial plutôt que d'infarctus sous-cortical profond ou jonctionnel ;
  - souffrance cérébrale diffuse par engagement ;
  - inondation ventriculaire ;
- nombre de lésions : corrélé au pronostic fonctionnel, au risque d'épilepsie vasculaire, au risque de détérioration cognitive ;
- anomalies préexistantes :
  - signes de leucoencéphalopathie péjoratifs en termes de pronostic vital et fonctionnel, et associés à une augmentation du risque de récidive d'AVC, de démence vasculaire, de syndrome parkinsonien vasculaire ;
  - microsaignements corrélés au degré de leucoencéphalopathie et associés à une augmentation du risque de récidive ischémique et hémorragique.

Neurophysiologie (potentiels évoqués moteurs)

C Les potentiels évoqués moteurs (PEM) semblent pouvoir donner une valeur pronostique additionnelle par rapport à l'imagerie ou à la clinique :

- corrélation entre PEM des membres supérieurs au stade précoce et pronostic à long terme des AVC ischémiques ;
- intérêt dans les atteintes initiales complètes ou, à l'inverse, dans les formes peu sévères, les PEM renseignant plus sur la récupération de la force que sur la récupération fonctionnelle.

4. Facteurs cliniques influençant le pronostic

Âge et polypathologies

- B Âge :
  - associé à un pronostic vital plus péjoratif ;
  - en termes de pronostic fonctionnel : tendance à une influence négative de l'âge, surtout nette au-delà de 85 ans.
- Polypathologie : perte d'autonomie préalable et mauvais état général pré-AVC sont corrélés à une augmentation de la mortalité et de la dépendance.
- Diabète : impact péjoratif sur le pronostic vital et fonctionnel.
- Cardiopathie ischémique et fibrillation atriale : corrélation significative avec risque de décès, d'augmentation du handicap et d'institutionnalisation.

Éléments cliniques péjoratifs

- Déficit postural (non-acquisition d'un équilibre assis).
- Déficit complet du membre supérieur (si déficit complet à trois semaines après l'AVC, pas de récupération fonctionnelle à six mois).
- Déficit massif de la sensibilité profonde.

État thymique et cognitif

- Troubles cognitifs et pronostic fonctionnel :
  - troubles cognitifs non démentiels : influence péjorative sur le devenir fonctionnel à court et moyen terme, avec une récupération plus lente et de moins bonne qualité ;
  - héminégligence : influence péjorative sur le pronostic fonctionnel (retard des acquisitions posturales), d'autant plus si elle est associée à une anosognosie ;
  - aphasie : aphasie globale, qui est plutôt un facteur de mauvais pronostic du fait des troubles de compréhension ;
  - apraxies : pas de données suffisantes pour conclure en termes de devenir fonctionnel ;
  - démence post-AVC : associée à un pronostic fonctionnel défavorable : plus grande dépendance dans les activités de la vie quotidienne (AVQ), plus de risque d'institutionnalisation à distance.
- Dépression et devenir fonctionnel :
  - lien entre dépression post-AVC et pronostic fonctionnel ;
  - troubles de l'humeur : cause ou conséquence des troubles fonctionnels.

5. Facteurs familiaux et sociaux influençant le pronostic

- Entourage familial : facteur essentiel conditionnant le mode de sortie et la durée d'hospitalisation.
- Vie en couple, âge jeune, niveau modéré de handicap, niveau social : facteurs favorisant le retour à domicile.

- Soutien familial, sexe masculin : facteurs liés à une durée d'hospitalisation plus courte.
- Statut socio-économique faible : facteur de risque d'AVC, de mortalité post-AVC, d'institutionnalisation, de dépendance (aide dans les AVQ personnelles).

6. Impact de la rééducation

Même s'il n'y a pas de consensus clairement établi sur le délai optimal et les recommandations de rééducation, quelques principes sont documentés par la littérature scientifique :

- ***timing*** : la rééducation très précoce a un rôle important dans la prévention des complications secondaires ;
- **intensité** : l'intensité de la rééducation est préconisée pour promouvoir la récupération (aspects moteurs et phasiques) ; elle peut comprendre une pratique répétitive et des tâches spécifiques à forte intensité.

7. Récupération et compensation

Au-delà du délai de récupération à proprement parler, l'amélioration fonctionnelle est possible, tenant compte des compensations mises en place et d'une meilleure adaptation au handicap résiduel (utilisation des aides techniques appropriées, aménagement de l'environnement).

C La figure 14.3 montre l'évolution du score moteur (par exemple, score NIHSS), traduisant une récupération partielle dans le cas présent, en parallèle de l'évolution du score de la mesure d'indépendance fonctionnelle (amélioration fonctionnelle et de l'autonomie).

C. Exemple de la lésion médullaire traumatique

1. Épidémiologie

- Incidence : 1 500 à 2 000 nouveaux cas par an en France.
- Hommes (3/1), jeunes (50 % <25 ans).
- Mortalité 17 %, mais 7 % si lésion médullaire isolée.
- Étiologie :
  - traumatique : accident de la voie publique (AVP) (70 %), chutes de hauteur, plongeon ;
  - tumorale, infectieuse, inflammatoire (sclérose en plaques).

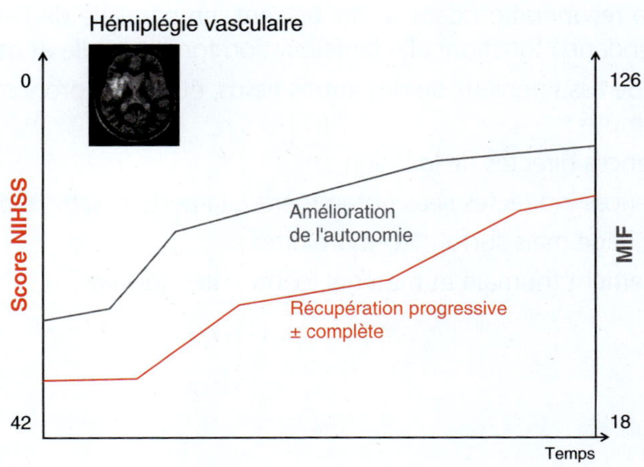

Fig. 14.3. C Courbe de l'évolution du score moteur de l'hémiplégie.

2. Évaluation clinique

B Pour l'évaluation clinique initiale et de suivi, on utilise le score ASIA (cf. chapitre 9) et le grade AIS (*ASIA Impairment Scale*).

3. Récupération

Le pronostic de récupération dépend de la sévérité de la lésion, de son caractère complet ou incomplet et du tableau clinique initial, évalué par le score ASIA.

Le facteur pronostique essentiel est l'examen initial, à 72 heures et à une semaine (valeur pronostique du score ASIA durant la première semaine post-lésion).

C Les facteurs pronostiques favorables sont :

- l'existence d'une épargne sacrée ;
- une zone de préservation partielle étendue ;
- une sensibilité à la piqûre préservée en dessous de la lésion.

Les facteurs pronostiques liés au score ASIA (grades AIS) sont :

- une meilleure récupération pour les grades D, alors qu'elle est moins bonne pour les grades A ;
- une moins bonne récupération pour les étiologies traumatiques (qui sont plus susceptibles d'avoir des lésions complètes).

Dans le cas d'un score AIS A :

- 10 à 15 % s'améliorent d'au moins un grade AIS ;
- 2 % récupèrent une motricité fonctionnelle en dessous de la lésion à un an.

Dans le cas d'un score AIS B :

- 1/3 restent déficitaires moteurs complets ;
- 1/3 évoluent vers un grade C ;
- 1/3 vers un grade D ou E.

4. Compensation

B Une récupération absente, faible ou incomplète des déficits n'empêche pas une amélioration fonctionnelle (compensation) et une autonomie (par exemple, équilibre assis, apprentissage des transferts pour les paraplégiques ou tétraplégiques bas, choix du fauteuil roulant et apprentissage de sa conduite, apprentissage des autosondages).

C La courbe de l'évolution du score moteur (par exemple, score ASIA) de la figure 14.4 traduit l'absence de récupération dans le cas présent, en parallèle de l'évolution du score de la mesure d'indépendance fonctionnelle (amélioration fonctionnelle et de l'autonomie).

B Qu'il s'agisse de tissu nerveux ou des autres tissus, établir un pronostic fonctionnel suppose donc de tenir compte :

- des conséquences directes de la lésion ;
- des conséquences indirectes liées notamment à la perte d'activité physique et cognitive ;
- du « terrain » : âge mais surtout co-morbidités ;
- de l'environnement (humain et matériel, contraintes sociales…).

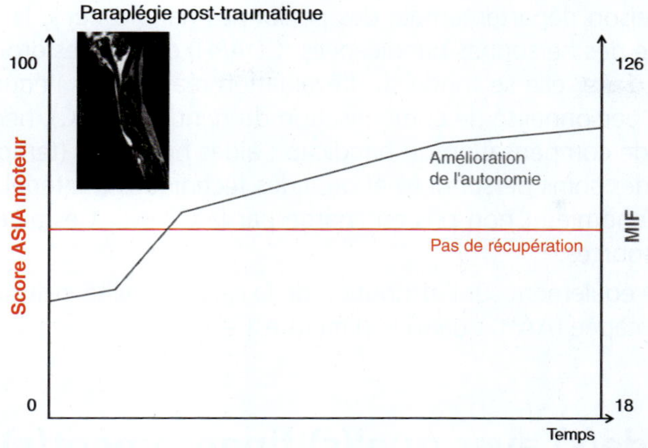

Fig. 14.4. Ⓒ **Évolution du score moteur de la paraplégie post-traumatique.**

V. Savoir organiser le retour ou le maintien à domicile d'une personne handicapée. Connaître les principales aides humaines professionnelles pouvant intervenir au domicile de la personne handicapée

Ⓒ Les questions suivantes sont à se poser :

- des aides humaines sont-elles nécessaires ?
- des aides matérielles sont-elles nécessaires ?
- des aides financières sont-elles nécessaires ?
- si la personne est en fauteuil roulant, quelles sont les modalités de l'accessibilité ?
- quelle est l'aptitude de la personne à la conduite automobile ?
- quelles sont les alternatives au retour à domicile ?

Pour répondre à ces questions, il faut :

- évaluer :
  - les déficiences ;
  - les limitations d'activité (par exemple, mesure d'indépendance fonctionnelle, cf. *supra*) ;
  - les restrictions de participation ;
- prendre en compte le **contexte** : environnemental, sociofamilial, professionnel ;
- **anticiper** les actions à venir (démarches administratives) et organiser le suivi (lien avec le médecin traitant, consultation de suivi) :
  - **à la phase aiguë du problème médical**, il faut déclencher une prise en charge à 100 % en affection longue durée et un arrêt de travail (objectif : préserver les ressources financières) ;
  - **à la phase de stabilité**, il faut initier le dossier MDPH ou APA selon l'âge (objectif : compenser le handicap).

Ⓐ Les MDPH (maison départementale des personnes handicapées) ont été créées suite à la loi de 2005. Dans chaque département, les MDPH accueillent, informent, accompagnent et conseillent les personnes handicapées et leurs proches, et leur attribuent des droits.

Au sein de la maison départementale des personnes handicapées, la commission des droits et de l'autonomie des personnes handicapées (CDAPH) décide des droits de la personne handicapée. Pour ce faire, elle se fonde sur l'évaluation réalisée par l'équipe pluridisciplinaire et propose un plan personnalisé de compensation du handicap (PPC), nécessaire à l'octroi de la PCH, prestation de compensation du handicap : aides humaines (temps d'aide à la personne pour réalisation des soins personnels) et/ou aides techniques (matériel spécifique permettant d'améliorer l'autonomie et non pris en charge par la CPAM). Ces aides sont attribuées sans condition de ressources.

La CDAPH statue également sur l'attribution de la carte mobilité inclusion (CMI) et de l'allocation adulte handicapée (AAH) quand le patient est éligible.

A. Quelle(s) aide(s) avec quel(s) financement(s)

Elles sont synthétisées dans le tableau 14.9.

Tableau 14.9. B **Quelle(s) aide(s) avec quel(s) financement(s) ?**

CPAM	MDPH < 60 ans	Conseil général > 60 ans	Autres
Financement			
Sécurité sociale	PCH	APA selon GIR et selon les ressources	Mutuelle Assurance accidents de la vie Ressources personnelles
Aides humaines			
IDE, ASD Hospitalisation à domicile	Tierce personne (auxiliaire de vie ou membre de la famille)		Aide ménagère Portage de repas
Aides matérielles			
Lit médicalisé Chaise garde-robe Lève-malade Matelas anti-escarre Fauteuil roulant manuel ou électrique Canne(s) Déambulateur	Barres d'appui Rehausseur de WC Siège pivotant de baignoire Aide informatisée à la communication Système de téléalarme		
Ressources financières			
Pension d'invalidité* (< 60 ans)	AAH**	APA	

* Pour les personnes ayant exercé une activité salariée en quantité suffisante.

** Pour les personnes n'ayant jamais ou insuffisamment travaillé.

AAH : allocation aux adultes handicapés ; APA : allocation personnalisée d'autonomie ; ASD : aide-soignant diplômé ; CPAM : caisse primaire d'assurance maladie ; GIR : groupe iso-ressources ; IDE : infirmier diplômé d'État ; MDPH : maison départementale pour les personnes handicapées ; PCH : prestation de compensation du handicap.

B. Aides humaines : leur rôle

- Infirmier diplômé d'État/aide-soignant diplômé (cabinet infirmier libéral ou service de soins à domicile) :
  - réalisation des pansements, sondages urinaires, soins de trachéotomie;
  - surveillance de la prise du traitement;
  - aide à la toilette et à l'habillage.
- Tierce personne (auxiliaire de vie ou membre de la famille) : aide pour les actes de la vie quotidienne (toilette, habillage, prise des repas).
- Aide ménagère : entretien, courses, confection des repas (pas de soins de nature médicale).
- Portage des repas (participation au plan d'action personnalisé ou allocation personnalisée d'autonomie possible dans certains cas).
- Hospitalisation à domicile (HAD) : si soins complexes et/ou techniques.
- C Service d'accompagnement médico-social pour adultes handicapés (SAMSAH) : si accompagnement et coordination nécessaire (prestations de soins et de projet de vie pour les personnes de moins de 60 ans bénéficiant de l'orientation de la MDPH).
- Service d'accompagnement à la vie sociale (SAVS) en fonction du projet de vie.

C. Accessibilité du logement et de la ville : quel financement?

- B Accessibilité du logement en intérieur et en extérieur. Selon les cas :
  - C possibilité de déplacement en fauteuil roulant : largeur de portes, plan incliné, ascenseur…;
  - possibilité de déambulation avec cannes ou déambulateur;
  - hauteur de lit;
  - facilité d'ouverture de certaines portes (portes automatiques);
  - contrôle de l'environnement (domotique);
  - aménagement des toilettes, de la salle de bains.
- B Financements spécifiques possibles par la commission des droits et de l'autonomie des personnes handicapées ou CDAPH (MDPH).
- Accessibilité de la ville :
  - loi du 11 février 2005;
  - C obligations en matière d'accessibilité des villes, des lieux recevant du public et des transports;
  - accessibilité extérieure et circulation intérieure.

D. Conduite automobile et handicap

- B Arrêté du 31 août 2010 (*Journal Officiel* du 14 septembre 2010) : liste des affections et incapacités incompatibles avec l'obtention ou le maintien du permis de conduire (véhicule léger ou lourd) ou donnant lieu à la délivrance de permis de conduire de durée de validité limitée.
- C Permis BF (aménagement spécifique) ou BEA (embrayage automatique).

- B Nécessité de passer devant la commission départementale du permis de conduire (ou auprès d'un médecin agréé, sur liste départementale) et de faire pratiquer les aménagements nécessaires.
- C Aménagements possibles :
  - boule au volant pour une conduite avec un seul membre supérieur ;
  - regroupement des commandes au volant en cas d'incapacité des membres inférieurs ;
  - accès au véhicule pour une personne en fauteuil roulant.
- B Aide financière possible par la MDPH ou l'AGEFIPH ou le fonds pour l'insertion des personnes handicapées (fonction publique) en cas d'objectif professionnel (cf. *infra*).
- C Modifications à signaler à l'assureur du véhicule.

E. Structures d'hébergement pour personnes adultes handicapées

B Elles sont envisagées lorsque le maintien ou le retour à domicile n'est pas possible.

1. Pour les enfants

Cf. chapitre 8.

2. Pour les adultes de moins de 60 ans

Accès ouvert par décision de la CDAPH (MDPH), en fonction du niveau de dépendance (croissant) :

- C foyers d'hébergement : gîte et couvert pour des travailleurs handicapés mentaux et physiques en établissement et service d'aide par le travail (ESAT) ou en entreprise adaptée ;
- foyers de vie ou foyers occupationnels : personnes handicapées ne nécessitant pas de soins mais ne pouvant pas travailler ;
- foyers d'accueil médicalisé (FAM) :
  - adultes très dépendants ;
  - soins pris en charges par la caisse d'assurance maladie ;
  - hébergement à la charge du pensionnaire ou de l'aide sociale départementale ;
- maisons d'accueil spécialisées (MAS) :
  - personnes handicapées totalement dépendantes pour des raisons psychiques et/ou physiques ;
  - financement assuré par l'assurance maladie.

3. Pour les adultes de plus de 60 ans

- B Structures spécifiques : foyer-logement, établissement d'hébergement pour personnes âgées dépendantes (EHPAD).
- Part financière restant à charge de la personne plus importante.

VI. Analyser les implications du handicap en matière d'orientation professionnelle et son retentissement social, favoriser le maintien au travail

A Connaître les bases de l'organisation de la formation professionnelle et de maintien à l'emploi des personnes handicapées (maison départementale des personnes handicapées [MDPH], l'Association de gestion du fonds pour l'insertion professionnelle des personnes handicapées [AGEFIPH], le fonds pour l'insertion professionnelle des personnes handicapées dans la fonction publique [FIPHFP], Pôle emploi).

A. Orientation professionnelle de la personne handicapée

- C Activité professionnelle : rôle important dans la réadaptation et l'insertion sociale des personnes handicapées.
- Enjeux :
  - individuels : indépendance financière ; estime de soi ; revalorisation psychologique ; sentiments de normalisation sociale, de ne pas être exclu ni marginalisé ; occasions de rencontres et de contacts humains ;
  - collectifs : coût des arrêts de travail prolongés et des inaptitudes définitives ; intérêt à amplifier la participation des personnes handicapées pour l'économie du pays.
- Les procédures diffèrent selon qu'il s'agit d'un jeune qui n'a jamais travaillé et arrive en âge de le faire, ou d'un adulte qui est victime d'un handicap acquis qui souhaite reprendre une activité professionnelle.

1. Organismes concernés

Commission des droits et de l'autonomie des personnes handicapées ou CDAPH (commission de la MDPH)

B Elle se prononce sur l'aptitude au travail, l'orientation de la personne vers le milieu ordinaire de travail, avec éventuellement une formation en centre de rééducation professionnelle ou des aménagements du poste de travail, ou vers le milieu protégé (ESAT).

Elle donne la reconnaissance de la qualité de travailleur handicapé (RQTH).

Association pour la gestion du fonds pour l'insertion professionnelle des personnes handicapées (AGEFIPH)

D'après la loi de 1987 renforcée par la loi du 11 février 2005 :

- toute entreprise employant plus de vingt salariés doit réserver une proportion de 6 % de l'effectif à des travailleurs handicapés ;
- les employeurs qui ne peuvent s'acquitter de cette obligation doivent verser à l'AGEFIPH une contribution annuelle proportionnelle au nombre des bénéficiaires qu'ils auraient dû employer.

L'AGEFIPH finance l'insertion professionnelle des personnes handicapées et peut être sollicitée pour des aides particulières.

Un fonds similaire pour l'insertion des personnes handicapées dans la fonction publique (FIPHFP) a été créé en 2005.

Service d'appui au maintien dans l'emploi des travailleurs handicapés (SAMETH)

C Les SAMETH financés par l'AGEFIPH peuvent être sollicités par les entreprises privées, les établissements publics et les travailleurs indépendants, afin d'obtenir des conseils juridiques et des aides humaines financières et techniques en vue de favoriser le maintien d'une personne handicapée à son poste. Il existe 99 SAMETH, présents dans tous les départements.

Organismes privés ou publics

Enfin, des organismes privés ou publics (Pôle Emploi/Cap Emploi [adéquation emploi, compétences, handicap]) peuvent être contactés pour la recherche de postes ou d'emplois vacants correspondant aux aptitudes de la personne handicapées.

2. Retour au travail de l'adulte handicapé salarié

B Plusieurs cas de figure sont possibles.

Reprise de l'activité antérieure au même poste

Après avis du médecin du travail et aides éventuelles (AGEFIPH, entreprises privées; FIPHFP, secteur public) ou aménagement, par exemple, d'une période de mi-temps thérapeutique.

Changement d'activité

- Dans l'entreprise antérieure : après avis du médecin du travail qui peut formuler des restrictions d'emploi ou des aménagements du poste, et avec ou sans reconnaissance par la CDAPH du statut de travailleur handicapé (RQTH).
- Dans une autre entreprise :
  - aide par la CDAPH, parfois la caisse d'assurance maladie;
  - puis organismes d'insertion sur le marché du travail (avec ou sans RQTH).

Avantages liés à la RQTH

- Orientation par la CDAPH vers un ESAT, vers le marché du travail ou vers un centre de rééducation professionnelle.
- Soutien du réseau de placement spécialisé Cap Emploi.
- Obligation d'emploi, accès à la fonction publique par concours aménagé ou non ou par recrutement contractuel spécifique, aides de l'AGEFIPH.

La RQTH ne doit pas être obligatoirement déclarée à un (potentiel) employeur.

L'objectif est d'intégrer au plus tôt la dimension socioprofessionnelle dans le projet de soins de la personne en situation de handicap.

Points clés

- Définitions :
  - déficience : altérations de la fonction organique ou de la structure anatomique, telles qu'un écart ou une perte importante ;
  - activité : exécution d'une tâche ou d'une action par une personne ;
  - participation : implication d'une personne dans une situation de vie réelle ;
  - handicap selon la loi du 11 février 2005 : limitation d'activités ou restriction de participation à la vie en société, subie dans son environnement par une personne, en raison d'une altération substantielle, durable ou définitive, d'une ou plusieurs fonctions physiques, sensorielles, mentales, cognitives ou psychiques, d'un polyhandicap ou d'un trouble de santé invalidant.
- Il faut évaluer la fonction et les handicaps parce que c'est très souvent de cette manière que le patient exprime sa plainte et que c'est ainsi qu'il évalue les traitements.
- Il est important de connaître le retentissement fonctionnel d'une maladie ou d'un traumatisme pour :
  - établir la réalité des handicaps, en mesurer la sévérité et en suivre l'évolution ;
  - orienter les choix thérapeutiques et évaluer l'efficacité des traitements ;
  - évaluer le coût et l'intérêt des différentes techniques de rééducation et d'adaptation ;
  - argumenter les mesures de protection juridique et d'indemnisation.
- La mesure d'indépendance fonctionnelle (MIF) et l'index de Barthel sont des outils génériques qui s'appliquent à tous les handicaps quelle qu'en soit l'origine.
- Le pronostic de participation sociale dépend de très nombreux facteurs intrinsèques et extrinsèques au patient.
- Les implications professionnelles et sociales des handicaps sont très importantes et concernent : la vie personnelle et familiale, la vie sociale (accessibilité des lieux publics et privés, transports, loisirs), la vie professionnelle, le vécu et la perception par les autres (problèmes de l'image du handicap).
- La loi du 11 février 2005 reconnaît un droit à compensation du handicap pour toute personne handicapée, indépendamment de ses ressources. Les personnes handicapées peuvent solliciter des aides humaines, techniques ou financières.
- Les maisons départementales des personnes handicapées regroupent l'ensemble des structures d'orientation, de conseils et d'aide aux personnes handicapées (guichet unique). Leurs deux composantes sont la commission des droits et de l'autonomie des personnes handicapées (CDAPH) et l'équipe pluridisciplinaire qui évalue le besoin de compensation. Elles attribuent sans condition de ressources les prestations de compensation du handicap (PCH) liées aux aides humaines et/ou techniques nécessaires.

Pour en savoir plus

Échelle Doloplus. http://www.doloplus.fr/lechelle-doloplus/

CHAPITRE

15

ITEM 120 Complications de l'hypomobilité et du décubitus : prévention et prise en charge

I. Introduction
II. Complications thromboemboliques
III. Complications bronchopulmonaires
IV. Complications cutanées
V. Complications cardiovasculaires (autres que thromboemboliques)
VI. Complications locomotrices
VII. Complications urinaires
VIII. Complications neurologiques et psychiques
IX. Complications digestives
X. Infections nosocomiales
XI. Désadaptation posturale

Situations de départ

- 86 Escarre
- 247 Prescription d'une rééducation
- 276 Prise en charge d'un patient en décubitus prolongé
- 279 Consultation de suivi d'une pathologie chronique
- 337 Identification, prise en soin et suivi d'un patient en situation palliative
- 345 Situation de handicap

Objectifs pédagogiques, hiérarchisation des connaissances

ITEM 120 – Complications de l'hypomobilité et du décubitus : prévention et prise en charge

- Expliquer les principales complications de l'immobilité et du décubitus.
- Argumenter l'attitude thérapeutique et planifier le suivi du patient.

Rang	Rubrique	Intitulé	Descriptif
A	Définition	Définition de l'immobilisation	
A	Identifier une urgence	Savoir dépister les principaux éléments du syndrome de désadaptation psychomotrice	
A	Définition	Connaître les principales complications précoces du décubitus	Connaître la maladie veineuse thromboembolique, les escarres, la dénutrition et les risques infectieux notamment bronchopulmonaires

Médecine physique et de réadaptation

Rang	Rubrique	Intitulé	Descriptif
B	Définition	Connaître les autres complications précoces et les complications tardives du décubitus	Connaître la neuromyopathie, la désadaptation cardiovasculaire et respiratoire, la dépression, les complications locomotrices
B	Éléments physiopathologiques	Connaître la physiopathologie des complications du décubitus	Connaître les mécanismes allant concourir à l'escarre et à la dénutrition
A	Prise en charge	Savoir prévenir les complications précoces du décubitus	Savoir prescrire une anticoagulation préventive, une prévention d'escarres, une alimentation entérale et une réhabilitation précoce
A	Diagnostic positif	Connaître les critères principaux des différents stades d'escarre	
A	Diagnostic positif	Connaître les principaux facteurs de risque d'escarre	

I. Introduction

A Sans conséquences pendant une nuit de sommeil chez le sujet sain, le décubitus et l'hypomobilité sont la cause de complications chez le patient alité, en raison de :

- l'incapacité à changer de position ou à contracter volontairement ses muscles, lors d'un coma ou d'une anesthésie prolongée, ou du fait d'une pathologie neurologique, de contraintes liées à la pathologie ou à son traitement (alitement pour fracture du rachis, mise en traction, contention, suite de chirurgie, par exemple);
- la réduction importante des efforts, induisant une désadaptation cardiorespiratoire;
- la réduction de contraintes sur l'appareil locomoteur, à l'origine d'une amyotrophie, de rétractions musculoligamentaires, d'une résorption osseuse (et d'une hypercalciurie);
- l'appauvrissement des afférences sensorielles;
- la position inadéquate pour l'élimination urinaire et fécale, et pour l'alimentation;
- la perturbation de la mécanique ventilatoire, parfois aggravée par un traumatisme thoracique ou par la réduction du réflexe de toux (suites d'anesthésie, douleur thoraco-abdominale d'origine chirurgicale ou non, effet indésirable d'un traitement…);
- la difficulté de communication et de prises d'informations, et la dépendance, avec un retentissement neuropsychologique, s'ajoutant aux conséquences directes de la pathologie dont souffre le patient.

On peut distinguer les complications de l'hypomobilité et du décubitus selon leur précocité et leur caractère local, régional ou général (tableau 15.1).

Tableau 15.1. A Chronologie et localisation des complications du décubitus.

	Complications		
	Locales	**Régionales**	**Générales**
Précoces (et présentes pendant toute la phase d'hypomobilité)	Escarre	Complications thromboemboliques Compressions nerveuses	Troubles urinaires (dysurie, infection) Constipation Reflux gastrique, fausses routes Désadaptation cardiaque Désadaptation posturale
Tardives	(Escarre)	Rétractions musculaires	Ostéoporose Troubles psychiques

Certaines engagent le pronostic vital; toutes retentissent sur le pronostic fonctionnel et allongent la durée d'hospitalisation et la prise en charge.

Elles sont prévisibles et souvent prévenues par une prise en charge thérapeutique adaptée, entreprise dès le début du décubitus. Leur prévalence augmente avec l'**âge du patient**.

Elles peuvent être observées même au domicile, lorsque le patient est (ou se sent) incapable de se lever, ou quand la crainte d'une chute (anxiété de l'entourage) ou qu'une insuffisance d'aides humaines pour les transferts ou les déplacements induisent un alitement prolongé.

Ainsi, il importe d'**éviter au maximum les situations de décubitus prolongé**, en particulier chez les personnes âgées. En dehors de suites de certaines chirurgies, les circonstances médicales nécessitant réellement un alitement sont peu nombreuses :

- coma ou troubles importants de la vigilance;
- déficit neurologique avec troubles du tonus du tronc, au stade initial;
- décompensation cardiaque ou respiratoire à la phase aiguë;
- état de choc.

II. Complications thromboemboliques

A. Mécanismes

L'immobilité favorise la **stase veineuse** (réduction du débit vasculaire, baisse d'activité musculaire) et la survenue de la **maladie thromboembolique** avec un risque d'**embolie pulmonaire**. La thrombose peut survenir très tôt.

B. Facteurs favorisants

Les complications thromboemboliques sont favorisées par :

- des **antécédents médicaux** (coagulopathie, insuffisance cardiaque, artériopathie oblitérante, cancer...);
- des **antécédents récents chirurgicaux** (chirurgie des membres inférieurs, du petit bassin, polytraumatisme);
- l'existence d'une **déshydratation**, d'un **syndrome inflammatoire** ou d'une **hypotonie musculaire** (paralysie flasque).

C. Traitement préventif

Le traitement préventif repose sur les **héparines de bas poids moléculaire** (HBPM) si la fonction rénale du patient le permet (cf. items 226 et 330).

Sauf cas particuliers (artériopathie évoluée, niveau insuffisant de coopération), d'autres mesures doivent être associées telles qu'une **contention veineuse** élastique (bas antithrombotique ou bandes de contention), des manœuvres de drainage manuel par massage, l'apprentissage d'une respiration abdomino-diaphragmatique qui favorise le retour veineux.

Une électromyostimulation des muscles des membres inférieurs peut également être proposée pour favoriser le retour veineux, si le patient ne peut réaliser une mobilisation de ses membres.

L'état d'hydratation du patient doit être surveillé et ajusté.

Enfin, la verticalisation et surtout la reprise de la marche doivent être aussi précoces que l'état clinique du patient l'autorise.

La surveillance clinique au moins quotidienne, et paraclinique au moindre doute, doit vérifier l'efficacité du traitement préventif.

III. Complications bronchopulmonaires

A. Mécanismes

La mécanique ventilatoire est perturbée par le décubitus, qui modifie la course diaphragmatique et le jeu costal. Le drainage bronchique peut être altéré par une modification du volume des sécrétions, de leur fluidité, et par une inhibition du jeu ciliaire et/ou des mécanismes de toux.

Il en résulte une stase des sécrétions bronchiques pouvant aboutir à :

- un encombrement bronchique ;
- une atélectasie ;
- une infection bronchopulmonaire.

Les troubles de la déglutition, quelle que soit leur cause, peuvent induire des pneumopathies d'inhalation.

B. Facteurs favorisants

Les facteurs favorisant une hypersécrétion bronchique ou altérant l'élimination des sécrétions bronchiques sont :

- le tabagisme ;
- des antécédents de BPCO ;
- des traitements altérant le réflexe de toux (opiacés notamment) ;
- une manœuvre endotrachéale récente (fibroscopie, intubation) ;
- des douleurs pariétales (thoraciques ou abdominales) d'origine traumatique ou post-chirurgicale : ainsi, une intervention thoracique ou une laparotomie vont réduire de 25 à 50 % la capacité vitale et inhiber la toux.

Il est nécessaire de rechercher ces facteurs et d'effectuer un **examen auscultatoire** quotidien.

C. Traitement préventif

Il convient d'assurer une **hydratation** correcte du patient, une prise des **repas en position assise** ou demi-assise dès que possible, et de réaliser une **kinésithérapie** de désencombrement dès que des signes évoquant un encombrement bronchique sont perçus.

Les traitements supposés fluidifiants peuvent être associés, avant les séances de kinésithérapie, mais n'ont pas fait la preuve de leur efficacité.

En outre, si le décubitus se prolonge, il faut prendre en compte la désadaptation cardiorespiratoire liée à l'hypoactivité : on prescrit au besoin une kinésithérapie active au lit et, à la reprise des déplacements, on adapte le programme rééducatif en fonction de la dyspnée.

IV. Complications cutanées

A. Mécanismes

Les escarres sont d'origine **ischémique** par compression, à une pression supérieure à celle de la perfusion capillaire, des parties molles sur le plan d'appui.

Elles peuvent survenir **à partir de 3 à 4 heures** d'appui, et parfois même 2 heures en cas de pression importante.

B. Facteurs favorisants

On distingue :

- les facteurs extrinsèques :
  - l'intensité et la durée de la **pression** ;
  - les **frictions**, exerçant une agression directe de la peau : contre-indiquées lors de la pratique des soins, elles peuvent survenir lors de mouvements répétés du patient ;
  - le **cisaillement**, aggravant les conditions vasculaires : quelquefois induit par des transferts, il est surtout observé dans les positions assise ou demi-assise, où le patient « glisse » sur le support ;
  - la **macération** de la peau, liée à la sudation ou à une incontinence ;
  - la présence, en zone d'appui, d'éléments traumatisants (plis du drap, plis de la sangle du lève-malade, miettes, contention) ;
- les facteurs intrinsèques :
  - la **réduction de l'oxygénation cutanée**, par hypovolémie, anémie ou hypoxie (insuffisance cardiaque ou respiratoire, artériopathie) ;
  - les **lésions préexistantes des plans cutanés** (cicatrices, brûlures, excoriations, plaies, atrophie des plans de couverture) ;
  - l'**état nutritionnel** : en cas de **maigreur** ou de **dénutrition**, les plans sous-cutanés amincis perdent leur rôle « amortisseur » ; l'**obésité** majore la pression d'appui ;
  - les **incontinences urinaire et fécale** : elles induisent une macération et une agression chimique de la peau, et exposent la peau à un milieu septique ;
  - les **maladies neurologiques**, réduisant la **sensibilité** (perte de la fonction d'alerte de la douleur), la **motricité** (moindre capacité à changer de position), et pouvant induire des mouvements incontrôlés (friction) ou des positions vicieuses (réduction des zones d'appui) ;
  - les troubles de la conscience et/ou de la vigilance (diminution de la perception ou de la prise en compte de la douleur, réduction de la motricité volontaire) ;
  - l'état psychologique du patient, limitant la participation aux soins ;
  - l'**âge**.

Sont également des facteurs de risque :

- les **traitements**, en particulier corticoïdes, cytotoxiques et vasoconstricteurs ;
- les comorbidités : **diabète**, pathologie cardiorespiratoire, tabagisme, troubles circulatoires, vascularites, troubles de la coagulation, syndrome inflammatoire ;
- la mauvaise installation au lit ou au fauteuil du patient (fig. 15.1).

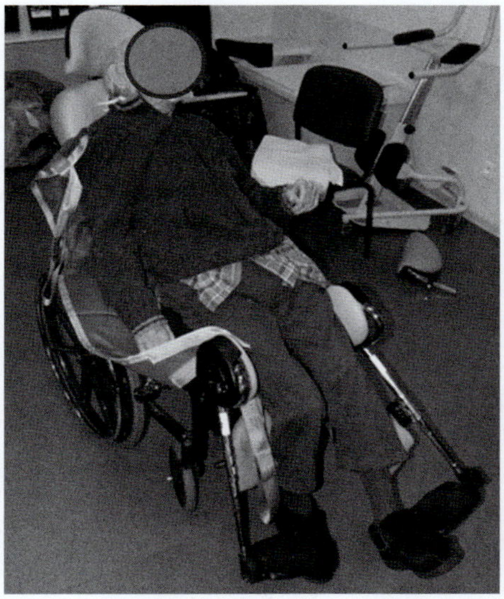

Fig. 15.1. Ⓐ **Installation exposant à un risque cutané en regard du sacrum, par cisaillement.**

C. Localisations et classification

Les localisations les plus fréquentes sont la **région sacrée** et les **talons** chez le patient en **décubitus dorsal** (notamment lors du redressement de la tête de lit) (fig. 15.2).

Selon la position, les autres zones exposées sont :

- en décubitus dorsal : processus épineux thoraciques, épines de la scapula, occiput;
- en décubitus ventral : dos du pied, crête tibiale et épines iliaques antérieures (attention également à la position de la sonde urinaire);
- en décubitus latéral : grand trochanter, condyles fémoraux, tête de fibula, malléoles, bord latéral du pied et du talon; acromion, coude et oreille;
- en station assise : ischions et région sacro-coccygienne, parfois occiput, oreilles et épines des scapulas ou sommet de gibbosité.

Les escarres sont source de **douleurs** et, dès le stade d'ouverture cutanée, exposent à un risque infectieux. Elles contribuent à la **perte d'autonomie** et **augmentent la durée de séjour**.

Stades des escarres

- **« Stade 0 » : hyperhémie réactionnelle.** L'érythème disparaît à la pression puis réapparaît en quelques secondes; réversible en moins de 24 heures par la mise en décharge, cet érythème constitue un élément d'alerte à rechercher systématiquement, plusieurs fois par jour.
- **Stade 1 : érythème persistant.** Il ne disparaît pas à la pression (sur peau pigmentée, aspect rouge ou violacé, persistant); modification par rapport à la peau saine de voisinage : chaleur ou froid, consistance modifiée (ferme ou molle), sensibilité modifiée (douleur, prurit). Il n'y a pas encore à ce stade d'effraction cutanée (fig. 15.3).
- **Stade 2 : abrasion, phlyctène ou ulcération** peu profonde, touchant l'épiderme, le derme ou les deux (fig. 15.4).
- **Stade 3 : ulcération profonde**, touchant les plans cutanés et le tissu sous-cutané, pouvant atteindre le fascia (sans le dépasser); cette lésion peut s'étendre vers les tissus adjacents, avec un volume de nécrose souvent sous-estimé (fig. 15.5).
- **Stade 4 : destruction importante des tissus sous-cutanés dépassant le fascia**, pouvant toucher les muscles, les tendons, l'os sous-jacent, avec risque d'ostéite et d'arthrite (fig. 15.6).

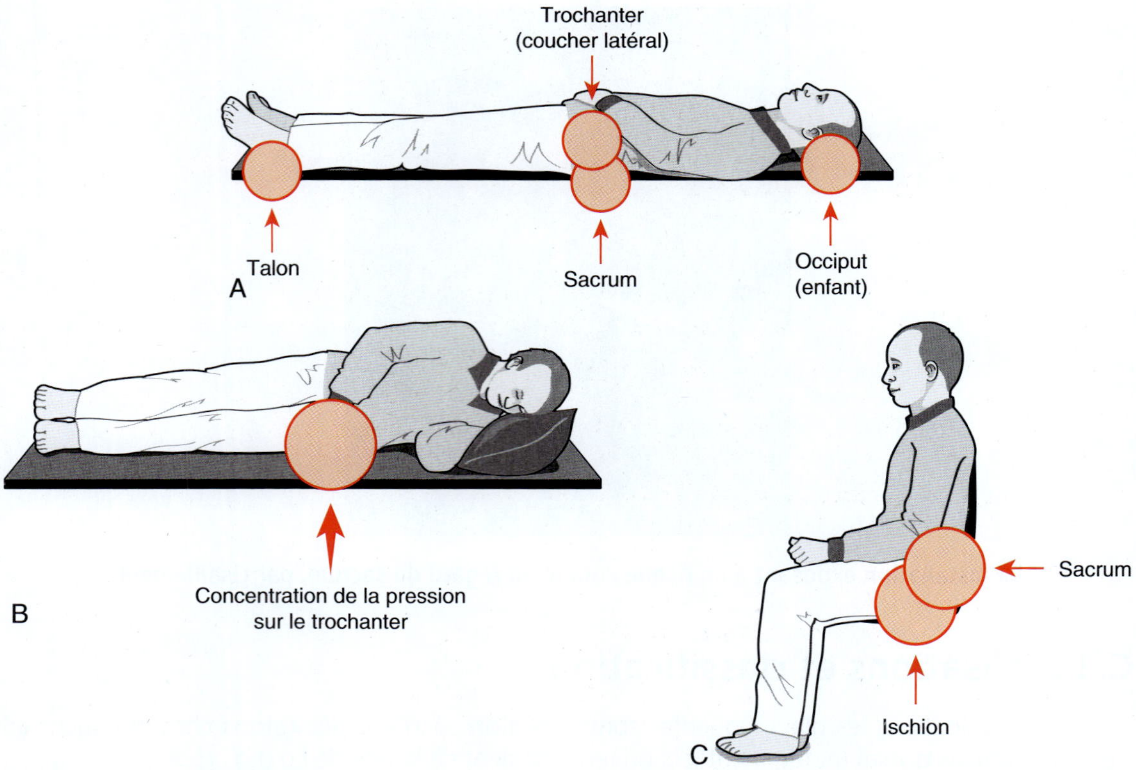

Fig. 15.2. Ⓐ **Principales localisations des escarres en décubitus dorsal (A), latéral (B) et en position assise (C).**

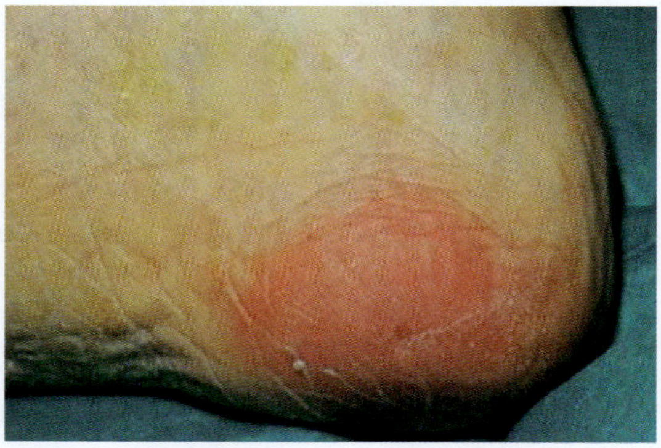

Fig. 15.3. Ⓐ **Escarre de stade 1.**

D. Traitement préventif

La prévention est débutée dès l'admission du patient et adaptée selon le risque cutané, estimé selon les critères **cliniques** d'évaluation — **échelles de Braden** (tableau 15.2), de Norton, de Waterlow… —, qui orientent le choix du support (lit et fauteuil) et la prise en charge à mettre en œuvre pour prévenir des escarres ou en éviter l'aggravation ou la récidive chez les patients déjà porteurs d'escarres (ANAES, 2001).

Ces échelles tiennent compte de la présence et de l'importance des différents facteurs de risque évoqués plus haut.

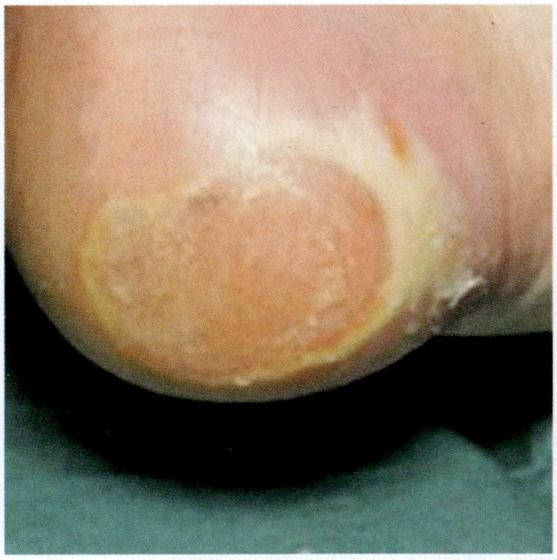

Fig. 15.4. Ⓐ Escarre de stade 2.

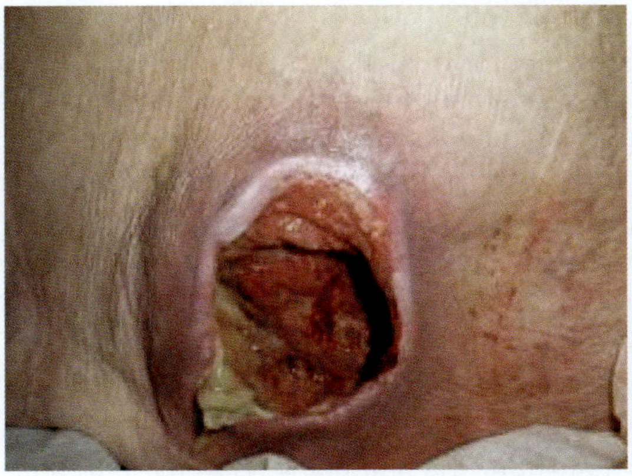

Fig. 15.5. Ⓐ Escarre de stade 3.

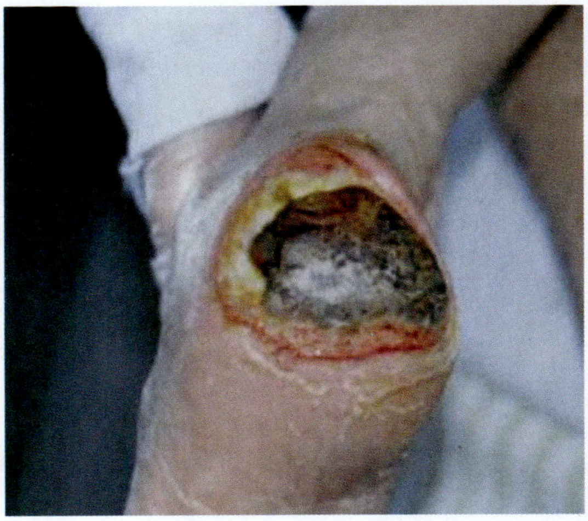

Fig. 15.6. Ⓐ Escarre de stade 4.

Tableau 15.2. Ⓐ **Échelle de Braden.**

Perception sensorielle	Humidité	Activité
1. Constamment limitée 2. Très limitée 3. Légèrement diminuée 4. Aucune diminution	1. Constamment humide 2. Humide 3. Humidité occasionnelle 4. Rarement humide	1. Confiné au lit 2. Confiné au fauteuil 3. Marche occasionnelle 4. Marche fréquemment
Mobilité	**Nutrition**	**Frictions et cisaillement**
1. Complètement immobile 2. Très limitée 3. Légèrement limitée 4. Aucune limitation	1. Très pauvre 2. Probablement inadéquate 3. Adéquate 4. Excellente	1. Problème présent 2. Problème potentiel 3. Pas de problème apparent
Score total …/23. Plus le score est bas (15 ou moins), plus le sujet a de risques de développer une escarre.		

Les mesures préventives suivantes impliquent l'ensemble des personnels de santé :

- identifier les facteurs de risque;
- mettre en place le support le plus adapté pour répartir au mieux les pressions;
- examiner de façon pluriquotidienne les zones à risque;
- éviter des appuis prolongés : mobilisation, changements de position planifiés toutes les deux ou trois heures, alternant les décubitus dorsal, latéral, latéral oblique et si besoin ventral (et en proscrivant un appui sur une zone pathologique);
- mise au fauteuil; verticalisation et reprise de la marche dès que c'est médicalement possible;
- prévenir frottements (privilégier les tamponnements au cours des soins cutanés notamment) et phénomènes de cisaillement (soulever le patient plutôt que de le tracter sur son lit); surveiller l'installation et corriger les positions assises hypotoniques; limiter les temps assis au lit avec tête relevée;
- maintenir une hygiène cutanée correcte (sans friction ni application de glace);
- assurer l'équilibre nutritionnel et l'hydratation;
- faire participer le patient et son entourage à ces mesures autant que possible (éducation thérapeutique).

Les critères de choix d'un support habituellement retenus sont indiqués dans le tableau 15.3.

Tableau 15.3. Ⓐ **Critères de choix d'un support chez le patient alité.**

Surmatelas statique	Absence d'escarre et risque peu élevé; patient pouvant se mouvoir dans le lit et passant moins de 12 h/j au lit
Matelas statique	Absence d'escarre et risque moyen; patient pouvant se mouvoir dans le lit et passant moins de 15 h/j au lit
Surmatelas dynamique	Antécédents d'escarres ou escarre peu profonde ou risque élevé. Patient incapable de bouger seul et passant plus de 15 h/j au lit
Matelas dynamique	Plusieurs escarres de stade élevé; patient incapable de changer seul de position et passant plus de 20 h/j au lit

E. Risques évolutifs

Une fois constituées, les escarres exposent à des complications locales ou générales.

1. Complications locales

- Extension de la nécrose.
- Infections.

- **Fistule**.
- Parfois perforation de viscères ou de vaisseaux.
- À terme, risque de **cancérisation** de l'escarre ou de la cicatrice, imposant une surveillance au long cours, même après cicatrisation.

2. Complications générales (pouvant engager le pronostic vital)

- Septicémie, choc septique.
- Dénutrition, hypercatabolisme et fuite ionique.
- Anémie carentielle ou inflammatoire.
- Embolies septiques, endocardite.

F. Traitement curatif des escarres

Il est à la fois **local et général**, et nécessite une **prise en charge pluridisciplinaire** par l'ensemble de l'équipe soignante, le patient et son entourage.

La **douleur** doit être évaluée et traitée.

Les retournements et les soins doivent être programmés, le type de soins (détersion, nettoyage, choix du type de pansement) prescrit clairement et le support choisi de manière adaptée (cf. *supra*).

- **Aux stades 0 et 1** :
  - suppression de l'appui sur la zone jusqu'au retour à un aspect normal de la peau ; interdiction des massages, des frictions et d'applications de glace ou d'air chaud ;
  - adaptation ou intensification de la correction des autres facteurs de risque.
- **Au stade 2** (phlyctène) : évacuation du contenu, en maintenant si possible l'épiderme décollé ; puis pansement hydrocolloïde ou gras.
- **Aux stades 3, 4 et 5**, sur les lésions ouvertes :
  - nettoyage au sérum physiologique ;
  - **pas d'antiseptiques ou antibiotiques locaux** (risque de sélection de germes) ;
  - détersion (mécanique ou aidée par le pansement) des ulcérations nécrotiques ou fibrineuses ;
  - recours au *Vacuum-Assisted Closure* (VAC) assurant une pression négative sur les escarres creusantes : il reste réservé aux échecs des techniques classiques ; coûteuse et non validée, cette technique doit encore être évaluée ;
  - le pansement de recouvrement doit respecter le bourgeonnement, favoriser l'épidermisation et éviter la surinfection ;
  - il n'existe **pas de pansement idéal** : le choix du type de pansement dépend de l'état local.

En cas de surinfection ou d'extension régionale ou générale, une antibiothérapie par voie générale adaptée au germe après prélèvement profond (prélèvement par ponction-aspiration à l'aiguille, biopsie) est indiquée.

Remarque : En l'absence de signes d'infection, les prélèvements bactériologiques systématiques doivent être proscrits.

La surveillance de la cicatrisation s'effectue à chaque pansement, avec des évaluations régulières : surface (schéma, calques, photographies) et profondeur (au stylet), topographie de chaque lésion (schémas). La prise en charge est adaptée selon l'évolution.

L'évolution locale et/ou l'état du patient peuvent justifier un éventuel **geste chirurgical** : excision d'un abcès, d'une cellulite ; abord et drainage d'une arthrite septique ; greffe cutanée ou lambeau.

Après une intervention, la prévention d'une récidive d'escarre reste indispensable.

V. Complications cardiovasculaires (autres que thromboemboliques)

A. Hypotension orthostatique

B Liée à une altération de la régulation tensionnelle, l'hypotension orthostatique est plus fréquente chez le sujet âgé ou le patient hypertendu traité.

Elle se définit comme une **diminution de 20 mmHg de la pression systolique et/ou de 10 mmHg de la pression diastolique dans les trois premières minutes d'orthostatisme** par rapport aux chiffres de référence notés après période de repos en décubitus.

1. Mécanismes et facteurs favorisants

Plusieurs facteurs concourent à son développement :

- désadaptation des réflexes neurovégétatifs ;
- stase veineuse ;
- dégradation de la sensibilité des barorécepteurs ;
- déshydratation.

Certains médicaments accentuent le risque (antihypertenseurs, diurétiques, neuroleptiques).

Elle doit être systématiquement recherchée chez les patients présentant des risques de dysautonomie (paraplégie haute ou tétraplégie, polyradiculonévrite, maladie de Parkinson, diabète notamment).

L'installation des mécanismes peut être assez rapide, mais les signes cliniques ne sont observés que lorsque les transferts et la verticalisation sont à nouveau réalisés.

2. Traitement préventif

L'hypotension orthostatique est au moins partiellement prévenue par :

- une hydratation correcte ;
- un ajustement des traitements de l'hypertension artérielle (HTA) quand ils sont nécessaires ;
- une activité physique régulière pendant le décubitus ;
- la mise en place, avant le lever, d'une contention élastique sur les membres inférieurs ;
- une verticalisation progressive : position assise ou demi-assise en bord de lit, table de verticalisation (fig. 15.7), utilisation d'un *standing-up* (fig. 15.8) ou de barres parallèles (fig. 15.9).

3. Traitement curatif

Dans les cas les plus graves, avec malaise et échec des moyens préventifs, le recours à certains médicaments (vasoconstricteurs, alpha-stimulants ou fludrocortisone) est possible en l'absence de contre-indication.

B. Désadaptation cardiaque

1. Mécanismes

Avec la diminution des sollicitations, on observe rapidement une **accélération du rythme cardiaque de repos**, puis une **réduction du volume sanguin total** et une modification des fibres myocardiques (atrophie).

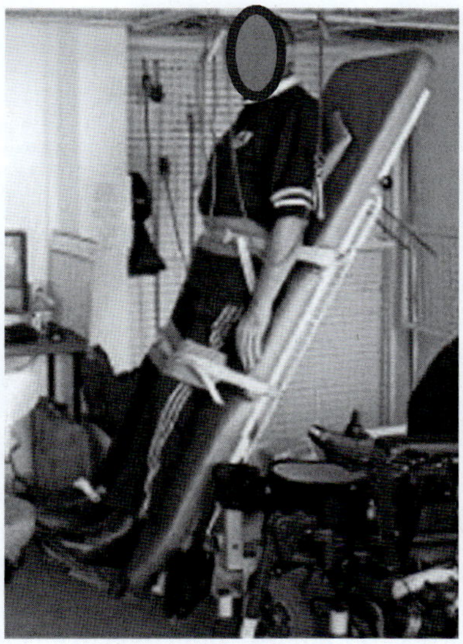

Fig. 15.7. B Verticalisation sur table.

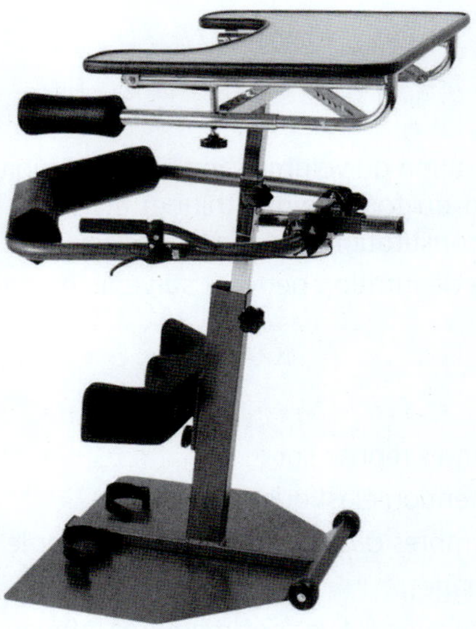

Fig. 15.8. B Appareil de verticalisation type *standing up*.

Il en résulte une chute du volume d'éjection systolique, une réduction des performances cardiaques et des capacités d'endurance (VO_{2max}).

S'y associe une augmentation de la diurèse (par diminution de sécrétion d'*Antidiuretic Hormone* ou ADH) et de la natriurèse, pouvant entraîner une perte sodique chez le sujet âgé.

À la reprise de la verticalisation et des déplacements, cette désadaptation se manifeste par une moindre tolérance à l'effort : tachycardie, dyspnée, inadaptation tensionnelle à l'effort.

2. Traitement

Lorsqu'elle est possible, une rééducation active régulière pendant le décubitus, sollicitant les mécanismes régulateurs cardiovasculaires, réduit ces phénomènes.

Le réentraînement à l'effort constitue un volet important de la rééducation post-immobilisation en améliorant la fonction aérobie. L'introduction de ce réentraînement est très progressive et ajustée aux paramètres cardiovasculaires (surveillance du rythme cardiaque et de la tension artérielle).

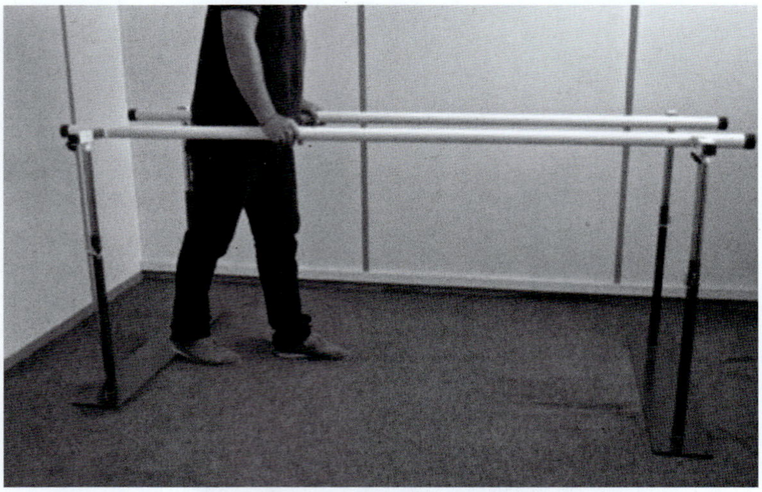

Fig. 15.9. B Utilisation de barres parallèles pour verticalisation (et réapprentissage de la déambulation).

C. Œdèmes

1. Mécanismes

Les modifications de répartition du volume sanguin en décubitus, la diminution des résistances périphériques (diminution du tonus sympathique) et, selon les cas, la diminution du tonus musculaire, favorisent la constitution d'œdèmes déclives.

En outre, des œdèmes de dénutrition peuvent survenir, en particulier chez le sujet âgé.

2. Traitement

Le traitement de ces œdèmes repose sur :

- l'utilisation d'une contention élastique ;
- la surélévation des membres œdémateux pour favoriser le drainage ;
- des massages de drainage ;
- des contractions musculaires actives des membres inférieurs ou, à défaut, des contractions induites par électromyostimulation.

VI. Complications locomotrices

L'hypomobilité retentit graduellement sur l'os, les structures péri-articulaires et les muscles.

A. Ostéoporose

1. Mécanismes

L'hypomobilité réduit les contraintes liées à la gravité et à l'activité musculaire. Elle induit une **réduction de l'ostéoformation** et une **augmentation de la résorption osseuse**, qui touchent surtout les régions osseuses en charge et prédomine sur l'os trabéculaire.

L'hyperrésorption ostéoclastique est à l'origine d'une **hypercalcémie**, en général modérée et bien tolérée, accompagnée d'une **hypercalciurie**, qui expose au risque de **lithiase urinaire**.

Réversibles à la reprise d'appui et de la déambulation, ces phénomènes peuvent être intenses et durables si cette reprise d'activité est retardée ou impossible. Une perte osseuse significative peut alors être observée.

Habituellement indolore, cette perte osseuse **augmente le risque fracturaire**, en particulier chez les sujets déjà ostéoporotiques.

2. Traitement préventif

Les techniques non médicamenteuses (travail musculaire actif, verticalisation précoce) sont entreprises dès que possible, même si leur efficacité n'est pas clairement démontrée.

En cas de handicap sévère et chronique, les bisphosphonates par voie veineuse sont parfois proposés pour réduire la résorption osseuse.

B. Enraidissement articulaire et péri-articulaire

L'hypomobilité induit des rétractions des structures capsuloligamentaires non étirées. Partiellement régressif à la reprise de la mobilité, ce processus évolue au contraire vers une ankylose si l'immobilisation se poursuit.

Les tendons subissent une rétraction, surtout nette sur les muscles en position raccourcie, participant à la réduction des amplitudes articulaires.

Les déformations les plus fréquentes sont le flessum de hanche et de genou, l'équin du pied, la griffe des orteils aux membres inférieurs, la réduction de la rotation externe et de l'abduction d'épaule, le flessum de coude, l'enraidissement des articulations métacarpophalangiennes aux membres supérieurs.

1. Mécanisme

La perte de mobilité, parfois induite par la nécessité d'une immobilisation stricte et prolongée (par exemple post-chirurgicale), touche aussi les articulations concernées par un déséquilibre entre muscles agonistes et antagonistes, ou par l'hypertonie d'un groupe musculaire, inhibant les muscles antagonistes, avec diminution d'amplitude dans les mouvements non sollicités. Il en est de même avec le maintien prolongé d'une position (couvertures sur le bout des pieds, coussin sous les genoux).

2. Traitement préventif

La prévention vise à préserver les amplitudes articulaires, au mieux complètes, au minimum fonctionnelles. Elle passe par :

- l'installation correcte au lit (en utilisant selon les besoins des blocs de mousse ou des coussins) ;
- les postures alternées (par exemple, membres inférieures en extension et en flexion de genoux et hanches) ;
- les mobilisations des articulations, passives puis dès que possible actives, précédées de la prise d'antalgiques si ces manœuvres provoquent des douleurs.

3. Traitement curatif

Il débute par les mobilisations passives, les postures (position extrême d'une ou plusieurs articulations, maintenue plusieurs dizaines de minutes puis augmentée progressivement) et parfois l'appareillage.

En cas d'échec et selon la pathologie sous-jacente, des gestes chirurgicaux sont parfois proposés pour restaurer une fonction ou assurer le confort du patient.

C. Complications musculaires

1. Mécanismes

La suppression des contraintes gravitaires et la sous-utilisation des muscles ont des conséquences sur l'appareil musculaire, qui se combinent aux effets directs des éventuelles pathologies neurologiques centrales ou périphériques (paralysie, hyper- ou hypotonie).

Les muscles subissent :

- une amyotrophie rapide, souvent visible et quantifiable (par périmétrie du membre) ;
- une diminution de la force maximale (perte de 15 à 30 % de la force du muscle quadriceps dès le huitième jour d'immobilisation) ;
- une réduction de l'endurance à l'effort ;
- une modification de l'extensibilité, de l'élasticité, avec un risque accru de raccourcissement (rétraction) en présence d'une spasticité.

2. Traitement préventif

La prévention associe :

- l'installation correcte du patient, la plus proche possible de la position de fonction ;
- les mobilisations articulaires et les étirements musculaires : ils contribuent à conserver une longueur musculaire correcte et sont d'autant plus importants qu'il existe un trouble du tonus musculaire ;
- le travail actif, lorsqu'il est réalisable, permettant de limiter l'amyotrophie ;
- le cas échéant, des séances d'électromyostimulation ;
- la correction des carences alimentaires, notamment protéiques ;
- le traitement d'une spasticité éventuelle.

Ces mesures doivent être entreprises le plus tôt possible et se poursuivre tout au long de l'immobilisation.

3. Traitement curatif

L'amyotrophie et la diminution de force (en l'absence de trouble neurologique) sont en partie régressives grâce au renforcement musculaire, souvent prolongé. Les rétractions peuvent persister malgré les postures et l'appareillage, et justifier, lorsqu'elles sont fonctionnellement gênantes, une chirurgie d'allongement.

VII. Complications urinaires

A. Mécanismes

En décubitus, le bas-fond vésical n'est plus déclive, ce qui nuit à la vidange complète de la vessie. L'existence d'obstacles (tels qu'un adénome prostatique), de troubles neurologiques (lésion médullaire, accident vasculaire cérébral, polyneuropathie) ou l'effet de certains traitements aggravent le risque rétentionnel.

La présence d'un résidu après miction expose au risque d'infection urinaire et de lithiase; ce dernier est aggravé par l'hypercalciurie, évoquée plus haut.

Le risque infectieux et de lithiase est aussi majoré par :

- une réduction de la diurèse;
- la présence d'une sonde à demeure.

Il convient donc de rechercher l'existence de résidus post-mictionnels, même si le patient urine spontanément.

B. Prévention et traitement

Au moindre doute, et surtout si le besoin est mal perçu ou non exprimé par le patient, la réalisation d'une échographie ou d'un uroscanner est indiquée pour vérifier la réalité et l'importance du résidu, et pour mettre en œuvre un traitement (sondages intermittents, sondage post-mictionnel en cas de résidu significatif, traitement médical).

En outre, la prévention des infections et des lithiases justifie d'assurer une diurèse abondante, au moins égale à 1,5 litre par 24 heures.

Le maintien d'un drainage continu (sonde à demeure, cathétérisme sus-pubien) est à éviter et ne doit être proposé que dans les cas de contre-indication ou d'impossibilité à réaliser des sondages intermittents, ou dans le cas d'escarres imposant une continence parfaite (cf. chapitre 17).

VIII. Complications neurologiques et psychiques

A. Compression de nerfs périphériques

Plus souvent observées au cours du coma ou lors d'une anesthésie longue, avec maintien prolongé dans une même position, les compressions des nerfs périphériques se traduisent cliniquement par un déficit sensitivo-moteur de topographie tronculaire.

Les atteintes les plus retrouvées touchent :

- le nerf ulnaire dans la gouttière épitrochléo-olécranienne;
- le nerf radial dans sa gouttière à la face postérieure de l'humérus;
- le nerf sciatique, en arrière de l'extrémité supérieure du fémur;
- le nerf fibulaire commun, au col de la fibula.

L'examen clinique précise le caractère complet ou non du déficit; les examens électrophysiologiques (électromyogramme, ou EMG) permettent de différencier les neuropraxies, dont le pronostic est habituellement bon en deux à trois mois, et les atteintes axonales avec dégénérescence wallérienne, où la repousse axonale explique une évolution plus longue et souvent moins favorable.

Ces compressions sont à distinguer des neuropathies diffuses des quatre membres observées chez les patients de réanimation (polyneuropathie dite de réanimation), dont le mécanisme n'est pas lié à la compression.

La prévention des compressions nerveuses passe par l'installation correcte du patient et par les changements réguliers de position permettant de modifier les points d'appui sur le support. Des orthèses de positionnement sont parfois utiles.

B. Douleurs

Elles sont présentes dans de nombreuses complications du décubitus (escarres, complications locomotrices, douleurs neurologiques) et peuvent également être liées aux soins médicaux ou rééducatifs. Elles doivent être régulièrement évaluées.

Elles justifient un traitement spécifique, adapté à l'intensité de la douleur et modifié en fonction de l'efficacité et des effets adverses (tels que la somnolence, les troubles vésicosphinctériens, la constipation…). Les situations algogènes, pouvant survenir lors des soins infirmiers ou de la kinésithérapie, doivent être prises en compte dans la posologie et les horaires d'administration des antalgiques.

C. Psychiques

Les conséquences psychiques sont influencées par l'âge du patient, la pathologie à l'origine du décubitus ou de l'immobilisation, les conditions de survenue et le caractère définitif ou non des déficiences et limitations d'activité, le type d'immobilisation, et dépendent aussi de la personnalité du patient et de la qualité de son environnement.

Les réactions d'angoisse sont fréquentes et peuvent se manifester par des insomnies, des plaintes somatiques, parfois des épisodes d'agitation. Elles sont parfois associées à des réactions dépressives. L'écoute de l'équipe soignante, l'information du patient, l'aide au maintien de contacts sont ici essentielles.

L'immobilité prolongée, la nécessité d'aides humaines pour les soins d'hygiène, les fonctions sphinctériennes ou parfois l'alimentation peuvent induire une régression psychologique.

Outre la prise en charge psychologique par l'équipe soignante et par des psychothérapeutes, on peut avoir recours à des psychotropes (anxiolytiques, neuroleptiques, thymoanaleptiques), en tenant compte du rapport efficacité/effets secondaires, avec une prudence particulière chez le sujet âgé. Chez ce dernier, le risque de confusion ou d'aggravation d'un syndrome démentiel sous-jacent est augmenté.

IX. Complications digestives

A. Reflux gastro-œsophagien

Favorisé par le décubitus (mais non par l'immobilité), le reflux gastro-œsophagien est souvent insidieux, mais expose à des complications respiratoires. Sa fréquence augmente avec la durée du décubitus.

Sa prévention passe par la position assise ou demi-assise pendant une heure après les repas.

Lorsque le reflux est symptomatique, il justifie la prescription d'accélérateurs de la vidange gastrique ou d'un surnageant protecteur.

B. Fausses routes

Liées à une anomalie ou un retard du réflexe de déglutition, les fausses routes sont plus fréquentes chez la personne âgée et les patients cérébro-lésés. Elles doivent être systématiquement recherchées. Elles exposent le patient à des complications respiratoires (encombrement bronchique, infections, atélectasies).

1. Clinique

Elles se traduisent par une toux lors de la prise de repas ou de boisson, ou par des signes indirects tels que la voix gargouillante (« mouillée ») après déglutition, traduisant une stase laryngée. Ces signes doivent être recherchés lors des premières prises alimentaires par un membre de l'équipe soignante présent auprès du patient.

2. Prévention

La prévention des fausses routes impose au minimum une position semi-assise pour la prise des repas, en privilégiant la prise des repas par le patient lui-même. Une bonne hygiène bucco-dentaire est nécessaire.

Selon l'importance des troubles de la déglutition, sont proposées :

- des postures de la tête en légère flexion lors de la déglutition, pour favoriser la protection laryngée par la base de langue. L'utilisation d'un verre à encoche nasale favorise la prise de boisson sans extension cervicale. En revanche, l'utilisation d'un verre avec bec verseur, qui conduit à une extension cervicale, doit être évitée ;
- une adaptation de la texture des aliments et des boissons (eau pétillante, eau gélifiée, alimentation moulinée ou mixée); il convient en outre d'informer les familles pour éviter les apports extérieurs d'aliments ou de boissons inadaptées.

C. Constipation

1. Survenue et conséquences

La constipation est fréquente chez le sujet alité, plus particulièrement chez le sujet âgé, et elle est favorisée par la prise de certaines thérapeutiques, notamment les antalgiques de palier 2 ou 3. Elle est également plus fréquente chez le sujet comateux et chez les blessés médullaires.

Elle favorise des modifications de la flore intestinale et peut induire un météorisme, des épisodes pseudo-occlusifs ou un fécalome.

La présence et, idéalement, la quantité de selles doivent être notées pour permettre un diagnostic précoce.

La constipation doit être recherchée et traitée, en particulier si une aggravation des troubles du tonus (chez le sujet spastique) ou des troubles mictionnels est observée.

2. Prévention et traitement

La prévention fait appel à des apports liquidiens suffisants, une alimentation équilibrée et une verticalisation précoce, le tout associé à des massages abdominaux. Les médicaments susceptibles de ralentir le transit intestinal (morphine, anticholinergiques) doivent être évités autant que possible.

Le traitement est assuré par l'utilisation de laxatifs osmotiques ou lubrifiants, ou par stimulation du réflexe de défécation (suppositoire à libération gazeuse).

En cas de fécalome, l'évacuation au doigt par toucher rectal est nécessaire et permet en outre de vérifier la vacuité de l'ampoule rectale.

D. Autres complications

Le décubitus prolongé favorise l'anorexie et la dénutrition protéino-énergétique en particulier chez le sujet âgé.

X. Infections nosocomiales

A. Définitions

Il s'agit d'infections contractées au-delà de 48 heures suivant l'admission du patient dans un secteur hospitalier.

L'infection peut être :

- endogène (autocontamination par les germes du patient);
- exogène (contamination croisée manuportée ou par un germe du personnel ou contamination environnementale).

B. Facteurs favorisants

Il existe des facteurs favorisants tels que la durée de séjour, la multiplicité des lieux de soins et des intervenants, le terrain (personnes âgées, immunodéprimés, polytraumatisés) ou les thérapeutiques (antibiothérapie sélective et prolongée, dispositifs invasifs tels que sonde urinaire ou trachéotomie).

Même en l'absence d'infection patente, le patient peut être colonisé par des bactéries multirésistantes (BMR), exposant au risque de contamination des autres patients de la structure.

C. Conduite à tenir

Des règles strictes d'hygiène permettent de limiter le risque de contamination. Parmi celles-ci, il peut être nécessaire d'isoler le patient. L'isolement peut être technique ou géographique, et est prescrit par le médecin pour une durée déterminée.

L'**isolement technique** correspond aux « précautions contact » : port de gants non stériles, de surblouses, éventuellement de masques; individualisation du matériel de soins (thermomètre, stéthoscope, tensiomètre); lavage ou désinfection des mains à la sortie de la chambre, nettoyages et désinfection réguliers de l'environnement. Ces précautions doivent être appliquées strictement par l'équipe thérapeutique, mais aussi par l'entourage qui doit être informé de ces règles et des objectifs de ces mesures.

L'**isolement géographique** nécessite une chambre individuelle ou, à défaut, un poste de lavage des mains à proximité du lit. Plus contraignant pour le patient qui est confiné en chambre, il est parfois mal toléré et constitue un frein aux activités rééducatives. Il est réservé aux situations où l'isolement technique n'est pas suffisant.

L'isolement des patients porteurs de BMR est d'autant plus nécessaire que le site colonisé ou infecté est potentiellement disséminateur, et que le patient est dépendant ou soumis à de multiples contacts, de soins notamment.

XI. Désadaptation posturale

Lors d'un décubitus prolongé, la réduction ou la difficulté à percevoir des informations visuelles, vestibulaires, proprioceptives et somesthésiques peuvent conduire à un déconditionnement sensoriel.

Celui-ci peut notamment entraîner une altération de la perception de la posture verticale et une désadaptation posturale, en particulier chez le sujet âgé (au bout de quelques jours) qui se manifeste par une rétropulsion lors des premiers levers.

Une rééducation posturale précoce, qui peut au besoin débuter sur table de verticalisation dès que c'est médicalement possible, doit être mise en œuvre pour solliciter les récepteurs et éviter la pérennisation de ce trouble, source de difficultés aux transferts, mais aussi l'apparition de troubles de la marche et un risque de chute accru (cf. chapitre 13).

Cette complication de l'hypomobilité est une raison supplémentaire pour réduire au strict minimum nécessaire le maintien en décubitus des patients.

Points clés

- Les complications de l'hypomobilité et du décubitus sont **évitables** ou, au minimum, peuvent être réduites par une prise en charge adaptée et un **maintien en décharge aussi bref que possible**.
- Prise en compte dès le début de l'hospitalisation (ou de la réduction d'activités) du risque :
  - thromboembolique : recherche de facteurs de risque accru, surveillance clinique au moins quotidienne, contention veineuse, traitement par HBPM ;
  - bronchopulmonaire : recherche de facteurs de risque, auscultation quotidienne, hydratation, position demi-assise, désencombrement ;
  - cutané : évaluation des facteurs de risque et adaptation du support, installation, changements de position (permettant mise en décharge et surveillance de l'état cutané) ;
  - cardiovasculaire : sollicitations de l'adaptation cardiaque par exercices actifs en décubitus, verticalisation progressive, contention élastique ;
  - locomoteur : mobilisation passive puis active, installation ;
  - urinaire : assurer l'hydratation pour obtenir une diurèse supérieure ou égale à 1,5 litre par jour ; recherche de rétention et de résidus post-mictionnels par uroscanner ; préférer les sondages intermittents ;
  - neurologique : installation pour éviter la compression de troncs nerveux, évaluation et traitement de la douleur, réadaptation régulière du traitement ;
  - neuropsychologique : écoute, soutien psychologique ;
  - digestif : recherche systématique de fausses routes, adaptation de la position pour la prise de repas et en postprandial, adaptation de l'alimentation, recherche et prise en charge de la constipation, recherche et prise en charge d'une dénutrition ;
  - infectieux : hygiène des soignants et des visiteurs, isolement si patient infecté ou porteur de BMR ;
  - postural : verticalisation dès que possible, au besoin sur table ou avec appuis.
- Lorsque la prévention n'a pas été assez efficace, la survenue de ces complications induit parfois un risque vital et, le plus souvent, un allongement de l'hospitalisation ou des soins.

Pour en savoir plus

Edwards M. The levels of reliability of the Waterlow Pressure Sore Index calculator. J Wound Care 1995;4:373–8.

Norton D. Calculating the risk: reflections of the Norton scale. Decubitus 1989;2:24–31.

ANAES. Conférence de consensus. Prévention et traitement des escarres de l'adulte et du sujet âgé. 2001. https://www.has-sante.fr/portail/upload/docs/application/pdf/escarresdef_long.pdf

Échelle de Braden. http://www.escarre.fr/prevention/evaluation-des-risques/braden.php

CHAPITRE

16

ITEM 122 Principales techniques de rééducation et de réadaptation

I. Rôles et compétences des différents professionnels de santé dans un projet de rééducation et de réadaptation
II. Objectifs de rééducation et principales techniques mises en œuvre par les professionnels de rééducation et de réadaptation
III. Règles générales des modalités de prescription de la rééducation

Situations de départ

- 247 Prescription d'une rééducation
- 345 Situation de handicap

Objectifs pédagogiques, hiérarchisation des connaissances

ITEM 122 – Principales techniques de rééducation et de réadaptation (voir item 55)

- Connaître le rôle et les compétences des différents professionnels de santé dans le projet de rééducation réadaptation d'une personne en situation de handicap.
- Argumenter les principes d'utilisation des principales techniques de rééducation et de réadaptation, planifier le suivi médical et en argumenter l'arrêt.
- Savoir prescrire la masso-kinésithérapie et l'orthophonie.

Rang	Rubrique	Intitulé	Descriptif
A	Définition	Rôle du médecin	Définition d'un programme de rééducation et rôle du médecin
A	Définition	Rôle du médecin de médecine physique et réadaptation (MPR)	Définition des fonctions propres au médecin de médecine physique et de rééducation
A	Définition	Rôle des auxiliaires médicaux	Principaux rôles des auxiliaires médicaux dans un programme de rééducation
A	Prise en charge	Principales indications d'un programme de rééducation	Indications de la rééducation dans les pathologies courantes
A	Prise en charge	Principaux objectifs de la rééducation	Objectifs simples de la rééducation dans les pathologies courantes
A	Prise en charge	Principales indications d'un programme de kinésithérapie	Indications de la kinésithérapie dans les pathologies courantes
B	Définition	Principales techniques de kinésithérapie	Définition des différents types de traitements réalisés par les kinésithérapeutes
A	Prise en charge	Principales indications d'un programme d'ergothérapie	Indications de l'ergothérapie dans les pathologies courantes

Médecine physique et de réadaptation

Rang	Rubrique	Intitulé	Descriptif
A	Prise en charge	Principales indications de l'orthophonie	Indications de l'orthophonie dans les pathologies courantes
A	Prise en charge	Règles de prescription de la masso-kinésithérapie	Éléments indispensables et facultatifs de la prescription de kinésithérapie
A	Prise en charge	Règles de prescription de l'orthophonie	Éléments indispensables et facultatifs de la prescription d'orthophonie
B	Prise en charge	Règles d'arrêt de la rééducation	Éléments pour arrêter une prise en charge de rééducation
B	Prise en charge	Indications de la rééducation d'entretien	Description et modalités de la rééducation d'entretien dans certaines pathologies chroniques

I. Rôles et compétences des différents professionnels de santé dans un projet de rééducation et de réadaptation

A. Médecins

A Le médecin a la responsabilité de prescrire ou de ne pas prescrire la rééducation. Il doit donc en connaître les indications, les contre-indications et les objectifs. La prescription suppose un diagnostic médical précis et des objectifs clairement énoncés. La réalisation de la rééducation a pour préalable l'établissement d'un programme.

B. Auxiliaires médicaux

La législation distingue sept métiers de rééducation représentés par les masseurs-kinésithérapeutes, les ergothérapeutes, les orthophonistes, les psychomotriciens, les orthoptistes, les pédicures-podologues et les diététiciens. Toutefois, les psychologues, les assistants socio-éducatifs, les orthoprothésistes, les podo-orthésistes, les infirmiers et les aides-soignants sont d'autres auxiliaires médicaux susceptibles d'intervenir dans un programme de rééducation.

Le chapitre 2 détaille les métiers de rééducation.

C. Programmes de rééducation

Un programme de rééducation est adapté à chaque patient. Il est constitué de séances dont il faut définir le type, le nombre total et la fréquence. Ces paramètres confèrent au programme de rééducation son intensité et sa durée. Un programme de rééducation doit être suivi d'évaluation des résultats impliquant le médecin et les auxiliaires médicaux, s'adapter à l'évolution et à la survenue d'éventuelles complications.

Les programmes de rééducation simples impliquent la collaboration du médecin quelle que soit sa spécialité et d'un auxiliaire médical, kinésithérapeute ou orthophoniste essentiellement. L'encadré 16.1 regroupe les indications les plus courantes d'un programme de rééducation simple.

Les programmes de rééducation complexes nécessitent la collaboration d'un médecin spécialiste en médecine physique et de réadaptation (MPR) et de plusieurs auxiliaires de rééducation. Les rôles du médecin spécialiste en MPR sont indiqués dans l'encadré 16.2.

Encadré 16.1

Indications courantes d'un programme de rééducation simple (kinésithérapie ou orthophonie)

- Rééducation des problèmes simples et courants d'orthopédie, de traumatologie et de rhumatologie comme les conséquences de l'arthrose des membres, la pathologie rachidienne chronique, les pathologies péri-articulaires, les entorses de cheville.
- Lutte contre les conséquences de l'immobilité et du décubitus chez les personnes âgées.
- Pathologies bronchiques comme les bronchopneumopathies chroniques obstructives (BPCO) et bronchiolites.
- Traitement d'une incontinence urinaire de la femme.
- Réalisation d'un bilan et rééducation d'un bégaiement ou de troubles de l'articulation de l'enfant, voire de troubles du développement plus complexes dans le cadre éventuel d'un retard scolaire.

Encadré 16.2

Rôles du médecin spécialiste en médecine physique et de réadaptation

- Diagnostic, suivi médical et traitement des diverses conséquences et complications d'affections pourvoyeuses de handicap chronique.
- Évaluation des éléments constitutifs du handicap (déficiences, limitations d'activités, restrictions de participation) pour prescription de rééducation complexe ou expertise.
- Évaluation du pronostic et de la place de la rééducation.
- Élaboration du projet thérapeutique du patient :
  - prescription et coordination d'actes complexes de rééducation ;
  - aide à l'orientation et à la réinsertion ;
  - coordination et suivi de la réadaptation ;
  - suivi médical au long cours des personnes handicapées.
- Les auxiliaires de rééducation interviennent de façon coordonnée et collaborent aux soins de rééducation ainsi qu'à l'évaluation du patient dans le cadre du programme.

II. Objectifs de rééducation et principales techniques mises en œuvre par les professionnels de rééducation et de réadaptation

Les objectifs globaux de la rééducation peuvent être des objectifs de récupération anatomique ou fonctionnelle, d'entretien ou de compensation d'un handicap. Ils nécessitent d'aborder les différents déterminants du handicap (déficiences, limitation d'activités, défaut de participation) pour un patient donné, ainsi que les facteurs contextuels, environnementaux ou individuels aggravants. La rééducation peut avoir pour objectif de :

- réduire des déficiences : la rééducation contribue à la guérison dans de très nombreuses situations (douleurs, déficit moteur, encombrement bronchique, troubles de déglutition…) mais aussi à la récupération d'une désadaptation cardiaque ou d'une lésion neurologique limitée ;
- réduire les conséquences des déficiences, limitations d'activité et restrictions de participation : lorsqu'une déficience n'est plus réductible, la fonction peut être améliorée ou même totalement restaurée grâce à la rééducation par l'entraînement de compensations et d'éventuels appareillages (par exemple, l'appareillage d'un amputé de membre inférieur permettant la marche et la course à pied).

A. Masso-kinésithérapie

1. Indications

- Douleur.
- Œdèmes et troubles trophiques.
- Raideurs articulaires.
- Faiblesse musculaire.
- Altération de la commande motrice.
- Troubles du tonus musculaire.
- Troubles sensitifs.
- Instabilité articulaire.
- Gênes aux déplacements.
- Intolérance à l'effort.
- Gênes à la préhension.
- Encombrement bronchique.
- Certains troubles vésicosphinctériens.

En outre, un décret paru en 2006 (décret 2006-415 du 6 avril 2006) autorise les kinésithérapeutes à prescrire un certain nombre de dispositifs médicaux concernant notamment la prévention des escarres et la déambulation.

2. Principales techniques

- **B** Massages : on distingue les pressions glissées superficielles ou profondes, les pressions statiques utilisées dans les contractures musculaires, le massage transverse profond pour le traitement de certaines tendinites et le drainage lymphatique.
- Techniques d'entretien ou de récupération d'amplitudes articulaires : il s'agit de postures ou de mobilisations articulaires (à bien distinguer des manipulations articulaires non autorisées dans l'arsenal thérapeutique habituel, qui consistent à entraîner une articulation au-delà de son amplitude physiologique) :
  - postures consistant au maintien d'une articulation dans une position prolongée ;
  - mobilisations actives autant que possible par le patient en l'absence de troubles moteurs ;
  - mobilisations passives : soit manuelles effectuées par le masseur-kinésithérapeute, soit mécanisées par des robots « arthromoteurs ».
- Entretien ou renforcement musculaire : il nécessite, progressivement évidemment, une contraction musculaire active de la part du patient et doit se faire contre résistance (pesanteur, résistance manuelle ou mécanisée). Parmi les principales techniques, on distingue le renforcement isométrique qui se fait sans déplacement articulaire (très utilisé), le renforcement isotonique, contre charge constante, et le renforcement isocinétique, à vitesse constante (surtout en pathologie du sport).
- Renforcement de la sensibilité proprioceptive : il fait appel à des exercices en contrainte articulaire sans le contrôle visuel.
- Réentraînement à l'effort : il fait appel à différents exercices (principalement endurance) adaptés aux capacités du patient et évolutifs.
- Techniques sensorimotrices et de contrôle des mouvements anormaux utilisées en neurologie centrale.
- Techniques de drainage respiratoire.
- Biofeedback : utilisation d'instruments permettant de renforcer la conscience du mouvement exercé par un signal sonore ou visuel.

- Physiothérapie. Il s'agit des traitements par les agents physiques suivants :
  - électrostimulation soit musculaire dans un but de renforcement ou dans un but fonctionnel, soit dans un but antalgique (*Transcutaneous Electrical Nerve Stimulation*, TENS) ;
  - ultrasons ;
  - chaleur et cryothérapie (froid) ;
  - kinébalnéothérapie : rééducation en immersion qui, en allégeant le poids du corps, a un effet antalgique, permet une mise en charge partielle de fractures ou d'articulations instables et facilite le mouvement en cas de paralysie.

B. Ergothérapie

1. Indications

- Ⓐ Déficience motrice, sensitive, articulaire du membre supérieur.
- Pertes d'autonomie liées à des limitations d'activités physiques ou cognitives :
  - troubles de la préhension ;
  - perte d'autonomie dans les déplacements ;
  - troubles des fonctions supérieures (mémoire, praxie, fonctions exécutives, communication).
- Installation et positionnement.

2. Principales techniques

- Ⓒ Entraînement par des activités liées à la vie quotidienne, mais aussi professionnelles, domestiques, artisanales, ludiques (jeux sérieux).
- Confection d'orthèses pour le membre supérieur.
- Confection ou mise à disposition d'aides techniques (notamment fauteuil roulant) et d'assistances technologiques (notamment à la communication) pour améliorer l'autonomie.
- Aménagement de l'environnement. L'ergothérapeute a un rôle important dans les conseils pour l'aménagement de l'environnement, aussi bien domestique qu'urbain, d'une personne handicapée pour diminuer les restrictions de participation. Il peut s'agir de modifications d'emplacement ou de type de mobilier, de la réalisation de travaux (élargissement de portes, suppression de marches, changement des revêtements de sol…) et l'aménagement domotique pour des personnes lourdement handicapées.
- Éducation.

C. Orthophonie

Ⓐ Les principaux troubles nécessitant la rééducation orthophonique diffèrent selon l'âge. Ce sont :

- les troubles de la voix (dysphonie) ;
- les troubles de l'articulation (dysarthrie) ;
- les troubles du langage, qu'il soit parlé ou écrit ;
- les troubles de la communication dans leurs aspects non langagiers ;
- les difficultés d'intégration scolaire ;
- les troubles de déglutition.

III. Règles générales des modalités de prescription de la rééducation

A. Objectifs thérapeutiques

Le besoin de rééducation ne repose pas sur un simple diagnostic d'une maladie mais sur l'évaluation des déficiences et de leur retentissement, des limitations d'activité et des restrictions de participation (cf. chapitre 1). Ainsi, l'évaluation des besoins conduit le médecin à :

- établir les objectifs thérapeutiques avec le patient;
- prescrire une rééducation;
- choisir la modalité ou le champ sanitaire de prise en charge :
  - rééducation externe le plus souvent pour la plupart des pathologies nécessitant une rééducation simple ou en relais de l'hospitalisation;
  - hospitalisation spécialisée dans les situations les plus complexes (exemple après un accident vasculaire cérébral sévère) en MPR : soit hospitalisation complète, soit hospitalisation de jour.

Le choix des objectifs prend en compte les besoins et les aspirations de la personne. Ainsi, un diagnostic d'arthrose de genou ne conduit pas nécessairement à la prescription de kinésithérapie. Ce sont la constatation clinique de certaines déficiences (flessum, amyotrophie, douleurs ou instabilité), la plainte du malade qui est souvent de l'ordre des limitations d'activité (réduction du périmètre de marche, difficulté pour se relever d'un siège bas) ou des restrictions de participation (difficultés à assumer ses obligations professionnelles) et la réponse aux autres thérapeutiques qui conduiront à décider de la prescription de la rééducation et détermineront le choix des outils d'évaluation.

B. Modalités de prescription

1. Prescription de masso-kinésithérapie

La prescription de masso-kinésithérapie doit comporter obligatoirement :

- les coordonnées complètes du prescripteur;
- la date;
- le nom et le prénom du patient;
- la nature de la prescription : « masso-kinésithérapie »;
- l'indication médicale de la masso-kinésithérapie (région à traiter).

D'autres mentions peuvent être ajoutées :

- l'intitulé « kinébalnéothérapie » ou « rééducation en piscine » si cette technique est indiquée;
- les éventuelles contre-indications (par exemple, électrostimulation);
- la mention « à domicile » si nécessaire ou avec transport sanitaire assis ou couché le cas échéant;
- la mention « accident de travail » si besoin (comme pour toute ordonnance).

Si le traitement est lié à une affection de longue durée (ALD), il faut utiliser la zone adéquate de l'ordonnance bizone.

Si la rééducation doit être effectuée tous les jours, c'est-à-dire pour des problèmes respiratoires, dimanche et jours fériés inclus, il faut le préciser.

Il est conseillé d'associer à l'ordonnance un courrier précisant le diagnostic et tous les éléments nécessaires du contexte clinique.

L'indication du nombre et de la fréquence des séances de masso-kinésithérapie sur l'ordonnance n'est pas obligatoire. Le nombre de séances de masso-kinésithérapie peut être établi par le masseur-kinésithérapeute.

Le masseur-kinésithérapeute adresse un bilan au prescripteur à la fin du programme de rééducation.

Cas particulier de la rééducation masso-kinésithérapique couverte par un référentiel de la HAS

Des référentiels validés par la Haute Autorité de Santé (HAS) déterminent, pour quatorze indications de rééducation, le nombre de séances de masso-kinésithérapie prises en charge par l'assurance maladie au-delà duquel une demande d'accord préalable est nécessaire pour poursuivre le traitement (tableau 16.1). Les autres situations ne sont pas soumises à une demande d'accord préalable.

Si nécessaire, il reste possible d'étendre le nombre de séances prises en charge par l'assurance maladie. Quelques séances avant d'atteindre la limite déterminée par le référentiel, le masseur-kinésithérapeute effectue un bilan. S'il estime qu'une prolongation de la rééducation est nécessaire, il en informe le prescripteur.

À la suite de cette concertation, le masseur-kinésithérapeute peut faire une demande d'accord préalable auprès du service médical de l'assurance maladie, en joignant la prescription (ou sa copie) et l'argumentaire qu'il aura établi pour motiver cette demande de prise en charge des séances supplémentaires. Une non-réponse du contrôle médical à la demande d'accord préalable sous quinze jours vaut accord pour la poursuite du traitement. En cas de refus, celui-ci est notifié au patient par sa caisse d'assurance maladie. Le masseur-kinésithérapeute en est également informé.

Tableau 16.1. C Indications de masso-kinésithérapie couverte par un référentiel de la Haute Autorité de Santé (à titre indicatif).

Indications de rééducation	Nombre de séances avant accord préalable	Demande d'accord préalable
Entorse externe récente de la cheville	1 à 10 séances	À partir de la 11e séance
Arthroplastie de hanche par prothèse totale	1 à 15 séances	À partir de la 16e séance
Arthroplastie du genou par prothèse totale ou unicompartimentaire	1 à 25 séances	À partir de la 26e séance
Reconstruction du ligament croisé antérieur du genou	1 à 40 séances	À partir de la 41e séance
Libération du nerf médian au canal carpien	–	Dès la 1re séance
Méniscectomie isolée, totale ou subtotale, par arthroscopie	1 à 15 séances	À partir de la 16e séance
Réinsertion et/ou suture d'un ou de plusieurs tendons de la coiffe des rotateurs de l'épaule, par arthroscopie ou abord direct	1 à 50 séances	À partir de la 51e séance
Prise en charge d'une lombalgie commune	1 à 15 séances pour une série d'actes	À partir de la 16e séance *Ou* À partir de la 31e séance si 30 séances pour lombalgie commune ont été prises en charge dans les 12 mois précédents

(*Suite*)

Tableau 16.1. Suite.

Indications de rééducation	Nombre de séances avant accord préalable	Demande d'accord préalable
Prise en charge d'une cervicalgie commune	1 à 15 séances pour une série d'actes	À partir de la 16e séance *Ou* À partir de la 31e séance si 30 séances pour cervicalgie commune ont été prises en charge dans les 12 mois précédents
Après fracture de l'extrémité distale des deux os de l'avant-bras	1 à 25 séances	À partir de la 26e séance
Après fracture avec ou sans luxation, opérée ou non, du coude chez l'adulte	1 à 30 séances pour une série d'actes	À partir de la 31e séance
Après fracture non opérée de l'extrémité proximale de l'humérus	1 à 30 séances	À partir de la 31e séance
Dans le cadre d'un traumatisme récent du rachis cervical sans lésion neurologique	1 à 10 séances	À partir de la 11e séance
Dans le cadre d'une tendinopathie de la coiffe des rotateurs non opérée	1 à 25 séances	À partir de la 26e séance

2. Prescription d'orthophonie

A La prescription d'orthophonie débute par une demande de bilan. La prescription du bilan d'orthophonie est accompagnée, si possible, des motivations de la demande et de tout élément susceptible d'orienter la recherche de l'orthophoniste.

Deux types de prescriptions de bilan peuvent être demandés :

- un bilan orthophonique avec rééducation si nécessaire : à l'issue de ce bilan, un compte rendu indiquant le diagnostic orthophonique est adressé au prescripteur ; si des séances de rééducation sont nécessaires, ce compte rendu comprend les objectifs de la rééducation, le nombre et la nature des séances que l'orthophoniste détermine ; sauf contre-indication médicale, l'orthophoniste établit une demande d'entente préalable ;
- un bilan orthophonique d'investigation : à l'issue de ce bilan, un compte rendu indiquant le diagnostic orthophonique est adressé au prescripteur, accompagné des propositions de l'orthophoniste ; le prescripteur peut alors prescrire une rééducation orthophonique ; l'orthophoniste établit une demande d'entente préalable.

À la fin du traitement, une note d'évolution est adressée au prescripteur.

C. Arrêt de la rééducation

1. Circonstances d'arrêt de la rééducation

B L'arrêt de la rééducation comme tout traitement est un acte réfléchi. Lorsque les objectifs ont été clairement définis avec le patient et les auxiliaires de rééducation, l'arrêt de la rééducation ou la poursuite de celle-ci sont aisément prononcés.

L'arrêt est logique :

- lorsque les objectifs sont atteints ou que le patient est devenu asymptomatique ;
- lorsque les objectifs ne sont pas atteints parce que :
  - la prescription n'était pas adaptée : la rééducation n'est pas la solution ;
  - la rééducation est mal tolérée et n'est donc finalement pas adaptée, même bien faite ;
  - le patient n'est pas coopérant.

Parfois, les techniques de rééducation doivent être modifiées.

2. Rééducation d'entretien

Dans certaines situations, une rééducation d'entretien par un professionnel est nécessaire. Il s'agit bien là de rééducation, comme en cas de forte spasticité d'un malade hémiplégique ou paraplégique. La rééducation d'entretien nécessite alors habituellement un rythme de deux séances par semaine.

Le plus souvent, il faut pouvoir proposer un autoentretien plutôt qu'un entretien médicalisé. Le masseur-kinésithérapeute apprend au patient un programme d'exercices personnels pour pérenniser les résultats obtenus aussi bien dans les pathologies chroniques de l'appareil locomoteur que dans les pathologies neurologiques si celles-ci ne sont pas trop sévères ou que les troubles cognitifs ne l'empêchent pas. Il s'agit, par exemple, de la lombalgie chronique ou de l'hémiplégie peu spastique.

Les programmes d'autorééducation doivent être simples et ne comprendre qu'un nombre limité d'exercices. L'intérêt de ces programmes doit être expliqué au patient avec conviction par le médecin et le masseur-kinésithérapeute au besoin à plusieurs reprises.

La prescription discontinue de courtes séries de séances (dix à quinze) peut être justifiée pour :

- retrouver un niveau fonctionnel précédent mais qui s'est détérioré au fil du temps;
- réviser la qualité technique des exercices effectués par un patient dans son programme d'auto-entretien.

Les activités physiques encadrées par un éducateur sportif spécialisé sont parfois proposées comme alternatives ou complément d'une rééducation d'entretien.

Points clés

- Les techniques de rééducation et de réadaptation sont nombreuses. La rééducation vise à aider l'individu à réduire les déficiences et les limitations d'activités, alors que la réadaptation vise à l'aider à s'y adapter lorsqu'elles sont stabilisées et persistantes. Il est important de connaître les indications de ces techniques afin de les prescrire à bon escient, après avoir établi un diagnostic et déterminé, avec le patient, des objectifs.
- La masso-kinésithérapie comporte des techniques permettant de lutter contre :
  - la douleur;
  - les œdèmes et troubles trophiques;
  - les raideurs articulaires;
  - la faiblesse musculaire;
  - l'altération de la commande motrice;
  - les troubles du tonus;
  - les troubles sensitifs;
  - l'instabilité articulaire;
  - l'intolérance à l'effort;
  - les gênes à la préhension;
  - l'encombrement bronchique;
  - les troubles vésicosphinctériens.
- L'ergothérapie est une discipline de rééducation et réadaptation ayant pour objectif le maintien et l'accession de l'individu à un maximum d'autonomie dans son environnement quotidien. Elle ne peut être appliquée qu'en milieu hospitalier ou institutionnel.
- L'orthophonie est indiquée dans les troubles de la voix, de la parole et du langage, qu'il soit parlé ou écrit. Les troubles de la déglutition sont également souvent pris en charge par l'orthophoniste.
- L'appareillage désigne à la fois les matériels et leurs applications. Il comprend les prothèses, destinées à suppléer un organe, et les orthèses, destinées à corriger une fonction perdue ou perturbée. Elles peuvent être utilisées de façon transitoire dans l'attente d'une normalisation ou de façon définitive.

- La prescription de la masso-kinésithérapie et de l'orthophonie passe par la définition des objectifs. Ces objectifs se situent à trois niveaux :
  - réduction de la déficience (objectifs symptomatiques);
  - réduction des limitations d'activités (objectifs fonctionnels);
  - compensation du désavantage (objectifs situationnels).
- Les divers objectifs doivent être clairement exprimés au patient, à sa famille et à l'ensemble de l'équipe qui prend en charge le malade.
- La rédaction de l'ordonnance est un acte médical qui doit comporter un certain nombre d'éléments et doit être accompagné d'une évaluation des résultats.

CHAPITRE

17

ITEM 125 Troubles de la miction et incontinence urinaire de l'adulte et du sujet âgé

I. Généralités
II. Incontinence urinaire d'effort
III. Incontinence urinaire sur urgence mictionnelle
IV. Incontinence urinaire mixte
V. Dysurie
VI. Évaluation et suivi d'un trouble urinaire
VII. Nycturie

Situations de départ

- 23 Anomalie de la miction
- 103 Incontinence urinaire

Objectifs pédagogiques, hiérarchisation des connaissances

ITEM 125 – Troubles de la miction et incontinence urinaire de l'adulte et du sujet âgé

- Devant un trouble de la miction ou une incontinence urinaire de l'adulte, argumenter les principales hypothèses diagnostiques et justifier les examens complémentaires pertinents.
- Décrire les principes de la prise en charge au long cours.

Rang	Rubrique	Intitulé	Descriptif
A	Diagnostic positif	Définition des symptômes du bas appareil urinaire SBAU (= LUTS anglo-saxon) (examen clinique, démarche diagnostique)	Définition et description clinique des SBAU, des trois phases du cycle mictionnel (remplissage, vidange, post-vidange)
A	Définition	Définitions de l'incontinence urinaire	
B	Définition	Définitions des types d'incontinence (homme et femme)	Les 9 types de l'ICI 2017, focus sur IUE, IUU, IUF et OU par rétention chronique y compris IU par regorgement
B	Diagnostic positif	Diagnostic positif d'une l'incontinence urinaire d'effort (IUE) et d'une incontinence urinaire sur urgenturies (IUU), quantification, retentissement	Interrogatoire, *stress test* et test de remplissage vésical, questionnaire de Sandvick, USP pad test, principe des questionnaires de QDV
B	Prévalence, épidémiologie	Prévalence avec l'age de l'IUE de l'IUU et de l'incontinence urinaire mixte (IUM), facteurs de risque homme, femme, sujet âgé (DIAPPERS)	Augmentation avec l'âge de la fréquence H et F, modification du type avec l'âge, facteurs de risque démontrés et surtout facteurs de risque modifiables

Médecine physique et de réadaptation

Rang	Rubrique	Intitulé	Descriptif
B	Éléments physiopathologiques	Connaître les mécanismes physiopathologiques de l'incontinence urinaire d'effort, de l'urgence mictionnelle	Insuffisance sphinctérienne, hypermobilité (femme), insuffisance sphinctérienne de l'homme, mécanismes en cause dans l'IUU : obstruction, IUU neurogène, IUU idiopathique
B	Diagnostic	Connaître les signes d'alerte devant faire rechercher une cause grave d'incontinence	Infection, corps étranger, tumeurs, maladie neurologique
A	Diagnostic	Bilan de première ligne d'une IU (après diagnostic, quantification et retentissement)	ECBU, cytodiagnostic urinaire, débimétrie, mesure de résidu
B	Examens complémentaires	Indication et apport des examens d'imagerie devant des troubles mictionnels, dysurie, incontinence urinaire	
B	Diagnostic	Bilan étiologique et principes thérapeutiques d'une nycturie	(La pollakiurie est traitée dans l'IUU qui est une forme de syndrome d'hyperactivité)
A	Étiologie	Principales étiologies de la dysurie de l'homme et de la femme	
B	Prise en charge	Principe de traitement des principales étiologies de dysurie chez l'homme et chez la femme	

I. Généralités

A. Principaux troubles mictionnels

A L'incontinence urinaire est définie comme une perte d'urine entraînant un problème d'hygiène et/ou un problème social. Il s'agit d'un symptôme fréquent ayant un retentissement psychologique important. À côté de l'incontinence, les autres troubles urinaires sont moins fréquents.

B. Symptômes

- B Incontinence urinaire d'effort; incontinence sur urgence mictionnelle; incontinence mixte associant les deux symptômes précédents.
- Urgence mictionnelle, pollakiurie.
- Dysurie, rétention complète ou incomplète aiguë (cf. item 347) ou chronique.

Ces symptômes entrent dans le cadre plus général des dysfonctionnements pelvipérinéaux et les autres dysfonctionnements (anorectaux et sexuels) doivent être systématiquement recherchés devant un trouble urinaire.

II. Incontinence urinaire d'effort

L'incontinence urinaire d'effort (IUE) est **concomitante à l'effort** (toux, rire, marche prolongée, sport…). **Elle n'est pas accompagnée d'une envie d'uriner.** C'est une pathologie presque exclusivement de la femme.

A. Mécanismes physiologiques de l'incontinence urinaire d'effort

Deux mécanismes sont en cause :

- l'hypermobilité urétrale liée à un défaut de soutènement urétral ;
- l'incompétence sphinctérienne.

Ces deux mécanismes sont souvent associés.

Les facteurs de risque de l'IUE sont : l'accouchement, l'âge, la ménopause, le surpoids, une toux chronique, le sport intensif.

L'IUE est souvent associée à un prolapsus génital qui, paradoxalement, quand il s'aggrave peut améliorer l'incontinence.

Chez l'homme, l'IUE est rare, survenant après une chirurgie de la prostate (adénomectomie, prostatectomie radicale).

Le diagnostic d'IUE repose sur la plainte du patient et sur la visualisation de la fuite à l'effort (fuite en jet lors d'effort de toux ou lors de la poussée abdominale).

B. Traitement de l'incontinence urinaire d'effort

La prise en charge de première intention de l'IUE repose sur la **rééducation** périnéale avec le renforcement des muscles pelvipérinéaux, auquel la stimulation électrique du périnée et des techniques de biofeedback périnéal peuvent être associées.

Cette rééducation est habituellement effectuée par voie transvaginale mais peut également être effectuée par voie intrarectale.

Dix à quinze séances de rééducation sont nécessaires pour juger de l'efficacité de la technique. Une autorééducation complète les séances de rééducation.

Les sages-femmes prennent principalement en charge la rééducation du *post-partum*. Les kinésithérapeutes sont également habilités à effectuer cette rééducation.

En cas d'échec de cette prise en charge et si l'incontinence urinaire est gênante, chez la femme un **traitement chirurgical** de type bandelette sous-urétrale (*Tension-free Vaginal Tape* ou TVT, *Transobturator Tape* ou TOT…) est proposé. D'autres techniques chirurgicales peuvent être proposées en cas d'échec, telles que le sphincter artificiel.

Avant la chirurgie, si l'incontinence urinaire d'effort est isolée, sans aucun autre symptôme, seul un catalogue mictionnel et une débitmétrie (fig. 17.1) avec mesure du résidu post-mictionnel sont recommandés.

Ⓐ En cas d'association avec un autre symptôme (dysurie, urgenturie), un bilan plus complet est recommandé comprenant une cystomanométrie (fig. 17.2).

Comment est pratiquée une débitmétrie ?

Le patient urine spontanément dans la cuvette des toilettes au fond de laquelle se trouve un débitmètre qui enregistre le volume uriné en fonction du temps. Une courbe de débitmétrie normale montre une miction en un seul jet, avec un aspect « en cloche » du débit urinaire.

Comment est pratiquée une cystomanométrie ?

Le patient est installé sur une table d'examen gynécologique. Le praticien introduit dans la vessie une sonde qui permet à la fois le remplissage de la vessie et l'enregistrement des pressions intradétrusoriennes. Cet examen permet de visualiser et de mesurer l'évolution des pressions intravésicales (en ordonnée) en fonction du volume de remplissage de la vessie (en abscisse).

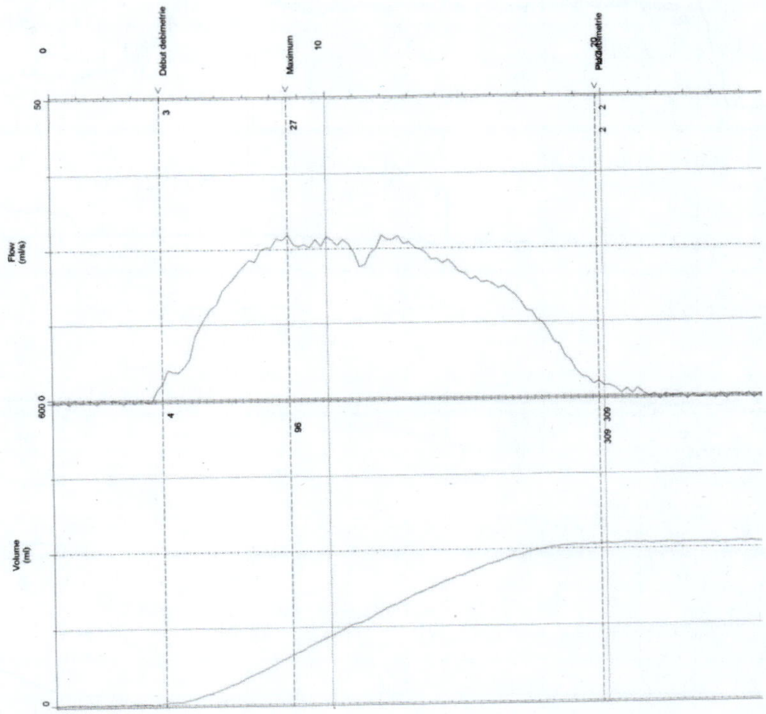

Fig. 17.1. B **Débitmétrie normale chez une femme présentant une IUE.**

III. Incontinence urinaire sur urgence mictionnelle

B Il s'agit d'une incontinence urinaire **concomitante à un besoin d'uriner**. Si l'envie d'uriner est déclenchée par l'effort, la fuite d'urine est retardée par rapport à l'effort.

C'est une pathologie fréquente dans les deux sexes et dont la prévalence augmente avec l'âge.

C'est l'incontinence la plus complexe car les étiologies sont multiples :

- pathologies vésicales (tumeur de vessie, calcul vésical, rarement infection urinaire);
- pathologies neurologiques (sclérose en plaques, maladie de Parkinson, accident vasculaire cérébral, lésion médullaire, démences…);
- chez l'homme : adénome de prostate, maladie du col vésical;
- chez la femme : prolapsus, antécédent de chirurgie d'incontinence urinaire;
- âge, maladie idiopathique.

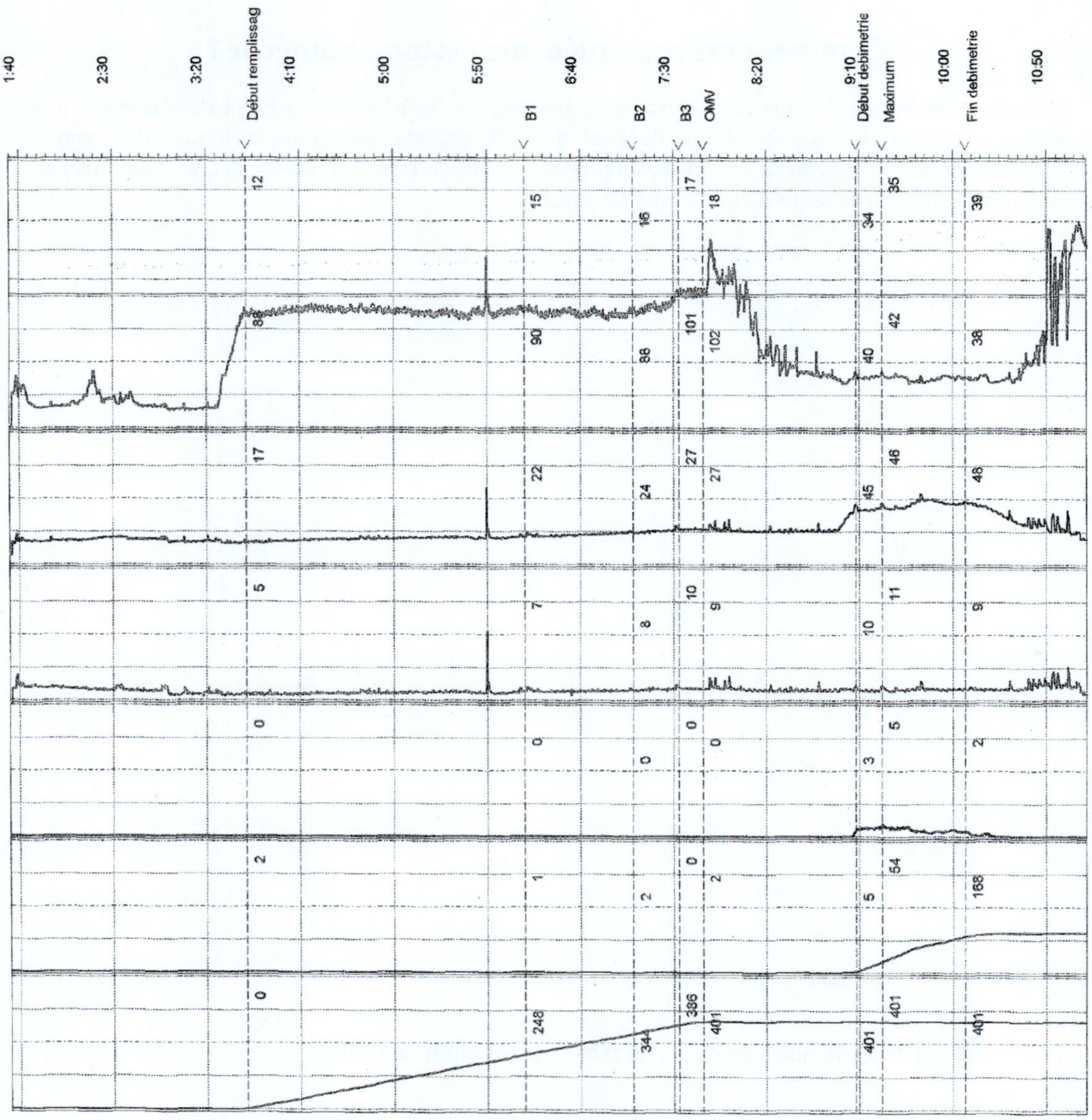

Fig. 17.2. B Cystomanométrie normale chez une femme présentant une IUE.

A. Mécanismes physiopathologiques

Le mécanisme physiopathologique prédominant est l'existence d'une **hyperactivité du détrusor**. Les troubles de la sensibilité vésicale et de son intégration encéphalique sont également responsables de cette symptomatologie.

L'hyperactivité du détrusor est définie par l'existence d'une contraction vésicale lors du bilan urodynamique en dehors de la contraction mictionnelle. Cette contraction peut être spontanée ou induite par un stimulus (toux, vitesse de remplissage de la vessie…) (fig. 17.3).

A En fonction de l'orientation diagnostique et du reste de l'examen clinique, les bilans complémentaires suivants sont demandés : **examen cytobactériologique des urines (ECBU) toujours**, cytologie urinaire, endoscopie en cas de doute sur une tumeur de vessie ou un corps étranger intravésical, imagerie neurologique, imagerie de la vessie et de l'urètre en cas de

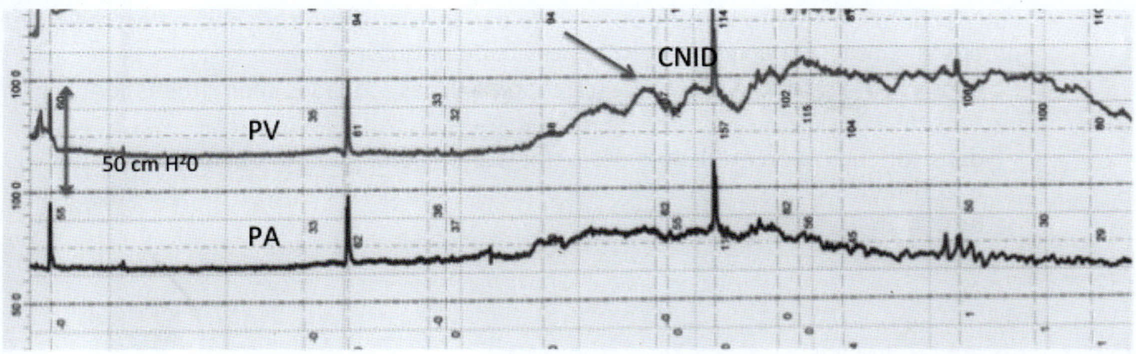

Fig. 17.3. B **Hyperactivité du détrusor.**
CNID : contraction désinhibée du détrusor ; PA : pression abdominale ; PV : pression vésicale.

doute sur une pathologie neurologique (cf. chapitre 9) ou une pathologie urogynécologique (cf. recommandations du Collège français des urologues et du Collège national des gynécologues et obstétriciens français).

B. Prise en charge

B Le traitement étiologique doit être envisagé en première intention.

Le traitement des facteurs associés est indispensable (constipation, recherche d'une iatrogénie médicamenteuse notamment).

Le traitement symptomatique repose sur quatre axes :

- la rééducation périnéale et/ou comportementale : elle est recommandée ;
- les traitements médicamenteux :
  - les **anticholinergiques** à tropisme urinaire sont le plus souvent prescrits ;
  - l'oxybutinine à la dose maximale de 15 mg par jour répartie en trois à six prises est le traitement le plus ancien ;
  - le trospium chloride et la solifénacine sont plus récents et auraient moins d'effets secondaires ;
  - les contre-indications absolues sont : le glaucome à angle fermé et la myasthénie ;
  - les contre-indications relatives sont : le glaucome à angle ouvert, l'adénome de prostate, la démence ;
  - les effets secondaires sont constants et dépendants de la dose : hyposialorrhée, constipation, troubles de l'accommodation… Actuellement, les anticholinergiques sont moins recommandés en particulier chez la personne âgée du fait des effets secondaires. De plus, les effets anticholinergiques des traitements s'additionnant, il faut rechercher impérativement d'autres traitements à effet anticholinergique avant de prescrire ceux-ci. La constipation est un effet secondaire fréquent de ce traitement et devra être prise en charge ;
- les β_3-stimulants ;
- la **stimulation du nerf S3** ou la stimulation du nerf tibial postérieur :
  - la stimulation permanente du nerf S3 par une électrode implantée chirurgicalement après une période de test est actuellement le traitement de deuxième intention de l'hyperactivité vésicale ; cette technique est utilisée depuis plus de vingt ans ;
  - la stimulation du nerf tibial postérieur pendant une durée de 20 minutes trois à sept fois par semaine est proposée de façon plus récente avec des résultats prometteurs ;

- l'utilisation de la **toxine botulique** injectée par voie intradétrusorienne est actuellement proposée dans l'incontinence par hyperactivité du détrusor :
  - dans son indication neurologique (cf. chapitre 9), les sondages intermittents sont le plus souvent associés ;
  - dans son indication en dehors des pathologies neurologiques à plus faibles doses (50 à 200 unités Botox®), le risque majeur est celui d'une rétention d'urine imposant le recours au sondage intermittent.

IV. Incontinence urinaire mixte

A Il s'agit d'une association touchant presque exclusivement la femme. Sa prévalence augmente avec l'âge. L'importance est de savoir à l'interrogatoire quel est le trouble prédominant.

L'exploration urodynamique (cystomanométrie) est recommandée avant la prise en charge pour orienter au mieux les traitements.

V. Dysurie

Sa définition est moins simple. Il s'agit d'un trouble de la miction avec **difficulté pour uriner** : difficulté à déclencher la miction, jet faible ou intermittent, vidange incomplète de la vessie, nécessité d'une poussée abdominale pour vider la vessie, miction longue. C'est une pathologie prédominant chez l'homme secondaire à un adénome de prostate (cf. recommandations du Collège français des urologues[7]).

B Les mécanismes physiopathologiques sont :

- un défaut de contraction du détrusor : vessie claquée (altération de la paroi vésicale dans les suites d'une rétention aiguë d'urine avec volume important), détrusor paralytique (diabète, syndrome de la queue de cheval…) ;
- un obstacle sous-urétral : adénome de prostate, antécédent de chirurgie d'incontinence urinaire, prolapsus, dyssynergie vésicosphinctérienne (défaut de relâchement du sphincter urétral lors de la miction).

Le diagnostic est confirmé par la **débitmétrie** qui montre un jet haché et/ou un débit faible (fig. 17.4).

Prise en charge

- B En cas de défaut de contraction du détrusor, le traitement le plus consensuel est l'autosondage intermittent. La neuromodulation S3 est parfois proposée avec des résultats discutables.
- En cas d'obstacle prostatique, un traitement médicamenteux peut être proposé (cf. référentiel d'urologie).
- En cas de dyssynergie vésicosphinctérienne : cf. prise en charge des vessies neurologiques.

Les traitements étiologiques sont fonction de l'orientation diagnostique.

[7] Collège français des urologues. Urologie. Chapitre 10. Issy-les-Moulineaux : Elsevier Masson ; 2015.

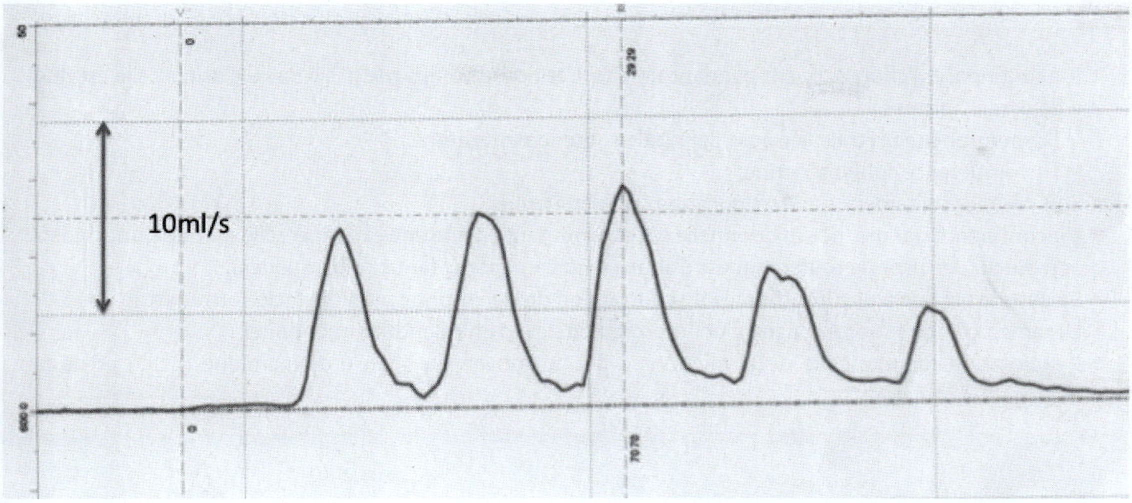

Fig. 17.4. Ⓐ **Débitmétrie : jet haché intermittent témoignant d'une dysurie.**

VI. Évaluation et suivi d'un trouble urinaire

Le **catalogue mictionnel** est indispensable. Il permet d'analyser la diurèse, la capacité vésicale, les circonstances des fuites (cf. annexe 17.1). Le nombre et la qualité des protections doivent être quantifiés.

Des autoquestionnaires de symptômes, tel le score *Urinary Symptom Profil®* (USP®), validé en français (cf. annexe 17.2), complètent l'interrogatoire.

Les échelles de qualité de vie utilisées sont nombreuses, la plus générique est l'ICIQ-SF (*International Consultation Incontinence Questionnaire-Short Form*) (cf. annexe 17.3).

VII. Nycturie

Ⓐ La nycturie est la gêne induite par le fait de se lever la nuit pour aller uriner. L'éveil est dû à une envie d'uriner. Chaque miction est précédée et suivie d'une phase de sommeil.

Ⓑ Les mécanismes physiopathologiques sont multiples : augmentation de la diurèse nocturne, réduction de la capacité vésicale fonctionnelle, trouble du sommeil.

Les étiologies sont multiples. L'âge et ses comorbidités (diabète, HTA, insuffisance cardiaque, obésité) sont au premier plan. Le syndrome d'apnées du sommeil doit être recherché s'il existe une augmentation de la diurèse nocturne. Les autres facteurs retrouvés sont les pathologies chroniques : insuffisance respiratoire, artérite, pathologie neurologique (maladie de Parkinson, sclérose en plaques, AVC, démence, paraplégie…).

Principe thérapeutique

L'hormone antidiurétique avant 65 ans en absence de contre-indication et de potomanie est le traitement de première intention, en surveillant attentivement le risque de survenue d'une hyponatrémie. L'appareillage d'un syndrome d'apnées du sommeil est également recommandé.

Ⓐ Dans les autres cas, un traitement symptomatique est proposé.

Points clés

- L'incontinence d'effort survient pendant un effort et ne s'accompagne pas d'envie d'uriner ; elle est due à deux mécanismes :
  - l'hypermobilité urétrale liée à un défaut de soutènement urétral ;
  - l'incompétence sphinctérienne.
- Son premier traitement est la rééducation sphinctérienne.
- L'incontinence par urgence mictionnelle est concomitante d'une envie d'uriner ; elle est due à une hyperactivité du détrusor ; le traitement est d'abord médicamenteux (anticholinergiques).
- La dysurie est due à une insuffisance de contraction du détrusor ou à un obstacle sous-urétral.
- L'examen clinique s'accompagne d'un interrogatoire avec un calendrier mictionnel.
- L'exploration fonctionnelle de la miction se fait au moyen du bilan urodynamique (BUD) et de la débitmétrie urinaire.

Annexes

Annexe 17.1 – Exemple de calendrier mictionnel

RÉALISATION D'UN CATALOGUE MICTIONNEL

Il vous a été demandé de faire un calendrier ou catalogue mictionnel.

Ce recueil de données a pour but d'étudier le plus précisément possible « le fonctionnement de votre vessie » dans votre vie quotidienne et ainsi de mieux comprendre les paramètres en cause de vos troubles urinaires.

Il peut également servir à contrôler ou surveiller le résultat d'un traitement médical et/ou chirurgical,

Il ne faut donc pas modifier vos habitudes alimentaires, vos boissons et votre façon d'aller aux toilettes.

Pour effectuer ce calendrier mictionnel :

Il vous est demandé de le faire sur 3 à 4 jours (non obligatoirement consécutifs)

- **du premier lever du matin** (quand vous commencez votre journée)
- **jusqu'au premier lever du lendemain matin** (pendant 24 heures, nuit comprise).

Chaque jour choisi pour ces mesures il faut :

- **Noter l'heure** de chaque miction (action d'aller uriner) en commençant par la première miction du matin avec intention de se lever (quand vous commencez votre journée).
- **Mesurer la quantité** de chaque miction en millilitres à l'aide d'un verre mesureur.
- **Faire l'addition** de ces quantités mesurées par jour (pour obtenir la quantité d'urine par 24 heures).
- **Signaler dans la case « Fuites » :**
    - la survenue de **fuites** et leur **importance** (+, ++ ou +++),
    - les **circonstances de survenue** de ces fuites (**T** = toux, **M** = marche, **I** = imperiosité, **Ins** = insensible, etc).
    - le **nombre de protections** utilisées lors de leur changement (1, 2, 3, 4,...).
- **Signaler dans la case « Remarques »**, les circonstances de survenue de la **miction** (N = normal, P = précaution, I = imperiosité, D = dysurie ou miction difficile etc).
- Signaler également tout autre symptôme remarquable.

Nous vous remercions de suivre attentivement ces conseils pour la réalisation la plus précise de votre catalogue mictionnel.

Page 1

Nom : Prénom : Date de naissance :

Jour n°3 - Date :

Heure de la miction	Quantité de la miction (ml)	Fuites	Remarques
	Total :		

Jour n°4 - Date :

Heure de la miction	Quantité de la miction (ml)	Fuites	Remarques
	Total :		

Nom : Prénom : Date de naissance :

Jour n°1 - Date :

Heure de la miction	Quantité de la miction (ml)	Fuites	Remarques
	Total :		

Jour n°2 - Date :

Heure de la miction	Quantité de la miction (ml)	Fuites	Remarques
	Total :		

Page 2

Annexe 17.2 – Questionnaire de symptômes urinaires (*Urinary Symptom Profil*®, USP®)

Questionnaire de symptômes urinaires
Urinary Symptom Profile – USP®

Avant de commencer à remplir le questionnaire, merci d'inscrire la date d'aujourd'hui :

/ _ _ / / _ _ / / _ _ _ _ /

Jour Mois Année

Les questions suivantes portent sur l'intensité et la fréquence des symptômes urinaires que vous avez eu au cours des **4 dernières semaines**

Pour répondre aux questions suivantes, il vous suffit de cocher la case qui correspond le mieux à votre situation. Il n'y a pas de « bonnes » ou de « mauvaises » réponses. Si vous ne savez pas très bien comment répondre, choisissez la réponse **la plus proche de votre situation**

Nous vous remercions de remplir ce questionnaire dans un endroit calme et si possible seul(e). Prenez tout le temps qui vous sera nécessaire.

Une fois ce questionnaire rempli, remettez le à votre médecin.

Il peut vous arriver d'avoir des fuites d'urine lors de certains efforts physiques, soit importants (tels qu'une pratique sportive ou une quinte de toux violente), soit modérés (tels que monter ou descendre les escaliers) ou encore légers (tels que la marche ou un changement de position).

1. **Durant les 4 dernières semaines**, pouvez-vous préciser le nombre de fois par semaine où vous avez eu des fuites au cours d'efforts physiques :

   Merci de cocher une case pour chacune des lignes 1a,1b et 1c.

	Jamais de fuite d'urine	Moins d'une fuite d'urine par semaine	Plusieurs fuites d'urine par semaine	Plusieurs fuites d'urine par jour
1a. Lors des efforts physiques importants	☐ 0	☐ 1	☐ 2	☐ 3
1b. Lors des efforts physiques modérés	☐ 0	☐ 1	☐ 2	☐ 3
1c. Lors des efforts physiques légers	☐ 0	☐ 1	☐ 2	☐ 3

Partie réservée au médecin :

Reporter sur l'échelle ci-dessous la somme des items 1a + 1b + 1c

SCORE « INCONTINENCE URINAIRE A L'EFFORT »

☺ 0 1 2 3 4 5 6 7 8 9 ☹

Durant ces 4 dernières semaines et dans les conditions habituelles de vos activités sociales, professionnelles ou familiales :

2. Combien de fois avez-vous dû vous précipiter aux toilettes pour uriner en raison d'un besoin urgent ?

☐0	☐1	☐2	☐3
Jamais	Moins d'une fois par semaine	Plusieurs fois par semaine	Plusieurs fois par jour

3. Quand vous êtes pris par un besoin urgent d'uriner, combien de minutes en moyenne pouvez-vous vous retenir ?

☐0	☐1	☐2	☐3
Plus de 15 minutes	De 6 à 15 minutes	De 1 à 5 minutes	Moins de 1 minute

4. Combien de fois avez-vous eu une fuite d'urine précédée d'un besoin urgent d'uriner que vous n'avez pas pu contrôler ?

☐0	☐1	☐2	☐3
Jamais	Moins d'une fois par semaine	Plusieurs fois par semaine	Plusieurs fois par jour

4 bis. Dans ces circonstances, quel type de fuites avez-vous ?

☐0	☐1	☐2	☐3
Pas de fuites dans cette circonstance	Quelques gouttes	Fuites en petites quantités	Fuites inondantes

Durant ces 4 dernières semaines et dans les conditions habituelles de vos activités sociales, professionnelles ou familiales :

5. Pendant la journée, quel est le temps habituel espaçant deux mictions (action d'uriner) ?

☐0	☐1	☐2	☐3
Deux heures ou plus	Entre 1 heure et 2 heures	Entre 30 minutes et 1 heure	Moins de 30 minutes

6. Combien de fois en moyenne avez-vous été **réveillé(e)** la nuit par **un besoin** d'uriner ?

☐0	☐1	☐2	☐3
0 ou 1 fois	2 fois	3 ou 4 fois	Plus de 4 fois

7. Combien de fois avez-vous eu une fuite d'urine en dormant ou vous étes-vous réveillé(e) mouillé(e) ?

☐0	☐1	☐2	☐3
Jamais	Moins d'une fois par semaine	Plusieurs fois par semaine	Plusieurs fois par jour

Partie réservée au médecin :

Reporter sur l'échelle ci-dessous la somme des items 2 + 3 + 4 + 4bis + 5 + 6 + 7

SCORE « HYPERACTIVITE VESICALE »

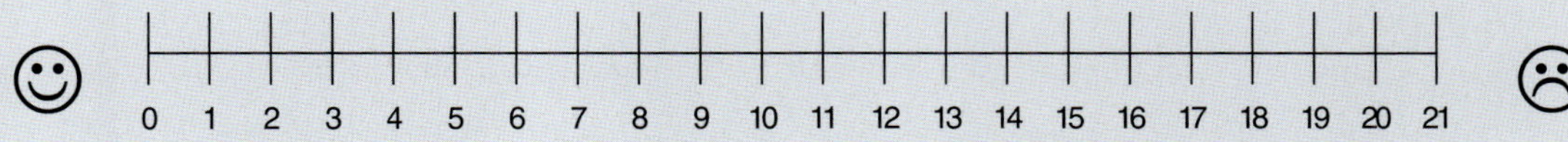

Durant ces 4 dernières semaines et dans les conditions habituelles de vos activités sociales, professionnelles ou familiales :

8. Comment décririez-vous votre miction (action d'uriner) habituelle durant ces 4 dernières semaines ?

☐ 0	☐ 1	☐ 2	☐ 3
Normale	Nécessité de pousser avec les muscles abdominaux (du ventre) ou miction penchée en avant (ou nécessitant un changement de position)	Nécessité d'appuyer sur le bas ventre avec lesmains	Vidange par sonde urinaire

9. En général, comment décririez-vous votre jet d'urine ?

☐ 0	☐ 1	☐ 2	☐ 3
Normal	Jet faible	Goutte à goutte	Vidange par sonde urinaire

10. En général, comment s'effectue votre miction (action d'uriner) ?

☐ 0	☐ 1	☐ 1	☐ 2	☐ 3
Miction normale et rapide	Miction difficile à débuter puis s'effectuant normalement	Miction débutant facilement mais longue à terminer	Miction très lente du début jusqu'à la fin	Vidange par sonde urinaire

Partie réservée au médecin :

Reporter sur l'échelle ci-dessous la somme des items 8 + 9 + 10

SCORE « DYSURIE »

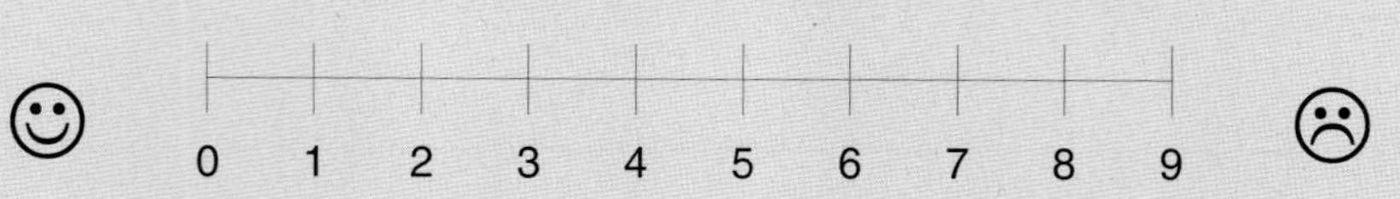

Annexe 17.3 – *International Consultation Incontinence Questionnaire-Short Form* (ICIQ-SF)

Numéro du participant	Initiales du participant	J J	M M M	A A

Vous répondez à ce questionnaire le:

Beaucoup de personnes ont des pertes d'urine de temps en temps. Nous essayons de savoir combien personnes ont des pertes d'urine et à quel point cela les gêne. Veuillez répondre aux questions suivantes, pensant à votre cas, en moyenne, au cours des QUATRE DERNIERES SEMAINES.

1 Votre date de naissance : JOUR ☐☐ MOIS ☐☐☐ ANNEE ☐☐

2 Sexe *(cochez la réponse)* : Femme ☐ Homme ☐

3 A quelle fréquence avez-vous des pertes d'urine ? *(ne cochez qu'une seule réponse)*

- jamais ☐ 0
- environ une fois par semaine au maximum ☐ 1
- deux à trois fois par semaine ☐ 2
- environ une fois par jour ☐ 3
- plusieurs fois par jour ☐ 4
- tout le temps ☐ 5

4 Nous aimerions savoir quelle est la quantité de vos pertes d'urine, selon votre estimation. Quelle est la quantité habituelle de vos pertes d'urine (avec ou sans protection) ?
(ne cochez qu'une seule réponse)

- nulle ☐ 0
- une petit quantité ☐ 2
- une quantité moyenne ☐ 4
- une grande quantité ☐ 6

5 De manière générale, à quel point vos pertes d'urine vous dérangent-elles dans votre vie de tous les jours ? *Entourez un chiffre entre 0 (pas du tout) et 10 (vraiment beaucoup)*

0 1 2 3 4 5 6 7 8 9 **10**

pas du tout — vraiment beaucoup

Score de l'ICIQ: ajoutez les scores 3+4+5 ☐ ☐

6 Quand avez-vous des pertes d'urine ? *(cochez toutes les réponses qui s'appliquent à votre cas)*

- vous ne perdez jamais d'urine ☐
- vous avez des pertes d'urine avant de pouvoir arriver aux toilettes ☐
- vous avez des pertes d'urine quand vous toussez ou éternuez ☐
- vous avez des pertes d'urine quand vous dormez ☐
- vous avez des pertes d'urine quand vous avez une activité physique ou quand vous faites de l'exercice ☐
- vous avez des pertes d'urine quand vous avez fini d'uriner et vous êtes rhabillé(e) ☐
- vous avez des pertes d'urine sans cause apparente ☐
- vous avez des pertes d'urine tout le temps ☐

Merci beaucoup d'avoir pris le temps de répondre à ces questions.

CHAPITRE

18

ITEM 129 Arthrose de hanche et de genou

Objectifs de rééducation et principales techniques

I. Indications
II. Modalités organisationnelles
III. Cibles thérapeutiques
IV. Programme de rééducation pour coxarthrose
V. Programme de rééducation pour gonarthrose
VI. Pronostic de récupération et suivi

Situations de départ

- 56 Raideur articulaire
- 35 Douleur chronique
- 66 Apparition d'une difficulté à la marche
- 67 Douleurs articulaires
- 68 Boiterie
- 70 Déformation articulaire
- 71 Douleur d'un membre (supérieur ou inférieur)
- 75 Instabilité du genou
- 228 Découverte d'une anomalie osseuse et articulaire à l'examen d'imagerie médicale

Objectifs pédagogiques, hiérarchisation des connaissances

ITEM 129 – Arthrose de hanche et de genou

- Diagnostiquer les principales localisations de l'arthrose.
- Connaître les principes du traitement de la coxarthrose, gonarthrose et arthrose digitale.

Rang	Rubrique	Intitulé	Descriptif
A	Définition	Définition générale de l'arthrose, principales localisations*	Connaître la définition tissulaire de l'arthrose (maladie du cartilage puis des autres tissus articulaires) ; localisations arthrosiques, association à la sédentarité et maladies cardiovasculaires
B	Prévalence, épidémiologie	Prévalence de l'arthrose*	Prévalence globale de l'arthrose
B	Prévalence, épidémiologie	Épidémiologie des localisations arthrosiques*	Connaître les prévalences des principales localisations arthrosiques (hanche, genou et mains)
B	Éléments physiopathologiques	Connaître la physiopathologie de l'arthrose*	Notion de base sur la composition du cartilage normal ; déséquilibre formation/destruction du cartilage arthrosique, inflammation articulaire de bas grade ; mécanismes de la douleur arthrosique

Rang	Rubrique	Intitulé	Descriptif
A	Étiologie	Principaux facteurs de risque de l'arthrose*	Connaître les facteurs de risque principaux d'arthrose (obésité, âge, traumatisme) et les phénotypes cliniques
B	Étiologie	Étiologie des arthroses secondaires et génétiques*	Connaître les causes d'arthrose secondaire, connaître l'existence des arthroses génétiques liées à des maladies génétiques rares
A	Diagnostic positif	Diagnostic d'une coxarthrose, d'une gonarthrose ou d'une arthrose digitale*	Savoir quand évoquer ces diagnostics d'arthrose, connaître l'examen clinique de chaque localisation (topographie, horaire des douleurs, examen physique, retentissement fonctionnel avec indice de Lequesne)
A	Diagnostic positif	Diagnostic différentiel des principales localisations arthrosiques : coxarthrose, gonarthrose, arthrose digitale*	Connaître les diagnostics différentiels de chaque localisation d'arthrose et comment les rechercher cliniquement
A	Examens complémentaires	Indication de l'imagerie : coxarthrose, gonarthrose, arthrose digitale*	Connaître les indications d'imagerie devant une suspicion d'arthrose
A	Examens complémentaires	Connaître la sémiologie générale en radiographie de l'arthrose : coxarthrose, gonarthrose, arthrose digitale*	
A	Contenu multimédia	Exemple de radiographie de coxarthrose*	
A	Contenu multimédia	Exemple de radiographie de gonarthrose*	
A	Contenu multimédia	Exemple de radiographie d'arthrose des articulations interphalangiennes distales*	
B	Examens complémentaires	Connaître la sémiologie particulière en radiographie de l'arthrose en fonction des différentes localisations*	Localisations arthrosiques, des mains et des poignets, de la colonne cervicale, de la colonne lombaire, association à la sédentarité et aux maladies cardiovasculaires
A	Diagnostic positif	Diagnostic différentiel d'arthrose*	Connaître les diagnostics différentiels de chaque localisation d'arthrose et comment les éliminer (IRM pour la hanche et le genou)
B	Suivi et/ou pronostic	Savoir évaluer une arthrose*	Connaître les noms des questionnaires dédiés à l'évaluation de l'arthrose symptomatique (WOMAC, KOOS)
B	Examens complémentaires	Résultats sanguins et analyse du liquide articulaire de l'arthrose*	Savoir qu'il n'y a pas de syndrome inflammatoire biologique dans l'arthrose primitive, et que le liquide est mécanique, stérile, sans microcristaux
B	Diagnostic positif	Arthropathie destructrice rapide : coxarthrose, gonarthrose*	Connaître la définition d'une coxarthrose destructrice rapide, son évolution et savoir la rechercher et la diagnostiquer ; gonarthrose destructrice rapide, son évolution et savoir la rechercher et la diagnostiquer
B	Diagnostic positif	Arthrose digitale érosive*	Connaître la définition d'une arthrose digitale érosive, son évolution et savoir la rechercher et la diagnostiquer
B	Diagnostic positif	Coxarthroses et gonarthroses secondaires*	Connaître les principales causes de coxarthroses et gonarthroses secondaires
B	Prise en charge	Connaître les principes du traitement de la coxarthrose, gonarthrose et arthrose digitale	Connaître les principes de traitement médical pharmacologique et non pharmacologique de chaque localisation arthrosique
A	Diagnostic positif	Arthrose de l'épaule*	Savoir diagnostiquer une arthrose de l'épaule

I. Indications

B La masso-kinésithérapie est indiquée dans le traitement des gonarthroses et des coxarthroses non suffisamment soulagées par la médication systémique et locale. Les conseils d'activité physique adaptée et les conseils diététiques contre la surcharge pondérale sont quant à eux systématiques. En cas de gonarthrose et en absence de réponse au traitement pharmacologique et non pharmacologique de première intention, des orthèses de genou, élastiques ou articulées, sont parfois proposées.

II. Modalités organisationnelles

La masso-kinésithérapie pour gonarthrose ou coxarthrose est réalisée en séances individuelles, ambulatoires.

III. Cibles thérapeutiques

Les cibles de la masso-kinésithérapie pour gonarthrose et coxarthrose sont la douleur, la limitation d'amplitude articulaire et la faiblesse musculaire segmentaire. S'y ajoute, pour la gonarthrose, l'instabilité articulaire.

IV. Programme de rééducation pour coxarthrose

- **Objectifs et moyens** :
  - diminution de la douleur;
  - massages;
  - décharge du membre inférieur en cas de poussée douloureuse : mise au repos transitoire, déambulation avec une à deux cannes.
- **Entretien ou récupération des amplitudes** :
  - mobilisations articulaires;
  - postures articulaires en abduction ou en extension;
  - étirements des muscles pelvifémoraux.
- **Entretien ou récupération de la force musculaire segmentaire** : sollicitation ou renforcement des muscles pelvifémoraux.
- **Commentaires** : qu'il y ait ou non indication de masso-kinésithérapie, il convient de :
  - donner des conseils pour une activité physique régulière et bien tolérée, telle que la marche, hors période de poussée douloureuse;
  - sensibiliser le patient sur l'intérêt du contrôle pondéral voire, en cas de surpoids, d'une réduction pondérale, si celle-ci est possible.

V. Programme de rééducation pour gonarthrose

- **Objectifs et moyens** :
  - diminution de la douleur;
  - massages;
  - décharge du membre inférieur en cas de poussée douloureuse : mise au repos transitoire, déambulation avec une à deux cannes.
- **Entretien ou récupération des amplitudes** :
  - mobilisations articulaires;
  - postures articulaires en extension;
  - étirements du quadriceps et des ischiojambiers.
- **Entretien ou récupération de la force musculaire segmentaire** :
  - sollicitation ou renforcement du muscle quadriceps et des muscles ischiojambiers;
  - amélioration de la stabilité articulaire;
  - mise en situation d'instabilité progressivement croissante.
- **Commentaires** : qu'il y ait ou non indication de masso-kinésithérapie, il convient de :
  - donner des conseils pour une activité physique régulière et bien tolérée, telle que la marche, hors période de poussée douloureuse;
  - sensibiliser le patient sur l'intérêt du contrôle pondéral voire, en cas de surpoids, d'une réduction pondérale, si celle-ci est possible.

VI. Pronostic de récupération et suivi

Ⓐ L'arthrose est une affection chronique. L'évolution de ses manifestations algofonctionnelles se fait par poussées. Elle est très variable à l'échelon individuel. Il existe des périodes douloureuses alternant avec des périodes d'accalmie. Même à un stade radiographique évolué, la limitation d'activité peut ne pas être majeure. L'inverse est aussi possible.

L'évolution des manifestations algofonctionnelles des patients atteints de gonarthrose ou de coxarthrose peut être évaluée au moyen de l'échelle visuelle analogique ou de l'échelle numérique pour la douleur, de l'indice de Lequesne pour la douleur et la fonction. Le temps ou la distance de marche, ainsi que le temps de station debout sont aussi des critères utiles au quotidien.

Points clés

- Maintien d'une activité physique en endurance (par exemple, la marche) : maintien et/ou amélioration des capacités aérobies.
- Kinésithérapie ambulatoire, objectifs :
  - antalgiques en périodes de poussées inflammatoires;
  - maintien des amplitudes articulaires;
  - renforcement musculaire;
  - stabilité (gonarthrose).
- Exercices supervisés (par exemple, par un kinésithérapeute) et non supervisés (par exemple, à domicile), à sec et en milieu aquatique (en particulier pour l'arthrose des membres inférieurs) : maintien et/ou amélioration des mobilités articulaires, de la force musculaire et de la proprioception de la région à traiter.

CHAPITRE

19

ITEM 196 Polyarthrite rhumatoïde

Objectifs de rééducation et principales techniques

I. Indications
II. Modalités organisationnelles
III. Cibles thérapeutiques
IV. Programme de rééducation
V. Pronostic de récupération et suivi

Situations de départ

- 35 Douleur chronique
- 36 Douleur de la région lombaire
- 56 Raideur articulaire
- 65 Déformation rachidienne
- 67 Douleurs articulaires
- 70 Déformation articulaire
- 71 Douleur d'un membre (supérieur ou inférieur)
- 72 Douleur du rachis (cervical, thoracique ou lombaire)
- 186 Syndrome inflammatoire aigu ou chronique
- 203 Élévation de la protéine C-réactive (CRP)
- 227 Découverte d'une anomalie médullaire ou vertébrale à l'examen d'imagerie médicale
- 228 Découverte d'une anomalie osseuse et articulaire à l'examen d'imagerie médicale
- 247 Prescription d'une rééducation

Objectifs pédagogiques, hiérarchisation des connaissances

ITEM 196 – Polyarthrite rhumatoïde

- Diagnostiquer une polyarthrite rhumatoïde.
- Connaître les principes de la prise en charge pharmacologique et non pharmacologique.

Médecine physique et de réadaptation

<table>
<tr><th>Rang</th><th>Rubrique</th><th>Intitulé</th><th>Descriptif</th></tr>
<tr><td>B</td><td>Épidémiologie, prévalence</td><td>Épidémiologie de la polyarthrite rhumatoïde*</td><td>Prévalence</td></tr>
<tr><td>B</td><td>Éléments physiopathologiques</td><td>Physiopathologie de la polyarthrite rhumatoïde*</td><td>Concept de maladie multifactorielle</td></tr>
<tr><td>A</td><td>Diagnostic positif</td><td>Diagnostic positif de la polyarthrite rhumatoïde*</td><td>Signes cliniques articulaires et extra-articulaires</td></tr>
<tr><td>A</td><td>Examens complémentaires</td><td>Examens complémentaires dans la polyarthrite rhumatoïde*</td><td>Signes biologiques, immunologiques, radiographiques et échographiques</td></tr>
<tr><td>B</td><td>Suivi et/ou pronostic</td><td>Paramètres d'évaluation de l'activité</td><td>Éléments constitutifs du score d'activité</td></tr>
<tr><td>B</td><td>Suivi et/ou pronostic</td><td>Paramètres du suivi des patients atteints de polyarthrite rhumatoïde*</td><td>Éléments du suivi clinique, biologique et radiographique</td></tr>
<tr><td>B</td><td>Diagnostic positif</td><td>Diagnostic différentiel de polyarthrite rhumatoïde*</td><td>Autres causes de polyarthrites</td></tr>
<tr><td>A</td><td>Prise en charge</td><td colspan="2">Connaître les principes de la prise en charge pharmacologique et non pharmacologique</td></tr>
<tr><td>A</td><td>Contenu multimédia</td><td>Photographie d'une main et d'un pied de polyarthrite rhumatoïde à la phase d'état*</td><td>Polyarthrite rhumatoïde débutante</td></tr>
<tr><td>B</td><td>Contenu multimédia</td><td colspan="2">Radiographie d'une main et d'un avant-pied révélant des érosions et un pincement articulaire*</td></tr>
<tr><td>A</td><td>Contenu multimédia</td><td colspan="2">Photographie de nodules rhumatoïdes du coude*</td></tr>
<tr><td>B</td><td>Examens complémentaires</td><td>Connaître l'indication des examens d'imagerie devant une suspicion de polyarthrite rhumatoïde*</td><td>Radiographies des mains et des poignets (face), des pieds (face et trois quarts), du bassin, des articulations symptomatiques (penser au rachis cervical), du thorax. Échographie pour la détection de l'épanchement articulaire, de la synovite et des érosions osseuses. IRM plus sensible pour détecter érosions et synovite : à réaliser si bilan radiographique et échographie non contributifs</td></tr>
</table>

I. Indications

A La rééducation est indiquée dans le traitement des polyarthrites rhumatoïdes insuffisamment soulagées par le traitement médicamenteux. Elle peut comprendre l'ergothérapie, la masso-kinésithérapie et l'appareillage. L'éducation portant sur l'usage des médicaments et la modulation des activités en fonction de l'évolutivité de la maladie est quant à elle systématique.

II. Modalités organisationnelles

L'ergothérapie et la masso-kinésithérapie sont réalisées en séances individuelles ou collectives, ambulatoires.

III. Cibles thérapeutiques

Les cibles de la rééducation sont la douleur, la limitation articulaire, la faiblesse musculaire segmentaire et la limitation fonctionnelle.

IV. Programme de rééducation

- **Objectifs et moyens** :
  - diminution de la douleur ;
  - massages prudents compte tenu de la douleur articulaire à la palpation et de la fragilité cutanée ;
  - thermothérapie : application de froid en poussée, application de chaud hors poussée ;
  - orthèses de poignet, de main ou de doigts de repos ou de fonction ; orthèses plantaires.
- Entretien des amplitudes articulaires :
  - mobilisation articulaire active et passive en secteur fonctionnel ;
  - entretien ou renforcement musculaire ;
  - sollicitation ou renforcement musculaire segmentaire.
- Amélioration fonctionnelle :
  - mise en situation requérant manutention et manipulation : activités ludiques, artisanales ;
  - conseil technique pour améliorer la tolérance et l'efficacité du geste ;
  - aides techniques à visée palliative.

- Commentaires :
  - en poussée, la rééducation se limite à l'application de froid sur les articulations douloureuses, la mobilisation passive voire l'usage d'orthèse distale de membre supérieur de repos ;
  - hors poussée, les techniques antalgiques sont utiles à la mise en route et à l'initiation des séances de rééducation ;
  - appareillage et aides techniques ne sont pas systématiques. Ils répondent à une difficulté spécifique rencontrée par le patient. Les aides techniques ne sont introduites qu'à titre palliatif, afin de restituer une fonction perdue ;
  - le travail musculaire cible les déficiences liées à la sous-utilisation et les muscles s'opposant aux déformations articulaires induites par la maladie. Le travail musculaire isométrique est le mieux toléré ;
  - le travail fonctionnel (appelé « économie articulaire ») vise à améliorer l'efficience du geste tout en limitant les contraintes allant dans le sens des déformations articulaires induites par la maladie.

V. Pronostic de récupération et suivi

B L'évolution de la polyarthrite rhumatoïde se fait par poussées entrecoupées d'accalmie. Elle est variable d'un individu à l'autre. Le pronostic fonctionnel de la polyarthrite rhumatoïde dépend de la sévérité de la maladie et de la qualité du contrôle pharmacologique de son activité.

Le suivi tient compte de l'évolution de l'activité de la polyarthrite rhumatoïde, des déficiences et du retentissement fonctionnel. L'indice fonctionnel *Health Assessment Questionnaire* (HAQ) et l'échelle fonctionnelle de la main de Cochin sont proposés à cet effet.

Points clés

- Kinésithérapie, ergothérapie et pédicurie-podologie.
- Rééducation active en dehors des poussées inflammatoires : maintien des mobilités articulaires et de la force musculaire.
- Antalgie en phase inflammatoire aiguë : orthèses de repos.
- Ergothérapie et pédicurie-podologie : appareillage simple, aides techniques, adaptation de l'environnement et conseils d'économie articulaire pour prévenir les douleurs.
- Activité physique en endurance (par exemple, la marche) : maintien et/ou amélioration des capacités aérobies.

CHAPITRE

20

ITEM 197 Spondylarthrite

Objectifs de rééducation et principales techniques

I. Indication
II. Modalités organisationnelles
III. Cibles thérapeutiques
IV. Programme de rééducation
V. Pronostic de récupération et suivi

Situations de départ

- 35 Douleur chronique
- 36 Douleur de la région lombaire
- 56 Raideur articulaire
- 65 Déformation rachidienne
- 67 Douleurs articulaires
- 70 Déformation articulaire
- 71 Douleur d'un membre (supérieur ou inférieur)
- 72 Douleur du rachis (cervical, thoracique ou lombaire)
- 186 Syndrome inflammatoire aigu ou chronique
- 203 Élévation de la protéine C-réactive (CRP)
- 227 Découverte d'une anomalie médullaire ou vertébrale à l'examen d'imagerie médicale
- 228 Découverte d'une anomalie osseuse et articulaire à l'examen d'imagerie médicale
- 247 Prescription d'une rééducation
- 277 Consultation de suivi d'un patient présentant une lombalgie aiguë ou chronique
- 279 Consultation de suivi d'une pathologie chronique

Objectifs pédagogiques, hiérarchisation des connaissances

ITEM 197 – Spondylarthrite

- Diagnostiquer une spondylarthrite inflammatoire.
- Connaître les principes de la prise en charge pharmacologique et non pharmacologique.

Médecine physique et de réadaptation

Rang	Rubrique	Intitulé	Descriptif
A	Définition	Définition et description des spondyloarthrites*	
B	Prévalence, épidémiologie	Épidémiologie*	
B	Éléments physiopathologiques	Rôle du terrain génétique : le gène HLA-B27*	Connaître l'existence du lien fort avec le HLA-B27 et sa prévalence
B	Éléments physiopathologiques	Enthèse et enthésopathie inflammatoire (enthésite)*	
A	Diagnostic positif	Signes articulaires et périarticulaires*	Savoir reconnaître les manifestations cliniques : syndrome articulaire périphérique, syndrome pelvi-rachidien, atteinte enthésopathique périphérique
B	Diagnostic positif	Signes extra-articulaires*	Savoir reconnaître les manifestations cliniques
B	Diagnostic positif	Connaître les critères cliniques, biologiques et radiologiques*	Connaître les critères de classification ASAS 2009
B	Diagnostic positif	Différents types de spondyloarthrites*	
A	Contenu multimédia	Photographie d'une dactylite*	Savoir reconnaître une dactylite
A	Contenu multimédia	Radiographie du rachis*	Savoir reconnaître un syndesmophyte
B	Contenu multimédia	Radiographie du bassin*	Savoir reconnaître une coxite (cliché de De Sèze)
A	Examens complémentaires	Utilisation rationnelle des examens biologiques et d'imagerie*	CRP, HLA-B27
A	Prise en charge	Connaître les principes de la prise en charge pharmacologique et non pharmacologique	Anti-inflammatoires non stéroïdiens, traitements de fond, rééducation fonctionnelle
B	Suivi et/ou pronostic	Pronostic à long terme	Connaître les complications potentielles

I. Indication

A La rééducation est indiquée dans les formes axiale et périphérique. Pour la forme périphérique, l'approche est similaire à la polyarthrite rhumatoïde. La rééducation de la forme axiale est spécifique et est essentielle afin d'éviter l'évolution vers l'ankylose. L'appareillage, plus particulièrement les orthèses rachidiennes visant à prévenir les déformations dans le plan sagittal, répond à des indications très sélectives. L'éducation portant sur l'usage des médicaments, l'activité physique adaptée est quant à elle systématique.

II. Modalités organisationnelles

La rééducation est réalisée en séances individuelles ou collectives, ambulatoires.

III. Cibles thérapeutiques

Les cibles de la rééducation sont la limitation de mobilité axiale et périphérique, les déformations rachidiennes dans le plan sagittal que sont la perte de la lordose lombaire, l'accentuation de la cyphose thoracique et l'antéprojection cervicale, le flexum des grosses articulations des membres inférieurs, la réduction de la capacité à l'effort et la limitation fonctionnelle.

IV. Programme de rééducation

- **Objectifs et moyens** :
  - entretien ou récupération des mobilités ;
  - mobilisation rachidienne globale et segmentaire active et passive ;
  - mobilisation de la paroi thoracique active et passive ;
  - mobilisation de la hanche et du genou active et passive.
- **Prévention ou réduction des déformations** :
  - cyphose thoracolombaire et antéprojection cervicale : postures en extension rachidienne ; étirements des muscles pectoraux contre l'enroulement des épaules ; renforcement des muscles extenseurs et érecteurs du rachis ;
  - flexum de hanche : postures en extension coxofémorale ; étirements des muscles psoas et droit fémoral ; renforcement du muscle grand fessier ;
  - flexum de genou : postures en extension fémorotibiale ; étirements des muscles ischio-jambiers ; renforcement de l'appareil extenseur du genou.

- **Entretien ou récupération de la capacité à l'effort** : activités aérobies.
- **Commentaires** :
  - la masso-kinésithérapie de la spondylarthrite axiale est initialement supervisée puis prolongée par une autorééducation ;
  - un appareillage rachidien peut être proposé dans l'indication sélective d'une déformation axiale cyphosante évolutive sous traitement pharmacologique et masso-kinésithérapique. Il est réalisé selon le concept de l'appui et du contre-appui pour s'opposer à la déformation sagittale.

V. Pronostic de récupération et suivi

B L'évolution chronique de la spondylarthrite ankylosante se fait par poussées pouvant être entrecoupées de périodes de rémission. Elle est variable d'un individu à un autre. Le pronostic fonctionnel de la spondylarthrite ankylosante dépend de la sévérité et de l'activité de la maladie. Une limitation d'amplitude liée à une ankylose constituée n'est pas récupérable par la rééducation.

Le suivi tient compte de l'évolution de l'activité de la spondylarthrite ankylosante, des déficiences et de la limitation fonctionnelle. Celle-ci peut être évaluée par le *Bath Ankylosing Spondylitis Functional Index* (BASFI).

Points clés

- À un stade précoce (pas ou peu de déformation et/ou d'enraidissement articulaire) :
  - exercices et activité physique : prévention de l'ankylose rachidienne en cyphose (formes axiales), de l'enraidissement des articulations périphériques (formes périphériques) et du déconditionnement à l'effort ;
  - corsets de redressement actif : à considérer dans les cyphoses évolutives.
- À un stade plus avancé (présence de déformation et/ou d'enraidissement articulaire) :
  - exercices de corrections posturales et postures : réduction de la cyphose, de la projection antérieure du rachis cervical et de l'enroulement des épaules ;
  - activité physique en endurance (par exemple, la marche) : maintien et/ou amélioration des capacités aérobies.

CHAPITRE

21

ITEM 199 Syndrome douloureux régional complexe

I. Terminologie
II. Définition
III. Épidémiologie
IV. Physiopathologie
V. Circonstances d'apparition, facteurs déclenchants
VI. Signes cliniques
VII. Diagnostic
VIII. Évolutions et formes cliniques
IX. Diagnostic différentiel
X. Examens complémentaires
XI. Résumé de la démarche diagnostique
XII. Prévention
XIII. Prise en charge

Situations de départ

- 35 Douleur chronique
- 56 Raideur articulaire
- 67 Douleurs articulaires
- 70 Déformation articulaire
- 71 Douleur d'un membre (supérieur ou inférieur)
- 173 Traumatisme des membres
- 178 Demande/prescription raisonnée et choix d'un examen diagnostique
- 247 Prescription d'une rééducation
- 249 Prescrire des anti-inflammatoires non stéroïdiens (AINS)
- 250 Prescrire des antalgiques
- 251 Prescrire des corticoïdes par voie générale ou locale
- 259 Évaluation et prise en charge de la douleur aiguë
- 260 Évaluation et prise en charge de la douleur chronique

Objectifs pédagogiques, hiérarchisation des connaissances

ITEM 199 – Syndrome douloureux régional complexe

- Diagnostiquer un syndrome douloureux régional complexe.
- Connaître les principes généraux du traitement.

Rang	Rubrique	Intitulé	Descriptif
A	Définition	Terminologie et définition	Définitions
B	Prévalence, épidémiologie	Prévalence et physiolopathologie du SDRC	Quelques chiffres concernant la prévalence du SDRC
A	Principales étiologies	Connaître les facteurs favorisants	

Rang	Rubrique	Intitulé	Descriptif
A	Diagnostic positif	Connaître la démarche diagnostique devant une suspicion de SDRC	Diagnostic clinique
B	Diagnostic positif	Connaître les différentes formes cliniques	Grandes formes cliniques (froide et chaude)
B	Examens complémentaires	Connaître les examens d'imagerie à demander devant une suspicion de SDRC	Radiographies (en première intention, obligatoires); IRM et scintigraphie osseuse sont les examens de référence après les radiographies
B	Prise en charge	Connaître les principes de prise en charge d'un SDRC	Principes et traitements de première intention

I. Terminologie

A La définition du terme **syndrome douloureux régional complexe** ou SDRC (*Complex Regional Pain Syndrome*, ou CRPS) est récente (1993). B C'est pourquoi le terme d'**algodystrophie** (SDRC de type 1, ou *reflex sympathic dystrophy syndrome* en anglais) ainsi que celui de **causalgie** (SDRC de type 2) demeurent encore d'emploi courant en France. Lors d'une localisation au membre supérieur, le terme de **syndrome épaule-main** reste souvent employé. Une variété d'autres termes existe, qu'il n'est pas nécessaire de connaître.

II. Définition

A Puisqu'il s'agit d'un **syndrome**, la définition du SDRC est **clinique**.

On retient comme définition actuelle du SDRC celle de l'*International Association for the Study of Pain* (IASP) dans sa version de 1999, dite « **critères de Budapest** ».

Le SDRC correspond à un **tableau clinique douloureux** qui a les caractéristiques principales suivantes :

- une douleur **régionale**, continue, spontanée ou provoquée, qui paraît **disproportionnée** en intensité ou en durée par rapport à l'évolution attendue de l'événement déclenchant;
- cette douleur régionale **ne correspond pas à un territoire nerveux périphérique** (tronculaire ou radiculaire);
- cette douleur peut être associée à des **signes cliniques moteurs, sensitifs, sudomoteurs, vasomoteurs, trophiques**, qui peuvent être **inconstants** et **variables** dans le temps.

On distingue deux types de SDRC :

- type 1 : en l'absence de lésion nerveuse périphérique patente. Ancien terme d'algodystrophie;
- type 2 : en cas de lésion nerveuse périphérique patente. Ancien terme de causalgie.

III. Épidémiologie

- L'incidence annuelle du SDRC (type 1) est faible, estimée entre 5 et 25 pour 100 000.
- B Sex-ratio : **3 à 4 femmes/1 homme** (sans explication connue).
- Pic de fréquence **entre 50 et 70 ans**, mais le SDRC est possible à tout âge.
- La cause la plus fréquente est traumatique (40 %).
- Le membre supérieur est le plus souvent atteint.
- Il n'est pas reconnu de facteur psychologique prédisposant (anxiété, dépression).

IV. Physiopathologie

La physiopathologie du SDRC est complexe et encore insuffisamment connue. C'est pourquoi les traitements proposés sont symptomatiques plutôt que curatifs.

Il est actuellement établi qu'il existe des dysfonctionnements **neurologiques** :

- **périphériques** (inflammation neurogène périphérique);
- **médullaires** (dysfonctionnements sympathiques et sensitifs);
- **cérébraux** (réorganisations fonctionnelles des cortex sensitif et moteur).

Les phénomènes pathologiques médullaires et cérébraux sont actuellement considérés comme un exemple de **plasticité maladaptative**.

V. Circonstances d'apparition, facteurs déclenchants

Ⓐ Les **circonstances de déclenchement** d'un SDRC peuvent être :

- un traumatisme tendineux, articulaire ou osseux : entorse, tendinite, fracture (poignet), intervention orthopédique, immobilisation prolongée d'un membre;
- une lésion neurologique centrale : accident vasculaire cérébral (AVC), traumatisme cranio-encéphalique (TCE), lésion médullaire;
- une lésion neurologique périphérique : compression ou plaie d'un tronc nerveux (par exemple, syndrome du canal carpien);
- plus rarement une lésion viscérale : infarctus du myocarde, péricardite.

Il n'y a pas de corrélation entre la gravité du facteur déclenchant et la gravité du SDRC. Dans 5 à 10 % des cas, aucun facteur déclenchant n'est retrouvé.

VI. Signes cliniques

- La douleur est le symptôme central du SDRC.
- Les autres signes sont inconstants et s'associent de façon variable.
- La symptomatologie du SDRC est fluctuante (chez un même patient).
- Aucun des signes cliniques n'est spécifique du SDRC.

Le tableau 21.1 décrit les signes cliniques qui s'intègrent au SDRC (fig. 21.1 et 21.2) et doivent être recherchés à l'interrogatoire et à l'examen clinique.

Tableau 21.1. Ⓐ Liste des signes cliniques du SDRC (donnée à titre indicatif pour guider le diagnostic qui est clinique).

Catégorie	Signes cliniques	Remarques
Douleur	Régionale, continue, superficielle et profonde	La douleur est présente tout au long de la pathologie. Son intensité est variable
	Spontanée ou provoquée	
	Hyperalgésie (nociceptive)	Perception d'une douleur forte pour un stimulus nociceptif faible. Utilisation de l'EVA
	À type de serrement, de brûlure	Utilisation du questionnaire DN4

(*Suite*)

Tableau 21.1. **Suite.**

Catégorie	Signes cliniques	Remarques
Sensibilité	Allodynie	Perception douloureuse d'un stimulus non douloureux : tactile (toucher mobile) et/ou mécanique (mobilisation articulaire passive) et/ou thermique (chaud ou froid) et/ou à la pression
	Hypoesthésie ou hyperesthésie	Localiser sur un schéma
Mobilité articulaire	Limitation d'amplitude articulaire passive	La mobilisation articulaire peut être douloureuse, donc difficilement explorable en cas d'allodynie mécanique. Au stade tardif d'une forme sévère, l'ankylose articulaire peut être majeure
Motricité	Faiblesse motrice	Intrication avec la douleur et l'allodynie mécanique
	Amplitude et vitesse diminuées	
	Tremblement	Tremblements posturaux et d'action, plutôt que de repos
	Dystonie	Il s'agit d'une dystonie focale spastique. Forme rare et de mauvais pronostic
Schéma, image corporels	Négligence segmentaire (= exclusion segmentaire)	Le patient utilise peu ou pas son membre atteint. Similitudes avec l'héminégligence corporelle après AVC pariétal
Œdème	Œdème pseudo-inflammatoire	Son intensité est variable. Pas de signe du godet (sauf si stase associée) (fig. 21.1)
Vasomotricité	Chaleur ou froideur cutanée	Subjective et/ou objective (si > 1°)
	Vasodilatation (rougeur cutanée) ou vasoconstriction (pâleur)	
Sudomotricité	Hyperhydrose	Surtout palmaire ou plantaire
	Sécheresse, anhydrose	
Trophicité	Peau luisante et fragile	(fig. 21.2)
	Asymétrie pileuse	Le plus souvent hypertrichose du côté atteint
	Pousse unguéale accélérée/ralentie, fragilité unguéale	(fig. 21.2)

EVA : échelle visuelle analogique.

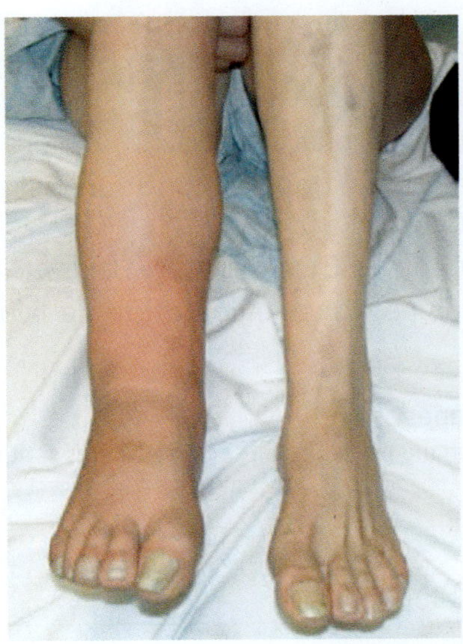

Fig. 21.1. B **Œdème et rougeur lors d'un SDRC du pied.**

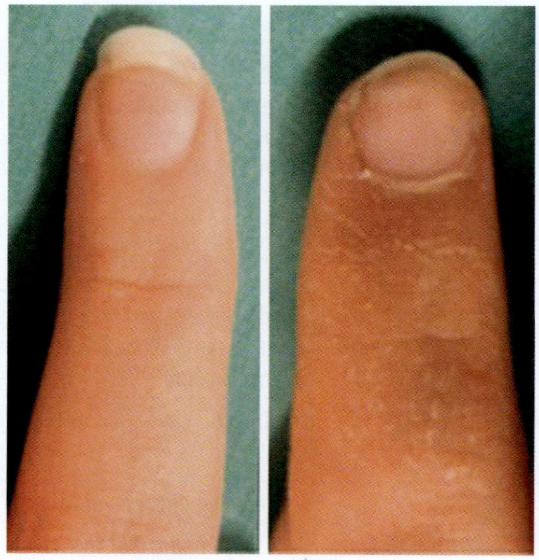

Fig. 21.2. B Troubles trophiques cutanés (peau sèche et squameuse) et des ongles (pousse ralentie) lors d'un SDRC de la main.
À gauche, doigt normal ; à droite, doigt atteint.

VII. Diagnostic

Le diagnostic de SDRC est **clinique** (il s'agit d'un syndrome). Il repose sur l'**interrogatoire** et l'**examen clinique minutieux** du patient, qui rechercheront :

- un facteur déclenchant du SDRC (cependant absent dans 5 à 10 % des cas) ;
- les signes cliniques (tableau 21.1) :
  - rapportés par le patient ;
  - retrouvés lors de l'examen clinique ;
- l'absence d'autres diagnostics qui expliqueraient la symptomatologie.

B L'utilisation de critères diagnostiques internationaux standardisés, tels que les **critères de Budapest** (tableau 21.2), permet de rendre très sensibles (99 %) et relativement spécifiques (68 %) les résultats de l'interrogatoire et l'examen clinique. Leur utilisation courante reste à développer et nécessite l'usage d'une check-list.

A On retiendra de ces critères les principes suivants :

- un SDRC se caractérise par une **douleur continue**, qui est **disproportionnée** au regard de tout événement déclenchant connu ;
- la probabilité diagnostique de SDRC augmente avec **la diversité et le nombre des symptômes** ;
- la certitude diagnostique nécessite l'**élimination de toute autre cause ou pathologie explicative**.

Tableau 21.2. B Critères de Budapest.
Le diagnostic de SDRC est considéré comme probable si les quatre critères sont validés.

Critère n° 1	
	Oui/Non (X)
Douleur continue, disproportionnée, > 3/10	
Validation si oui	
Critères n° 2 et 3	

(*Suite*)

Tableau 21.2. Suite.

	Interrogatoire	Oui/Non (X)	Examen	Oui/Non (X)
Sensibilité	Hyperesthésie		Hyperalgésie	
	Allodynie		Allodynie	
	Au moins 1 oui ?		**Au moins 1 oui ?**	
Vasomoteur	Chaleur ou froideur cutanées		Chaleur ou froideur cutanées	
	Rougeur ou pâleur cutanées		Rougeur ou pâleur cutanées	
	Asymétrie de couleur cutanée		Asymétrie de couleur cutanée	
	Au moins 1 oui ?		**Au moins 1 oui ?**	
Sudomoteur, œdème	Œdème		Œdème	
	Changement de sudation (hyper- ou hypo-)		Changement de sudation (hyper- ou hypo-)	
	Asymétrie de sudation		Asymétrie de sudation	
	Au moins 1 oui ?		**Au moins 1 oui ?**	
Moteur, trophique	Vitesse ou amplitude motrice diminuées		Vitesse ou amplitude motrice diminuées	
	Faiblesse motrice ou tremblement ou dystonie		Faiblesse motrice ou tremblement ou dystonie	
	Trophicité anormale (peau, poils, ongles)		Trophicité anormale (peau, poils, ongles)	
	Au moins 1 oui ?		**Au moins 1 oui ?**	
Validation	**Oui dans 3 catégories ?**		**Oui dans 2 catégories ?**	
Critère n° 4				
	Listes des diagnostics différentiels		**Éliminés ? Oui/Non (X)**	
Autres causes ou pathologies ?			**Oui dans 2 catégories ?**	
Validation si aucun oui				

(D'après : Harden RN, et al. Validation of proposed diagnostic criteria (the «Budapest Criteria») for complex regional pain syndrome. Pain 2010;150:268–74. © 2010, Wolters Kluwer Health)

VIII. Évolutions et formes cliniques

B Le SDRC possède une symptomatologie évolutive :

- **tous les signes cliniques peuvent fluctuer au cours du temps** ;
- la description classique d'évolution en trois phases (aiguë ou chaude, dystrophique ou froide, atrophique ou séquellaire) n'est pas retrouvée dans les études cliniques mais reste souvent utilisée ;
- la prédominance de certains signes peut orienter le traitement symptomatique :
  - **patients avec signes neuropathiques dominants** : douleur avec hyperalgésie, allodynie, hyper- ou hypoesthésie ;

- patients avec signes « sympathiques » dominants : œdème, signes vasomoteurs, signes sudomoteurs, signes trophiques;
- patients avec une forme floride : addition des deux formes précédentes.

A Il existe des formes cliniques remarquables :

- **syndrome épaule-main** de l'hémiplégique : favorisé par les troubles de la sensibilité liés à l'AVC, l'hypotonie musculaire autour de l'épaule et du poignet (microtraumatismes répétés);
- **capsulite rétractile**, pouvant évoluer vers une « **épaule gelée** » : forme localisée à l'épaule souvent dans un contexte de pathologie dégénérative de l'épaule;
- syndrome épaule-main **post-infarctus du myocarde**;
- **SDRC de la hanche** : contexte de grossesse fréquent; diagnostic clinique difficile; intérêt de l'IRM;
- B formes **récidivantes (au même endroit ou côté opposé)** et formes **familiales** (susceptibilité génétique).

Le pronostic d'un SDRC est difficile à établir car la grande majorité des SDRC régressent en quelques semaines voire quelques mois, mais :

- certaines formes sont **hyperalgiques** avec un tableau douloureux chronique majeur, très invalidantes et répondant mal aux traitements;
- certaines formes ont des **durées d'évolution très longues** : plusieurs années;
- **des séquelles définitives sont possibles** : enraidissement et limitations articulaires, douleurs chroniques, séquelles motrices (dystonie).

A Ainsi, face à un patient présentant un SDRC :

- il faut **expliquer le SDRC** (symptomatologie, évolution, prise en charge) : il s'agit d'une pathologie douloureuse chronique inattendue pour le patient, le plus souvent inconnue du public;
- en l'absence de facteurs pronostiques fiables, il convient de **rester prudent dans l'annonce de l'évolution** (durée d'évolution et éventuelles séquelles).

IX. Diagnostic différentiel

La recherche de diagnostics différentiels est **guidée par le contexte clinique**.

Dans **tous les contextes**, on élimine en priorité :

- un phénomène infectieux : température; en cas de doute clinique : syndrome inflammatoire biologique (CRP);
- une thrombophlébite veineuse profonde : D-dimères ± échographie-doppler veineux.

Dans un **contexte clinique de traumatisme orthopédique** identifié, on élimine en priorité :

- une fracture non diagnostiquée (en cas, par exemple, de diagnostic initial d'entorse);
- un déplacement secondaire d'un foyer de fracture;
- une arthrite infectieuse, une ostéite (si fracture ouverte ou chirurgie orthopédique);
- un syndrome des loges (si immobilisation circulaire par plâtre/résine);
- une ostéonécrose aseptique secondaire (déclenchement retardé, par exemple : hanche, scaphoïde).

C Dans un **contexte clinique de lésion neurologique centrale** (AVC, traumatisme crânien, lésion médullaire), on élimine en priorité :

- une douleur neurologique centrale : troubles de la sensibilité avec douleur neuropathique, sans signes vasomoteurs, sudomoteurs ou trophiques qui seraient en faveur d'un SDRC;
- une tendinopathie surajoutée (épaule, poignet, genou);
- une para-ostéo-arthropathie nerveuse (dans un contexte de traumatisme crânien).

A Dans un **contexte clinique de pathologie neurologique périphérique**, on élimine en priorité :

- une polynévrite (par exemple, diabète);
- un syndrome canalaire (par exemple, syndrome du canal carpien).

X. Examens complémentaires

Lors d'un tableau clinique compatible avec un SDRC, les examens complémentaires auront pour objectifs :

- la recherche de diagnostics différentiels;
- la recherche de causes occultes de déclenchement du SDRC.

Les examens complémentaires (biologie, radiographie, IRM, scintigraphie) **ne permettent pas** de :

- affirmer ou confirmer le diagnostic de SDRC;
- faire un diagnostic de gravité (l'intensité des signes cliniques n'est pas corrélée aux résultats des examens);
- établir un pronostic;
- affirmer la guérison (la guérison repose sur la disparition des signes cliniques).

Radiographie, scintigraphie et IRM n'ont **aucun intérêt dans le suivi du SDRC**.

Souvenez-vous qu'un examen complémentaire normal n'élimine pas un SDRC.

A. Biologie

- B Dosage de la CRP (± numération-formule sanguine selon le contexte) :
  - le SDRC n'est pas responsable d'un syndrome inflammatoire augmentant la CRP;
  - la CRP permet de rechercher un processus inflammatoire (arthrite, infection postopératoire...);
- Dosage des D-dimères : dans le cadre d'une recherche de thrombophlébite.

B. Radiographie

Elle fait partie du bilan habituel, mais est **peu sensible et peu spécifique**.

Elle permet de rechercher certains diagnostics différentiels (arthrite, fracture occulte, déplacement secondaire, ostéonécrose...).

En faveur d'un SDRC, on recherche une **déminéralisation osseuse** caractérisée par :

- une **ostéopénie** (plutôt qu'une ostéoporose proprement dite);
- des lacunes à contours flous (mouchetées ou pommelées);
- une prédominance épiphysaire et sous-chondrale;
- l'absence d'atteinte articulaire : l'interligne articulaire est toujours respecté (en opposition avec une arthrite);
- une restitution complète qui accompagne une guérison sans séquelle.

Ces signes radiographiques de SDRC peuvent être retardés (d'environ quatre semaines) ou absents (surtout chez l'enfant), et disparaissent de façon retardée en cas de guérison sans séquelle.

C. Scintigraphie osseuse, en trois temps, au technétium 99m

Elle permet surtout la **recherche de diagnostics différentiels**, en particulier infectieux ou inflammatoire (mais attention aux hyperfixations non spécifiques en postopératoire).

Lors d'un SDRC (fig. 21.3), sa sensibilité est estimée à plus de 80 % et sa spécificité entre 70 et 80 %. Elle montre typiquement une **hyperfixation locorégionale**, **présente aux trois temps** de l'examen : précoce (vasculaire), intermédiaire (tissulaire) et tardive (osseuse). Ces signes scintigraphiques apparaissent avant les signes radiographiques.

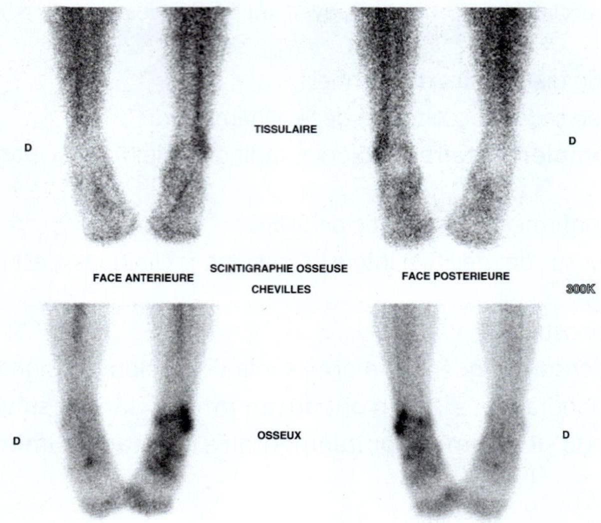

Fig. 21.3. B Scintigraphie osseuse lors d'un SDRC du pied. Hyperfixation aux temps tissulaire et osseux sur le pied droit.

D. Imagerie par résonance magnétique

L'IRM est **très utile dans la recherche de diagnostics différentiels**, en particulier les pathologies infectieuses, inflammatoires, une ostéonécrose, une fissure osseuse (fracture de fatigue).

C Lors d'un SDRC (fig. 21.4) :

- **sa sensibilité est élevée** (90 %), avec une **faible spécificité** (17 %);
- elle montre typiquement un **œdème ostéomédullaire** qui peut toucher plusieurs pièces osseuses :
  - il est visualisé par un hyposignal T1, corrigé par l'injection de gadolinium, et un hypersignal T2;
  - il est éventuellement accompagné de signes articulaires et péri-articulaires : une tuméfaction synoviale, un infiltrat inflammatoire des tissus mous (en particulier si, cliniquement, il y a la présence d'un œdème, de chaleur et rougeur cutanées);
- les anomalies du signal osseux sont **précoces**.

L'IRM est d'un intérêt particulier dans le **SDRC de hanche**.

L'IRM est parfois normale. Souvenez-vous qu'un examen complémentaire normal n'élimine pas un SDRC.

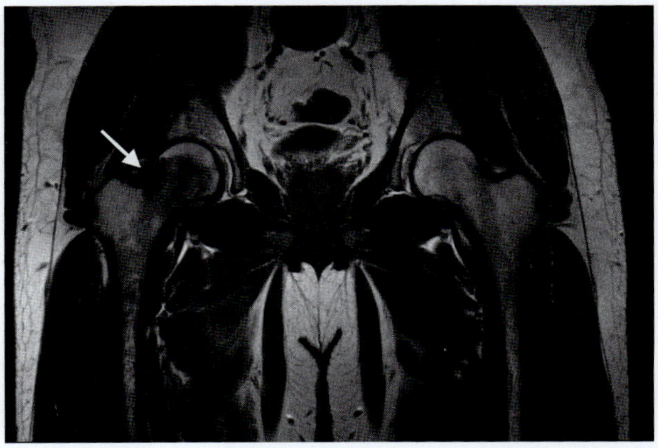

Fig. 21.4. C IRM lors d'une recherche d'un SDRC de hanche droite, montrant un hyposignal T1.

XI. Résumé de la démarche diagnostique

A La démarche diagnostique globale est résumée à la figure 21.5. Retenez que l'interrogatoire et l'examen clinique permettent d'établir le diagnostic. Les examens complémentaires éliminent simplement les diagnostics différentiels.

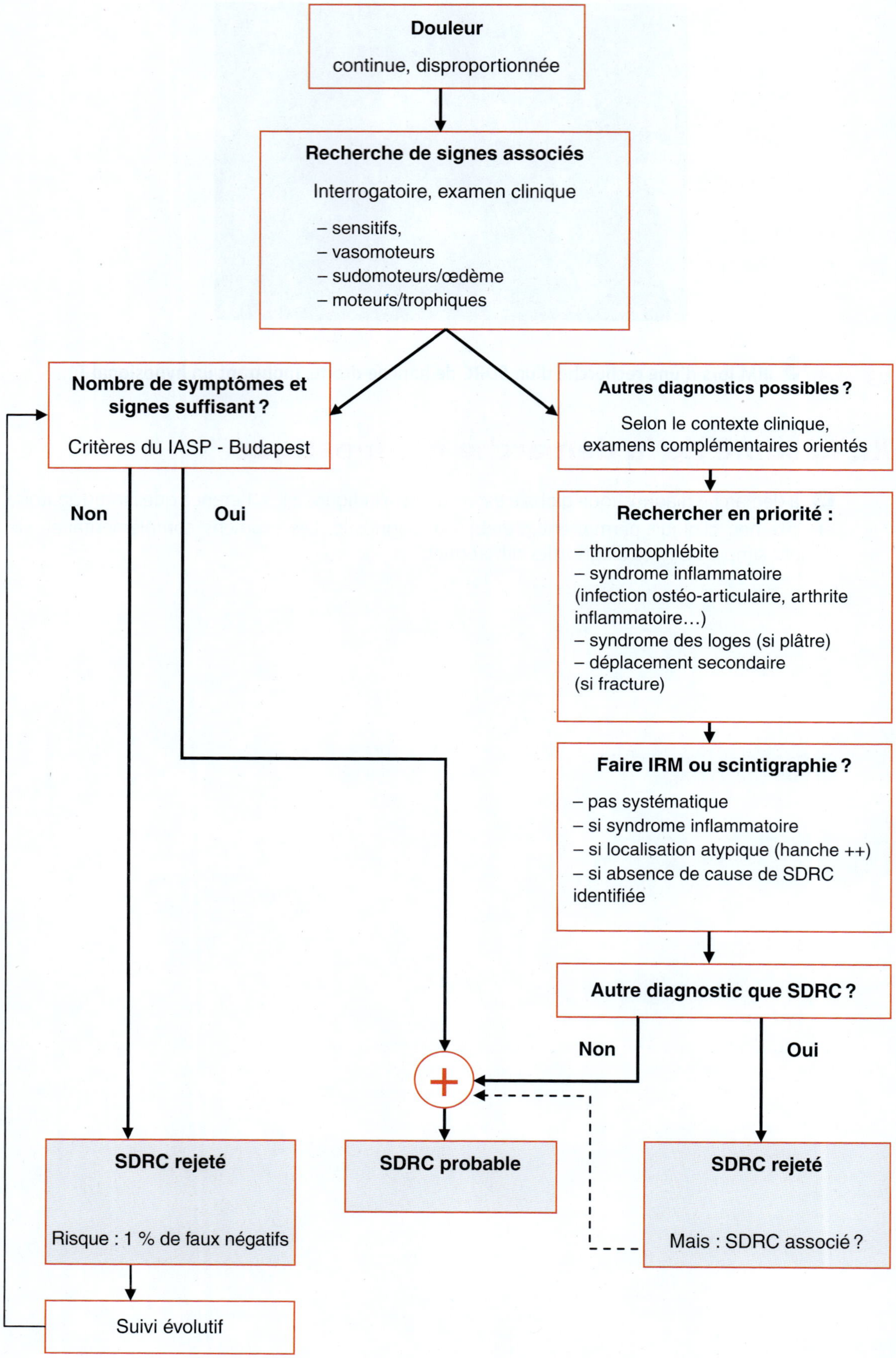

Fig. 21.5. Ⓐ **Démarche diagnostique.**

XII. Prévention

B Il est possible de contribuer à la prévention du SDRC de manière efficace dans deux contextes très fréquents.

A. Contexte de fracture ou de chirurgie orthopédique

Un **traitement par vitamine C** (500 mg par jour pendant 50 jours) a prouvé son efficacité dans les fractures du poignet.

C La qualité de la **prise en charge de la douleur per- et postopératoire**, une **sollicitation adaptée des segments traumatisés** et une **durée d'immobilisation** aussi **courte** que possible (surtout membre supérieur) contribuent à prévenir un SDRC.

B. Contexte de lésion neurologique centrale

B L'objectif est un **bon positionnement articulaire** du patient pour les **articulations à risque** : épaule, poignet, genou, pied.

C Il faut lutter contre :

- l'**appendement de l'épaule** (subluxation gléno-humérale), et l'**inclinaison ulnaire** excessive du poignet (« chute » du poignet) : coussin de positionnement du membre supérieur ; orthèse de positionnement de poignet (et doigts) ; port d'une écharpe type coude au corps ; fauteuil roulant avec accoudoir adapté ;
- la **malposition** et l'**instabilité du pied**, le **recurvatum du genou** : mousse de positionnement du pied dans le lit ; repose-pied adapté au fauteuil ; port d'une orthèse stabilisant le pied et/ou le genou lors de la marche.

B La **formation de l'équipe soignante** pour une **manutention adaptée**, ainsi que l'**éducation thérapeutique** du patient sont importantes.

XIII. Prise en charge

A. Principes

La prise en charge thérapeutique du SDRC est :

- **symptomatique** : il n'y a pas de thérapeutique curative du SDRC ;
- **multidimensionnelle** : prise en charge de toutes les fonctions et structures corporelles atteintes (douleur, sensibilité, limitations articulaires, motricité, fonctionnement mental...) et leurs conséquences (limitations des activités et restrictions de la participation sociale) ;
- **pluridisciplinaire** : les traitements symptomatiques et l'approche multidimensionnelle du SDRC nécessitent un travail pluridisciplinaire, adapté aux besoins du patient, associant :
  - des intervenants médicaux : médecin traitant, médecin de médecine physique et de réadaptation, algologue, rhumatologue, neurologue, médecin du travail ;
  - des intervenants paramédicaux : kinésithérapeute, ergothérapeute, psychologue... ;
  - des intervenants socioprofessionnels : assistant(e) social(e), ergonome.

Les **objectifs thérapeutiques** prioritaires sont :

- l'**antalgie** ;
- le maintien ou le gain des **amplitudes articulaires** ;

- le maintien ou la restauration des **fonctions motrices**.

Il s'y associe une prise en charge des conséquences sociales et professionnelles.

La stratégie thérapeutique doit être graduée, adaptée et évolutive. On distingue des thérapeutiques de première intention, complémentaires et de recours.

1. Traitements de première intention

Ils font l'objet d'un consensus. La prescription suivante est possible par tous les médecins :

- **antalgiques de paliers 1, 2 et 3** (cf. item 135) : gradation selon l'intensité des douleurs ; de niveau et de posologie suffisants pour obtenir un soulagement au repos et **permettre la mobilisation** ;
- **kinésithérapie** : elle doit débuter **précocement**, dès que le SDRC est considéré comme probable ;
- si atteinte de la **main** : **ergothérapie** ;
- **dispositifs médicaux passifs** (orthèse, cannes…) : à visée antalgique et/ou de préservation fonctionnelle.

La kinésithérapie doit débuter le plus tôt possible même si le patient est douloureux.

2. Traitements complémentaires

C Ils sont optionnels et ne font pas tous l'objet de consensus. Les indications sont guidées par la symptomatologie, son intensité :

- en cas de signes d'inflammation neurogène (œdème, chaleur…), usage possible de :
  - corticothérapie *per os ;*
  - bisphosphonates par voie intraveineuse ;
  - pressothérapie ;
- en cas de signes neuropathiques, usage possible de :
  - antiépileptiques ;
  - antidépresseurs ;
  - stimulation électrique transcutanée (*Transcutaneous Electrical Nerve Stimulation*, TENS) ;
- en cas d'anxiété, dépression réactionnelle :
  - antidépresseurs ;
  - psychothérapie de soutien.

3. Traitements de recours

Plusieurs traitements de recours ont démontré une efficacité dans les formes résistantes :

- blocs du système nerveux sympathique et blocs anesthésiques locorégionaux ;
- stimulation cordonale postérieure ;
- baclofène en perfusion intrathécale.

L'indication et la mise en œuvre de ces traitements relèvent de structures spécialisées (structure « douleur chronique », MPR).

B. Kinésithérapie

B La kinésithérapie doit **débuter précocement, dès que le SDRC est considéré comme probable**. Même douloureux, un patient doit être mobilisé, et il sera d'autant plus mobilisable qu'il est peu douloureux. Sa fréquence et son programme sont adaptés à la symptomatologie.

Les objectifs sont de :

- mobiliser et prévenir les rétractions et adhérences;
- drainer l'œdème, favoriser le retour veineux;
- préserver la fonction et éviter l'exclusion de membre.

Elle associe différentes techniques selon la symptomatologie du patient et son évolution :

- techniques de **lutte contre la douleur, l'œdème, les troubles trophiques** : par exemple, massages de drainage de l'ensemble du membre et physiothérapie (thérapies physiques);
- techniques de **gain articulaire** : mobilisations articulaires (manuelles ou instrumentales);
- techniques de **gain musculaire** : travail de renforcement musculaire isométrique (faible sollicitation articulaire au début) puis libre;
- techniques de **rééducation sensitive** : si signes sensitifs (hyper- ou hypoesthésie, allodynie, hyperalgésie);
- techniques de **travail fonctionnel** :
  - au membre inférieur : marche en **décharge partielle** avec travail du schéma de marche : cannes, travail en piscine (balnéothérapie);
  - membre supérieur : intérêt de la **balnéothérapie** : le travail en piscine permet aussi le travail du gain articulaire et musculaire;
- techniques **cognitives** : techniques d'**imagerie motrice** et de **thérapie au miroir** (fig. 21.6).

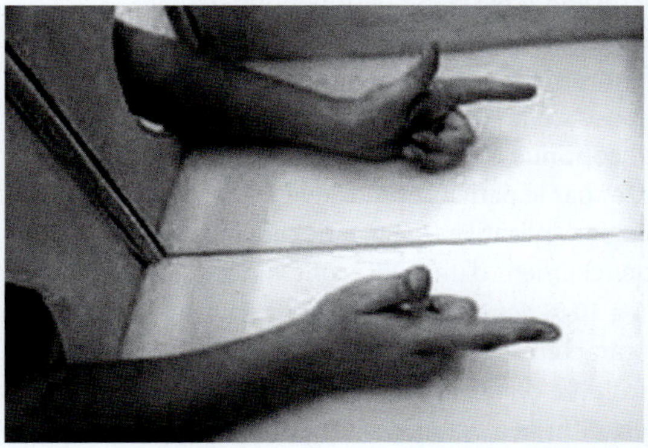

Fig. 21.6. C **Thérapie au miroir, utilisant le reflet de la main saine (droite), comme rétrocontrôle visuel pour la main atteinte (gauche).**

C. Ergothérapie

L'ergothérapie est indiquée en cas d'**atteinte du membre supérieur**, selon les mêmes principes que la kinésithérapie (début précoce, fréquence et programme adapté aux symptômes) et selon les besoins de **réadaptation**.

Les objectifs sont les suivants :

- rééducation : elle concerne principalement le membre supérieur;
- réintégration fonctionnelle du membre supérieur : pour éviter l'exclusion du membre et recouvrer une autonomie fonctionnelle.

C Elle emploie les moyens suivants :

- techniques de **gain articulaire** : en particulier fabrication d'**orthèses thermoformées** pour le poignet et la main;
- techniques de **rééducation sensitive** : stimulation par différentes textures stimulantes (paume), manipulation d'objets dans des bains de granulation variable (sable, riz…), avec et sans le contrôle de la vue (proprioception);
- techniques de **travail fonctionnel** :
  - manipulation active d'objets aux formes élémentaires puis d'objets puis complexes; utilisation de consoles de jeux vidéo (*serious games*, systèmes de réalité virtuelle spécifiques); atelier d'activités artisanales ou créatives;
  - pour être efficace, ce travail doit être répété, intense et soutenu;
- techniques **cognitives** : techniques d'**imagerie motrice** et de **thérapie au miroir**;
- **techniques de réadaptation** : associant compensations fonctionnelles et adaptations de l'environnement, elles ne sont pas spécifiques du SDRC : cf. item 118 (chapitre 14) et item 328 (chapitre 24).

Points clés

- Le syndrome douloureux régional complexe (SDRC) est défini comme un tableau clinique douloureux associant une douleur régionale disproportionnée par rapport à l'événement déclenchant (si identifié) et des symptômes variés (moteurs, sensitifs, sudomoteurs, vasomoteurs, trophiques et cognitifs).
- On distingue le SDRC :
  - de type 1 : en l'absence de lésion nerveuse périphérique patente;
  - de type 2 : en cas de lésion nerveuse périphérique patente.
- Le sex-ratio est de 3 à 4 femmes/1 homme; il survient le plus souvent entre 50 et 70 ans.
- Le diagnostic de SDRC repose sur les critères de Budapest :
  - présence d'une douleur continue;
  - signes cliniques rapportés par le patient et retrouvés lors de l'examen clinique;
  - absence d'autre pathologie explicative (diagnostic différentiel).
- Les circonstances de déclenchement d'un SDRC sont variées (traumatisme, lésion neurologique, infarctus du myocarde). Dans 5 à 10 % des cas, aucun facteur déclenchant ńest retrouvé.
- L'évolution du SDRC se caractérise par une extension locorégionale et tous les symptômes peuvent fluctuer au cours du temps avec certains tableaux caractéristiques (syndrome épaule-main).
- Le pronostic d'un SDRC est difficile à établir : on ne peut pas se prononcer sur la durée et la gravité.
- Les examens complémentaires éliminent les diagnostics différentiels mais ne permettent en aucun cas de confirmer le diagnostic, d'évaluer la gravité, d'établir un pronostic ou d'affirmer la guérison.
- La prévention primaire du SDRC est à proposer dans un contexte de fracture ou de chirurgie orthopédique (vitamine C, antalgie peropératoire) et neurologique (positionnement articulaire).
- La prise en charge du SDRC est symptomatique, multidimensionnelle et pluridisciplinaire. Les objectifs thérapeutiques prioritaires sont l'antalgie, le maintien ou le gain des amplitudes articulaires, et le maintien ou la restauration des fonctions motrices.
- Le traitement de première intention associe les traitements antalgiques et la kinésithérapie. L'ergothérapie est aussi nécessaire en cas d'atteinte de la main.
- De nombreux traitements complémentaires sont proposés et leurs indications dépendent de la symptomatologie du patient. Des traitements de recours peuvent aussi être proposés par des structures spécialisées (structure « douleur chronique », MPR).
- Un programme pluridisciplinaire est à discuter quel que soit le stade, en fonction de la gravité de la symptomatologie, de ses conséquences et de son évolution. Il associe les ressources des structures « douleur chronique » et MPR.

CHAPITRE

22

ITEM 249 Modifications thérapeutiques du mode de vie (alimentation et activité physique)

I. Évaluer le comportement alimentaire et diagnostiquer ses différents troubles
II. Argumenter les bénéfices et effets cliniques de l'activité physique
III. Changement de comportement : exemple de l'activité physique

Connaissances

Situations de départ

- 353 Identifier une situation de déconditionnement
- 324 Modification thérapeutique du mode de vie (sommeil, activité physique, alimentation…)
- 132 Troubles des conduites alimentaires (anorexie ou boulimie)

Objectifs pédagogiques, hiérarchisation des connaissances

ITEM 249 – Modifications thérapeutiques du mode de vie (alimentation et activité physique) chez l'adulte et l'enfant

- Évaluer le comportement alimentaire et diagnostiquer ses différents troubles.
- Argumenter les bénéfices et les effets cliniques de la pratique de l'activité physique.
- Identifier les freins au changement de comportement.
- Savoir prescrire et conseiller en diététique.
- Promouvoir l'activité physique chez le sujet malade (démarche, orientations).

Rang	Rubrique	Intitulé	Descriptif
A	Diagnostic positif	Savoir évaluer le comportement alimentaire	Connaître les différents éléments de régulation (faim, rassasiement, satiété) et les éléments cliniques favorisant un excès pondéral (tachyphagie, hyperphagie prandiale, impulsivité alimentaire…)
A	Prise en charge	Connaître les effets positifs de l'activité physique dans les maladies chroniques et savoir les expliquer au patient	
B	Prise en charge	Savoir comment renforcer les compétences psychosociales	
B	Prise en charge	Savoir déterminer avec le patient des objectifs d'éducation thérapeutique	
B	Prise en charge	Savoir prescrire une alimentation adaptée dans les principales maladies chroniques	Insuffisance rénale, diabètes, obésité, maladies inflammatoires (corticothérapie)

Rang	Rubrique	Intitulé	Descriptif
B	Prise en charge	Savoir promouvoir l'activité physique	Approche éducative ; recommandations pour les principales pathologies chroniques
B	Prise en charge	Savoir orienter vers la pratique d'une activité physique adaptée	Prescription, intervenants potentiels, adaptation en fonction de l'âge et des comorbidités

I. Évaluer le comportement alimentaire et diagnostiquer ses différents troubles

A. Description du comportement alimentaire

Cf. Item 248 – Prévention primaire par la nutrition chez l'adulte et l'enfant.

1. Définition

A Le comportement alimentaire désigne l'ensemble des conduites d'un individu vis-à-vis de la consommation d'aliments.

Les sensations associées au comportement alimentaire sont les suivantes :

- faim : besoin physiologique de manger sans spécificité ; ensemble de sensations secondaires à la privation de nourriture ; détermine la recherche de nourriture et l'heure de la prise alimentaire : « faim homéostasique » — on qualifie de « faim hédonique » le désir irrépressible de manger, souvent de manière compulsive (grignotage) ;
- appétit : envie de manger un aliment ou un groupe d'aliments, en général appréciés ; inclut une anticipation en général agréable, détermine la sélection et la consommation d'aliments spécifiques ;
- rassasiement : sensation éprouvée lors de l'établissement dynamique de la satiété ; détermine la fin du repas et contrôle son volume ;
- satiété : sensation de plénitude gastrique et de bien-être ; état d'inhibition de la prise alimentaire ; dure jusqu'à la réapparition de la faim.

L'hyperphagie est un comportement alimentaire de surconsommation calorique par rapport aux besoins du corps, favorisant un excès pondéral. L'hyperphagie prandiale correspond à une augmentation des apports caloriques durant les repas *via* l'augmentation des quantités alimentaires. Elle peut être expliquée par :

- une augmentation de la faim ou de l'appétit ;
- une sensibilité excessive au plaisir sensoriel associé aux aliments ;
- un recul du rassasiement ou l'absence de satiété ;
- un dépassement de la satiété.
- une tachyphagie, c'est-à-dire une prise alimentaire trop rapide.

L'impulsivité alimentaire correspond à une envie irrépressible de manger avec consommation impulsive, brutale d'un aliment ou d'une catégorie d'aliments hors sensation de faim et s'exprimant sous la forme de compulsion (sans perte de contrôle) ou accès de boulimie (avec perte de contrôle).

2. Fonctions de l'alimentation

Fonction de nutrition (« équilibre alimentaire »)

- C Assurer les apports énergétiques et nutritionnels en réponse aux besoins physiologiques de l'organisme, tant sur le plan quantitatif que qualitatif.
- Assurer l'homéostasie énergétique de l'organisme.

Fonction hygiénique et sanitaire (alimentation « santé »)

- Une alimentation équilibrée participe à la prévention des maladies nutritionnelles, c'est-à-dire les maladies non transmissibles liées à l'alimentation (obésité, syndrome métabolique, certaines cardiopathies, certaines formes de diabète, certains cancers).
- Alimentation fonctionnelle : comportement qui vise, en sélectionnant des aliments précis, à réduire le risque de maladies, les symptômes ou complications liés à une maladie voire à améliorer ses performances (physiques, intellectuelles) : par exemple, alimentation « anti-âge ».
- Sécurité sanitaire des aliments : métaux lourds, pesticides, maladies d'origine alimentaire, par exemple : toxi-infection alimentaire collective (TIAC).
- Dans le secteur alimentaire bio, essor de la consommation, de la distribution et des emplois (plus de 6 % de la consommation alimentaire des ménages est consacrée aux produits bio en 2019 contre 1,9 % en 2010, Agence Bio 2020).

Fonction hédonique (alimentation « plaisir »)

- Palatabilité : aptitude d'un aliment à provoquer ou stimuler l'appétit. La valeur hédonique des aliments est fonction des caractéristiques organoleptiques, intégrant la vision, l'olfaction, la gustation, le toucher, etc.
- Champ affectif et émotionnel : plaisir, convivialité, mémoire olfactive et gustative associés au repas et à l'alimentation (« La vue de la petite madeleine ne m'avait rien rappelé avant que je n'y eusse goûté. » M. Proust).

Fonction socio-anthropologique de l'alimentation (alimentation « sociale »)

- Vecteur d'identité et de communication.
- Culture alimentaire : la culture est la « capacité acquise par l'homme en tant que membre de la société » (Tylor, 1871).
- Marqueurs sociaux (professions et catégories socioprofessionnelles, PCS) :
  - PCS supérieures : surconsommation de fruits, légumes et poissons ;
  - PCS défavorisées : surconsommation de viande, boissons sucrées.

3. Déterminants du comportement alimentaire

La répartition des prises alimentaires est influencée par les normes sociales qui codifient le nombre, voire la composition des prises alimentaires. Une prise alimentaire codifiée par des facteurs sociaux ou culturels est un repas.

Différents facteurs déterminent notre comportement alimentaire :

- pays, société (par exemple, modèle alimentaire français, diète méditerranéenne) ;
- facteurs socioculturels (par exemple, coutumes, habitudes, tabous alimentaires) ;
- lien social, convivialité, identification (fonction socio-anthropologique) ;
- individuels (par exemple, convictions, croyances) ;
- déterminants sensoriels (par exemple, goût) ;
- facteurs physiologiques (équilibre alimentaire) ;

- niveau socio-économique (par exemple, budget alimentation, marqueurs sociaux) ;
- environnement alimentaire (par exemple, accessibilité, offre alimentaire).

4. *Évaluation du comportement alimentaire*

Typologie alimentaire

A Elle consiste à mettre en évidence des combinaisons « spontanées » d'aliments et à identifier *a posteriori* des typologies de consommation, dont les relations avec l'état de santé peuvent être évaluées secondairement (par exemple, type occidental, type méditerranéen).

Évaluation par rapport aux recommandations alimentaires et nutritionnelles

Cf. Item 248 – Prévention primaire par la nutrition chez l'adulte et l'enfant.

- Besoin nutritionnel moyen (BNM) : c'est le besoin moyen au sein de la population, tel qu'estimé à partir de données individuelles d'apport en relation avec un critère d'adéquation nutritionnelle lors d'études expérimentales.
- Référence nutritionnelle de population (RNP) : c'est l'apport qui couvre le besoin de la quasi-totalité de la population considérée (97,5 %), tel qu'estimé à partir des données expérimentales (par exemple, apport nutritionnel conseillé ou ANC).
- Apport satisfaisant (AS) : c'est l'apport moyen d'une population ou d'un sous-groupe pour lesquels le statut nutritionnel est jugé satisfaisant (tableau 22.1).
- Évaluation par des questionnaires d'adéquation aux recommandations nutritionnelles : par exemple, le Programme National Nutrition Santé-*Guideline Score* (PNNS-GS) sur 15 points (treize composantes).

Tableau 22.1. A Objectifs (Programme National Nutrition Santé 2017–2021 et recommandation ANSES, décembre 2016).

	Objectifs théoriques	Aspects pratiques
Lipides	Augmentation de la consommation de graisses de 35 à 40 % de l'AET	Différencier les graisses selon leur qualité
	Minimum 500 mg d'oméga 3 issus des poissons (EPA + DHA)	Poissons gras (saumon, sardines, maquereau)
	Favoriser les huiles végétales riches en acides gras essentiels	Privilégier les huiles de colza, noix, olive
Glucides	Limitation à hauteur de 40 à 55 % de l'AET	Réduire la consommation de glucides
	Importance de privilégier des aliments glucidiques à index glycémique bas	Favoriser les fruits et légumes, farines complètes, légumineuses * Féculents complets : 1 par jour
	Sucre : 100 g par jour max. sans distinction (sucres ajoutés ou naturellement présents)	Éviter les sucres ajoutés
Légumes secs, céréales	Promotion de la consommation des légumineuses et des produits céréaliers complets	Favoriser lentilles, pois, fèves, haricots et farines complètes * Féculents complets : 1 par jour * Légumes secs : 2 par semaine
Viandes, poissons	Réduction de la consommation de viande (hors volaille)	500 g par semaine (soit 3 à 4 fois) * Charcuterie 150 g par jour
	Contrôler la consommation de poisson	Consommation max. 2 fois par semaine dont un gras et varier les espèces et les sources d'approvisionnement

(*Suite*)

Tableau 22.1. **Suite.**

	Objectifs théoriques	Aspects pratiques
Boissons	Séparation des boissons sucrées du groupe de l'eau	Limiter la consommation de sodas et autres boissons sucrées Eau à volonté
	Limiter la consommation d'alcool	* Maximum 2 verres par jour et pas tous les jours
Lait et autres produits laitiers	Consommation de 2 produits laitiers par jour sachant qu'une portion correspond à 150 ml de lait, 125 g de yaourt ou encore 30 g de fromage	Privilégier les fromages les plus riches en calcium et les moins gras
Cuisson	Limiter les cuissons à haute température (fritures, grillades)	Favoriser les techniques de cuisson sans gras ajouté
Fruits, légumes	5 « portions » de fruits et légumes	1 portion = 80 g = deux abricots, une banane, une poignée de haricots, soit min. 400 g par jour * Par exemple : 3 portions de légumes et 2 portions de fruits * Fruits à coque : une poignée par jour
Contaminants	Risque sanitaire avec les seuils actuels en arsenic, en plomb, en bisphénol A et en nickel non exclu	Diversifier son régime alimentaire et les sources d'approvisionnement
Besoins	Actualisation des besoins énergétiques moyens	2 100 kcal par jour pour les femmes et 2 600 kcal par jour pour les hommes
Général	Intégration de l'impact environnemental de l'alimentation	* Privilégier le fait maison, les produits de saison, locaux et si possible bio
	Limiter les aliments de faible valeur nutritionnelle, gras, sucrés, salés et ultra-transformés	* Limiter les produits Nutri-score D et E (encadré 22.1)

AET : apport énergétique théorique ; DHA : *docosahexaenoic acid* ; EPA : *eicosapentaenoic acid*.
*Nouveauté PNNS 4 (2019).

Encadré 22.1

Le Nutri-Score

Mis en place en France en 2017, le Nutri-Score est un système d'étiquetage nutritionnel à cinq niveaux, allant de A à E et du vert au rouge, établi en fonction de la valeur nutritionnelle d'un produit alimentaire. Le Nutri-Score a été développé pour faciliter la compréhension des informations nutritionnelles par les consommateurs et ainsi de les aider à faire des choix éclairés. Le logo est attribué sur la base d'un score prenant en compte pour 100 g ou 100 ml de produit, la teneur :

- en nutriments et aliments à favoriser (fibres, protéines, fruits, légumes, légumineuses, fruits à coques, huile de colza, de noix et d'olive) ;
- en nutriments à limiter (énergie, acides gras saturés, sucres, sel).

Après calcul, le score obtenu par un produit permet de lui attribuer une lettre et une couleur.

Reconstituer l'histoire alimentaire

- Enregistrements alimentaires prospectifs (carnet).
- Rappel de 24 heures.
- Questionnaires de fréquence de consommation.

Évaluer les circonstances des prises alimentaires

- Ambiance des repas : tranquille ou stressante, centrée sur le repas et les échanges relationnels ou parasitée par la télévision…
- Situation de travail ou d'inactivité, consommation individuelle ou collective…
- Sentiment associé : émotion, colère, ennui…

Évaluer la motivation du patient à modifier ses habitudes alimentaires

- Évaluation du stade de changement (modèle transthéorique de Prochaska, fig. 22.1).
- Évaluation de la cible d'intervention :
  - convaincre : faire percevoir/prendre conscience des avantages à changer un comportement ;
  - donner confiance : acquérir le sentiment d'avoir la capacité ou non de modifier un comportement.

B. Anomalies de la prise alimentaire

Cf. Item 71 – Troubles des conduites alimentaires chez l'adolescent et l'adulte.

1. Troubles du comportement alimentaire

Ces anomalies correspondent à des symptômes d'altération spécifique et sélective du contrôle de la prise alimentaire qui sont à bien distinguer de syndromes correspondant à une pathologie donnée.

Ces symptômes ne s'intègrent pas forcément dans un trouble pathologique du comportement alimentaire (anorexie lors d'un épisode infectieux, par exemple).

Hypophagie

L'hypophagie désigne le fait de ne pas s'alimenter suffisamment.

On distingue :

- l'hypophagie secondaire à un état pathologique où l'origine est la perte de la sensation de faim. Ce syndrome apparaît dans de nombreuses pathologies ou situations (cancer, dépression, origine iatrogène…) ;
- la restriction dite « cognitive » qui se définit comme « la tendance à limiter volontairement son alimentation dans le but de perdre du poids ou de ne pas en prendre ».

Le trouble du comportement alimentaire restrictif le plus fréquent est l'anorexie mentale.

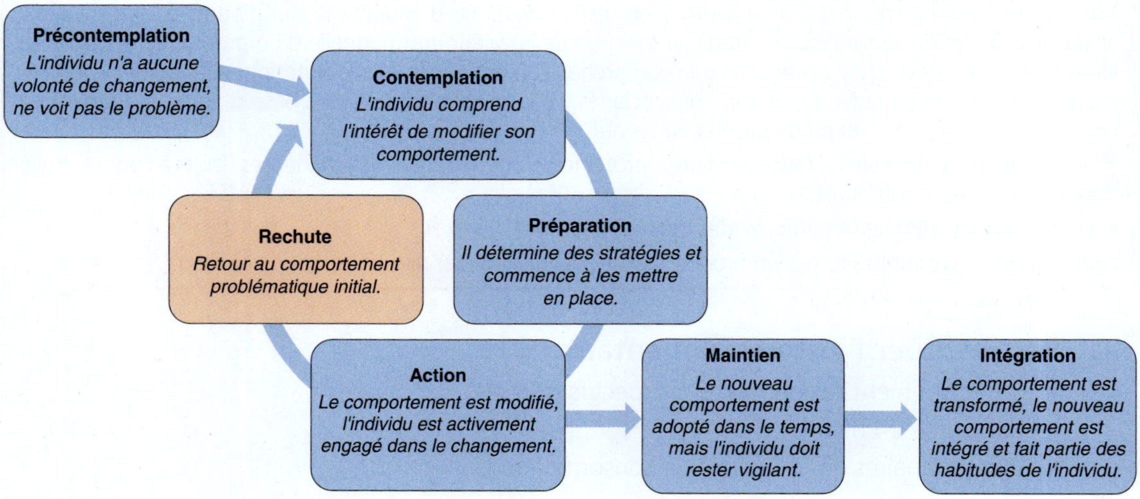

Fig. 22.1. Ⓐ Représentation schématique du modèle transthéorique du changement (Prochaska et DiClemente).

(D'après : Prochaska J.O., DiClemente C.C., Norcross J.C. In search of how people change: Applications to addictive behaviors. American Psychologist 1992 ;47:1102–14.)

Hyperphagie

L'hyperphagie correspond à une prise importante et compulsive de nourriture.

Hyperphagie boulimique

Depuis 2015, la cinquième édition du *Diagnostic and Statistical Manual of mental disorders* (DSM-5) identifie l'hyperphagie boulimique comme une entité à part entière : *binge eating* ou compulsions alimentaires. Cela correspond à un comportement hyperphagique sans comportements compensatoires (vomissement, laxatifs, hyperactivité sportive…).

Boulimie nerveuse (ou bulimia nervosa*)*

Cela correspond à un comportement hyperphagique accompagné de comportements compensatoires (vomissement, laxatifs, hyperactivité sportive…).

2. Troubles de l'« équilibre alimentaire »

La malnutrition est un terme anglophone pour indiquer un état nutritionnel qui s'écarte de la normale définie par les physiologistes et qui est la conséquence d'une alimentation mal équilibrée en quantité et en qualité.

Ce terme couvre deux grands groupes d'affections : la dénutrition et la « malbouffe ».

La **dénutrition** correspond à un déséquilibre de la balance énergétique, c'est-à-dire une insuffisance des apports au regard des besoins nutritionnels responsable d'un déficit quantitatif et qualitatif (par exemple, dénutrition protéique).

Cela peut être dû à une insuffisance d'apports (dénutrition protéino-energétique de la personne âgée, malabsorption) ou une augmentation des dépenses (hypercatabolisme : cancers, défaillances d'organes chroniques et sévères…).

Les conséquences sont une insuffisance pondérale, une amyotrophie, des carences ou déficiences en micronutriments. Les risques sont une immunodépression, des infections, une baisse des capacités physiques et fonctionnelles, la grabatisation…

Cf. Item 250 – Dénutrition chez l'adulte et l'enfant.

La **malbouffe** correspond à une alimentation qui s'éloigne des recommandations nutritionnelles, en raison notamment d'une haute teneur en énergie, due aux graisses et au sucre, et d'une faible valeur nutritive. Le principal risque de la « malbouffe » est de mener au développement de maladies nutritionnelles.

Cf. Item 253 – Obésité de l'enfant et de l'adulte.

Un excès de consommation de lipides (riches en acides gras saturés essentiellement) et d'aliments riches en glucides simples et à index glycémique élevé (pâtisseries, boissons sucrées, frites, etc.) augmente les risques de développer :

- des maladies cardiovasculaires (MCV), HTA (et les complications associées);
- une obésité (et les complications associées);
- une insulinorésistance, un syndrome métabolique;
- un diabète de type 2;
- une stéatohépatite non alcoolique (NASH);
- des carences vitaminiques;
- certains cancers (colorectal, prostate).

C. Prescrire une alimentation adaptée dans les principales maladies chroniques

B Dans certaines situations pathologiques, les objectifs diététiques peuvent être spécifiques, afin d'améliorer l'état de santé de l'individu ou éviter des décompensations ou complications en lien avec sa maladie chronique.

1. Exemple de l'insuffisance rénale chronique

- Contrôler les apports en sodium et en eau (surveillance du poids et de la natrémie).
- Adapter les apports en protéines en fonction du stade de la maladie rénale chronique (MRC) et de l'état nutritionnel. Avant le stade de dialyse, limiter les apports à 0,8 kg/kg par jour en maintenant un apport énergétique élevé. Au stade de la dialyse, l'apport en protéines est augmenté à 1,2 g/kg par jour.
- Le dépistage de la dénutrition doit être systématique et associe les marqueurs biochimiques, l'interrogatoire diététique et l'évaluation de la composition corporelle.
- Adapter les apports en vitamine D et en calcium.

2. Exemple des diabètes

Diabète de type 1

- Alimentation variée et sans interdits.
- Horaires et apports glucidiques réguliers.
- Insulinothérapie fonctionnelle : adaptation de la dose d'insuline rapide à la quantité de glucides que le diabétique compte ingérer.

Diabète de type 2

- Régime diabétique hypocalorique (si excès pondéral), équilibré, sans sucres d'absorption rapide.
- Perte de 5 à 10 % du poids au diagnostic de la maladie en cas de surcharge pondérale.
- Correction avant tout des troubles du comportement alimentaire (grignotages).

3. Exemple de l'obésité

- Réduire les apports en agissant en particulier sur les prises alimentaires extraprandiales et sur les aliments ayant une densité énergétique élevée.
- La réduction des apports énergétiques totaux peut être adaptée à la dépense énergétique de repos et totale.
- Rétablir un rythme alimentaire en proposant un conseil individualisé et réaliste.
- Donner des conseils comportementaux (achats des aliments, méthode de cuisson, durée des repas).

4. Exemple des maladies inflammatoires (corticothérapie)

- Réduire au minimum les apports en sucres à index glycémique élevé, afin de réduire le risque de troubles de l'équilibre glycémique.
- Diminuer les apports en sel et augmenter les apports en potassium.
- Veiller à une alimentation riche en vitamine D et en calcium.
- Avoir des apports en protéines suffisants pour compenser l'amyotrophie.

II. Argumenter les bénéfices et effets cliniques de l'activité physique

A. Description de l'activité physique

Cf. Item 256 – Aptitude au sport chez l'adulte et l'enfant ; besoins nutritionnels chez le sportif (chapitre 23).

1. Définitions

Activité physique, sport

A L'**activité physique** (AP) est définie par l'Organisation mondiale de la santé (OMS) comme « tout mouvement corporel produit par les muscles squelettiques, quel que soit le but, s'accompagnant d'une augmentation de la dépense énergétique ». Elle inclut donc les activités quotidiennes, professionnelles, de loisir et sportives.

Selon l'OMS, le **sport** est considéré comme un « sous-ensemble de l'AP, spécialisé et organisé, sous forme de compétition, le plus souvent impliquant des organisations ou clubs ».

On définit plus généralement l'**exercice** (physique) comme une activité physique et/ou sportive planifiée, structurée et répétée, réalisée dans le but de maintenir ou améliorer la santé et les capacités physiques.

Sédentarité, inactivité physique

La **sédentarité** correspond à un ensemble de comportements qui a lieu en situation éveillée et au cours duquel la position assise ou couchée est dominante (et donc la dépense énergétique est à peine supérieure à celle de repos).

On recommande de passer moins de huit heures par jour assis entre le lever et le coucher, en prenant en compte toutes les activités durant lesquelles nous sommes assis : repas, déplacements motorisés, travail à un bureau, temps devant un écran… Chez les enfants, il est recommandé de limiter le temps global d'écran quotidien (télévision, ordinateur, jeux vidéo, mobile…) et de rompre les temps de sédentarité prolongés en favorisant les loisirs actifs.

La sédentarité est associée à une augmentation de la mortalité cardiovasculaire et de la mortalité toutes causes confondues, indépendamment du niveau d'AP.

L'**inactivité physique** est un concept différent de celui de la sédentarité. On considère qu'un sujet est inactif physiquement lorsqu'il n'atteint pas les recommandations en termes d'activité physique (cf. *infra*).

L'inactivité physique est un problème de santé publique majeur. En 2012, on estimait que près de 5,3 millions de décès par an étaient dus à l'inactivité physique, représentant ainsi la quatrième cause de décès dans le monde (après l'hypertension artérielle, le tabagisme et l'hyperglycémie). Il a par ailleurs été montré qu'une augmentation d'AP, même modérée, consistant essentiellement en une rupture des temps de sédentarité, est bénéfique pour la santé d'un sujet totalement sédentaire.

2. Caractéristiques de l'activité physique

C Ces caractéristiques peuvent être synthétisées par l'acronyme FITT-VP (*Frequency, Intensity, Time, Type, Volume and Progression*) proposé par l'*American College of Sports Medicine* (ASCM). Elles permettent de préciser les modalités de pratique d'un sujet et la prescription.

Fréquence (nombre de fois)

La fréquence s'exprime généralement en séances, épisodes ou périodes par semaine.

Connaissances

Intensité (efforts accomplis pendant la pratique de l'activité)

Ce paramètre peut être qualifié par différents moyens :

- des indices physiologiques : fréquence cardiaque (FC), puissance ou vitesse maximale aérobie (PMA, VMA) ;
- la perception subjective de l'intensité : habituellement évaluée par le niveau de perception de l'effort (*Rate of Perceived Exertion*, RPE) sur l'échelle de Borg (tableau 22.3) ;
- l'exigence bioénergétique de l'activité définie en MET (*Metabolic Equivalent of Task* ou équivalent métabolique). Un MET correspond au niveau de dépense énergétique au repos, assis sur une chaise (consommation d'oxygène de 3,5 ml/kg/min ou dépense énergétique de 1 kcal/kg/min). Une activité à 3 MET (par exemple, marcher à 4,5 km/h) exige une consommation d'oxygène correspondant à trois fois la dépense énergétique de repos (tableau 22.2 et 22.3).

Tableau 22.2. Équivalent métabolique (MET) des activités physiques communes classées selon leur intensité (faible, modérée ou intense).

Faible **<3,0 MET**	**Modérée** **3,0–6,0 MET**	**Intense** **>6,0 MET**
Marche, course		
Marche lente autour du domicile, au supermarché ou au bureau = 2,0*	Marche (5 km/h) = 3,3* Marche à un rythme rapide (6,5 km/h) = 5,0*	Marche à un rythme très rapide (7 km/h) = 6,3* Marche/randonnée à un rythme modéré avec ou non charge légère (<5 kg) = 7,0 Randonnée de niveau élevé et charge de 5 à 20 kg = 7,5-9,0 Jogging à 8 km/h = 8,0* Jogging à 9,5 km/h = 10,0* Course à 11 km/h = 11,5*
Tâches domestiques et courantes		
Position assise – utilisation de l'ordinateur et d'outils légers = 1,5 Faire des travaux légers en position debout tels que faire le lit, faire la vaisselle, repasser, préparer le repas ou ranger les courses = 2,0–2,5	Nettoyage important : laver les vitres, la voiture, le garage = 3,0 Brosser les sols ou le tapis, passer l'aspirateur, essuyer = 3,0–3,5 Menuiserie – général = 3,6 Porter et ranger le bois = 5,5 Tondre la pelouse – Passer la tondeuse = 5,5	Pelleter du sable, du charbon, etc. = 7 Porter de lourdes charges telles que des briques = 7,5 Lourds travaux des champs tels que faire les foins = 8 Pelleter, creuser des fossés = 8,5
Activités de loisir et sports		
Activités artistiques et manuelles, jouer aux cartes = 1,5 Jouer au billard = 2,5 Faire du canotage = 2,5 Jeu de croquet = 2,5 Jeu de fléchettes = 2,5 Pêcher – Assis = 2,5 Jouer de la plupart des instruments de musique = 2,0–2,5	Badminton de loisir = 4,5 Basketball – Déplacement rapide = 4,5 Vélo d'appartement à petite vitesse (16 à 20 km/h) = 6,0 Danse – lente = 3,0 Danse – rapide = 4,5 Pêcher tout en marchant sur la rive = 4,0 Golf – Marcher en traînant les clubs = 4,3 Bateau à voile, surf = 3,0 Nage de loisir = 6,0 Tennis de table = 4,0 Tennis en doubles = 5,0 Volleyball – Hors compétition = 3,0-4,0	Partie de basketball = 8,0 Faire du vélo d'appartement : effort modéré (20 à 23 km/h) = 8,0 ; (23 à 26 km/h) = 10 Ski de fond – lent (<8 km/h) = 7,0 ; rapide (8–13 km/h) = 9,0 Football amateur = 7,0 ; compétition = 10,0 Natation – modérée/intense = 8–11** Tennis simple = 8,0 Volleyball – compétitif en salle ou plage = 8,0

* Sur surface plate, dure.
** Pour la natation, les valeurs peuvent varier de façon importante selon les personnes en fonction du type de nage et des aptitudes ;
MET (*Metabolic Equivalent Task*) : 1 MET équivaut à une dépense énergétique de 3,5 ml d'oxygène par kilogramme de masse corporelle par minute ou à environ 1 kilocalorie par kilogramme de masse corporelle par heure.
(D'après : Haskell WL, Lee IM, Pate RR, Powell KE, Blair SN, et al. Physical activity and public health: updated recommendation for adults from the American College of Sports Medicine and the American Heart Association. Circulation 2007;116:1081–93.)

Tableau 22.3. C Méthodes de mesure de l'intensité d'une activité physique. Perception de l'effort *via* l'échelle de Borg.

Échelle de Borg				
Originale [6–20]	**Modifiée [0–10]**	**Perception de l'effort**	**Intensité**	**Ressenti**
6	0	Très très léger		
7	1	Très léger	Intensité légère	Respiration presque normale, pas d'essoufflement, conversation possible
8	2			
9				
10	3	Léger		
11	4	Un peu difficile	Intensité modérée	Respiration accélérée, essoufflement, conversation plus difficile et limitée à quelques phrases
12				
13	5			
14				
15	6	Difficile	Intensité élevée	Respiration rapide, essoufflement important conversation impossible, phrases courtes
16	7	Très difficile		
17				
18	8			
19	9	Très très difficile		
20	10			

(D'après : Borg GA. Psychophysical bases of perceived exertion. Med Sci Sports Exerc 1982;14(5):377–81.)

Durée (temps)

A Période de temps pendant laquelle une activité ou un exercice sont pratiqués. La durée est généralement exprimée en minutes. Dans le cadre de l'activité physique pour la santé, on considère toutes les périodes d'au moins dix minutes d'exercice.

Pour les exercices de renforcement musculaire, par exemple, on peut définir des séries de *n* répétitions, qui sont plus appropriées.

Type d'activité physique

Il concerne le mode de participation à l'activité physique en fonction des qualités physiologiques développées. L'exercice peut impliquer différents types d'activité physique qui peuvent être combinés et dont les principaux sont l'endurance, le renforcement musculaire, les assouplissements, l'équilibre et la coordination.

Volume (quantité totale)

Ce paramètre correspond au produit de l'interaction entre l'intensité, la fréquence et la durée de la période, et la longueur du programme. Elle peut ainsi être exprimée en MET-minutes/sem. Par exemple, 2 heures de marche d'intensité élevée par semaine, soit (120 min × 6 MET) = 720 MET-minutes/semaine équivalent à 2 heures 40 de marche à allure modérée (160 min × 4,5 MET).

Progression

Adaptation des paramètres précédents avec l'évolution des capacités de l'individu dans le temps.

3. Recommandations en termes d'activité physique

L'OMS a défini des recommandations mondiales en matière d'activité physique pour la santé dans le but de fournir des indications sur la relation dose/effet entre la fréquence, la durée, l'intensité, le type et la quantité totale d'activité physique nécessaire pour prévenir les maladies non transmissibles.

5 à 17 ans

Pour les enfants et adolescents, l'activité physique englobe notamment le jeu, les sports, les déplacements, les tâches quotidiennes, les activités récréatives, l'éducation physique ou l'exercice planifié, dans le contexte familial, scolaire ou communautaire.

Les enfants et jeunes gens de 5 à 17 ans devraient accumuler :

- au moins 60 minutes par jour d'activité d'intensité modérée à soutenue ;
- plus de 60 minutes apportent un bénéfice supplémentaire pour la santé ;
- l'activité quotidienne devrait être essentiellement une activité d'endurance.

Des activités d'intensité soutenue, notamment celles qui renforcent le système musculaire et l'état osseux, devraient être incorporées au moins trois fois par semaine.

18 à 64 ans

Pour les adultes âgés de 18 à 64 ans, l'activité physique englobe notamment les loisirs, les déplacements (par exemple, la marche ou le vélo), les activités professionnelles, les tâches ménagères, les activités ludiques, les sports ou l'exercice planifié, dans le contexte quotidien, familial ou communautaire.

Les adultes de 18 à 64 ans devraient accumuler :

- 150 minutes par semaine d'activité d'endurance d'intensité modérée (intensité de 3–6 MET, ou Borg : 4–5/10 ou encore 50–70 % FC_{max}) ou au moins 75 minutes par semaine d'activité d'endurance d'intensité soutenue (intensité > 6 MET, Borg > 6/10 ou encore > 70 % FC_{max}) ou une combinaison équivalente d'activité d'intensité modérée et soutenue ;
- l'activité d'endurance devrait être pratiquée par périodes d'au moins 10 minutes ;
- bénéfices supplémentaires pour 300 minutes d'activité modérée par semaine ou 150 minutes d'activité soutenue par semaine, ou une combinaison équivalente d'activité d'intensité modérée et soutenue ;
- des exercices de renforcement musculaire faisant intervenir les principaux groupes musculaires devraient être pratiqués au moins deux jours non consécutifs par semaine.

NB : Un avis médical est nécessaire pour les populations à risque (femmes enceintes, femmes venant tout juste d'accoucher, cardiopathies).

Pour les adultes sédentaires ou les adultes auxquels la maladie impose des restrictions, les bénéfices sur le plan de la santé sont encore plus grands s'ils passent de la « sédentarité » à un « certain niveau » d'activité, même sans atteindre les recommandations.

Les recommandations peuvent s'appliquer aux adultes présentant une incapacité physique. Toutefois, elles devront peut-être être adaptées à chaque individu en fonction de son aptitude à l'exercice et des risques ou restrictions spécifiques liés à sa santé (cf. *infra*).

Après 65 ans

Pour les adultes au-delà de 65 ans, les recommandations sont identiques à celle concernant les adultes de 18 à 64 ans avec les particularités suivantes :

- les personnes âgées dont la mobilité est réduite devraient pratiquer une activité visant à améliorer l'équilibre et à prévenir les chutes au moins trois jours par semaine ;
- lorsque des personnes âgées ne peuvent atteindre les recommandations en raison de leur état de santé, elles devraient être aussi actives physiquement que leurs capacités et leur état le leur permettent.

En 2014–2016, 71 % des hommes et 53 % des femmes atteignaient les recommandations de l'OMS en matière d'activité physique. Concernant les enfants de 6 à 17 ans, seuls 28 % des garçons et 18 % des filles atteignaient les recommandations de l'OMS en matière d'activité physique en 2015 (Santé publique France).

B. Bénéfices de l'activité physique et risques liés à l'inactivité physique

1. Effets généraux

Les bénéfices de la pratique d'activités physiques et sportives pour la santé sont maintenant bien connus et supportés par de nombreuses études scientifiques.

Ces effets sont nombreux, notamment, sur l'amélioration des capacités physiques, la réduction de la mortalité prématurée (toutes causes et cardiovasculaire), le contrôle du poids corporel (réduction de la masse grasse viscérale et augmentation de la masse musculaire), la réduction des facteurs de risque cardiovasculaire, l'amélioration de la qualité de vie avec et sans maladie chronique, le maintien de l'autonomie et l'amélioration de la santé mentale.

Les principaux bénéfices sont illustrés sur la figure 22.2.

2. Particularités chez l'enfant

Une activité physique pratiquée de manière appropriée aide les jeunes à :

- développer un appareil locomoteur sain ;
- développer un appareil cardiovasculaire sain ;

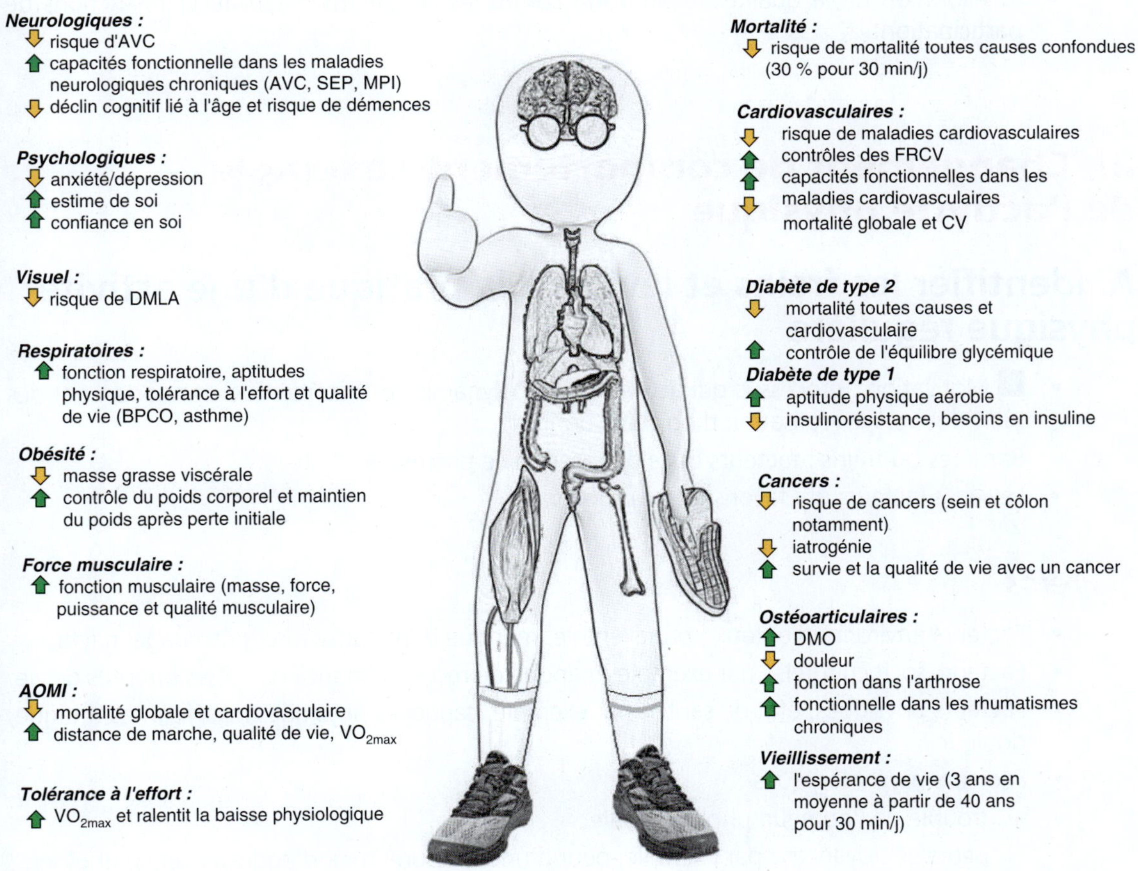

Fig. 22.2. A Principaux bénéfices de l'activité physique.

AOMI : artériopathie oblitérante des membres inférieurs ; AVC : accident vasculaire cérébral ; BPCO : bronchopneumopathie chronique obstructive ; DMLA : dégénérescence maculaire liée à l'âge ; DMO : densité minérale osseuse ; FRCV : facteurs de risque cardiovasculaire ; MCV : maladies cardiovasculaires ; MPI : maladie de Parkinson idiopathique ; SEP : sclérose en plaques.

- développer une conscience neuromusculaire (coordination et contrôle des mouvements);
- garder un poids approprié;
- améliorer l'image corporelle;
- réduire l'anxiété, améliorer le sommeil;
- favoriser l'interaction et l'intégration sociales.

Chez les adolescents, la pratique d'une activité physique régulière semble également être associée à l'adoption de comportements sains (comme éviter la consommation de tabac, d'alcool ou de drogues) et à de meilleurs résultats scolaires.

3. Particularité chez la personne en situation de handicap

C Au-delà des bénéfices reconnus dans la population générale, la pratique régulière d'activité physique présente des effets supplémentaires chez les personnes en situation de handicap physique, sensoriel ou mental, notamment :

- bienfaits psychologiques, tels qu'une meilleure perception de soi grâce à des expériences positive d'activité physique;
- amélioration de la perception, de l'intégration et du statut social;
- lutte contre les déficiences et diminution des comorbidités et de la surmortalité dans certaines pathologies;
- amélioration de la qualité de vie, lutte contre les limitations d'activité et restrictions de participation.

III. Changement de comportement : exemple de l'activité physique

A. Identifier les freins et leviers à la pratique d'une activité physique régulière

- B Motivation : processus qui active, oriente, dynamise et maintient le comportement des individus vers la réalisation d'objectifs donnés.
- Barrières ou freins : facteurs qui s'opposent à ce processus.
- Leviers : facteurs qui favorisent ce processus.

1. Freins

- Facteurs environnementaux : par exemple, manque d'infrastructure, entourage inactif.
- Facteurs socioculturels : par exemple, manque de moyens financiers, autres priorités de vie.
- Facteurs physiques, état de santé : par exemple, capacités physiques insuffisantes, fatigue, douleur.
- Facteurs psychologiques :
  - trouble de l'humeur, phobie sociale;
  - peurs et croyances : par exemple, peur d'une blessure, peur d'aggraver une pathologie;
  - motivation insuffisante.

2. Leviers

- C Entourage motivant.
- Pratique appréciée en groupe ou au contraire solitaire.
- Type et mode d'activité appréciés.
- Passé sportif.
- Objectif quantifiable et réalisable, ou SMART (spécifique, mesurable, accessible, réaliste, défini dans le temps).
- Supervision ou non.
- Activité en groupe de « patients ».
- Bienfaits connus pour la santé.

B. Accompagnement du patient partenaire de soin

1. Renforcement des compétences psychosociales (CPS)

B En 1993, l'OMS a défini les compétences psychosociales (CPS) comme « la capacité d'une personne à répondre avec efficacité aux exigences et aux épreuves de la vie quotidienne. C'est l'aptitude d'une personne à maintenir un état de bien-être mental, en adoptant un comportement approprié et positif à l'occasion des relations entretenues avec les autres, sa propre culture et son environnement ».

Ces compétences sont étroitement liées à l'estime de soi et aux compétences relationnelles. L'OMS en identifie dix principales, qui vont par paires :

- savoir résoudre les problèmes, savoir prendre des décisions ;
- avoir une pensée critique, avoir une pensée créatrice ;
- savoir communiquer efficacement, être habile dans les relations interpersonnelles ;
- avoir conscience de soi, avoir de l'empathie pour les autres ;
- savoir gérer son stress, savoir gérer ses émotions.

2. Modèle transthéorique du changement

C Le modèle transthéorique du changement, ou modèle de Prochaska et DiClemente (fig. 22.1), a été développé à la fin des années 1970 et utilisé à l'origine pour aborder les problèmes de dépendance.

Il se décline en six stades par lesquels les individus passent, en général, pour apporter un changement durable d'attitude et de comportement :

- précontemplation : la personne n'a pas l'intention de modifier ses habitudes, voire refuse de reconnaître qu'elle aurait intérêt à changer ;
- contemplation : la personne est sensibilisée et réfléchit à des solutions éventuelles pour y remédier ou se sent incapable de passer à l'action ;
- préparation/pré-action : la personne s'engage à apporter le changement à l'habitude visée puisqu'elle croit pouvoir y arriver ;
- action : la personne adopte le changement souhaité selon la stratégie choisie ;
- maintien : la personne maintient l'adoption du comportement et évite la rechute ;
- intégration (ou transformation) : l'ancienne habitude ne constitue plus une menace ; le nouveau comportement est intégré.

La rechute est possible et fait partie du processus normal de changement. Ce n'est pas une manifestation pathologique mais un temps qui peut être nécessaire à la réussite finale du processus (consolidation des acquis, redéfinition des objectifs, des moyens…).

3. Application du modèle à l'activité physique

Le modèle de changement transthéorique s'applique au comportement des individus vis-à-vis de la pratique d'une activité physique régulière et de la lutte contre la sédentarité (encadré 22.2).

Encadré 22.2

Application du modèle transthéorique du changement concernant l'activité physique

Rappel : l'activité physique est une activité planifiée, régulière, dans le but d'améliorer sa santé ou son niveau de forme. Elle devrait idéalement être pratiquée 30 minutes, cinq fois par semaine, en entraînant un essoufflement, mais pas de douleurs.

Pratiquez-vous une activité physique régulière selon cette définition ?

« Oui, depuis plus de 6 mois »	Maintenance
« Oui, depuis moins de 6 mois »	Action
« Non, mais j'ai prévu de le faire le mois qui vient »	Préparation
« Non, mais je devrais m'y mettre, c'est bon pour la santé »	Contemplation
« Non, et je n'ai pas prévu de le faire »	Précontemplation

C. Outil d'aide au changement

1. Éducation thérapeutique

B Selon l'OMS : « L'éducation thérapeutique du patient (ETP) vise à aider les patients à acquérir ou maintenir les compétences dont ils ont besoin pour gérer au mieux leur vie avec une maladie chronique. Elle fait partie intégrante et de façon permanente de la prise en charge du patient.

« Elle comprend des activités organisées, y compris un soutien psychosocial, conçues pour rendre les patients conscients et informés de leur maladie, des soins, de l'organisation et des procédures hospitalières, et des comportements liés à la santé et à la maladie. »

Une information orale ou écrite, un conseil de prévention peuvent être délivrés par un professionnel de santé à diverses occasions, mais ils n'équivalent pas à une ETP.

L'ETP est une pratique de soins dont la mise en œuvre s'appuie sur des objectifs éducatifs et des interventions éducatives dans le cadre d'un programme personnalisé en lien avec la stratégie thérapeutique et les projets du patient.

Ces objectifs doivent être personnalisés, réalistes, mesurables et adaptés.

Cf. chapitre 24, Éducation thérapeutique, observance et automédication.

D. Prescription d'activité physique

1. Patients en affection de longue durée (ALD)

L'article L. 1172-1 du Code de la santé publique prévoit que dans le cadre du parcours de soins des patients atteints d'une affection de longue durée (ALD), le médecin traitant peut prescrire une activité physique adaptée (APA) à la pathologie, aux capacités physiques et au risque médical du patient.

Le décret n° 2016-1990 du 30 décembre 2016 précise les conditions de dispensation de l'activité physique. Une annexe prévoit les limitations classées comme sévères pour les patients porteurs d'affections de longue durée au regard des altérations fonctionnelles, sensorielles, cérébrales et du niveau de douleur ressentie (cf. annexe 22.1).

Les principaux métiers pouvant intervenir dans la supervision de cette prescription sont synthétisés dans le tableau 22.4.

Tableau 22.4. B **Domaines d'intervention préférentiels des différents métiers.**

		Limitations			
		Aucune limitation	Limitation minime	Limitation modérée	Limitation sévère
Métiers	Masseurs-kinésithérapeutes	±	+	++	+++
	Ergothérapeutes et psychomotriciens (dans leur champ de compétences respectif)	(Si besoins déterminés)	(Si besoins déterminés)	++	+++
	Enseignants en activité physique adaptée	±	++	+++	++
	Éducateurs sportifs	+++	+++	+	Non concernés
	Titulaires d'un titre à finalité professionnelle ou d'un certificat de qualification professionnelle inscrit sur l'arrêté interministériel	+++	++	+ *	Non concernés
	Titulaires d'un diplôme fédéral inscrit sur l'arrêté interministériel	+++	++	+ *	Non concernés

*Dans le cadre d'une équipe pluridisciplinaire.
(D'après : Rapport du groupe de travail. Activité physique et prise en charge des personnes atteintes de maladies chroniques. Quelles compétentes pour quels patients ? Quelles formations ? 20 juin 2016. Santé Publique France)

Pour les patients présentant des limitations fonctionnelles sévères, telles que qualifiées par le médecin prescripteur, seuls les masseurs-kinésithérapeutes, ergothérapeutes et psychomotriciens (dans leurs champs de compétences) sont habilités à dispenser des actes de rééducation ou une activité physique adaptée. Lorsque les patients ont atteint une autonomie suffisante et présentent une atténuation des altérations mentionnées ci-dessus, les professionnels diplômés dans le domaine de l'activité physique adaptée interviennent en complémentarité des professionnels de santé précédemment cités.

Cependant, il est important de différencier l'activité physique, dont l'objectif est de maintenir un état de santé et développer des qualités physiques, et la rééducation, dont l'objectif est la prise en charge spécifique d'une déficience dans le but de permettre une activité physique suffisante et sans risques ou douleurs. Par exemple, pour un patient présentant une hypertonie spastique, l'acte de rééducation en kinésithérapie sera centré sur les techniques antispastiques, tandis que l'activité physique comprendra des exercices globaux d'assouplissement qui contribueront à diminuer la spasticité par une approche plus ludique.

Avec l'accord des patients, l'intervenant transmet périodiquement un compte rendu sur le déroulement de l'APA au médecin prescripteur et peut formuler des propositions quant à la poursuite de l'activité et aux risques inhérents à celle-ci.

Les patients sont destinataires de ce compte rendu.

À l'heure actuelle, la dispensation de l'APA ne peut pas donner lieu à une prise en charge financière par l'assurance maladie, mais le plan « Sport, santé, bien-être » détaille un financement multiple par les collectivités territoriales, les mutuelles ou des associations de patients.

Le décret prévoit un formulaire spécifique de prescription à la disposition des médecins traitants (cf. annexe 22.2).

2. Principes généraux

Dans la population générale, hors pathologie chronique, l'augmentation du niveau d'activité physique est un processus qui, le plus souvent, peut être mis en œuvre sans évaluation préalable avec une adaptation progressive et en respectant les précautions d'usage. En revanche, dans certaines situations (maladie chronique, âge, facteurs de risque cardiovasculaire…), cette démarche nécessite un accompagnement et une évaluation par un professionnel de santé et/ou du sport.

L'utilisation d'un autoquestionnaire sur l'aptitude à l'activité physique, chez les personnes désirant initier ou augmenter une activité physique d'intensité au moins modérée, permet un premier repérage des individus pour lesquels un avis médical est indiqué (encadré 22.3, Questionnaire sur l'aptitude à l'activité physique pour tous, Q-AAP+).

Encadré 22.3

Questionnaire d'aptitude à l'activité physique Q-AAP+ (autoquestionnaire)

Si la personne répond « oui » à une des sept questions suivantes, un avis médical est préconisé avant de commencer à être physiquement plus active.

« *Lisez les sept questions avec attention et répondez à chacune avec honnêteté, par oui ou par non.* »

- 1. Votre médecin vous a dit que vous étiez atteint d'un problème cardiaque ou d'une hypertension artérielle ?
- 2. Ressentez-vous une douleur à la poitrine au repos ou au cours de vos activités quotidiennes ou lorsque vous faites de l'activité physique ?
- 3. Éprouvez-vous des pertes d'équilibre liées à des étourdissements ou avez-vous perdu conscience au cours des 12 derniers mois ?
- 4. Avez-vous déjà été diagnostiqué d'une autre maladie chronique (autres qu'une maladie cardiaque ou d'hypertension artérielle) ?
- 5. Prenez-vous actuellement des médicaments prescrits pour une maladie chronique ?
- 6. Avez-vous actuellement (ou avez-vous eu dans les 12 derniers mois) des problèmes osseux, articulaires ou des tissus mous (muscle, ligament ou tendon) qui pourraient être aggravés par une augmentation d'activité physique ?
- 7. Votre médecin vous a-t-il déjà dit que vous ne devriez pas faire d'activité physique sans supervision médicale ?

Malgré l'absence de consensus et de recommandation, la mise en pratique au cours d'une consultation dédiée ou d'un programme d'éducation thérapeutique du patient (ETP) devrait aborder les points clés suivants :

- quantifier les habitudes en termes d'activité physique et sédentarité par un entretien ouvert ou un questionnaire, par exemple *International Physical Activity Questionnaire* (IPAQ, encadré 22.4), score d'activité physique de Dijon… ;
- caractériser le comportement vis-à-vis de l'activité physique et de la sédentarité en situant le stade de changement selon le modèle transthéorique ;
- identifier les freins et les leviers à l'activité physique ;
- réaliser un examen physique orienté sur le bilan des déficiences et l'absence de contre-indication à la pratique d'activité physique (cf. chapitre 22) ;
- identifier les situations à risque ou justifiant un bilan approfondi, notamment sur le plan cardiovasculaire (cf. Item 222 – Facteurs de risque cardiovasculaire et prévention) ;
- guider le patient dans ses choix afin de choisir une activité favorisant l'adhésion au long cours (encadré 22.5, Médicosport-santé) ;
- éduquer le patient vis-à-vis de la pratique d'activités physiques régulière (alimentation, hydratation, blessures, etc.) ;
- rédiger une prescription d'activité physique et sportive (cf. annexes 22.3 et 22.4) détaillée ou orientée vers les professionnels dédiés (en identifiant les objectifs et contre-indications éventuelles) ;
- collaborer avec l'ensemble des professionnels concernés dans le respect des droits fondamentaux (tels que le secret professionnel) et des règles déontologiques strictes (encadré 22.6, maisons Sports-Santé) ;
- instaurer un suivi régulier (ou de « renforcement »).

Encadré 22.4

Questionnaire international d'activité physique (*International Physical Activity Questionnaire*, IPAQ)

Il comporte sept questions sur l'activité physique pratiquée durant les sept derniers jours pendant les loisirs, au travail, à la maison…

- Intensité élevée :
  - question 1 : durant les 7 derniers jours, combien de fois avez-vous eu des activités physiques intenses (ex : travaux de force, soulever des poids/faire de la musculation ou des travaux, faire du vélo de manière intense, jogging à 10 km/h, football…) ?
  - question 2 : lorsque vous pratiquez une activité physique intense, combien de temps y consacrez-vous en moyenne (min/j) ?
- Intensité modérée :
  - question 3 : durant les 7 derniers jours, combien de fois avez-vous eu des activités modérées telles que transport de charges légères, jardinage, vélo à allure normale, danse… ?
  - question 4 : lorsque vous pratiquez une activité physique modérée, combien de temps y consacrez-vous en moyenne (min/j) ?
- Marche :
  - question 5 : durant les 7 derniers jours, combien de fois avez-vous marché au moins 10 minutes d'affilée ?
  - question 6 : lorsque vous marchez, combien de temps y consacrez-vous en moyenne (min/j) ?
- Sédentarité :
  - question 7 : durant les 7 derniers jours, quel temps moyen avez-vous passé assis durant une journée de semaine ?

Score exprimé en MET-minutes par semaine :

Total MET-min/semaine = activités d'intensité élevée (8 MET × min × jours) + activités d'intensité modérée (4 MET × min × jours) + marche (3,3 MET × min × jours).

Encadré 22.5

Médicosport-santé

« Médicosport-santé – Le dictionnaire à visée médicale des disciples sportives » a été publié avril 2017 par la commission médicale du Comité national olympique et sportif français.

Ce document de 564 pages a été élaboré en relation avec chaque fédération des disciplines sportives. Il apporte des préconisations et des orientations d'activités sportives dont la Haute Autorité de Santé (HAS) et le Parlement ont reconnu l'efficacité comme intervention efficace en prévention primaire et comme thérapeutique non médicamenteuse en prévention secondaire et tertiaire. C'est un outil d'aide au choix de l'activité permettant de tenir compte des goûts du patient et des bénéfices escomptés et d'orienter vers les fédérations ayant des plans Sport-santé.

Encadré 22.6

Les maisons Sports-Santé

Dans le cadre de la Stratégie Nationale Sport-Santé (SNSS), fondée sur une collaboration interministérielle, les maisons Sports-Santé ont pour but d'accueillir et d'orienter toutes les personnes souhaitant pratiquer, développer ou reprendre une activité physique et sportive à des fins de santé, de bien-être, quel que soit leur âge.

Elles s'adressent également à des personnes souffrant d'affections longue durée, de maladies chroniques, cancers nécessitant sur prescription médicale, une activité physique adaptée sécurisée et encadrée par des professionnels.

L'originalité des maisons Sport-Santé réside dans la collaboration étroite entre professionnels du sport et de la santé pour offrir un suivi personnalisé et sur mesure prenant en compte l'âge, l'état de santé et le niveau de la personne à accompagner.

Points clés

- Le Nutri-Score est un système d'étiquetage nutritionnel à cinq niveaux, allant de A à E et du vert au rouge, établi en fonction de la valeur nutritionnelle d'un produit alimentaire.
- La sédentarité correspond au temps passé à l'état de repos trop long.
- L'inactivité physique est un temps d'activité physique insuffisant selon les recommandations (60 minutes par jour avant 18 ans et 30 minutes par jour ou 150 minutes par semaine entre 18 et 64 ans).
- Le médecin traitant peut prescrire une activité physique adaptée (APA) à la pathologie aux capacités physiques et au risque médical du patient pour les maladies chroniques reconnues en affection, de longue durée (ALD).
- L'APA n'est pas prise en charge par l'assurance maladie.

Annexes

Annexe 22.1 – Limitations fonctionnelles des patients en affection de longue durée

TABLEAU DES PHENOTYPES FONCTIONNELS					
Fonctions		**Aucune limitation**	**Limitation minime**	**Limitation modérée**	**Limitation sévère**
Fonctions locomotrices	Fonction neuro musculaire	Normale	Altération minime de la motricité et du tonus	Altération de la motricité et du tonus lors de mouvements simples	Altération de la motricité et du tonus affectant la gestuelle et l'activité au quotidien
	Fonction ostéo articulaire	Normale	Altération au max de 3/5 d'amplitude, sur une ou plusieurs articulations sans altération des mouvements complexes	Altération à plus de 3/5 d'amplitude sur plusieurs articulations avec altération de mouvements simples	Altération d'amplitude sur plusieurs articulations, affectant la gestuelle et l'activité au quotidien
	Endurance à l'effort	Pas ou peu de fatigue	Fatigue rapide après une activité physique intense	Fatigue rapide après une activité physique modérée	Fatigue invalidante dès le moindre mouvement
	Force	Force normale	Baisse de force, mais peut vaincre la résistance pour plusieurs groupes musculaires	Ne peut vaincre la résistance pour un groupe musculaire	Ne peut vaincre la résistance pour plusieurs groupes musculaires
	Marche	Distance théorique normale couverte en 6mn = 218+(5,14 x taille en cm) – (5,32 x âge en années) – (1,80 x poids en kg) + (51,31 x sexe), avec sexe=0 pour les femmes, sexe=1 pour les hommes.	Valeurs comprises entre la distance théorique et la limite inférieure de la normale (82% de la distance théorique)	Valeurs inférieures à la limite inférieure de la normale	Distance parcourue inférieure à 150 m.
Fonctions cérébrales	Fonctions cognitives	Bonne stratégie, vitesse normale, bon résultat	Bonne stratégie, lenteur, adaptation possible, bon résultat	Mauvaise stratégie de base, adaptation, résultat satisfaisant ou inversement bonne stratégie de base qui n'aboutit pas	Mauvaise stratégie pour un mauvais résultat, échec
	Fonctions langagières	Aucune altération de la compréhension ou de l'expression	Altération de la compréhension ou de l'expression lors d'activités en groupe	Altération de la compréhension ou de l'expression lors d'activités en individuel	Empêche toute compréhension ou expression
	Anxiété/Dépression	Ne présente aucun critère d'anxiété et/ou de dépression	Arrive à gérer les manifestations d'anxiété et/ou de dépression	Se laisse déborder par certaines manifestations d'anxiété et/ou de dépression	Présente des manifestations sévères d'anxiété et/ou de dépression
Fonctions sensorielles + douleur	Capacité visuelle	Vision des petits détails à proche ou longue distance	Vision perturbant la lecture et l'écriture mais circulation dans l'environnement non perturbée	Vision ne permettant pas la lecture et l'écriture / circulation possible dans un environnement non familier	Vision ne permettant pas la lecture ni l'écriture. Circulation seul impossible dans un environnement non familier
	Capacité sensitive	Stimulations sensitives perçues et localisées	Stimulations sensitives perçues mais mal localisées	Stimulations sensitives perçues mais non localisées	Stimulations sensitives non perçues, non localisées.
	Capacité auditive	Pas de perte auditive.	La personne fait répéter.	Surdité moyenne. La personne comprend si l'interlocuteur élève la voix	Surdité profonde
	Capacités proprioceptives	Equilibre respecté	Déséquilibre avec rééquilibrages rapides	Déséquilibres mal compensés avec rééquilibrages difficiles	Déséquilibres sans rééquilibrage Chutes fréquentes lors des activités au quotidien
	Douleur	Absence de douleur en dehors d'activités physiques intenses	Douleur à l'activité physique/ Indolence à l'arrêt de l'activité	Douleur à l'activité physique et qui se poursuit à distance de l'activité	Douleur constante avec ou sans activité

(Source : Rapport du groupe de travail. Activité physique et prise en charge des personnes atteintes de maladies chroniques. Quelles compétentes pour quels patients ? Quelles formations ? 20 juin 2016, Santé Publique France. D.R.)

Annexe 22.2 – Formulaire de prescription spécifique pour les patients en affection de longue durée

Formulaire spécifique de prescription à la disposition des médecins traitants

Tampon du Médecin	

DATE :

Nom du patient :

Je prescris une activité physique et/ou sportive adaptée

Pendant ...., à adapter en fonction de l'évolution des aptitudes du patient.

Préconisation d'activité et recommandations

....

....

....

....

....

....

....

Type d'intervenant(s) appelé(s) à dispenser l'activité physique (en référence à l'Article D. 1172-2 du Code de la santé publique[1]), le cas échéant, dans le cadre d'une équipe pluridisciplinaire[2]:

....

Document remis au patient ☐

La dispensation de l'activité physique adaptée ne peut pas donner lieu à une prise en charge financière par l'assurance maladie.

Lieu date signature cachet professionnel

---

[1] Décret n° 2016-1990 du 30 décembre 2016 relatif aux conditions de dispensation de l'activité physique adaptée prescrite par le médecin traitant à des patients atteints d'une ALD

[2] Concerne les titulaires d'un titre à finalité professionnelle, d'un certificat de qualification professionnelle ou d'un diplôme fédéral, inscrit sur arrêté interministériel qui ne peuvent intervenir dans la dispensation d'activités physiques adaptées à des patients atteints de limitations fonctionnelles modérées que dans la cadre d'une équipe pluridisciplinaire (cf. annexe 4 de l'instruction interministérielle n° DGS/EA3/DGESIP/DS/SG/2017/81 du 3 mars 2017 relative à la mise en œuvre des articles L.1172-1 et D.1172-1 à D.1172-5 du code de la santé publique et portant guide sur les conditions de dispensation de l'activité physique adaptée prescrite par le médecin traitant à des patients atteints d'une affection de longue durée)

Annexe 22.3 – Proposition de prescription d'activités physiques et sportives commentée : patient lombalgique chronique

Prescription : identification du prescripteur (nom, adresse, qualité)

Prescription : identification du patient/bénéficiaire (nom, prénom, âge, sexe, taille/poids si nécessaire)

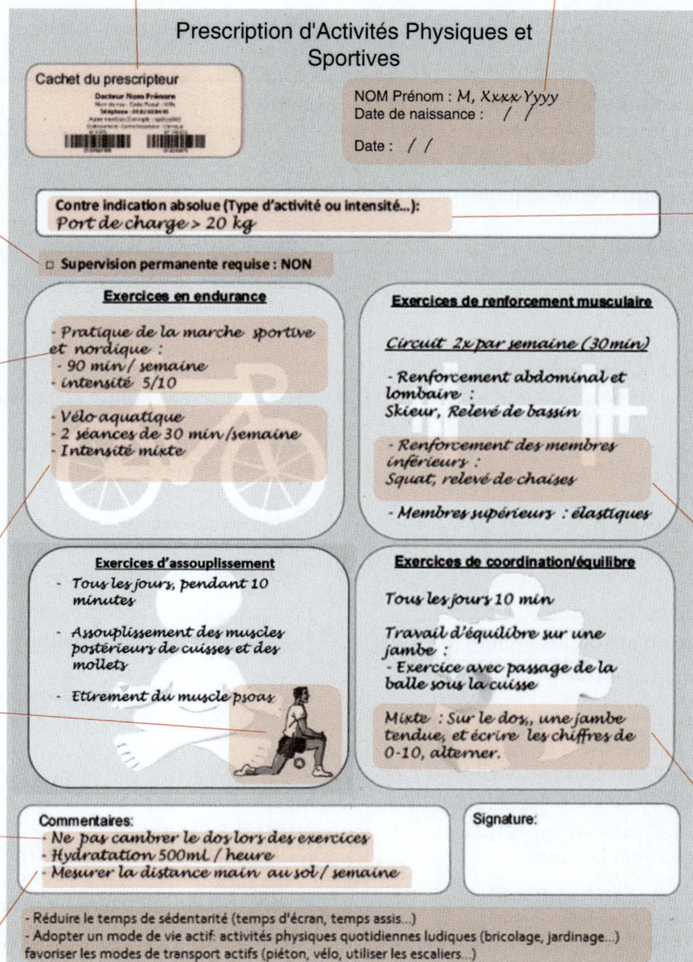

Prescription d'Activités Physiques et Sportives

Cachet du prescripteur

NOM Prénom : M, Xxxx Yyyy
Date de naissance : / /
Date : / /

Contre indication absolue (Type d'activité ou intensité...):
Port de charge > 20 kg

Supervision permanente requise : NON

Exercices en endurance

- Pratique de la marche sportive et nordique :
  - 90 min / semaine
  - intensité 5/10
- Vélo aquatique
  - 2 séances de 30 min /semaine
  - Intensité mixte

Exercices de renforcement musculaire

Circuit 2x par semaine (30min)

- Renforcement abdominal et lombaire :
Skieur, Relevé de bassin
- Renforcement des membres inférieurs :
Squat, relevé de chaises
- Membres supérieurs : élastiques

Exercices d'assouplissement

- Tous les jours, pendant 10 minutes
- Assouplissement des muscles postérieurs de cuisses et des mollets
- Etirement du muscle psoas

Exercices de coordination/équilibre

Tous les jours 10 min

Travail d'équilibre sur une jambe :
- Exercice avec passage de la balle sous la cuisse

Mixte : Sur le dos, une jambe tendue, et écrire les chiffres de 0-10, alterner.

Commentaires:
- Ne pas cambrer le dos lors des exercices
- Hydratation 500mL / heure
- Mesurer la distance main au sol / semaine

Signature:

- Réduire le temps de sédentarité (temps d'écran, temps assis...)
- Adopter un mode de vie actif: activités physiques quotidiennes ludiques (bricolage, jardinage...) favoriser les modes de transport actifs (piéton, vélo, utiliser les escaliers...)

Contre-indication :
- capacités physiques
- comorbidités (cardiovasculaire, orthopédique...)
- provisoire/ définitive

Pour les patients les moins autonomes ou avec incapacités majeures, indiquer la nécessité de supervision

Préciser la nature et éventuellement le contexte (ne pas faire... pendant les X jours après votre chimiothérapie)

Prescription sur la base du modèle FITT : fréquence, intensité, type temps/durée

Associer les activités en autonomie et les séances d'activités physiques planifiées en groupe

Montrer les exercices au patient afin qu'il puisse les identifier avec des mots simples

Illustrer avec des schémas si besoin

Proposer des exercices ludiques : meilleure adhésion

Conseils vis-à-vis de la pratique :
- éviction des attitudes incorrectes
- mesures hygiéno-diététiques

Quantifier les résultats obtenus :
- suivi
- implication du patient
- encouragement, progrès « concrets »

Messages communs :
- lutte contre la sédentarité
- lutte contre l'inactivité physique

Messages personnalisés, par ex. « aller chercher le pain à vélo»

Annexe 22.4 – Exemple pour un individu présentant une gonarthrose symptomatique

Prescription d'Activités Physiques et Sportives

Cachet du prescripteur
Docteur Nom Prénom
Nom de rue - Code Postal - Ville
Téléphone : 01 02 03 04 05
Autre mention (Exemple : spécialité)
Établissement - Centre hospitalier - Clinique
N° RPPS N° FINESS

NOM, prénom : *M, Xxxx Yyyy*
Date de naissance : */ /*

Date : */ /*

Contre-indication absolue (type d'activité ou intensité) :
Port de charges lourdes et répétées. Activités lors des poussées douloureuses inflammatoires

☐ **Supervision permanente requise :** *non*

Exercices en endurance

Objectif : 150 minutes par semaine

Ex. :
- *Marche avec bâtons de marche*
  Sorties de 30 minutes 3 fois par semaine
  Intensité 4/10 : être capable de parler

- *Aquagym douce*
  Nat'center
  Lundi soir 18-19 h

Exercices de renforcement musculaire

Objectif : 2 séances par semaine

Ex. :
- *Réaliser 3 fois le circuit suivant*
- *Extension de jambe en position assise*
  10 répétitions par jambe
- *Relevé de chaise*
  10 répétitions
- *Talon-fesse*
  10 répétitions par jambe
- *Fente avant*
  10 répétitions par jambe

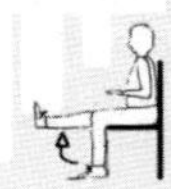

Exercices d'assouplissement

Objectif : tous les jours

Ex. :
- *Étirement des mollets, en position contre le mur pendant 30 secondes 3 fois chaque*
- *Étirement du quadriceps pendant 30 secondes 3 fois chaque*
- *Étirement des ischio-jambiers, jambe tendue sur une chaise pendant 30 secondes 3 fois chaque*

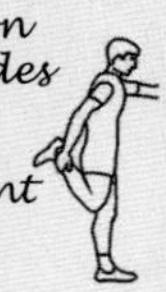

Exercices de coordination/équilibre

Objectif : 3 fois par semaine

Ex. :
- *Qi gong*
  MJC
  Samedi
  Niveau débutant : jeudi 17-18 h

Reproduire certains mouvement au domicile

Commentaires :
- *Buvez 500mL par heure d'activité*
- *L'activité ne doit pas être douloureuse*
- *Utilisez périodiquement votre podomètre*

Signature :

- **Réduire le temps de sédentarité (temps d'écran, temps assis…)**
- **Adopter un mode de vie actif : activités physiques ludiques quotidiennes (bricolage, jardinage…) favoriser les mode de transport actifs (piéton, vélo, utiliser les escaliers…)**

CHAPITRE

23

ITEM 256 Aptitude au sport chez l'adulte et l'enfant, besoins nutritionnels chez le sportif

I. Introduction
II. Examen médical de non-contre-indication à la pratique du sport
III. Bénéfices et inconvénients de la pratique d'activités physiques et sportives chez l'adulte
IV. Bénéfices et inconvénients de la pratique d'activités physiques et sportives chez l'enfant
V. Besoins nutritionnels chez le sportif
VI. Précautions et contre-indications à la pratique sportive intensive

Situations de départ

- 335 Évaluation de l'aptitude au sport et rédaction d'un certificat de non-contre-indication
- 353 Identifier une situation de déconditionnement à l'effort

Objectifs pédagogiques, hiérarchisation des connaissances

ITEM 256 – Aptitude au sport chez l'adulte et l'enfant; besoins nutritionnels chez le sportif (voir item 80)

- Conduire un examen médical de non-contre-indication au sport.
- Exposer les bénéfices et les inconvénients de la pratique sportive chez l'enfant et l'adulte.
- Exposer les besoins nutritionnels chez le sportif enfant et le sportif adulte.
- Argumenter les précautions et contre-indications à la pratique sportive intensive.

Rang	Rubrique	Intitulé	Descriptif
A	Prise en charge	Connaître les circonstances de délivrance d'un certificat d'absence de contre-indication à la pratique sportive	Pour quelles pratiques ?
B	Définition	Connaître les contre-indications de la pratique du sport en milieu scolaire	Spécificités de la non-contre-indication au sport en milieu scolaire
B	Prise en charge	Savoir conduire un examen médical d'absence de contre-indication à la pratique du sport chez l'adulte	
B	Prise en charge	Savoir conduire un examen médical d'absence de contre-indication à la pratique du sport chez un enfant	
A	Définition	Connaître les principales causes de contre-indication à la pratique sportive	

Rang	Rubrique	Intitulé	Descriptif
A	Définition	Connaître les bénéfices et risques de la pratique sportive chez l'enfant et chez l'adulte	Santé mentale et physique. Sommeil, alimentation, dopage, bonne pratique sportive
B	Étiologie	Connaître les principales pathologies liées à la pratique du sport chez l'enfant	En dehors de l'entraînement intensif : manifestations respiratoires, orthopédiques
B	Prise en charge	Besoins nutritionnels des sportifs adultes	Savoir que la plupart des pratiques sportives nécessitent simplement une augmentation des apports énergétiques
B	Prise en charge	Besoins nutritionnels des enfants sportifs	Très spécifique à l'enfant
B	Prise en charge	Particularités des besoins nutritionnels des sports d'endurance et du développement musculaire	
A	Prise en charge	Rechercher les facteurs de risque et les symptômes évocateurs de pathologies cardiovasculaires à l'interrogatoire	

I. Introduction

A La pratique des activités physiques et sportives connaît actuellement une croissance importante dans la population française, en particulier parce qu'elle est un facteur efficace de prévention primaire, secondaire et tertiaire d'un grand nombre de pathologies dites « non transmissibles » et d'amélioration d'états physiologiques comme le vieillissement. La promotion de l'activité physique et sportive pour la santé et pour tous représente une mission importante de la médecine en général et de la médecine du sport en particulier. De plus, le sport de compétition est aussi largement démocratisé et valorisé.

Dans ce contexte, le médecin doit avoir des connaissances pour pouvoir répondre à ces missions de santé autour du sportif, pour permettre une prise en charge complète du sujet pratiquant ou souhaitant pratiquer une activité physique et sportive, quels que soient son âge et son niveau, le tout dans un objectif de protection de la santé des sportifs et de promotion de l'activité physique pour la santé et pour tous.

L'activité physique et sportive a de multiples effets bénéfiques sur la santé.
Les missions du médecin sont de :

- dépister, prévenir et/ou prendre en charge les complications éventuelles liées à une activité physique et sportive chez les sportifs;
- promouvoir la santé par les activités physiques et sportives et lutter contre la sédentarité.

II. Examen médical de non-contre-indication à la pratique du sport

A. Objectifs de la visite médicale de non-contre-indication à la pratique du sport

Les objectifs de la visite médicale et de l'examen médical de non-contre-indication à la pratique du sport sont de :

- **rechercher (éliminer) des contre-indications à la pratique sportive**, rechercher une pathologie ou anomalie clinique pouvant s'aggraver à l'exercice et entraîner un risque pour le pratiquant et qui serait une contre-indication (partielle ou totale, temporaire ou définitive) à la pratique du sport ;
- rechercher des facteurs incompatibles avec la pratique sportive intense (pour les sportifs concernés) ;
- dépister des facteurs de risque de blessures liées à la pratique du sport ;
- **donner des conseils** concernant :
  - la **prévention** des blessures, du surentraînement, la récupération, la nutrition, le dopage et les conduites dopantes (prévention, information, éducation) ;
  - les disciplines sportives et modalités de pratiques à privilégier le cas échéant ;
- **délivrer le certificat médical d'absence de contre-indication à la pratique du sport** ;
- délivrer une information concernant le questionnaire de santé QS-SPORT (ce questionnaire est à compléter les deuxième et troisième années après le certificat médical de non-contre-indication dans le cadre d'un renouvellement de licence).

B. Certificat médical de non-contre-indication

Le certificat médical de non-contre-indication à la pratique du sport peut être rédigé et délivré par tout médecin docteur en médecine (thésé).
Le certificat médical de non-contre-indication à la pratique du sport ne s'établit qu'après un examen approfondi personnalisé, tenant compte des antécédents, de l'état de santé du sportif et de ses ambitions de pratique sportive.
Ce certificat est obligatoire pour l'obtention d'une première licence sportive, pour son renouvellement à intervalles réguliers et/ou pouvoir participer à des compétitions sportives.

C Le cadre juridique du certificat médical de non-contre-indication à la pratique du sport est stipulé dans l'**article L. 231-2 du Code du sport** : « L'obtention d'une licence d'une fédération sportive est subordonnée à la présentation d'un certificat médical datant de moins d'un an et permettant d'établir l'absence de contre-indication à la pratique du sport ou, le cas échéant, de la discipline concernée. »

À la date d'édition de l'ouvrage, la loi supprimant l'obligation du certificat médical attestant de l'absence de contre-indication à la pratique du sport (CACI) pour les mineurs a été adoptée et le Code du sport a été mis à jour[8], mais il manque les décrets d'application (prévoyant notamment l'intégration des éléments de visite médicale en lien avec la pratique sportive dans les examens obligatoires de l'enfant réalisées par les médecins généralistes et les pédiatres, les éléments relatifs à l'autoquestionnaire que les parents et enfants renseigneront, etc.).

C Lorsque la licence sollicitée permet la participation aux compétitions organisées par une fédération sportive, le certificat médical atteste l'absence de contre-indication à la pratique du sport ou de la discipline concernés en compétition.

La fréquence à laquelle un nouveau certificat médical est exigé pour le renouvellement de la licence est fixée à trois ans par le décret n° 2016-1157 du 24 août 2016, sous réserve d'avoir complété un questionnaire de santé sans réponse positive, sinon le sportif se doit de produire un nouveau certificat médical (article D. 231-1-4 du Code du sport).

8 https://www.legifrance.gouv.fr/codes/id/LEGIARTI000042656299/2020-12-31/.

Les disciplines suivantes présentent des contraintes particulières (article D. 231-1-5 du Code du sport) : alpinisme, plongée subaquatique, spéléologie, les disciplines sportives (pratiquées en compétition) pour lesquelles le combat peut prendre fin, notamment ou exclusivement lorsqu'à la suite d'un coup porté l'un des adversaires se trouve dans un état le rendant incapable de se défendre et pouvant aller jusqu'à l'inconscience, armes à feu ou air comprimé, disciplines sportives (pratiquées en compétition) comportant l'utilisation de véhicules terrestres à moteur à l'exception du modélisme automobile radioguidé, disciplines sportives aéronautiques pratiquées en compétition à l'exception de l'aéromodélisme, le parachutisme et rugby à XV, XIII et VII. Pour ces disciplines, la délivrance ou le renouvellement de la licence ainsi que la participation à des compétitions sont soumis à la production d'un certificat médical datant de moins d'un an établissant l'absence de contre-indication à la pratique de la discipline concernée. La délivrance de ce certificat est subordonnée à la réalisation d'un examen médical spécifique dont les caractéristiques sont fixées par arrêté des ministres chargés de la Santé et des Sports (arrêté du 24 juillet 2017 fixant les caractéristiques de l'examen médical spécifique relatif à la délivrance du certificat médical de non-contre-indication à la pratique des disciplines sportives à contraintes particulières — NOR : SPOV1722815A).

Le certificat médical peut, à la demande du licencié, ne porter que sur une discipline ou un ensemble de disciplines connexes.

L'article L. 231-2-1 du Code du sport stipule que la pratique en compétition d'une discipline sportive à l'occasion d'une manifestation organisée par une fédération est subordonnée à la présentation :

- d'une licence mentionnée à l'article L. 231-2 du Code du sport portant attestation de la délivrance de ce certificat ;
- d'un certificat médical datant de moins d'un an attestant de l'absence de contre-indication à la pratique du sport ou de la discipline concernés en compétition.

À noter qu'une modification de ce cadre devrait être adoptée pour les sportifs mineurs.

Le contenu du certificat médical de non-contre-indication à la pratique du sport n'est pas figé, certains éléments sont cependant incontournables : identification du praticien, du pratiquant, la formulation « n'avoir pas constaté à ce jour de signes cliniques apparents évocateurs de contre-indication médicale à la pratique de .... (sport pratiqué) à l'entraînement, en loisir et en compétition », date, lieu, signature et tampon.

Le contenu du certificat médical de non-contre-indication à la pratique du sport peut être le suivant :

« Je soussigné, docteur .... (nom et prénom du médecin, numéro RPPS ou ADELI), certifie, au terme de mon examen de M./Mme .... (nom et prénom du sportif), né(e) le .... (date de naissance du sportif) demeurant .... (adresse du sportif) n'avoir pas constaté à ce jour de signes cliniques apparents évocateurs de contre-indication médicale à la pratique de .... (sport pratiqué) à l'entraînement, en loisir et en compétition (dans sa catégorie d'âge) : ...

Certificat médical réalisé à la demande de M./Mme .... et remis en main propre pour faire valoir ce que de droit. »

Date, lieu, signature, tamponné par le cachet professionnel du médecin.

Ⓐ *Remarque :* **En milieu scolaire, il existe une aptitude à la pratique d'activité physique et sportive *a priori*** (y compris pour les activités pratiquées en association sportive scolaire, hormis pour les disciplines à contraintes particulières). Quand l'enfant ou l'adolescent présente une pathologie ou une anomalie clinique pouvant s'aggraver à l'exercice et entraîner un risque pour le pratiquant et qui serait une contre-indication (partielle ou totale, temporaire ou définitive) à la pratique du sport (tableau 23.1), il est nécessaire d'établir une dispense d'activité sportive scolaire. En cas de dispense prolongée un certificat effectué par un médecin docteur en médecine (thésé) et visé par le médecin scolaire est alors nécessaire. Pour plus d'informations : http://www.sports.gouv.fr/pratiques-sportives/pratique-securite/securite-sur-la-voie-publique/article/le-certificat-medical.

C. Examen médical de non-contre-indication à la pratique du sport

B Les grandes lignes de l'examen médical de non-contre-indication à la pratique du sport sont décrites ci-dessous. L'objectif de l'examen médical est qu'il soit le plus approfondi et soigné possible, car il va aboutir à la rédaction d'un certificat médical qui engage la responsabilité professionnelle du médecin. Le médecin peut utilement s'aider de l'interrogatoire et de l'examen clinique type élaborés de manière consensuelle par la Société française de médecine de l'exercice et du sport : https://www.sfmes.org/images/sfmes/pdf/Visite_NCI.pdf.

1. État civil et renseignements administratifs

- Nom, prénom, date de naissance.
- Latéralité.
- Niveau scolaire, d'étude ou profession (horaires, stress…).
- Médecin traitant, kinésithérapeute…

2. Interrogatoire

- Antécédents :
  - sportifs et pratique actuelle : niveau (haut niveau, loisir, amateur, compétition, palmarès), rythme, volume et intensité de pratique, ludique ou compétition, objectifs, conditions de pratique sportive (terrain, équipement, engagement dans un sport à catégorie de poids, conditions climatiques…), motivation de la pratique (compétition, modification corporelle, gestion du poids, maintien de la forme…) et désir sportif… ;
  - A familiaux au premier degré : infarctus du myocarde ou **mort subite** avant 55 ans chez un homme ou 65 ans chez une femme, accident vasculaire cérébral constitué précoce chez un homme ou une femme de moins de 45 ans, coronaropathie, cardiopathie, hypertension artérielle, diabète, maladies musculaires, maladies génétiques, troubles de la coagulation… ;
  - médicaux : facteurs de risque cardiovasculaire personnels (âge > 50 ans chez l'homme et > 60 ans chez la femme), tabagisme actuel ou arrêté depuis moins de trois ans (nombre de paquets-années), hypertension artérielle traitée ou non, diabète de type 2 (dernière hémoglobine glyquée HbA1c), dyslipidémie (*Low-Density Lipoprotein Cholesterol* ou LDLc, *High Density Lipoprotein Cholesterol* ou HDLc, triglycérides), surpoids ou obésité (calcul de l'indice de masse corporelle ou IMC), cardiopathie (dernier ECG de repos et dernière échocardiographie), asthme (dernière exploration fonctionnelle respiratoire), épilepsie (dernier électroencéphalogramme), myopie (dernières corrections), traumatisme crânien (avec ou sans perte de connaissance), maladies musculaires, pathologies neurologiques, troubles de la coagulation, perte ou non-fonctionnalité d'un organe pair, maladies génétiques, traumatologiques (blessures antérieures, entorses récidivantes) ;
  - B chirurgicaux.
- Allergies.
- Lecture du carnet de santé (maladies infantiles ; recommandations médicales particulières ; contre-indications médicamenteuses ; supplémentations vitaminiques ; courbe de croissance staturo-pondérale : contrôler l'âge du rebond d'adiposité, signe d'alerte s'il apparaît avant 6 ans).
- Vaccinations : contrôle de la bonne mise à jour des vaccinations obligatoires et conseillées.
- État pubertaire et sphère gynécologique (âge des premières règles, régularité des cycles, contraception, vaccination contre le papillomavirus humain).

- Habitudes de consommation de produits :
  - toxiques ou interdits (tabac, cannabis, alcool, dopage…) ;
  - à des fins de performances (compléments alimentaires, phytothérapie, boissons énergisantes…) ;
  - à d'autres fins (amaigrissement, prise de masse musculaire…).
- Traitements médicamenteux et non médicamenteux (avec et hors prescriptions) : antalgiques, anti-inflammatoires stéroïdiens et non stéroïdiens (AINS), traitements anticoagulants, compléments alimentaires, kinésithérapie, semelles orthopédiques… Pour les traitements figurant sur la liste de produits interdits par l'Agence mondiale antidopage, vérifier que le sportif possède bien les éléments justifiant l'utilisation thérapeutique et qu'une autorisation d'usage à des fins thérapeutiques est mise en place si elle est nécessaire (pour plus d'information, cf. item 80).
- Habitudes de vie : habitudes alimentaires (petit déjeuner, déjeuner, collation, dîner, hydratation, grignotages…), habitudes de sommeil (heures de coucher et de lever, insomnie, réveils nocturnes), temps de sédentarité (télévision et/ou jeux vidéo, à quantifier en heures par jour), nombre de déplacements avec distance et moyen de locomotion utilisé, hygiène corporelle…
- **Signes fonctionnels (symptômes) au repos et à l'effort et au décours de l'effort** : doléances du moment, douleurs, signes fonctionnels cardiovasculaires (douleur thoracique, palpitations, syncope, perte de connaissance, dyspnée et/ou asthénie anormale), signes fonctionnels de l'appareil locomoteur (douleur, boiterie, instabilité, raideur…), fatigue chronique, contre-performances, signes de stress, troubles du sommeil…

3. Examen physique

B Complet, systématique et soigneux, il est orienté par l'interrogatoire.

- Bilan morphologique : **poids, taille, IMC**, composition corporelle (impédancemétrie ou plis cutanés, estimation de la masse grasse et du poids idéal), envergure, empan (largeur d'une main ouverte, du bout du pouce jusqu'au bout du petit doigt), périmètre physiologique des membres supérieurs (bras et avant-bras) et inférieurs (cuisses et jambes).
- Évaluation de la croissance, développement psychomoteur, stade pubertaire (critères de Tanner).
- A Appareil cardiovasculaire : fréquence cardiaque de repos, tension artérielle aux deux bras à la recherche d'une anisotension, recherche des pouls périphériques, **auscultation à la recherche de souffles cardiaques** et périphériques. Les Sociétés française et européenne de cardiologie préconisent l'ECG de repos systématique à partir de 12 ans, répété tous les trois ans jusqu'à 20 ans, puis tous les cinq ans jusqu'à 35 ans. Après 35 ans, l'épreuve d'effort remplace l'ECG de repos mais elle n'est pas systématique. Elle doit en effet être adaptée au niveau et au type d'activité physique pratiquée et au risque cardiovasculaire du patient. Lorsqu'elle est réalisée, l'épreuve d'effort est généralement répétée tous les cinq ans, mais il n'existe pas de consensus formel des Sociétés savantes (un algorithme décisionnel est proposé à la figure 23.1).
- B Appareil locomoteur : troubles de la statique rachidienne (symétrie des épaules, bascule du bassin, attitude scoliotique ou scoliose vraie avec recherche d'une gibbosité en flexion antérieure du tronc, inégalité de longueur des membres recherchée en décubitus dorsal), troubles de la statique des membres inférieurs (genu valgum ou varum), amplitudes articulaires, laxité articulaire (épaule, genou, cheville), raideurs tendinomusculaires avec chaînes sous-pelviennes postérieures (muscles ischiojambiers) ou antérieures (muscles quadriceps), existence de points douloureux apophysaires chez l'enfant (tubérosité tibiale antérieure → maladie d'Osgood-Schlatter ; calcanéum → maladie de Sever), examen podologique (hyperkératose traduisant un hyperappui, pieds creux ou pieds plats à l'examen au podoscope).

- Appareil respiratoire et digestif ; orifices herniaires.
- Examen neurologique : motricité, sensibilité, réflexes ostéotendineux, équilibre…
- Bilan ophtalmologique : acuité visuelle, vision des couleurs.
- Bilan ORL : tympans, sinus, acuité auditive…
- État bucco-dentaire : date de la dernière visite chez le dentiste, panoramique dentaire, dents de sagesse, orthodontie, troubles de l'articulé…
- Aires ganglionnaires, paroi abdominale, organes génitaux, phanères…
- Analyse d'urine par bandelette urinaire (glycosurie, albuminurie).

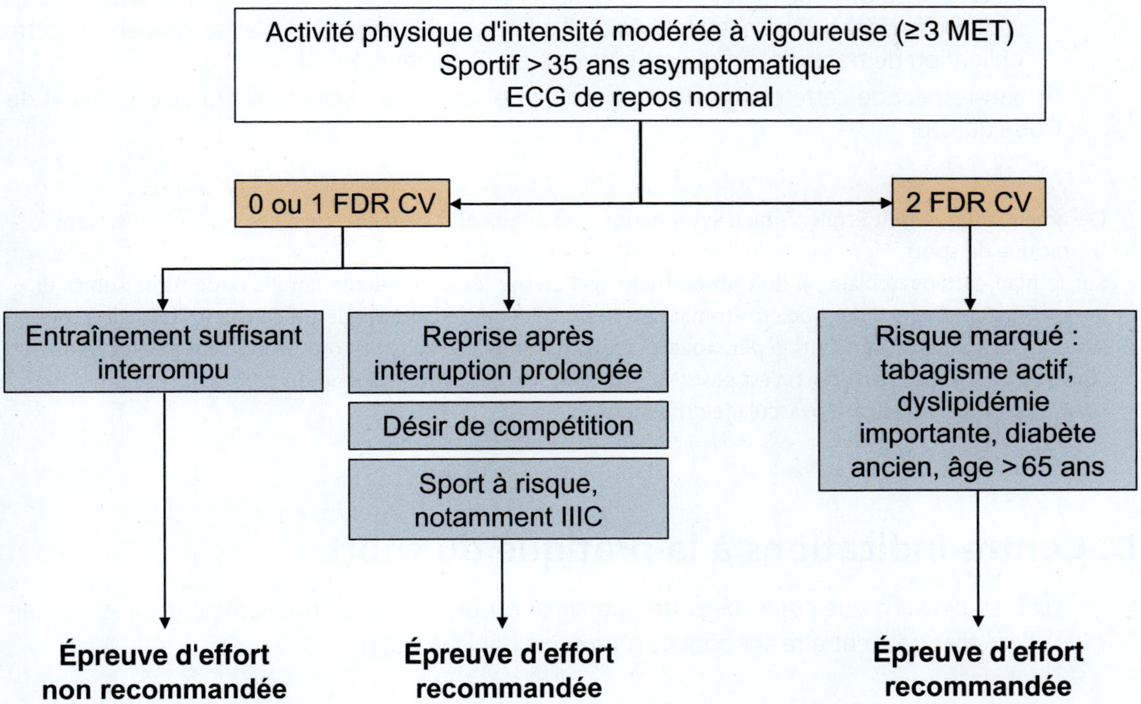

Fig. 23.1. Algorithme décisionnel pour la réalisation d'une épreuve d'effort avec ECG d'effort.
Le MET (*Metabolic Equivalent of Task*) est utilisé comme unité de mesure de l'intensité d'une activité physique : 1 MET correspond au niveau de dépense énergétique au repos (par exemple, assis sur une chaise, 3,5 ml/min/kg) ; les activités ≥ 3 MET sont considérées comme d'intensité modérée à vigoureuse. La pratique d'un sport à risque concerne les activités sportives à composantes statiques et dynamiques élevées (groupe IIIC) comme l'aviron, la boxe, le canoë-kayak, le cyclisme, le décathlon, l'heptathlon, le patinage de vitesse (glace et rollers) et le triathlon. ECG : électrocardiogramme ; FDR CV : facteurs de risque cardiovasculaire ; MET : *Metabolic Equivalent of Task*.
(Figure modifiée d'après Borjesson M, Urhausen A, Kouidi E, et coll. Cardiovascular evaluation of middle-aged/senior individuals engaged in leisure-time sport activities : position stand from the sections of exercise physiology and sports cardiology of the European Association of Cardiovascular Prevention and Rehabilitation. Eur J Cardiovasc Prev Rehabil 2011 ; 18(3):446–58.)

C Aucun examen paraclinique n'est indispensable chez le sujet jeune asymptomatique. Si l'examen clinique révèle une (des) anomalie(s), des examens paracliniques peuvent être demandés en fonction de l'interrogatoire et l'examen clinique, de même qu'un avis spécialisé : échocardiographie, ECG d'effort, VO_{2max}, mesures ventilatoires (exploration fonctionnelle respiratoire : spirométrie + courbe débit/volume)…

A Dans l'attente, le médecin ne rédige alors pas le certificat médical de non-contre-indication, mais surtout il se doit de rédiger un certificat médical de contre-indication temporaire à la pratique du sport. Chez le jeune en période scolaire, il convient aussi de rédiger une dispense d'éducation physique et sportive (EPS). Chez le sportif professionnel, il convient de réaliser un arrêt de travail.

C Si, lors de l'examen médical, le médecin décèle des signes évoquant une pratique de dopage (article L. 232-3 du Code du sport) :

- il est tenu de refuser la délivrance du certificat médical de non-contre-indication à la pratique du sport;
- il doit informer son patient des risques encourus et doit lui proposer de le diriger vers une antenne médicale de prévention du dopage. Il doit, en liaison avec celle-ci et, en fonction des nécessités, lui prescrire des examens, un traitement ou un suivi médical adapté;
- il doit transmettre obligatoirement au médecin responsable de l'antenne médicale de prévention du dopage les constatations qu'il a faites. Il doit aussi informer son patient de cette obligation de transmission qui est couverte par le secret médical.

Le non-respect de cette obligation est passible de sanctions disciplinaires (article L. 232-4 du Code du sport).

L'examen clinique doit être complet, systématique, soigneux afin de rechercher des contre-indications à la pratique du sport.
Sur le plan cardiovasculaire, il doit absolument rechercher les antécédents familiaux de mort subite et les souffles cardiaques; les Sociétés française et européenne de cardiologie préconisent l'ECG de repos systématique à partir de 12 ans, répété tous les trois ans jusqu'à 20 ans puis tous les cinq ans jusqu'à 35 ans. Après 35 ans, l'épreuve d'effort n'est pas systématique; son indication dépend du type d'activité physique pratiquée et du risque cardiovasculaire du patient.

D. Contre-indications à la pratique du sport

A Elles peuvent être transitoires (temporaires) ou définitives (permanentes), totales ou partielles; elles peuvent être spécifiques d'un sport (tableau 23.1).

Tableau 23.1. Contre-indications à la pratique sportive.

Permanentes/absolues	Temporaires	Spécifiques d'un sport*
Insuffisance respiratoire, cardiaque, rénale non stabilisée, atteintes neurologiques et musculosquelettiques évolutives… Cependant, dans ce type de pathologies chroniques, la pratique d'activités physiques adaptées et non compétitives est encouragée, après bilan médical soigneux, si besoin initialement dans le cadre d'un programme de réentraînement à l'effort, notamment pour des sports avec une dépense énergétique modérée (marche à pied, golf…)	Phase aiguë d'une maladie : **fièvre** (risque de myocardite), maladie infectieuse, maladie inflammatoire, vaccinations non à jour, pathologies chroniques non équilibrées (diabète, maladies psychiatriques, comitialité, asthme non stabilisé…), pathologies de l'appareil locomoteur en cours de consolidation (plaque d'ostéosynthèse, fractures immobilisées, entorses graves…)	– Sports de contact ou violent : perte d'un organe pair (œil, rein, gonade…), existence d'une splénomégalie, hémophilie, affections du tronc cérébral, traitement par antivitamine K… – Boxe : myopie – Sports aquatiques : comitialité – Plongée : diabète, pathologies ORL, myopie sévère – Sports de collision, haltérophilie, équitation : affection du rachis, traitement par antivitamine K Dans certains sports (boxe, sport automobile…), un accident déclaré suspend automatiquement la licence, la reprise sportive et compétitive est subordonnée à un examen médical

*Liste non exhaustive.

Un avis auprès de la commission médicale de la fédération du sport concerné peut être utile avant de décider d'une contre-indication à la pratique sportive.

À noter que chez l'enfant, une maigreur (IMC $<3^e$ percentile) ou une obésité (IMC $\geq 97^e$ percentile), un souffle cardiaque anorganique, une hématurie ou une protéinurie isolée ne constituent pas une contre-indication à la pratique sportive sous réserve de l'absence de pathologie sous-jacente.

Les contre-indications absolues définitives à la pratique d'une activité physique et sportive sont rares. La plupart du temps, celle-ci reste possible sous réserve d'un bilan approfondi si nécessaire et un encadrement initial spécifique.

E. Conseils, information, éducation, prévention

Durant cette visite médicale, il convient de dégager un temps pour prodiguer des conseils adaptés pour une pratique sportive permettant le maintien voire l'amélioration de la santé :

- hygiène de vie : repas (et collations éventuelles) équilibrés et adaptés aux modalités de la pratique sportive, quantité et qualité du sommeil, bonne hydratation, apport calcique suffisant, harmonie de l'emploi du temps (sport, travail, repos);
- conseils de récupération (repos, étirements, hydratation);
- équipement sportif de qualité et adapté, utilisation du matériel de protection (indispensable pour certains sports);
- environnement sportif sérieux et encadrement de qualité, suivi scolaire;
- notion d'entraînement : échauffement, étirement, récupération…;
- reconnaître et signaler une douleur anormale, des signes de fatigue…;
- évoquer avec le sportif la question de la consommation de produits à des fins de performance (motivations, risques, possibilités de performance sans consommation de produit…), mettre en garde contre les dangers des conduites à risque et du dopage.

III. Bénéfices et inconvénients de la pratique d'activités physiques et sportives chez l'adulte

A. Bénéfices chez l'adulte

Les bénéfices de la pratique d'activités physiques et sportives pour la santé sont maintenant bien connus et supportés par de nombreuses études scientifiques. La pratique régulière d'activités physiques et sportives permet la diminution du risque de mortalité et morbidité notamment cardiovasculaire (20 à 30 % selon les études), l'allongement de l'espérance de vie (entre deux et trois ans selon les études), l'amélioration de la qualité de vie et de l'autonomie, la prévention des pathologies chroniques métaboliques (diabète, obésité), néoplasiques (cancers du côlon et du sein), neurologiques dégénératives (maladies d'Alzheimer et de Parkinson) et cognitives. La pratique d'activités physiques et sportives est aussi bénéfique pour l'appareil locomoteur par l'augmentation de la masse musculaire et des fonctions du muscle, l'augmentation des capacités physiques d'un individu, l'amélioration de la souplesse et de l'équilibre, et la prévention des pathologies de l'appareil locomoteur (arthrose, ostéoporose…). L'activité physique a également montré son intérêt dans le traitement et la prévention secondaire et tertiaire des diverses pathologies sus-citées. La pratique d'activités physiques et sportives a un rôle sur le bon équilibre psychologique, il intervient sur les troubles de l'humeur, le comportement relationnel, la gestion du stress... Les bienfaits d'une activité physique quotidienne sont également importants sur le plan collectif et financier (diminution des dépenses de Sécurité sociale notamment).

L'activité physique et sportive a donc un intérêt physique, psychologique et social. Mais pour être bénéfique, la pratique sportive doit être encadrée, surveillée et soumise à certaines règles, pouvant se résumer à une pratique « 3R » : raisonnée, régulière et raisonnable.

Les recommandations de l'INSERM (2008) et plus récemment de l'ANSES (2016) sont : 30 minutes d'activité physique à intensité modérée (≥ 3 MET) par jour, cinq jours par semaine (ou 150 minutes d'activité physique modérée par semaine), auquel s'ajoute la pratique d'exercices de renforcement musculaire léger deux fois par semaine plus ou moins d'exercices d'équilibre, en particulier chez la personne âgée à risque de chutes. Chez l'enfant et l'adolescent : 1 heure d'activité physique modérée à soutenue par jour.

B. Risques de la pratique d'activités physiques et sportives chez l'adulte

La **mort subite du sportif** représente le principal danger. Les étiologies sont différentes en fonction de l'âge et de l'origine ethnique :

- < 35 ans : cardiomyopathies hypertrophiques, dysplasie arythmogène du ventricule droit, lésions coronaires congénitales, myocardites, rupture aortique, accident vasculaire cérébral (AVC)... ;
- > 35 ans : lésions coronaires athéromateuses, AVC.

À noter que l'ECG de repos associé à l'examen clinique dépisterait 60 à 90 % des cardiopathies responsables de morts subites contre 5 % pour l'examen clinique seul.

Au niveau de l'appareil locomoteur, les dangers de l'activité physique et sportive sont dus aux **traumatismes aigus** (chutes, chocs, traumatismes indirects...) ou aux **microtraumatismes** liés à son hyperutilisation par des gestes répétés, à la nature du sport (sollicitation intensive des membres inférieurs, sport en charge, sports de pivot-contact...), à la charge d'entraînement (nombre d'heures par semaine ou volume, intensité des entraînements, charge sur les articulations et les tendons en musculation), à la nature des lésions de l'appareil locomoteur que le sujet peut présenter (osseuses, cartilagineuses, tendineuses, musculaires...), mais également à un équipement inadapté ou en mauvais état. Pour une bonne protection de l'appareil locomoteur et un effet bénéfique du sport sur celui-ci, il convient de trouver « le juste milieu » entre le « trop » d'activité qui est nuisible et le « trop peu » d'activité qui n'apporte aucun bénéfice — en sachant que les bienfaits d'une activité peuvent être ressentis dès 15 minutes de pratique par jour.

Dans certains cas et à la faveur de certains contextes, les pratiquants d'activités physiques et sportives ont des usages de consommation de produits à des fins de performance (dopage et conduites dopantes, cf. Item 80). La consommation de certains de ces produits (médicaments, stupéfiants, compléments alimentaires contaminés...) peut occasionner des problèmes de santé tant sur le plan physique que psychologique ou social. Certains de ces produits peuvent être interdits dans le cadre de la réglementation antidopage (cf. Item 80). Certains consommateurs présentent également des conduites addictives.

Chez tout sportif, la pratique régulière devenant trop intensive ou inadaptée peut entraîner un état de **surentraînement**. Le diagnostic de cet état clinique est important, car le traitement principal est simple : repos sportif complet ou relatif. Les **signes généraux** suivants peuvent être des signes d'alerte : baisse des performances, perte de l'esprit de compétition, troubles du sommeil et de l'appétit, élévation de la fréquence cardiaque de repos et de la pression artérielle de repos, irritabilité, cortège de plaintes fonctionnelles (précordialgies, malaises...) avec des examens cliniques et complémentaires normaux. On peut également retrouver les **signes d'effort** suivants : plafonnement puis chute progressive des performances, hypoglycémie d'effort, fatigue précoce pour des efforts modérés, récupération plus longue et difficile après un effort habituel. Un questionnaire validé par la Société française de médecine de l'exercice et du sport peut apporter une aide au diagnostic mais aussi dans le suivi de la pathologie (https://www.sfmes.org/activites/positions-consensus). La prise en charge conseillée est la suivante :

- **éliminer une pathologie intercurrente** (inflammatoire, infectieuse, néoplasique…), car le diagnostic de surentraînement est un diagnostic d'élimination ;
- **favoriser le repos sportif et général adapté à l'état de fatigue**, d'une durée variable (en fonction des signes), avec arrêt provisoire de toutes compétitions ; privilégier des séances de relaxation, un soutien psychologique, une vérification des habitudes alimentaires et de sommeil.

Une situation propre à l'athlète féminine est la **« triade » de l'athlète féminine**, pathologie complexe, multifactorielle, dans laquelle l'inadéquation entre les apports et la dépense énergétique a une place primordiale, les désordres alimentaires prenant souvent une large place. Elle est souvent mal diagnostiquée et difficile à prévenir. Elle associe : **aménorrhée, désordres alimentaires (anorexie, alternant parfois avec boulimie, phobies alimentaires) et ostéoporose**. Cliniquement, elle se présente, plus souvent chez la jeune adulte ou l'adolescente, par : des fractures de fatigue récurrentes, une maigreur, un comportement compulsif, une faible estime de soi, un perfectionnisme, parfois une humeur dépressive. Les facteurs de risque de la triade de l'athlète sont :

- des prédispositions générales : régime chronique et modifications pondérales de type « yoyo », faible estime de soi, famille décomposée, abus physique ou sexuel, perfectionnisme, manque de connaissance sur la nutrition du sportif ;
- des risques spécifiques au sportif : pratique de la haute compétition (même si cette situation peut être également rencontrée chez des amateurs), sports artistiques ou à catégorie de poids, pression parentale, des entraîneurs, des juges pour perdre du poids, souhait de gagner à tout prix, identité personnelle liée au sport, surentraînement et/ou sous-alimentation.

Par ailleurs, certains sportifs présentent un véritable tableau de « dépendance à l'exercice physique » qui va les amener à continuer la pratique malgré les blessures, la fatigue, mais également à négliger leur vie personnelle et/ou professionnelle.

Le principal risque de la pratique sportive concerne l'appareil cardiovasculaire, l'appareil locomoteur venant en second. Ces risques peuvent être dans la majorité des cas prévenus par un examen clinique préventif soigneux, l'adaptation de l'activité en fonction de l'individu et le suivi de conseils adaptés.

IV. Bénéfices et inconvénients de la pratique d'activités physiques et sportives chez l'enfant

A. Particularités de l'enfant

L'enfant est un être en croissance et en évolution constante, donc particulièrement fragile et vulnérable. Étant en croissance, il est prédisposé à des lésions spécifiques qui concernent avant tout les zones de cartilage de croissance et qui risquent de compromettre la croissance de la zone atteinte. L'enfant n'est pas un adulte miniature, mais un individu à part entière qui a sa spécificité et sa propre physiologie qu'il faut respecter. Il est aussi un adulte en devenir, un accident pourrait laisser des cicatrices définitives ou pouvant compromettre irrémédiablement son avenir.

L'enfant est *a priori* considéré comme apte à la pratique du sport et seule la mise en évidence d'une contre-indication lors de l'examen clinique peut remettre en cause

cette présomption d'aptitude. La visite médicale a comme objectif principal d'éliminer les principales contre-indications inhérentes à l'activité physique, cette visite est donc nécessaire à la pratique normale et non dangereuse du sport. L'examen médical doit durer le temps nécessaire, doit être complet, afin de ne pas omettre une éventuelle contre-indication.

Le médecin doit prendre en compte les spécificités :

- du sport (technique, niveau, catégorie d'âge, condition, volume et intensité de pratique…) ;
- de l'enfant (troubles morphologiques, risques traumatiques aigus ou chroniques…).

La conclusion de la visite médicale de non-contre-indication se fait en fonction des exigences médicales du sport envisagé et des aptitudes et spécificités de l'enfant.

B. Bénéfices chez l'enfant

Chez l'enfant, la pratique d'activités physiques et sportives a des bénéfices pour le développement physique, intellectuel, social et psychologique, l'épanouissement, l'intégration du schéma corporel, le contrôle postural, la coordination, l'équilibre, la latéralité, l'orientation dans l'espace…

Les **bénéfices** sont donc :

- **physiques** : développement musculaire harmonieux, meilleure répartition des « masses grasses et masses maigres », meilleur pic de masse osseuse, développement de la condition physique ;
- **psychologiques** et **intellectuels** : le sport participe à l'acquisition par l'enfant de son autonomie, l'affirmation de son schéma corporel, l'amélioration de sa coordination motrice et temporo-spatiale, la gestion de ses émotions et des tensions quotidiennes, l'amélioration de ses capacités de concentration… ;
- **sociaux** : l'éthique du mouvement sportif (appelée également esprit sportif et défini dans le Code mondial antidopage) transmet un message de tolérance, de courage, de persévérance, d'esprit d'équipe, de respect de soi, des autres et des règles. Cela devrait aider à mieux se connaître, à connaître les autres et leurs différences. Mais si les éducateurs sportifs ne véhiculent pas cette éthique (dans leurs paroles mais surtout leurs actes et postures), la pratique sportive seule ne les véhiculera pas ;
- **thérapeutiques** : le sport (ou les activités physiques et sportives) est devenu un complément thérapeutique indispensable dans les pathologies chroniques et pour tout handicap.

C. Risques liés à la pratique du sport chez l'enfant et leur prévention

Les risques chez l'enfant sont liés au :

- non-respect de la spécificité de l'enfant : organisme en croissance ; l'enfant n'est pas un adulte en miniature ;
- non-respect de la physiologie de l'enfant : maturation de l'appareil locomoteur, maturation de l'appareil cardiovasculaire, maturation des filières énergétiques : cela nécessite donc un bon apprentissage et une bonne exécution du geste sportif ;
- défaut de dépistage et non-prise en compte de la douleur : la douleur est le premier signe de souffrance par surutilisation physique chez l'enfant ;
- défaut de prise en compte des facteurs prédisposant à la pathologie : morphologie, environnement sportif, équipement mal adapté, non-utilisation des équipements de protection, manque d'encadrement et de surveillance, mauvaise hygiène de vie (diminution des temps de repos, alimentation non équilibrée, carences…), pathologie éventuelle (cardiovasculaire, pathologie chronique, aiguë, traumatique…)… ;

- syndrome de réussite par procuration notamment de la famille ou de l'entraîneur;
- entraînement sportif intensif (ESI) : plus de 10 heures de pratique par semaine chez les enfants de plus de 10 ans, et à partir de 6 heures par semaine avant 10 ans. Un enfant soumis à un ESI est un enfant à risque qu'il convient de suivre régulièrement afin de déceler toute difficulté.

B Chez l'enfant, l'appareil locomoteur est en croissance. Les maladies de croissance du jeune sportif sont fréquentes dans cette période de fragilité de 9 à 15 ans. Ces pathologies se présentent par une douleur d'une extrémité osseuse, d'apparition progressive ou brutale lors de la pratique sportive, d'horaire mécanique, toujours bénigne mais d'évolution souvent longue. Cinquante zones ont été décrites, les plus fréquentes sont les apophysoses de croissance, principalement au niveau du genou (maladie d'Osgood-Schlatter), du talon (maladie de Sever) et du rachis (maladie de Scheuerman). Les causes sont la répétition des mêmes gestes, les sols durs et les chaussures inadaptées, les raideurs tendinomusculaires. Ces pathologies peuvent être prévenues en variant les gestes et les situations sportives, avec un équipement adapté, par la pratique des étirements, et surtout en ne négligeant pas les plaintes de l'enfant.

Chez l'enfant, l'activité physique et sportive a donc des bénéfices physiques, psychologiques, psychomoteurs et sociaux. Les principaux risques concernent les appareils cardiovasculaire et locomoteur, la croissance et la fragilité psychologique, mais ils peuvent être dans la majorité des cas prévenus par : une attention portée à l'interrogatoire à l'environnement de la pratique sportive, un examen clinique préventif soigneux, une adaptation de la pratique aux spécificités de l'enfant.

V. Besoins nutritionnels chez le sportif

A L'activité physique entraîne une augmentation de la dépense énergétique au-dessus de la dépense énergétique de repos. La nutrition du sportif doit donc répondre aux besoins nutritionnels spécifiques qui découlent des réponses physiologiques à l'exercice et de leur enchaînement. Pour cela, le sportif doit adapter ses apports au quotidien, aussi bien en quantité et qualité, qu'en termes de répartition dans la journée (repas, collations, etc.), mais aussi dans la saison (période de compétition, période de préparation physique, intersaison, arrêt ou blessure…). **Les besoins nutritionnels du sportif sont globalement les mêmes que pour l'ensemble de la population** (cf. Items 48 et 248), **mais ils sont adaptés à l'augmentation des besoins/dépenses énergétiques et au processus de récupération**.

Le sportif occasionnel a des besoins équivalents à ceux de la population générale : glucides 50 %, lipides 35 %, protéines 15 %. Une alimentation équilibrée, diversifiée et adaptée aux conditions et modalités d'activité physique et sportive est suffisante pour couvrir les apports de la majorité des pratiquants y compris des sportifs ayant une pratique intensive.

B Pour le sportif régulier (trois fois par semaine et plus), les apports recommandés sont les suivants :

- **glucides** : pour un sportif d'endurance, entre 5 et 10 g/kg par jour, soit 55 à 65 % de l'apport énergétique total quotidien (AETQ), pas moins de 4 g/kg par jour au risque d'altérer la performance. Pour un sportif de force, au moins 50 % de l'AETQ pour assurer les synthèses en protéines musculaires;
- C **lipides** : pas moins de 15 % des AETQ, entre 1,2 et 1,5 g/kg par jour en limitant les apports en acides gras saturés à 25 % des apports lipidiques et en veillant à la qualité des lipides ingérés;
- B **protéines** :
  - chez le sportif de force, augmentation des apports aux alentours de 1,8 g/kg par jour. Des apports supérieurs à 3 g/kg par jour n'ont aucun bénéfice;

  - C le maintien de la masse musculaire est obtenu pour des apports de 1,3 à 1,5 g/kg par jour. Les apports glucidiques doivent être suffisants pour procurer l'énergie nécessaire à la synthèse des protéines musculaires. Chez le sportif d'endurance, les apports protéiques sont légèrement supérieurs aux apports nutritifs conseillés (ANC) pour des efforts soutenus (> 1 heure) et répétés (plus de trois fois par semaine) ;
- **eau et électrolytes** : débuter une épreuve dans un état de normohydratation et s'hydrater régulièrement au cours de l'effort (au minimum 0,6 litre/heure). Pendant l'effort, on ajoute environ 0,6 à 1 g/l de sodium dans la boisson pour des efforts de plus de 3 heures. Après l'effort, boire l'équivalent du poids perdu pendant l'activité physique, auquel on ajoute 40 %. Les boissons énergisantes (présentées comme des stimulants de l'effort physique et intellectuel, contenant des substances comme la caféine, la taurine…) ne doivent pas être considérées comme des boissons de l'effort (dites énergétiques, qui répondent en principe aux besoins des sportifs).

Les besoins en vitamines et minéraux (et en antioxydants) des sportifs sont les mêmes que ceux de la population générale (ANC) et sont assurés par une alimentation variée et équilibrée.

Chez le jeune sportif, les besoins nutritionnels sont d'autant plus majorés que le jeune est en croissance ; il convient là encore d'adapter les apports alimentaires.

VI. Précautions et contre-indications à la pratique sportive intensive

La pratique sportive intensive est définie par plus de 10 heures de pratique par semaine chez les enfants de plus de 10 ans, et à partir de 6 heures par semaine avant 10 ans.

A. Risques de la pratique sportive intensive

Les risques de la pratique sportive intensive sont les mêmes que ceux qui ont été développés plus haut sur les inconvénients et dangers de la pratique sportive chez l'adulte et l'enfant. Cependant, la pratique sportive intensive ou non raisonnée peut augmenter la fréquence de survenue de ces risques. Les éventuelles dérives liées au sport intensif et de haut niveau (pressions familiales, des entraîneurs, des responsables de clubs, des médias, financières…) peuvent potentialiser ces risques.

Chez l'enfant, les risques de la pratique sportive intensive sont notamment engendrés par le non-respect de sa spécificité et de sa physiologie. Les risques de la pratique sportive intensive peuvent être : biomécaniques (ostéochondrose, périostites, arrachement, fracture de fatigue…), risque pour la croissance staturo-pondérale, retentissement pubertaire (aménorrhée primaire et secondaire), carences nutritionnelles, retentissement psychologique (stress invalidant, troubles de la conduite alimentaire, troubles du comportement alimentaire, syndrome dépressif…), dopage, entraînement abusif, maltraitance.

B. Précautions

La protection de la santé des sportifs pratiquant une activité sportive intense passe notamment par un suivi médical régulier et attentif, et un environnement du sportif étayant, mais également une bonne coordination des professionnels techniques (entraîneurs, préparateurs physiques) et de santé (médecins, kinésithérapeutes, psychologues…). Le suivi médical peut consister en :

- une visite médicale de début de saison, associée à des visites régulières durant l'année ;
- une prise en charge adaptée des éventuelles déficiences mises en évidence lors des visites ;

- une prise en charge rapide et précoce des petites plaintes pour éviter la chronicisation.

Les sportifs de haut niveau sur les listes ministérielles bénéficient d'un suivi médical réglementaire définit par un cadre légal et adapté en fonction de la discipline sportive pratiquée (articles L. 231-6, A. 231-3 et A. 231-4 du Code du sport). Ce suivi médical réglementaire fait partie des éléments mis en place pour protéger la santé des sportifs.

C. Contre-indications à la pratique sportive intensive

Hormis les pathologies ou circonstances détaillées plus haut, on peut ajouter comme contre-indication à la pratique sportive intense :

- une douleur chronique ou une faiblesse de l'appareil locomoteur ;
- une immaturité physique et/ou psychique ;
- un trouble psychologique ou psychiatrique ;
- certaines activités sportives par leurs contraintes biomécaniques et leurs risques traumatiques.

Remerciements

Ce chapitre a été rédigé en collaboration avec le Pr Pierre Rochcongar† (Société française de médecine de l'exercice et du sport).

Points clés

- L'obtention d'une licence d'une fédération sportive est subordonnée à la présentation d'un certificat médical datant de moins d'un an et permettant d'établir l'absence de contre-indication à la pratique du sport ou, le cas échéant, de la discipline concernée.
- Les Sociétés française et européenne de cardiologie préconisent l'ECG de repos systématique à partir de 12 ans, répété tous les 3 ans jusqu'à 20 ans, puis tous les 5 ans jusqu'à 35 an.
- Aucun examen paraclinique n'est indispensable chez le sujet jeune asymptomatique. Si l'examen clinique révèle une ou des anomalie(s), des examens paracliniques peuvent être demandés en fonction de l'interrogatoire et de l'examen clinique, de même qu'un avis spécialisé : échocardiographie, ECG d'effort, VO_{2max}, mesures ventilatoires (exploration fonctionnelle respiratoire : spirométrie et courbe débit/volume)...
- Dans l'attente, le médecin ne rédige alors pas le certificat médical de non contre-indication, mais surtout il se doit de rédiger un certificat médical de contre-indication temporaire à la pratique du sport. Chez le jeune en période scolaire, il convient aussi de rédiger une dispense d'éducation physique et sportive (EPS). Chez le sportif professionnel, il convient de réaliser un arrêt de travail.

Pour en savoir plus

Bensahel H. Aptitude de l'enfant au sport, de l'école à la compétition. L'enfant et la pratique du sport. Paris : Elsevier Masson ; 1998.

Bigard X, Guezennec Y. Nutrition du sportif. Issy-les-Moulineaux : Elsevier Masson ; 2017.

Dupuis J, Daudet G. Médecine du sport de l'enfant et de l'adolescent. Paris : Ellipses ; 2001.

INSERM. Synthèse et recommandations INSERM : activité physique, contextes et effets sur la santé. Coll. Expertise collective, Éditions INSERM ; 2008.

Jousselin E. Les certificats médicaux de non-contre-indication à la pratique du sport. Laboratoire Genévrier, Masson ; 2006.

Muff G, Rivière D, Lecocq J. Sport et santé. Aptitude aux sports chez l'enfant et chez l'adulte. Besoins nutritionnels chez le sportif. Rev Prat 2013;63(66):861–70.

Rochcongar P, Rivière D, Monod H, Amoretti R, Rodineau J. Médecine du sport pour le praticien. 6e édition. Issy-les-Moulineaux : Elsevier Masson ; 2020.

Viton J-M, Delarque A, Coudreuse J-M, et al. Sport et santé. Aptitude aux sports chez l'enfant et chez l'adulte. Besoins nutritionnels chez le sportif. Service de Médecine du Sport, AP-HM, Faculté de Médecine de Marseille. In : Polycopié de la faculté de Médecine de Marseille ; 2003.

	Agence française de sécurité des aliments. Apports en protéines : consommation, qualité, besoins et recommandations. Rapport 2007. https://www.anses.fr/fr/system/files/NUT-Ra-Proteines.pdf
	Agence nationale de sécurité sanitaire de l'alimentation, de l'environnement et du travail (ANSES). Avis relatif à l'évaluation des risques liés à la consommation de boissons dites « énergisantes ». 2013. https://www.anses.fr/sites/default/files/documents/NUT2012sa0212.pdf
	Agence nationale de sécurité sanitaire alimentation, environnement, travail (ANSES). Actualisation des repères du PNNS : révision des repères de consommations alimentaires. Décembre 2016. https://www.anses.fr/fr/system/files/NUT2012SA0103Ra-1.pdf
	Agence nationale de sécurité sanitaire alimentation, environnement, travail (ANSES). Actualisation des repères du PNNS : élaboration des références nutritionnelles. Décembre 2016. https://www.anses.fr/fr/system/files/NUT2012SA0103Ra-2.pdf

CHAPITRE
24

ITEM 328 Thérapeutiques non médicamenteuses et dispositifs médicaux

I. Appareillage
II. Aides techniques
III. Cures thermales

Situations de départ

- 243. Mise en place et suivi d'un appareil d'immobilisation
- 244. Mise en place et suivi d'une contention mécanique
- 245. Prescription d'un appareillage simple
- 247. Prescription d'une rééducation
- 279. Consultation de suivi d'une pathologie chronique
- 354. Évaluation de l'observance thérapeutique
- 355. Organisation de la sortie d'hospitalisation
- 345. Situation de handicap

Objectifs pédagogiques, hiérarchisation des connaissances

ITEM 328 – Thérapeutiques non médicamenteuses et dispositifs médicaux

- Expliquer les principes d'évaluation.
- Savoir définir un dispositif médical.
- Connaître les différents types et grandes indications des orthèses.
- Connaître les éléments constitutifs d'une prothèse.
- Connaître le chaussage orthopédique et dispositifs associés.
- Acquérir les généralités sur la prescription d'un fauteuil roulant.

Rang	Rubrique	Intitulé	Descriptif
A	Évaluation	Expliquer les principes d'évaluation des thérapeutiques non médicamenteuses	
A	Définition	Définition d'un dispositif médical	
B	Prise en charge	Connaître les aspects réglementaires et médico-économiques des thérapeutiques non médicamenteuses	
B	Définition	Petit et grand appareillage	Définition du petit et du grand appareillage et quelques exemples
A	Définition	Orthèses : généralités	Différents types et indications
B	Prise en charge	Principales orthèses	Description et indications des différentes orthèses
B	Prise en charge	Prescription des orthèses	Généralités sur la prescription des orthèses de petit et grand appareillage
A	Définition	Généralités sur les prothèses	Description des éléments constitutifs généraux d'une prothèse

Rang	Rubrique	Intitulé	Descriptif
A	Définition	Définition du chaussage orthopédique	Définition du chaussage orthopédique et des éléments associés (orthèses plantaires…)
B	Définition	Définitions et indications des différentes aides techniques	Définition objectifs, type de fabrication et indications des principales aides techniques (déambulation, déplacement, préhension, etc.)
A	Définition	Prescription des fauteuils roulants	Généralités des prescriptions des fauteuils roulants manuel et électrique
B	Définition	Cure thermale : définitions	Définition des différents types de cures thermales et déroulement

I. Appareillage

A. Métiers de l'appareillage

A (Voir aussi chapitre 2.)

1. Orthoprothésiste

Il a en charge la conception et la fabrication, l'application et le suivi de l'appareillage auprès du patient. L'orthoprothésiste est assisté de techniciens en atelier pour la fabrication. L'orthoprothésiste fabrique les grands appareillages sur mesure (prothèses pour amputation de membres, corsets pour scoliose, orthèses pour membres paralysés); il peut aussi distribuer le petit appareillage de série (orthèses de main, cannes anglaises, cadres de marche, genouillères, colliers cervicaux, lombostats).

2. Podo-orthésiste

Le podo-orthésiste fabrique orthèses plantaires, coques talonnières, appareillages spéciaux (faux bout pour amputation du pied), orthoplasties (orthèses d'orteils) et chaussures orthopédiques. Ils délivrent aussi des chaussures thérapeutiques de série : chaussures à usage prolongé (CHUP) et chaussures à usage temporaire (CHUT).

3. Podologue

Il réalise des orthèses plantaires et des orthoplasties. Il peut prescrire des orthèses plantaires, des chaussures thérapeutiques, des orthoplasties.

4. Orthopédiste orthésiste

Il est titulaire du diplôme de technicien supérieur orthopédiste orthésiste. Sur prescription médicale, il peut concevoir, réaliser et appliquer des appareillages destinés à soulager des affections liées aux pathologies osseuses, articulaires et musculaires de la colonne vertébrale et des membres (ceintures, corsets, semelles, orthèses de la main…), mais aussi aux pathologies viscérales et circulatoires (bandages herniaires, contentions veineuses…).

Les kinésithérapeutes et ergothérapeutes peuvent réaliser du petit appareillage de type orthèses thermoformables basse température (orthèse de main, de poignet, statiques ou dynamiques), mousse de posture, de positionnement.

B. Dispositifs médicaux

Un dispositif médical (DM) correspond à tout instrument, appareil, équipement, matière, produit (à l'exception des produits d'origine humaine), y compris les accessoires et logiciels, utilisé seul ou en association, à des fins médicales chez l'homme et dont l'action principale voulue n'est pas obtenue par des moyens pharmacologiques, immunologiques ou métaboliques.

Le marché des dispositifs médicaux est très vaste et le secteur très innovant. Le tissu industriel est multiple et diversifié, comprenant à la fois de grandes multinationales et de toutes petites PME.

Il comporte plus de 20000 types de produits, allant des consommables à usage unique ou réutilisables (pansements, compresses...), aux implants (prothèses mammaires, stimulateurs cardiaques...) en passant par les équipements (lits médicaux...), les réactifs et automates de biologie médicale.

Classes de DM

C Les dispositifs médicaux sont classés en fonction du niveau de risque lié à leur utilisation (durée d'utilisation, partie du corps exposée, à l'intérieur ou à l'extérieur du corps), des risques potentiels liés à leur utilisation pour la santé publique (classe I à III en fonction d'un risque croissant à l'utilisation).

Ces classes de risques traduisent également, en corollaire, le bénéfice médical attendu pour le patient.

- Classe I (classe de risque la plus faible) : par exemple, les compresses, les lunettes, les béquilles, les fauteuils roulants, les orthèses, etc.
- Classe IIa (risque potentiel modéré/mesuré) : par exemple, les lentilles de contact, les appareils d'échographie, les couronnes dentaires.
- Classe IIb (risque potentiel élevé/important) : par exemple, les préservatifs, les produits de désinfection des lentilles.
- Classe III (classe de risque la plus élevée) : par exemple, les implants mammaires, les stents, les prothèses de hanche, etc.

La classification d'un DM est de la responsabilité du fabricant, selon la finalité médicale revendiquée du dispositif. Il s'appuie pour cela sur les règles définies dans la réglementation européenne.

C. Principes d'évaluation

A L'appareillage nécessite :

- un bilan initial;
- une prescription;
- une évaluation des résultats;
- puis un ajustement de la thérapeutique.

Paramètres à considérer :

- l'observance;
- les conditions d'utilisation et d'entretien;
- l'apprentissage à l'usage;
- la surveillance spécifique;
- les procédures de renouvellement.

L'évaluation comporte :

- l'évaluation de l'appareillage lui-même;
- mais aussi les services attenants.

Ces deux éléments sont essentiels, ils font partie du prix de l'appareillage.

Comme pour toute évaluation, les différentes dimensions doivent être analysées, à savoir les dimensions lésionnelles, fonctionnelles (limitations d'activité), situationnelles (restrictions de participation), environnemental mais aussi la dimension perceptuelle (qualité de vie, satisfaction globale et spécifiquement de l'appareillage…).

Face également à toute thérapeutique, il convient de toujours mesurer la balance bénéfice/risque, qui peut se traduire pour un dispositif médical entre efficacité et tolérance. Cet élément de tolérance est important : il peut s'agir de problèmes de morbidité (complications cutanées, douleurs…) mais également il faut mesurer la tolérance par la charge énergétique et la charge attentionnelle et cognitive à la commande de dispositif particulier. Dans le cadre du rapport bénéfice/risque ou efficacité/tolérance défavorable, il y a un risque important de non-observance voire de rejet du dispositif médical.

Bénéfice/risque de l'appareillage

C'est le rapport efficacité/tolérance. Si le rapport bénéfice/risque est insuffisant alors le dispositif médical est abandonné…

D. Orthèses et prothèses

1. Notion de petit et grand appareillage

Petit appareillage

B C'est un dispositif médical le plus souvent de série (préfabrication et avec différentes tailles) qui permet de compenser une fonction organique déficiente.

Quelques exemples de petit appareillage : bandage, chevillère, semelles amovibles sur mesure, chaussures thérapeutiques, bas de contention, ceinture de soutien lombaire, collier cervical, certaines attelles…

Ces appareillages sont prescrits sur ordonnance.

Ils sont remboursés à hauteur de 60 % de la base de remboursement par l'assurance maladie obligatoire lorsqu'ils sont inscrits sur la liste des produits et prestations remboursables (LPPR). Le prix du petit appareillage est libre ; la facture peut donc dépasser cette base de remboursement.

Ces petits appareillages peuvent être délivrés en pharmacie et par les podo-orthésistes (pour ce qui concerne le pied) et *a fortiori* par les orthoprothésistes.

Grand appareillage

Il comporte des dispositifs médicaux tels que des orthèses, des prothèses. Sont rattachées au grand appareillage les aides techniques sophistiquées depuis la téléthèse (interface de commande de l'environnement) jusqu'à des matériels majeurs comme les véhicules pour handicapés physiques.

Le grand appareillage est le champ exclusif des orthoprothésistes. Ils conçoivent et réalisent des orthèses et prothèses sur mesure grâce à un moulage (par plâtre ou captation optique et numérique).

Ces appareils sont inscrits à la LPPR et peuvent être pris en charge à 100 %.

2. Règles de prescription de l'appareillage

Les podo-orthèses (réalisées par les podo-orthésistes et orthoprothésistes), **les orthèses sur mesure** et **les prothèses** (les deux étant réalisées uniquement par les orthoprothésistes) sont prescrites **initialement** par les spécialités médicales suivantes : médecine physique et de réadaptation, orthopédie, rhumatologie, neurochirurgie, neurologie, endocrinologie, chirurgie plastique et reconstructrice, chirurgie vasculaire, pédiatrie, dermatologie et gériatrie. Pour ces trois dernières spécialités, la prise en charge initiale est également subordonnée à un prescripteur d'un établissement de santé.

Les renouvellements, en particulier des fauteuils roulants manuels mais aussi des podo-orthèses et chaussures orthopédiques, peuvent être prescrits par le médecin spécialiste en médecine générale.

Une demande d'entente préalable est nécessaire dans tous les cas pour le grand appareillage. La caisse d'assurance maladie dispose d'un délai de quinze jours, à compter de la date de réception de la demande d'accord préalable, pour se prononcer. L'absence de réponse dans ce délai de quinze jours vaut acceptation. La prescription médicale détaillée doit être faite sur imprimé spécifique (grand appareillage). La prise en charge est la suivante : orthèses et prothèses = 60 % (hors ALD) à 100 % (en ALD); podo-orthèses = 60 % (100 % si ALD).

Les masseurs-kinésithérapeutes peuvent également prescrire à leurs patients certains dispositifs médicaux[9] (qui seront donc remboursés), comme :

- les matelas d'aide à la prévention d'escarres type gaufrier; les coussins d'aide à la prévention des escarres en fibres siliconées ou en mousse monobloc;
- les aides à la déambulation (cannes, béquilles, déambulateurs); les fauteuils roulants à propulsion manuelle de classe I, à la location pour des durées inférieures à trois mois;
- les attelles souples de correction orthopédique de série;
- les ceintures de soutien lombaire de série et bandes-ceintures de série.

Les infirmiers peuvent également prescrire à leurs patients certains dispositifs médicaux[10] (qui seront remboursés) comme des articles pour pansements, des cerceaux pour lit de malade ou bien des dispositifs médicaux pour le traitement de l'incontinence et pour l'appareil urogénital. Les infirmiers peuvent aussi prescrire certains dispositifs après avoir prévenu le médecin traitant du patient : ceux-ci concernent certains matelas ou surmatelas d'aide à la prévention des escarres, certains coussins d'aide à la prévention des escarres, certaines orthèses élastiques de contention des membres en renouvellement uniquement.

Cas particulier pour les ocularistes (prothèses oculaires et maxillo-faciales) : il leur faut une prescription par des médecins spécialistes d'ophtalmologie, chirurgie maxillo-faciale et chirurgie plastique et reconstructrice. Les dispositifs médicaux sont remboursés après entente préalable sur devis et pris en charge à 100 % (tout comme pour les orthoprothèses du grand appareillage).

3. Orthèses

Orthèse : elle supplée un membre ou un segment de membre déficient ou le rachis.

Différents types et indications

A Il faut différencier le traitement orthopédique du traitement orthétique :

- le **traitement orthopédique** est un traitement médicochirurgical imposant une immobilisation stricte : celle-ci est réalisée le plus souvent par le chirurgien; elle est en plâtre ou en résine (par exemple, corset après fracture vertébrale) et permet une cicatrisation des tissus par une immobilisation complète;

[9] La liste complète est disponible sur le site Internet de l'assurance maladie : https://www.ameli.fr/pharmacien/exercice-professionnel/dispensation-prise-charge/droits-prescription/droit-prescription-masseurs-kinesitherapeutes

[10] La liste complète est consultable sur le site Internet de l'assurance maladie : https://www.ameli.fr/pharmacien/exercice-professionnel/dispensation-prise-charge/droits-prescription/droit-prescription-infirmiers

- le **traitement orthétique** (par orthèse) a différents objectifs :
  - orthèses d'immobilisation : elles sont toujours statiques, circulaires mais parfois bivalves (rôle du traitement orthopédique);
  - orthèses de repos : elles sont également toujours statiques mais elles ne permettent pas l'usage de la fonction; elles n'ont pas non plus les capacités à immobiliser de façon stricte;
  - orthèses de stabilisation : elles peuvent être statiques ou dynamiques; ces orthèses permettent la fonction; des limites sont établies pour permettre la cicatrisation mais aussi la récupération dans les meilleures conditions;
  - orthèses de correction : il s'agit de récupérer une déformation articulaire ou au moins de maintenir pour éviter l'aggravation;
  - orthèses de suppléance : elles remplacent une fonction perdue.

Remarque

Certaines orthèses peuvent avoir et remplir différents objectifs :

- exemple 1 : une orthèse de genou après rupture ligamentaire du pivot central peut être utilisée dans le cadre d'un traitement fonctionnel pour cicatriser (orthèse de stabilisation), mais aussi à titre de suppléance pour réduire l'instabilité;
- exemple 2 : les orthèses releveurs de pied ont un rôle à la fois de stabilisation avec lutte anti-équin (participant au traitement d'une raideur articulaire) mais aussi de suppléance tout particulièrement lors de la phase d'oscillation du pas (compensant un déficit moteur).

Principales orthèses

B Celles-ci sont présentées dans le tableau 24.1 et la figure 24.1.

Tableau 24.1. B Liste des principales orthèses en fonction du segment de membre.

Type d'orthèse		Objectifs	Fabrication	Indications
En général				
Orthèse de stabilisation		Stabiliser une articulation, améliorer une fonction	Grand appareillage ou série	Entorse, pathologie articulaire, douleur
Appareillage du poignet et de la main				
Orthèse de posture	Statique	Améliorer une amplitude, éviter l'aggravation	Grand appareillage	Fracture, pathologie neurologique, douleur
	Dynamique	Améliorer une amplitude, améliorer une fonction	Grand appareillage	Paralysie, lésion tendineuse, post-chirurgical
Orthèse de limitation d'amplitude		Limiter une mobilité articulaire	Grand appareillage	Post-chirurgical
Appareillage du coude				
Orthèse de fonction	Orthèse hélicoïdale	Améliorer la fonction	Grand appareillage	Paralysie plexus brachial
Orthèse de posture	Statique	Améliorer une amplitude, éviter l'aggravation	Grand appareillage	Pathologie rhumatologique : tendinopathie, immobilisation post-chirurgicale
	Dynamique	Améliorer une amplitude, améliorer une fonction	Grand appareillage	Pathologie rhumatologique, neurologique

(*Suite*)

Tableau 24.1. Suite.

Type d'orthèse		Objectifs	Fabrication	Indications
Appareillage de l'épaule				
Orthèse d'immobilisation	Coude au corps (écharpe, gilet d'immobilisation)	Immobiliser bras et épaule coude au corps	Série	Traumatisme, luxation, subluxation (hémiplégie), plexus brachial, post-chirurgie
	Abduction (coussin d'abduction)	Favoriser la cicatrisation des tendons de l'épaule	Série et grand appareillage	Postopératoire coiffe des rotateurs, luxation, fractures, chirurgie d'épaule
	Claviculaire (anneaux claviculaires)	Consolider	Série	Fracture, entorse
Appareillage du pied				
Chaussures	Chaussures orthopédiques	Prendre en compte des déformations (éviter douleurs), stabiliser une cheville, éviter un pied tombant	Grand appareillage	Pathologie neurologique ou rhumatologique avec déformation du pied, instabilité de cheville, déficit moteur, amputation du pied, inégalité de longueur, trouble trophique…
	Chaussures thérapeutiques : chaussage à usage temporaire (CHUT), chaussage à usage permanent (CHUP)	Décharge un avant-pied (Barouk) Prendre en compte une augmentation de volume	Série	Œdème, troubles trophiques, traumatologie
Orthèses plantaires	Coin pronateur, coin supinateur, talonnette, barre rétrocapitale	Corriger la statique du pied, décharger des zones d'hyperappui	Sur mesure, sur empreintes, série	Pathologie orthopédique, rhumatologique, anomalie statique du pied
Orthoplastie		Protéger les orteils	Sur moulage	Déformation des orteils
Appareillage de cheville				
Orthèse suro-pédieuse	Non articulée	Limiter un pied tombant (déficit moteur, limiter une hypertonie spastique), limiter la mobilité articulaire	Grand appareillage, série (Astep®, orthèse à tracteur élastique : releveur Liberté®)	Pathologie neurologique périphérique et centrale ; pathologie articulaire
	Articulée	Conserver une mobilité de cheville	Grand appareillage	Pathologie neurologique périphérique et centrale
Orthèse de stabilisation	Attelle de stabilisation de cheville (Aircast®), botte d'immobilisation	Stabiliser une cheville	Série	Entorse

(Suite)

Tableau 24.1. Suite.

Type d'orthèse		Objectifs	Fabrication	Indications
Orthèse de posture	Statique ou dynamique	Améliorer un secteur de mobilité, prévenir et/ou lutter contre un équin	Grand appareillage, série	Pathologie neurologique
Orthèse de semi-décharge		Décharger la partie distale de jambe	Grand appareillage	Mal perforant, fracture, neuro-arthropathie
Appareillage de genou				
Orthèse cruro-pédieuse	Genou libre, verrouillé, butée extension	Corriger une déformation articulaire (recurvatum, valgum, varum), suppléer un déficit moteur (dérobement du genou), antalgie	Grand appareillage	Pathologie neurologique, rhumatologique, traumatologique
Orthèse de stabilisation	Genouillère ligamentaire, genouillère rotulienne, attelle cruro-jambière, orthèse de décharge uni-compartimentale articulée ou non articulée (Zimmer)	Stabiliser le genou, limiter la mobilité du genou, soulager une douleur	Série et grand appareillage	Rupture et entorse des ligaments croisés et collatéraux du genou, arthrose, syndrome fémoro-patellaire, instabilité rotulienne
Orthèse de décharge	Appui ischiatique	Décharger en proximal le membre inférieur	Grand appareillage	Infection, tumeur, fracture
Orthèse de posture	Articulée ou non articulée	Lutter contre un flessum de genou ou un équin de cheville	Grand appareillage	Pathologie neurologique
Appareillage du tronc				
Orthèse de tronc	Corset dorso-lombaire, lombaire; coutil baleiné (sur mesure); ceinture lombaire de série	Corriger des déformations, immobiliser, soulager une douleur	Grand appareillage, série	Fracture vertébrale, déformation, scoliose, pathologie dégénérative, neurologique, rhumatologique
Orthèse cervicale	Minerve, collier cervical	Stabiliser, immobiliser, soulager une douleur	Grand appareillage, série	Entorse, stabilisation, pathologie dégénérative, neurologique, rhumatologique

Type de prescription, prise en charge, distribution

- Petit appareillage et appareillage de série :
  - prescription : ordonnance habituelle;
  - prise en charge : 60 % (inscrit sur la LPPR); tarif libre pouvant dépasser le taux de remboursement;
  - distribution : pharmaciens, podo-orthésistes, orthoprothésistes.
- Grand appareillage :
  - prescription : ordonnance de grand appareillage (par les médecins spécialistes cités plus haut);
  - prise en charge : 100 % (inscrit sur la LPPR);
  - distribution : orthoprothésistes.

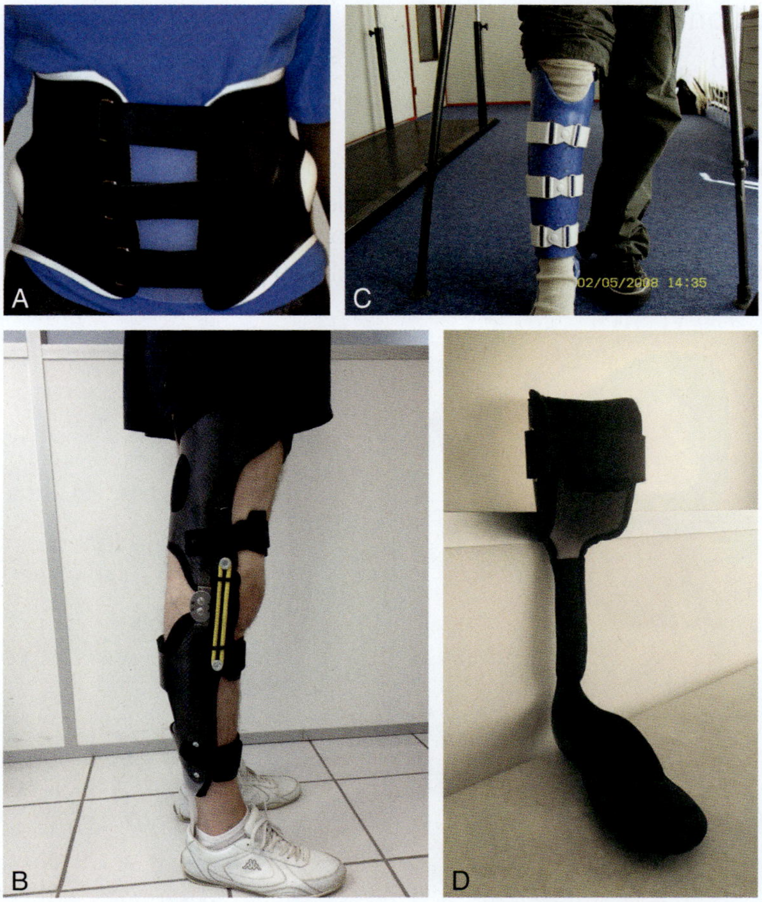

Fig. 24.1. B Orthèses.

A. Orthèse de tronc, ou corset. B. Orthèse cruro-pédieuse avec articulation de genou libre. C. Orthèse de semi-décharge. D. Orthèse suro-pédieuse.

> Exemples de tarifs de produits inscrits sur la LPPR :
> – attelle releveur de pied de série : 76,22 euros ;
> – orthèse cruro-pédieuse carbone : 2 866,70 euros.

4. Prothèses

Prothèse : elle remplace un membre ou un segment de membre manquant.

Sujet amputé

A Il est caractérisé par :

- des données individuelles ;
- le niveau d'amputation ;
- la qualité du membre résiduel (peau, amplitudes, force musculaire…) ;
- l'étiologie de l'amputation et les éventuelles pathologies associées ;
- son projet ;
- son environnement (personnel, familial, professionnel, architectural, économique…).

Constitution de la prothèse

Elle comprend :

- en **proximal**, une emboîture, sur moulage ou empreintes numériques : elle reçoit le membre résiduel ;
- un **manchon** : interface entre le membre résiduel et l'emboîture (fig. 24.2) ;
- en **intermédiaire**, des articulations éventuelles (par exemple, un genou prothétique sur une amputation fémorale) et pièces de liaison ;
- en **distal**, des effecteurs distaux (par exemple, un pied prothétique).

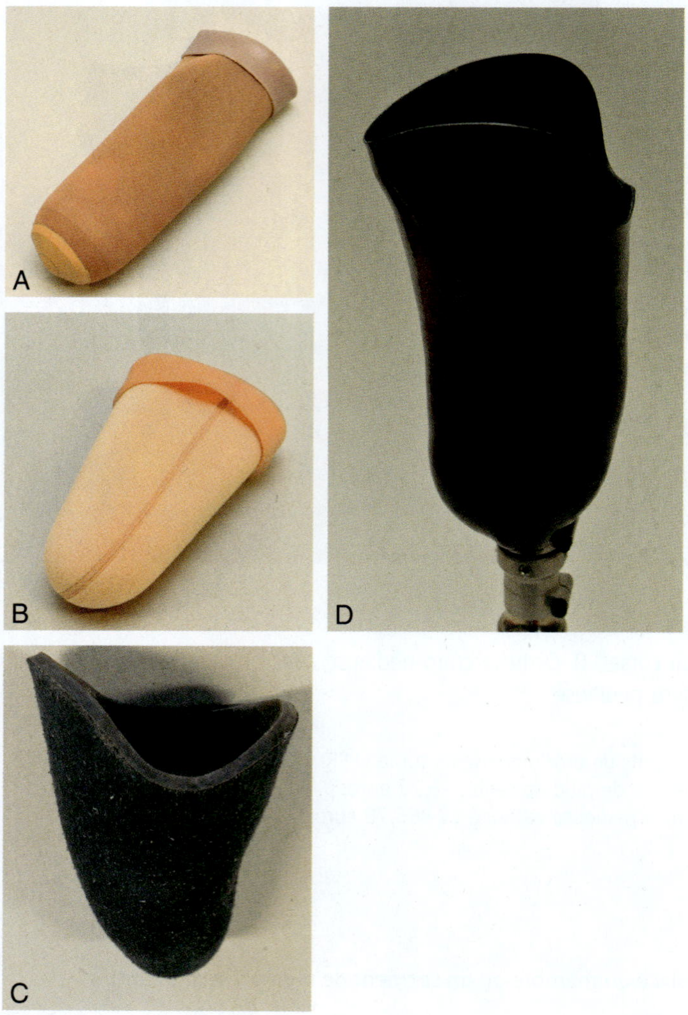

Fig. 24.2. Ⓐ Prothèses de membre inférieur : manchons et emboîture pour amputé tibial.
A. Gel silicone. B. Gel polyuréthane. C. Gel copolymère. D. Emboîture.

Règles générales pour la rééducation des sujets amputés

- Appareillage précoce : appareillage provisoire tant que le volume n'est pas stabilisé, puis définitif.
- Appareillage intégré à la rééducation : adaptation réciproque.
- Conception de l'appareillage : choix de la technologie en fonction du projet de vie.

- Rééducation en centre spécialisé (hospitalisation complète ou alternative à l'hospitalisation) pour apprendre l'usage de la prothèse et effectuer une rééducation physique, ainsi qu'une réadaptation sociale et professionnelle.
- Interactions fortes et rapides avec le milieu de vie (vie à domicile, activités scolaires ou professionnelles, activités sportives et de loisirs...).

Pour les sujets amputés de membre inférieur (fig. 24.3 et 24.4)

- La prothèse est animée par la dynamique des muscles et ce, par rapport aux axes de rotation.
- La problématique est :
  - l'appui et l'animation du membre prothétique ;
  - le compromis entre efficacité mécanique (bras de levier) et tolérance cutanée (risque de pression excessive).
- Certains amputés de membre inférieur ne sont pas appareillés en particulier sur artériopathie, polypathologie et diabète.
- Les prothèses à visée sociale (esthétique) sont exceptionnelles.
- Les prothèses à visée fonctionnelle sont la règle. Les composants peuvent être mécaniques simples (genou à verrou, pied à coin talonnier...) ou mécaniques complexes (genou hydraulique ou pneumatique, pied articulé, pied à restitution d'énergie) ou alors électroniques (genou et pied ayant des régulations, des motorisations, des programmations dites intelligentes).

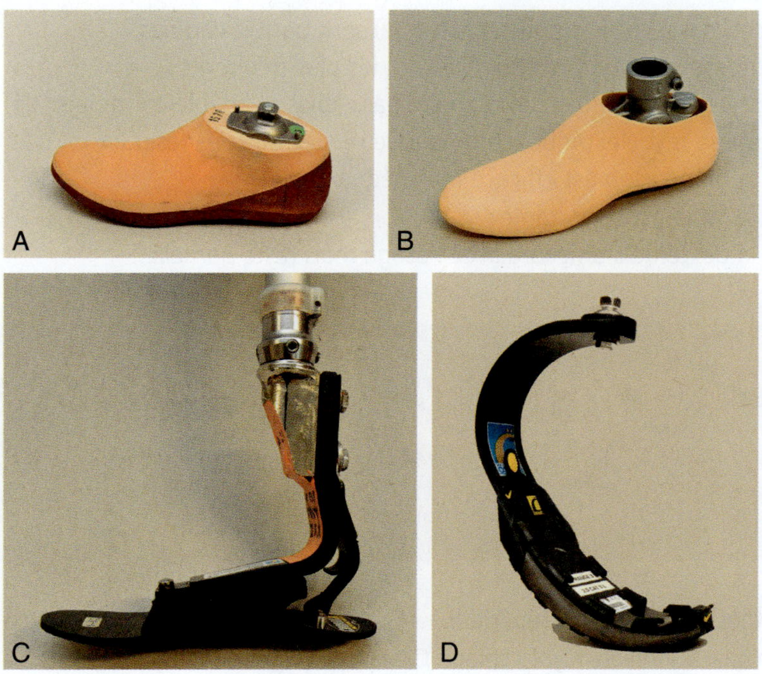

Fig. 24.3. Ⓐ **Prothèses de membre inférieur : effecteur distal.**

A. Pied SACH (*Solid Ankle Cushion Heel*). B. Pied articulé. C. Pied à restitution. D. Lame de course.

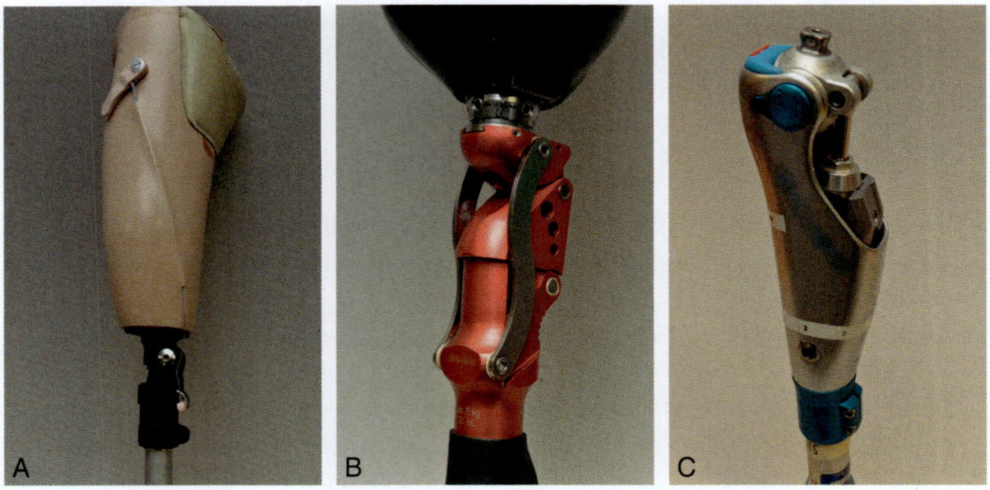

Fig. 24.4. Ⓐ Prothèses de membre inférieur : pièces de genou.
A. À verrou. B. Hydraulique ou pneumatique. C. Électronique (C-Leg®, etc.).

Pour les sujets amputés de membre supérieur (fig. 24.5)

- La problématique est la commande des articulations intermédiaires éventuelles et des effecteurs distaux (main).
- Tous les amputés de membre supérieur ne sont pas appareillés (par choix premier ou par abandon).
- Les prothèses à visée sociale (esthétique) sont parfois choisies.
- Les prothèses à visée fonctionnelle sont les plus fréquentes :
  - prothèse mécanique (commandée par câbles et épaule controlatérale);
  - prothèse myoélectrique (commandée par les muscles résiduels) :
    - la préhension est efficace mais séquencée;
    - la force est importante;
    - la dextérité s'améliore avec l'usage mais reste partielle.

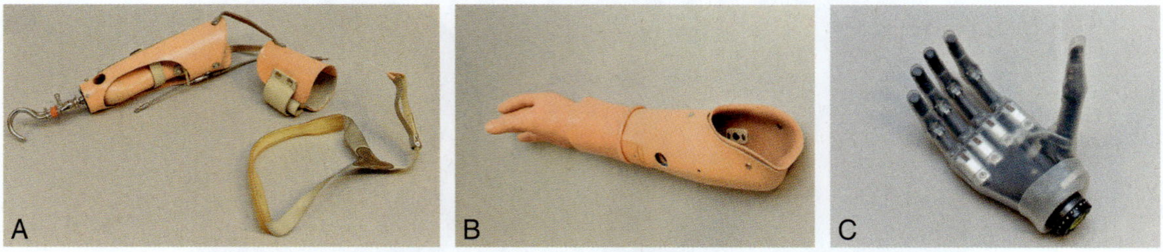

Fig. 24.5. Ⓐ Prothèses de membre supérieur.
A. Prothèse mécanique. B. Prothèse myoélectrique. C. Main polydigitale.

Type de prescription, prise en charge, distribution

- Prescription : ordonnance de grand appareillage (médecins spécialistes cités plus haut).
- Prise en charge : 100 % (inscrit sur la LPPR).
- Distribution : orthoprothésistes.

Exemples de tarifs de produits inscrits sur la LPPR :
- pied à restitution d'énergie de classe III Triton® LP : 2 899,05 euros ;
- genou à microprocesseur RHEO KNEE® : 16 959,26 euros ;
- main bionic i-limb® : 27 134,70 euros.

5. Chaussures orthopédiques

Chaussures orthopédiques de grand appareillage

- Différents types : chaussures orthopédiques, l'orthèse peut y être associée ; réalisées sur moulage ou prise de mesure.
- Indication : pathologie neurologique ou rhumatologique avec déformation du pied, instabilité de cheville, déficit moteur, amputation du pied, inégalité de longueur, trouble trophique…
- Distribution : podo-orthésiste (ou orthoprothésiste).
- Prise en charge : 60 % (100 % si ALD).

Chaussures thérapeutiques de série

- Différents types : chaussage à usage temporaire (CHUT), chaussage à usage permanent (CHUP).
- Indication : décharge avant-pied (Barouk), augmentation de volume.
- Distribution : orthopédistes-orthésistes, podo-orthésistes, orthoprothésistes, pharmaciens.
- Prise en charge : 60 % ; tarif libre pouvant dépasser le taux de remboursement.

Orthèses plantaires

- Différents types : coin pronateur, coin supinateur, talonnette, barre rétrocapitale ; ces orthèses sont réalisées sur moulage ou prise de mesures.
- Indication : corrige la statique du pied, décharge des zones d'hyperappui.
- Distribution : podologues-pédicures, podo-orthésistes ou orthoprothésistes.
- Prise en charge : 60 % ; tarif libre pouvant dépasser le taux de remboursement.

Orthoplastie

- Indication : protection des orteils.
- Distribution : podologues-pédicures, podo-orthésistes ou orthoprothésistes.
- Prise en charge : tarif libre.

Exemples de tarifs de produits inscrits sur la LPPR :
- chaussures orthopédiques sur mesure : 735,04 euros ;
- chaussures thérapeutiques : 30,49 euros ;
- orthèses plantaires : 14,43 euros.

II. Aides techniques

B Celles-ci sont présentées dans le tableau 24.2.

Aides techniques : tout dispositif (instrument, système…), non appliqué directement sur le corps, permettant de diminuer les limitations d'activité et contribuant à l'amélioration de l'autonomie, de la sécurité et du bien-être des personnes handicapées.

Tableau 24.2. B **Principales aides techniques.**

Catégorie	Type d'appareillage	Objectifs	Fabrication	Indications
Aides à la déambulation	Canne simple (canne T), canne blanche, canne tripode, canne quadripode, béquilles axillaires, béquille à appui antébrachial (canne anglaise), déambulateur (cadre fixe), déambulateur à roue (Rollator®)	Améliorer la stabilité à la marche	Série	Douleur, trouble de l'équilibre, déficit moteur, raideur articulaire, déficience cardiovasculaire et respiratoire, déficience visuelle, vieillissement
	Tables de marche			
	Main courante, barres parallèles			
Aides au déplacement	Fauteuil roulant manuel (poids variable, pliable ou non pliable, propulsion unilatérale pour patient hémiplégique, dossier fixe ou inclinable…), fauteuil roulant manuel de sport Fauteuil roulant électrique : intérieur, extérieur, commandes (joystick, menton), élévateur, verticalisateur Aide à la propulsion : kit de motorisation, roue motrice Scooters	Se déplacer	Série	Pathologie entraînant une impossibilité de propulsion avec les membres supérieurs, pathologie neurologique
Aides à la station debout	Verticalisateur	Aider à la station debout	Série	Pathologie neurologique, paraplégie, tétraplégie
Aides à la manipulation et à la préhension	Pince à long manche	Ramasser un objet	Série	Pathologie neurologique, rhumatologique, traumatologique
	Couteau, fourchette, tapis antidérapant	Prendre un repas, couper		
	Enfile-chaussette, enfile-bouton	S'habiller		
	Brosse à long manche, chaise de bain, planche de bain	Faire sa toilette, de laver Assurer son hygiène		
	Rehausseur, chaise garde-robe			
	Planche de transfert, guidon de transfert, potence	Se transférer		
Aide technique pour le décubitus et la position assise	Lit médicalisé, matelas anti-escarres	Éviter des lésions cutanées	Série	Pathologie neurologique, pathologie entraînant une limitation des capacités de mobilisation
	Coussin anti-escarres : mousse, gel de silicone, cellules pneumatiques			
Contrôle d'environnement	Domotique, volet roulant électrique, ouverture de porte, appareil hifi et vidéo, commande vocale…	Améliorer l'autonomie	Série	Pathologie neurologique (tétraplégie)
Aides à la communication	Synthèses vocales, pictogramme	Communiquer	Série	Pathologie neurologique
Aides à l'audition	Appareils auditifs, implants cochléaires	Entendre	Série	Surdité

(*Suite*)

Tableau 24.2. Suite.

Catégorie	Type d'appareillage	Objectifs	Fabrication	Indications
Aides pour la vision	Appareillage basse vision (systèmes permettant le grossissement), braille	Voir	Série	Cécité
Appareillage ventilatoire	Trachéotomie, canules, respirateur (ventilation)	Respirer, protéger les voies aériennes	Série	Ventilation mécanique prolongée (tétraplégie, myopathie)
Appareillage vésicosphinctérien	Sondes urinaires, dispositif de lavement	Protéger les voies urinaires et le rein, améliorer le transit	Série	Pathologie neurologique

A. Prescription des aides à la déambulation

Ⓐ Les aides à la déambulation sont inscrites à la LPPR. Elles sont prises en charge (au niveau du montant de la LPPR) mais peuvent présenter un dépassement (prix de vente libre). La prescription est faite sur une ordonnance ou une ordonnance bizone : médecins (toutes spécialités autorisées) et kinésithérapeutes (limitation à certaines aides techniques sur liste).

Exemple de la canne

- Elle est de forme variable (en « T », en « C »); elle peut présenter une poignée adaptée, ergonomique proposant un meilleur appui sur l'éminence hypothénar dans le cas, par exemple, d'une polyarthrite rhumatoïde ou d'une spasticité.
- La hauteur variable de la canne est nécessaire pour s'adapter à la morphologie du sujet.
- Idéalement, la poignée devrait se situer au niveau du grand trochanter sur un sujet debout avec un angle du coude d'environ 20°.

B. Prescription des fauteuils roulants

1. Fauteuil roulant manuel

La prescription d'un fauteuil roulant manuel se fait sur ordonnance simple ou bizone par tout médecin. Il est possible de louer un fauteuil roulant manuel. L'inscription à la LPPR permet une prise en charge par la Sécurité sociale à la location ou à l'achat.

2. Fauteuil roulant électrique

Une demande d'entente préalable doit être faite — délai de réponse de quinze jours, l'absence de réponse dans ce délai vaut acceptation. Le fauteuil roulant électrique inscrit à la LPPR est pris en charge par la Sécurité sociale à l'achat (pas en location). À titre indicatif, le tarif de base est de 2 702,81 euros pour un fauteuil électrique à dossier non inclinable.

Pour prescrire un fauteuil roulant électrique, il faut un essai préalable (réalisé par un médecin MPR avec un ergothérapeute ou un kinésithérapeute) portant sur l'adéquation du fauteuil choisi au handicap et sa non-dangerosité pour le patient. La prescription médicale indique le type de fauteuil et les adjonctions si besoin. L'entente préalable tient lieu de devis (faite par le fournisseur).

L'essai préalable est systématique pour la première prescription ou lors des changements de fauteuil pour les renouvellements. Les réparations sont prises en charge forfaitairement. Les fauteuils sont délivrés par les orthoprothésistes, les revendeurs de matériel médical ou les pharmaciens.

Pour les patients de moins de 60 ans, tout matériel non remboursé totalement par la Sécurité sociale pourra être pris en charge par la MDPH sous réserve d'un accord de la CDAPH (cf. Item 118). Après 60 ans, aucun remboursement réglementaire n'est prévu par l'APA en plus de celui de la Sécurité sociale.

III. Cures thermales

B Les cures thermales mettent en œuvre dans un but thérapeutique les ressources hydrominérales et climatiques des stations thermales. La cure est prescrite par un médecin généraliste ou spécialiste. La prescription des soins thermaux et le suivi de la cure sont assumés par le médecin thermal et la cure est remboursée par les organismes sociaux.

A. Quelques définitions

- **Cure thermale** : ensemble complexe des moyens de traitements mis en œuvre pendant le séjour du patient (le curiste) dans la station thermale.
- **Thermalisme** : « science de l'utilisation et de l'exploitation des eaux minérales » ; en fait, tout ce qui concerne l'organisation, l'aménagement et l'exploitation des stations thermales.
- **Crénothérapie** : traitement par les « eaux de source » ; en pratique, l'utilisation thérapeutique des cures thermales.
- **Pélothérapie** : traitement par les boues thermales.
- **Station thermale** : commune dotée d'un ou de plusieurs établissements thermaux.
- **Établissement thermal** : structure où sont effectués les soins thermaux (bains, douches, cure de boissons, piscine, techniques diverses…).

B. Modalités thérapeutiques en milieu thermal

1. Agents crénothérapiques

C Ce sont les divers moyens naturels que l'on utilise pour traiter en milieu thermal :

- **eau minérale** : c'est une eau naturelle provenant d'une source, jaillissant spontanément ou artificiellement à la suite d'un forage, qui ne subit ni addition ni soustraction d'un élément quelconque et qui a des propriétés thérapeutiques supposées :
  - en fonction de leur température à l'émergence, on distingue les eaux froides inférieures à 20 °C, les eaux hypothermales de 20 à 35 °C, les eaux thermales de 35 à 50 °C, et les eaux hyperthermales au-dessus de 50 °C ; on appelle eaux mésothermales ou isothermales les eaux jaillissant aux alentours de 36 à 37 °C ;
  - les autres propriétés physiques des eaux, intéressantes sur le plan thérapeutique, sont leur richesse en gaz, leur tonicité et leur radioactivité ;
  - la composition chimique des eaux est très importante surtout lorsqu'elles sont utilisées par voie interne. En fonction de cette composition, on distingue divers types d'eaux : bicarbonatées, chlorurées, sodiques, sulfurées, sulfatées, à minéralisation spécifique (arsenicales, carbogazeuses, cuivreuses…) ou, enfin, pauciminéralisées ;
- **autres agents crénothérapiques** : il s'agit des vapeurs thermales, des gaz thermaux (hydrogène sulfuré, gaz carbonique) et les boues thermales à la base de la pélothérapie.

2. Techniques de cure

On distingue, d'une part, les techniques thermales proprement dites utilisant les agents crénothérapiques et, d'autre part, les techniques associées.

Techniques thermales

- Cure externe :
  - bains (balnéothérapie), individuels ou en piscine ;
  - douches (générales ou locales) ;
  - douches sous-marines, hydromassages ;
  - pélothérapie : illutations, cataplasmes de boues… ;
  - utilisation des vapeurs : étuves locales ou générales.
- Cure interne : ingestion d'eau (cure de boissons).

Techniques associées

Il s'agit de techniques non spécifiques du milieu thermal mais qui sont aujourd'hui très développées et qui contribuent largement à l'action thérapeutique des cures :

- massages, mobilisations en piscine ;
- repos ;
- incitation à la pratique régulière d'exercices physiques, gymnastique ;
- prise en charge diététique ;
- rupture du cadre de vie habituel propice à l'information et l'éducation (thérapeutique) du patient.

C. Déroulement de la cure

La durée classique des cures thermales est de vingt et un jours dont dix-huit jours de traitement thermal. En règle, le rythme des cures est annuel. Les cures peuvent être répétées pendant plusieurs années si elles sont bénéfiques.

Lorsqu'il arrive en station thermale, le patient (le curiste) est pris en charge par le médecin thermal qui va le suivre tout au long des trois semaines. Le médecin thermal établit, après avoir vérifié l'état clinique et l'absence de contre-indications, le programme thérapeutique thermal, c'est-à-dire qu'il détermine pour un curiste donné les agents et les moyens crénothérapiques qui vont être utilisés et les techniques qui vont être appliquées.

Le médecin thermal assume le suivi médical de la cure et juge du résultat en fin de séjour.

D. Mode d'action de la cure thermale

Ce mode d'action est complexe et polyfactoriel :

- **effets liés aux propriétés physiques ou chimiques des eaux, des boues, des gaz ou des vapeurs** :
  - l'utilisation d'une eau chaude a un effet sédatif et décontracturant, l'utilisation d'une eau froide a un effet tonique et excitant ;
  - lors de la balnéothérapie en piscine, l'effet d'allègement du poids du corps est d'autant plus important que l'eau est hypertonique ;
  - les propriétés chimiques des eaux déterminent aussi certains effets thérapeutiques ; ainsi, par exemple, les eaux sulfurées sont plus utilisées pour les voies respiratoires en raison de leur action anti-infectieuse et trophique ;

  - les boues sont intéressantes par leur viscosité, permettant de mouler diverses régions anatomiques notamment les articulations : elles libèrent lentement la chaleur qu'elles ont emmagasinée (thermopexie);
- **effets généraux** : la cure est aussi une période de repos, de rupture avec le quotidien; le curiste est dans une ambiance conditionnée favorable à l'acquisition de nouvelles règles d'hygiène de vie (créno-réadaptation).

Au total, l'effet de la cure est lié à l'action conjuguée du « médicament thermal », c'est-à-dire de l'effet des eaux des boues et des vapeurs, et de l'environnement et du repos (effet général).

E. Place de la crénothérapie en thérapeutique

Les **contre-indications** sont :

- générales :
  - cancers et hémopathies malignes, altérations sévères de l'état général ou toutes les affections débilitantes;
  - maladies aiguës (maladies infectieuses évolutives, tuberculose…);
  - insuffisances viscérales graves, cardiaques, pulmonaires, rénales, hépatiques…;
  - accident vasculaire cérébral récent, hypertension artérielle mal stabilisée;
  - troubles mentaux sévères, démences évoluées;
  - âge : il n'est toutefois pas en soi une contre-indication;
- spécifiques :
  - la balnéothérapie en piscine est contre-indiquée en cas d'insuffisance sphinctérienne, de conjonctivite, de manifestations ORL évolutives ou de troubles cutanés avec perte de substance…;
  - l'insuffisance veineuse peut contre-indiquer la balnéothérapie, particulièrement en eau chaude ou les applications de boues.

D'autres contre-indications tiennent à l'évolutivité de certaines maladies : poussées inflammatoires de certaines affections rhumatismales.

Concernant les **indications**, de façon générale la crénothérapie s'adresse aux affections chroniques. Les organismes sociaux reconnaissent **douze orientations thérapeutiques** :

- rhumatologie et séquelles de traumatismes ostéoarticulaires (RH);
- maladies des voies respiratoires (VR);
- maladies de l'appareil digestif et maladies métaboliques (AD);
- gynécologie (GYN);
- dermatologie (DER);
- affections des muqueuses bucco-linguales (AMB);
- maladies de l'appareil urinaire et maladies métaboliques (AU);
- phlébologie (PHL);
- thérapeutique des affections psychosomatiques (PSY);
- troubles du développement de l'enfant (TDE);
- neurologie (NEU);
- maladies cardio-artérielles (MCA);

Chaque station thermale est reconnue pour une ou plusieurs de ces orientations en fonction notamment du type d'eau et des soins qui peuvent être prodigués.

Le thermalisme français repose aujourd'hui sur une centaine de stations thermales, les plus importantes étant Dax, Balaruc-les-Bains, Amélie-les-Bains, Luchon…

L'orientation locomotrice, avec notamment les **affections rhumatologiques**, représente aujourd'hui la première des indications de cure thermale prise en charge par les organismes sociaux. La **pathologie dégénérative** arthrosique des membres (gonarthrose, arthrose des mains, polyarthrose…) et les rachialgies communes (cervicalgies, lombalgies) représentent l'essentiel des indications. Les rhumatismes inflammatoires (polyarthrite rhumatoïde, spondylarthrite ankylosante…) peuvent être pris en charge en dehors des poussées. Les états fibromyalgiques peuvent bénéficier de programmes thérapeutiques spécifiques.

Dans la **justification de la prescription de la cure thermale** entrent en compte :

- les effets thérapeutiques propres de la cure, aujourd'hui établis sur la base d'essais cliniques apportant un niveau de preuve variable notamment pour les indications rhumatologiques ;
- les limites des traitements conventionnels et autres alternatives thérapeutiques ;
- l'absence de contre-indications.

La crénothérapie ne s'oppose pas aux autres thérapeutiques notamment médicamenteuses. Il s'agit d'une prise en charge complémentaire qui peut être proposée à certains patients. Elle a pour but d'essayer d'améliorer l'état lésionnel mais surtout de permettre une meilleure tolérance des lésions acquises.

F. Aspect réglementaire de la prescription

1. Prescription de la cure

La prescription de la cure est réalisée par le médecin et repose sur un formulaire spécial qui identifie :

- l'orientation médicale principale et éventuellement une deuxième orientation indiquée par une lettre clé (RH pour la rhumatologie, VR pour les voies respiratoires, PHL pour la phlébologie…) ;
- la station thermale proposée adaptée à la pathologie ;
- la nécessité, le cas échéant, d'une hospitalisation (hôpital thermal ou maison d'enfants à caractère sanitaire) ;
- l'absence de contre-indications ;
- les conditions administratives particulières de remboursement (ALD, accident du travail, maladie professionnelle).

2. Prise en charge par l'assurance maladie

- Les soins (forfait de surveillance médicale, forfait de soins thermaux) sont remboursés sans condition de ressources par l'assurance maladie avec application du ticket modérateur. En sont exonérés les patients en ALD, accident du travail ou maladie professionnelle.
- Sous conditions de ressources, le curiste peut bénéficier de surcroît d'un remboursement partiel et forfaitaire des frais d'hébergement et de transport avec application du ticket modérateur (exonération pour les patients en ALD, accident du travail ou maladie professionnelle).
- En règle générale, la cure s'effectue, pour les patients en activité, dans le cadre d'un congé annuel à l'exception de certains cas particuliers, notamment accident du travail ou maladie professionnelle.

Points clés

- Le petit appareillage est un dispositif médical, le plus souvent de série, prescrit sur ordonnance simple, alors que le grand appareillage rassemble des dispositifs plus sophistiqués, pouvant être réalisés sur mesure et prescrits sur ordonnance spécifique.
- L'orthèse supplée un membre ou un segment de membre déficient ou le rachis. L'objectif peut être l'immobilisation, la stabilisation, le repos, la correction ou la suppléance.
- La prothèse remplace un membre ou un segment de membre manquant ; elle est généralement constituée de plusieurs parties et peut avoir un rôle de fonction ou esthétique.
- La chaussure orthopédique peut être de série (thérapeutique) ou faite sur mesure (grand appareillage).
- Les aides techniques permettent de diminuer les limitations d'activités et d'améliorer l'autonomie, la sécurité et le bien-être des utilisateurs. Elles peuvent avoir de nombreux objectifs d'aide au déplacement, à la station debout ou assise, à la préhension, au contrôle d'environnement, à la communication…
- Le fauteuil roulant manuel est prescrit par tout médecin sur ordonnance simple ou bizone. Le fauteuil roulant électrique est prescrit après essai préalable réalisé par un médecin de MPR et un ergothérapeute ou un kinésithérapeute.
- Les produits inscrits sur la LPPR sont remboursés par la Sécurité sociale à un tarif défini. Ces remboursements varient de 60 à 100 % en fonction du régime de Sécurité sociale ou de la pathologie concernée.
- Les cures thermales sont prescrites par tout médecin dans un centre thermal adapté à la pathologie. Les soins thermaux et le suivi de la cure sont assumés par le médecin thermal.

CHAPITRE

25

ITEM 340 Accidents vasculaires cérébraux

I. Conséquences directes
II. Pronostic et courbes de récupération
III. Prise en charge en médecine physique et de réadaptation

Situations de départ

- 121 Déficit neurologique sensitif et/ou moteur
- 129 Troubles de l'attention
- 130 Troubles de l'équilibre
- 134 Troubles du langage et/ou phonation
- 247 Prescription d'une rééducation
- 279 Consultation de suivi d'une pathologie chronique
- 327 Annonce d'un diagnostic de maladie grave au patient et/ou à sa famille
- 328 Annonce d'une maladie chronique

Objectifs pédagogiques, hiérarchisation des connaissances

ITEM 340 – Accidents vasculaires cérébraux

- Diagnostiquer un accident vasculaire cérébral.
- Identifier les situations d'urgence et planifier leur prise en charge préhospitalière et hospitalière.
- Argumenter l'attitude thérapeutique et planifier le suivi du patient.
- Décrire les principes de la prise en charge au long cours en abordant les problématiques techniques, relationnelles et éthiques en cas d'évolution défavorable.

Objectifs de médecine physique et de réadaptation :

- Savoir identifier les différentes déficiences secondaires à un accident vasculaire cérébral et les signes cliniques associés qui peuvent avoir une incidence fonctionnelle.
- Connaître les grandes fenêtres temporelles de la récupération et les temps de rééducation.
- Décrire les objectifs de la prise en charge de médecine physique et de réadaptation à la phase aiguë, à la phase de récupération puis au stade des séquelles de l'accident vasculaire cérébral.

Rang	Rubrique	Intitulé	Descriptif
A	Définition	Connaître la définition et la classification des AVC*	Ischémique (constitué et transitoire), hémorragique et veineux
A	Prévalence, épidémiologie	Connaître les facteurs de risque des AVC*	Facteurs de risque des AVC ischémiques et hémorragiques, leur importance relative et les risques vasculaires ultérieurs après un AVC (récidive, risque cardiaque)
A	Identifier une urgence	Connaître l'urgence diagnostique et thérapeutique des accidents vasculaires cérébraux*	

Rang	Rubrique	Intitulé	Descriptif
B	Éléments physiopathologiques	Connaître la physiopathologie de l'ischémie cérébrale*	Zone centrale, zone périphérique (zone de pénombre)
A	Diagnostic positif	Connaître les arguments cliniques diagnostiques en faveur des infarctus cérébraux constitués, accident ischémique transitoire, hémorragies intraparenchymateuses*	Savoir faire préciser l'anamnèse au patient ou à son entourage ; savoir chercher les signes neurologiques de localisation (territoire cérébral antérieur, territoire cérébral moyen, territoire cérébral postérieur, du tronc cérébral et du cervelet)
B	Diagnostic positif	Énumérer les arguments du diagnostic de dissection d'une artère à destinée cérébrale*	
B	Diagnostic positif	Énumérer les arguments du diagnostic de thrombophlébite cérébrale*	
A	Diagnostic positif	Connaître les signes de gravité d'un AVC*	
A	Étiologies	Connaître les principales causes d'AVC ischémiques*	
A	Étiologie	Connaître les principales causes d'AVC hémorragiques*	
A	Examens complémentaires	Connaître la stratégie d'explorations complémentaires à la phase aiguë d'un accident vasculaire cérébral*	
B	Examens complémentaires	Connaître le bilan étiologique de première ligne d'un AVC ischémique et d'un AVC hémorragique*	
B	Contenu multimédia	Exemple d'AVC ischémique en phase aiguë en IRM*	
B	Contenu multimédia	Exemple d'AVC hémorragique profond en phase aiguë en TDM*	
A	Prise en charge	Connaître les actions à réaliser lors de la phase pré-hospitalière*	Notification pré-hospitalière de tous les acteurs prenant en charge le patient
A	Prise en charge	Connaître les principes de la prise en charge à la phase aiguë de l'AVC ischémique*	Thrombolyse, thrombectomie
B	Prise en charge	Connaître les mesures mises en œuvre dans la prévention primaire et secondaire	Facteurs de risque vasculaire et handicaps moteurs, cognitifs et sensoriels
B	Suivi et/ou pronostic	Connaître le pronostic fonctionnel et vital des AVC	
B	Suivi et/ou pronostic	Connaître les principes de l'évaluation du rapport bénéfice/risque de la prise en charge d'un patient atteint d'AVC	Transmission d'une information éclairée, prise en compte d'éventuelles directives anticipées en cas d'évolution défavorable

I. Conséquences directes

B Les accidents vasculaires cérébraux (AVC) entraînent des lésions focales (à l'opposé d'atteintes diffuses progressives) au niveau du cerveau et entraînent des déficiences multiples pouvant être isolées ou associées en fonction de leurs topographies.

Les conséquences s'abordent selon les aspects suivants : déficiences, complications cliniques secondaires, limitations d'activité, entraînant des restrictions de participation.

En fonction du territoire, il peut s'agir de **déficiences** :

- motrices : hémiplégie, monoplégie, déglutition ;
- sensorielles : hémianesthésie, hémianopsie ;
- cognitives : aphasie, apraxie, agnosie, négligence spatiale unilatérale, fonctions exécutives.

Exemple pour mieux comprendre : une lésion englobant le bras postérieur de la capsule interne touchera tout le faisceau pyramidal et entraînera une atteinte motrice proportionnelle (membre supérieur, inférieur, face), alors qu'une lésion englobant le cortex moteur primaire irrigué par l'artère cérébrale moyenne entraînera une atteinte motrice à prédominance brachiofaciale.

Les **complications surajoutées** à dépister peuvent être :

- des troubles du tonus musculaire : hypotonie (phase flasque initiale du syndrome pyramidal) puis spasticité avec hypertonie et hyperréflectivité ostéotendineuse, trépidations ;
- un « syndrome épaule-main » : syndrome douloureux régional complexe touchant le poignet et l'épaule, compliquant souvent une subluxation inférieure de l'épaule par non-coaptation de la tête humérale devant la parésie des muscles de la coiffe des rotateurs, parfois majorée par la spasticité ;
- des rétractions musculaires avec limitation des amplitudes articulaires (doigts et membre supérieur en flexion, cheville en varus équin) ;
- des douleurs neuropathiques (hyperpathie, allodynie, syndrome thalamique) ;
- des troubles de l'humeur et psychologiques (dépression post-AVC, trouble anxieux) ;
- des troubles vésicosphinctériens et anorectaux ;
- des troubles de la déglutition (atteinte de la fosse postérieure notamment).

Prérequis : il faut maîtriser la physiopathologie et la séméiologie pour différencier à l'examen clinique les déficiences précédentes, consécutives à la lésion focale, de troubles post-lésions vasculaires plus diffuses (leucopathie vasculaire, lacunes à répétition, etc.) qui peuvent donner un syndrome extrapyramidal, des troubles de mémoire, voire une démence vasculaire (cf. Items 106 et 129).

Ceci peut entraîner des **limitations d'activité** importantes pouvant concerner la marche, la préhension, la cognition (et la communication) et la continence sphinctérienne (cf. chapitre 13 et chapitre 17).

Ces éléments ont un impact sur les participations : **restrictions de participation** dans la vie professionnelle, la vie familiale, les loisirs ; retentissement sur le lieu de vie et le type de domicile (maison adaptée, par exemple), etc. L'évaluation de ces restrictions de participation nécessite aussi un bilan médico-social (cf. chapitre 14). Les objectifs de la prise en charge de ces restrictions de participation sont envisagés de manière précoce dès le début de la prise en charge qu'ils orientent.

II. Pronostic et courbes de récupération

La récupération post-AVC est maximale dans les premières semaines suivant la lésion. Environ 70 % de la récupération s'effectue dans les trois premiers mois. Cette récupération est proportionnelle à la sévérité initiale dans à peu près 70 % des cas. L'âge n'est pas forcément un facteur de mauvais pronostic mais est à adapter à l'état global de santé (notion d'âge physiologique). Certains biomarqueurs sont de plus en plus explorés pour affiner cette prédiction, notamment concernant les 30 % de patients ne suivant pas la courbe classique (potentiels évoqués moteurs, biomarqueurs en imagerie, etc.).

La figure 25.1 permet de mieux comprendre cette récupération et les étapes de prise en charge en MPR.

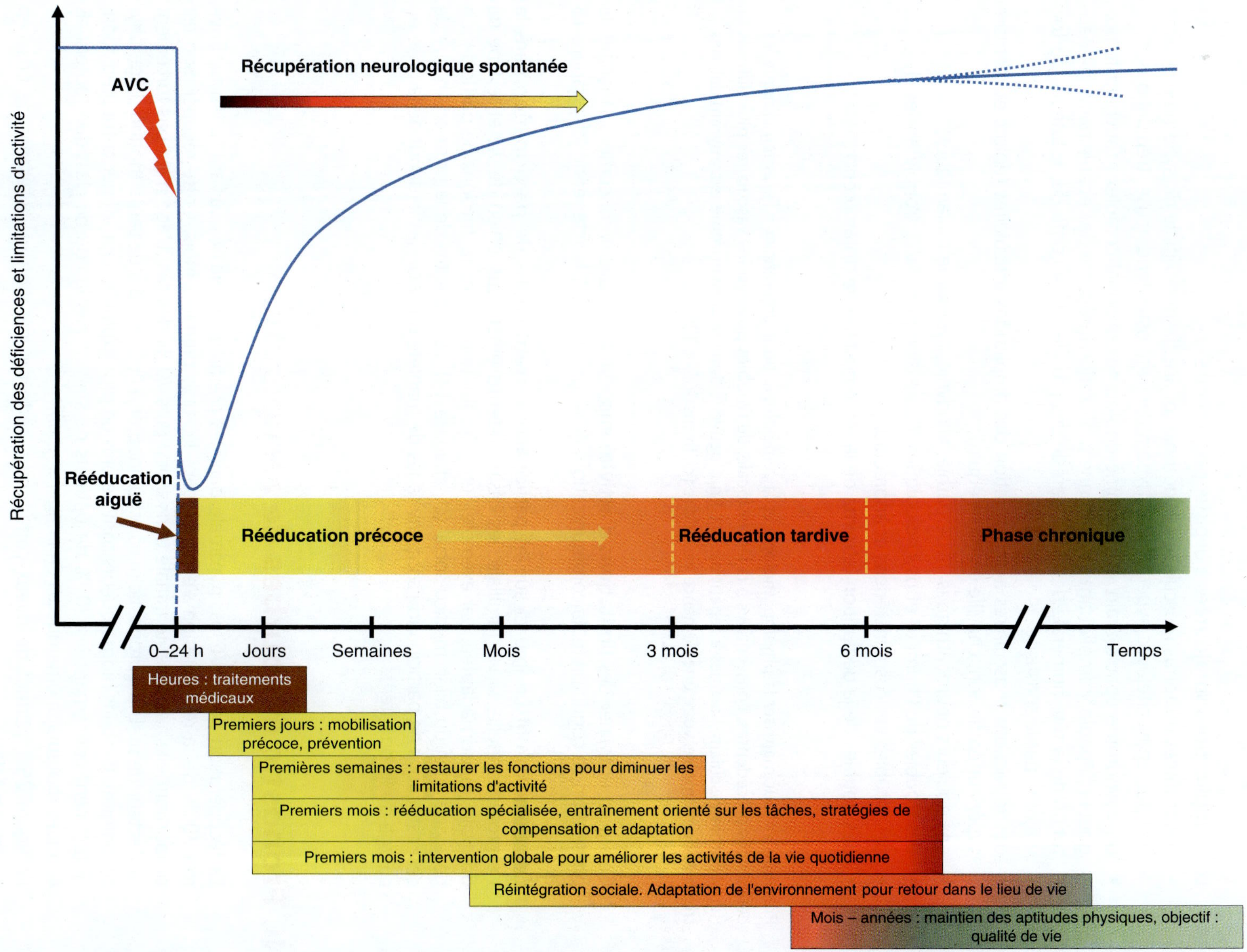

Fig. 25.1. B **Courbe de récupération post-AVC et différentes interventions et objectifs de la rééducation.**

III. Prise en charge en médecine physique et de réadaptation

A. Phase aiguë d'un accident vasculaire cérébral

C Les objectifs de la rééducation concernent prioritairement la lutte contre les complications de l'immobilité (cf. chapitre 13) :

- lutter contre les déformations et douleurs articulaires (notamment « syndrome épaule-main ») : posture du bras hémiplégique afin de s'assurer de la coaptation de la tête humérale dans la glène; prévention du flexum de hanche, de l'équin du pied, etc. par des mobilisations articulaires passives quotidiennes et un positionnement correct;
- lutter contre l'œdème de stase : massages et drainage vasculaire (membres inférieurs, en particulier membre paralysé);
- lutter contre l'encombrement trachéobronchique : favoriser une kinésithérapie respiratoire avec aide expiratoire si besoin;
- réaliser un bilan d'orthophonie :
  - repérer et prévenir les troubles de déglutition à l'origine de fausses routes silencieuses pouvant être compliquées de pneumopathie d'inhalation grave;
  - évaluation et rééducation d'une aphasie (notamment la démutisation), d'une dysarthrie, de troubles de la parole.

B. Phase de récupération

Cette récupération est maximale dans les premières semaines qui suivent l'AVC (cf. *supra*) et la prise en charge doit être intensive soit en service de soins de suite et rééducation (SSR) spécialisé, soit en ambulatoire avec une coordination par un référent ou, mieux, une équipe spécialisée pluridisciplinaire. L'intensité de la prise en charge doit permettre un accès si possible quotidien (quatre à cinq fois par semaine) aux différents intervenants (kinésithérapeute, ergothérapeute, orthophoniste, neuropsychologue).

L'objectif de chaque intervenant est de permettre une diminution des limitations d'activités dans leur domaine de compétence (par exemple, travail du langage et de la communication avec l'orthophoniste, travail de la motricité du membre supérieur/préhension par l'ergothérapeute, travail de la marche et de l'équilibre par le kinésithérapeute, travail des fonctions cognitives par le neuropsychologue).

Les objectifs fonctionnels sont :

- l'équilibre assis (tonus du tronc) puis debout, bi- et unipodal;
- l'acquisition des transferts (lit-fauteuil, fauteuil roulant-siège des toilettes);
- la rééducation de la marche : adaptation avec aides techniques si besoin;
- l'amélioration de l'autonomie dans les activités de la vie quotidienne.

Le rôle du médecin en MPR est de coordonner et guider la prise en charge des intervenants.

En plus de l'intervention des professionnels, l'utilisation d'aides techniques ou d'orthèses est parfois nécessaire (par exemple, besoin d'un releveur dynamique du membre inférieur pour compenser un déficit de dorsiflexion de cheville). Un fauteuil roulant manuel est parfois nécessaire transitoirement ou de manière définitive. L'adaptation de l'environnement (domicile, voiture…) peut réduire les situations de handicap. En cas de reprise de la conduite, il faut informer le patient de la nécessité d'une validation par la commission médicale du permis de conduire de la préfecture.

De nouvelles approches physiologiques prometteuses permettent d'améliorer les effets induits par la rééducation sur la neuroplasticité et la récupération : neuromodulation par *repetitive*

Transcranial Magnetic Stimulation (rTMS) ou *transcranial Direct Current Stimulation* (tDCS), interfaces cerveau-machine et rééducation en *closed-loop*, etc.

Il est important d'évaluer les améliorations *via* des échelles adaptées, comme la mesure d'indépendance fonctionnelle ou l'index de Barthel qui évaluent des limitations fonctionnelles. Ces mesures permettent de décider l'orientation — par exemple, un index de Barthel >60/100 permet dans la plupart des cas un retour à domicile.

C. Au stade de stabilisation

Évidemment, le suivi des facteurs de risque cardiovasculaire, le bilan et la prise en charge de l'étiologie doivent être effectués en coordination avec le neurologue vasculaire. Le suivi est à organiser en relais avec le médecin traitant, mais toujours dans l'idée de pouvoir s'appuyer sur un médecin référent ou une équipe pluridisciplinaire (voire des équipes mobiles). L'objectif de la prise en charge est surtout focalisé sur la qualité de vie des patients, leur réinsertion, et la surveillance de possibles complications tardives ou d'un handicap invisible non suivi.

La kinésithérapie d'entretien permet :

- le maintien de l'autonomie acquise et de l'adaptation à l'effort du patient;
- la poursuite de la prévention des déformations orthopédiques secondaires : lutte contre la spasticité qui favorise ces déformations (enraidissement en triple flexion du membre supérieur, extension et varus équin du membre inférieur et pied) à l'aide d'étirements, d'apprentissage d'auto-étirements et de mobilisations passives et actives.

En cas de spasticité invalidante, peuvent être associées aux séances de kinésithérapie des injections de toxine botulinique si la spasticité est focale, ou un traitement médicamenteux (baclofène, dantrolène sodique). Des traitements chirurgicaux (orthopédique, neurochirurgical) sont possibles lorsque le trouble spastique prédomine sur certains muscles ou s'accompagne de déformations fixées (phénolysations de nerfs, allongements tendineux, etc.).

L'orthophonie permet la rééducation des troubles du langage et de l'aphasie, mais aussi d'autres troubles cognitifs. Des aides à la communication sont mises en place en cas d'aphasie d'expression ou d'aphasie globale sévère. L'intensité des séances est à adapter à la fatigabilité du patient. Des progrès concernant la récupération de l'aphasie sont intéressants même au-delà d'un an post-AVC voire plus.

La gestion médico-sociale porte sur la réinsertion professionnelle (cf. chapitre 14), le suivi des démarches initiées avec la maison départementale pour les personnes handicapées (MDPH) et l'obtention de compensations.

Enfin, il faut savoir dépister la diminution de l'autonomie du patient, un handicap invisible sous-diagnostiqué (syndrome dépressif, par exemple), des complications liées à une pathologie médicale intercurrente ou un déclin cognitif (démence vasculaire).

Points clés

- Les déficience suites à un AVC sont multiples :
  - motrices : hémiplégie, monoplégie, troubles de la déglutition;
  - sensorielles : hémianesthésie, hémianopsie;
  - cognitives : aphasie, apraxie, agnosie, négligence spatiale unilatérale, fonctions exécutives.
- Environ 70 % de la récupération s'effectue dans les trois premiers mois.
- La prise en charge est pluridisciplinaire et les objectifs sont adaptés selon le stade : phase aigüe, phase de récupération, phase de stabilisation.

CHAPITRE
26

Troubles de la déglutition

I. Introduction
II. Mécanismes physiologiques
III. Causes principales des troubles de la déglutition
IV. Bilan clinique d'un trouble de la déglutition
V. Principaux examens complémentaires
VI. Prise en charge et prévention des troubles de la déglutition

Situations de départ

- 62 Troubles de déglutition ou fausse-route

Objectifs pédagogiques

Pour ce chapitre hors items, le COFEMER propose les objectifs pédagogiques suivants :

- Connaître les principaux mécanismes et les principales causes et conséquences délétères des troubles de la déglutition.
- Savoir comment évaluer les troubles de la déglutition et les principes de prévention.

I. Introduction

C Les troubles de la déglutition, ou dysphagie oropharyngée, constituent un problème de santé publique, qui affecte 10 à 15 % des patients hospitalisés, 50 % des pensionnaires de maison de retraite et 60 % des patients présentant un accident vasculaire cérébral.

II. Mécanismes physiologiques

La déglutition a la particularité d'avoir un double contrôle, involontaire situé au niveau du tronc cérébral, et volontaire cortical. Les motoneurones impliqués dans la déglutition sont localisés au niveau du tronc cérébral et comprennent les noyaux des paires crâniennes V, VII, IX, X et XII. Tous ces motoneurones ne participent pas de façon égale à la déglutition. Le XII et le noyau ambigu à l'origine du nerf glossopharyngien (IX) sont les principaux motoneurones impliqués dans la déglutition. Au niveau du tronc cérébral, il existe deux centres de contrôle de la déglutition, chaque centre étant localisé de part et d'autre de la ligne médiane protubérantielle. Ces deux centres organisent de façon synchrone et bilatérale la coordination de la contraction des muscles de l'oropharynx, du pharynx et du larynx. L'ensemble de ces motoneurones permet de contrôler l'avancée progressive de l'onde de pression, de la cavité buccale jusqu'à l'œsophage.

L'œsophage possède une innervation motrice propre, régulant l'avancée progressive de l'onde de pression, assurée par le système parasympathique. Au niveau cortical, il existe deux aires motrices de la déglutition. L'importance relative de ces deux aires est asymétrique et n'est pas liée à l'hémisphère prédominant. Les afférences sensitives des zones périphériques jouent un rôle essentiel dans l'initiation de la séquence de déglutition. En effet, bien que la séquence motrice de la déglutition soit organisée au niveau du système nerveux central, elle est contrôlée par un mécanisme de feedback périphérique, dont les informations sont véhiculées par des racines nerveuses sensitives du nerf vague.

Dans des conditions physiologiques, le centre générateur de la déglutition reçoit des afférences provenant des structures corticales et sous corticales (Jean, 2001), permettant par exemple d'obtenir une déglutition volontaire, sans aucun bolus alimentaire ou liquidien. Les structures supra-médullaires pouvant initier ou moduler le réflexe de déglutition comprennent le cortex moteur, le thalamus, l'amygdale, l'hypothalamus, les noyaux gris, le mésencéphale.

III. Causes principales des troubles de la déglutition

Les pathologies pouvant entraîner des troubles de la déglutition sont multiples et concernent surtout les pathologies neurologiques chroniques centrales ou périphériques, toutes les myopathies ou neuromyopathies, mais aussi les pathologies ORL (cancer des voies aériennes supérieures ou du carrefour aérodigestif) ou respiratoire (insuffisance respiratoire chronique).

IV. Bilan clinique d'un trouble de la déglutition

Cliniquement, ces troubles se manifestent par des épisodes de toux pendant la déglutition ou pendant les repas, mais aussi avant la déglutition ou après la déglutition. Néanmoins, les patients peuvent aussi présenter des blocages pharyngés lors de la déglutition.

Cliniquement, les patients peuvent donc présenter soit des troubles de la protection des voies aériennes (fausses routes) soit des troubles de la propulsion du bol alimentaire (blocage).

Les complications sont particulièrement graves et incluent des pneumopathies d'inhalation et la dénutrition.

V. Principaux examens complémentaires

Des examens complémentaires sont possibles et comprennent des études de la déglutition en nasofibroscopie ou en radiologie (radio-cinéma de la déglutition ou vidéofluoroscopie) pour mettre en évidence et quantifier les fausses routes ou les résidus pharyngés.

VI. Prise en charge et prévention des troubles de la déglutition

La prise en charge dépend du degré d'urgence, est pluridisciplinaire et consiste à mettre en place des adaptations.

Si le risque complication est majeur, l'impératif de protection des voies aériennes peut justifier d'interrompre l'alimentation par voie orale et de mettre en place une alimentation entérale par sonde nasogastrique ou la mise en place d'une alimentation par gastrostomie.

L'alimentation orale se fera sous surveillance médicale initialement, selon une progressivité :

- épaississement des liquides, alimentation mixée ou hachée ;
- introduction progressive des aliments solides et des liquides froids ou pétillants pour mieux stimuler la sensibilité oropharyngée ;
- en installant le patient correctement autour du repas (ergothérapeute).

La rééducation de la déglutition peut être assurée par les orthophonistes et les masso-kinésithérapeutes et comprend une éducation du bon positionnement et des exercices de motricité orofaciale, linguale et pharyngée.

Points clés

- La déglutition a la particularité d'avoir un double contrôle, involontaire situé au niveau du tronc cérébral, et volontaire cortical.
- Les patients peuvent présenter soit des troubles de la protection des voies aériennes (fausses routes), soit des troubles de la propulsion du bol alimentaire (blocage).
- La rééducation de la déglutition peut être assurée par les orthophonistes et les masso-kinésithérapeutes et comprend une éducation du bon positionnement et des exercices de motricité orofaciale, linguale et pharyngée.

III

Entraînement

CHAPITRE 27

Cas cliniques

Énoncés et questions

Cas clinique 1

Items 109, 106, 118, 122, 328, 335.

Vous suivez en consultation un patient de 59 ans, sorti il y a trois mois d'une hospitalisation complète de votre service de MPR. Il a été victime d'un AVC ischémique du territoire de l'artère cérébrale moyenne gauche, survenu il y a neuf mois. Il ne participe plus à aucun soin de rééducation, car il n'est pas convaincu de son intérêt. Son dossier indique une mesure d'indépendance fonctionnelle (MIF) en sortie d'hospitalisation de 106.

A Question 1

Concernant la MIF, quelle(s) est (sont) la (les) proposition(s) correcte(s) ?

A. un score de 106 signifie une dépendance totale
B. cette échelle évalue notamment les capacités fonctionnelles d'une personne dans le domaine de la marche
C. cette échelle évalue notamment la spasticité
D. c'est une échelle spécifique de mesure du fonctionnement
E. son score le plus élevé signifie « indépendance totale »

A Question 2

La mobilité à la marche de ce patient hémiparétique est gênée par une spasticité du membre inférieur droit. Quelle(s) est (sont) la (les) proposition(s) correcte(s) concernant cette hypertonie musculaire spastique ?

A. elle provoque une démarche festinante
B. elle est sensibilisée selon la vitesse de mobilisation passive
C. elle est rigide à une manœuvre de sensibilisation
D. elle peut être majorée par une rétention aiguë d'urines
E. elle prédomine sur les groupes musculaires fléchisseurs

A Question 3

Vous retrouvez de façon associée au déficit moteur une hyperactivité spastique du muscle triceps sural droit entraînant un frottement de l'avant-pied lors de la marche. Sur table d'examen, la dorsiflexion de cheville est de 0°. Vous envisagez d'établir un programme de rééducation et de réadaptation dans le but d'améliorer la marche.

Quelles propositions pourraient-être incluses dans votre programme de soins pour répondre à cet objectif ?

A. traitement par baclofène par voie orale
B. prescrire des soins de kinésithérapie après discussion motivationnelle dirigée vers le patient
C. réaliser une analyse quantifiée de la marche
D. prescrire une orthèse rigide de cheville à mettre dans toutes les chaussures
E. prescrire un fauteuil roulant à propulsion manuelle au cas où la récupération ne serait pas favorable

B Question 4

Concernant le testing de la spasticité, quelles sont les échelles adaptées à l'évaluation de celle-ci ?

A. échelle d'Ashworth modifiée
B. échelle ASIA
C. échelle de Rankin
D. échelle de Tardieu
E. échelle de Berg

B Question 5

Concernant les orthèses, quelle(s) est (sont) la (les) proposition(s) correcte(s) ?

A. les orthèses d'immobilisation sont dynamiques
B. les orthèses de repos sont uniquement sur mesure
C. la photographie (fig. 27.1) représente une orthèse suro-pédieuse

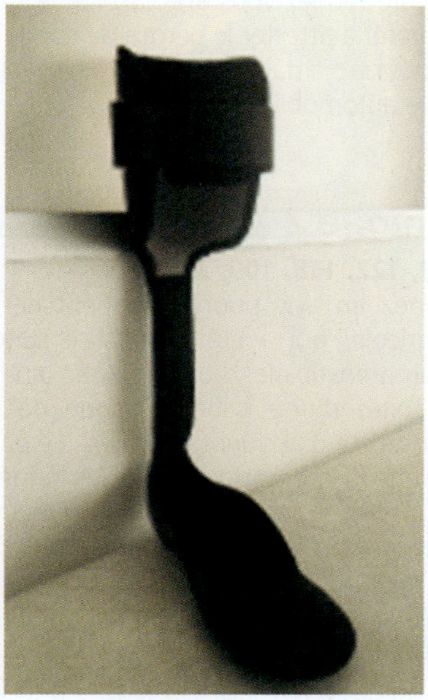

Fig. 27.1.

D. une orthèse releveur de pied a pour but de pallier une marche de type talonnante
E. les orthèses du grand appareillage sont remboursées à 100 % en cas de reconnaissance ALD

B Question 6
Le patient vous demande de préciser les intérêts de l'analyse quantifiée de la marche et des tests cliniques en rapport avec une évaluation de sa marche. Vous lui expliquez utiliser les procédures suivantes :
A. un test de marche de 10 mètres pour évaluer la vitesse de marche
B. une analyse sur tapis de marche pour les paramètres spatiotemporels de la marche
C. une analyse vidéoscopique pour évaluer la cinétique articulaire de marche
D. un *Timed Up and Go Test* pour stratifier le risque de chute et de dépendance
E. un test de Borg pour évaluer le risque de chute

A Question 7
Vous revoyez le patient un an plus tard en consultation. Celui garde comme déficiences neurologiques liées à son AVC un déficit des muscles releveurs du pied droit et un trouble des contrôles moteurs du membre supérieur droit. Il n'a pour le moment pas repris d'activité professionnelle. Le patient vous indique qu'il aimerait reprendre la conduite automobile suite à son hémiparésie. Pour cela, il envisage d'acheter une toute nouvelle voiture adaptée à ses déficiences neurologiques. Il vous demande quelles sont les démarches à entreprendre.
Que lui conseillez-vous ?
A. repasser son permis de conduire car c'est obligatoire dans son cas
B. pour faire valider son permis de conduire, le patient doit faire des démarches auprès de la MDPH
C. la MDPH et l'AGEFIPH pourront participer au financement des aménagements du véhicule
D. de prendre rendez-vous avec un médecin habilité par le préfet à attester le permis de conduire
E. il ne pourra jamais reprendre une activité de conduite automobile

Cas clinique 2

Items 128, 122, 118, 109, 324, 199.
Vous donnez un avis pour un patient de 59 ans, ouvrier agricole, qui a été hospitalisé suite à une amputation transtibiale droite réalisée en urgence dans les suites d'une ischémie aiguë de membre dans un contexte d'accident de travail. Le patient est hypertendu (sous irbesartan) et ancien fumeur sevré depuis plusieurs années. Il boit deux verres de vin à chaque repas dans le cadre de son travail. Son IMC est de 35 kg/m^2.
Le patient présente des douleurs de son membre inférieur droit qu'il décrit comme « sourdes », sans picotement ni fourmillements. Celles-ci sont partiellement soulagées par le paracétamol et le tramadol. Au niveau de votre examen clinique, les amplitudes articulaires de sa hanche droite sont de 100-0/30-15/30-10° en passif, avec une douleur en rotation interne. Les amplitudes articulaires de son genou droit sont de 0-20-85° en actif et de 0-15-120° en passif. Le genou est non douloureux à la mobilisation passive. Le patient vous décrit des douleurs antérieures évoluant par poussées au niveau de son genou, et qui étaient majorées lors de la marche. Il n'a jamais présenté de douleurs de hanche, ni de dorso-lombalgies.

A Question 1
Quelle(s) est (sont) la (les) proposition(s) correcte(s) ?
A. le patient présente probablement une gonarthrose droite
B. vous prescrivez un bilan radiographique de genou droit en première intention
C. la flexion de genou en passif est normale
D. les ischiojambiers font partie des muscles fléchisseurs de genou
E. un choc rotulien signe la présence d'un épanchement intra-articulaire de genou

A **B** Question 2
Quelle(s) est (sont) la(les) réponse(s) correcte(s) concernant ce patient ?
A. l'adduction de hanche du patient est de 30°
B. les poussées douloureuses font penser à des douleurs arthrosiques
C. de la kinésithérapie aurait pu être proposée avant son accident
D. une diminution de l'interligne articulaire est un signe radiologique compatible avec la clinique du patient
E. la prise en charge diététique est un élément de sa prise en charge

A **B** Question 3
Le patient vous dit qu'il revit l'accident au moment de s'endormir et que cela retentit sur son sommeil.
Quel(s) est (sont) le(s) thérapeute(s) de rééducation que vous solliciterez pour rééduquer ce patient en centre de rééducation ?
A. le podo-orthésiste
B. le psychologue
C. le psychomotricien
D. le kinésithérapeute
E. l'ergothérapeute

A Question 4
Quel(s) item(s) suivant(s) relève(nt) de limitation(s) d'activité chez un patient amputé en transtibial ?
A. les douleurs du membre fantôme
B. le flessum de genou
C. les difficultés à la conduite automobile
D. l'isolement réactionnel au handicap
E. le changement d'orientation professionnelle

A Question 5
Votre patient arrive dans votre centre de rééducation quelques jours après l'amputation transtibiale droite. Il n'y a pas d'autre lésion rapportée en lien avec l'accident. La coxarthrose droite a été confirmée sur le bilan radiographique. À l'examen physique, il existe

un franc défaut de flexion de hanche (90°), d'extension de hanche (0°) et de rotation interne (10°). Il persiste un flessum de genou de 15°.
En considérant que le patient est correctement appareillé et qu'il n'a pas de boiterie en lien avec son appareillage, quelle(s) est (sont) la (les) proposition(s) correcte(s) chez ce patient avec coxarthrose droite et flessum de genou ?

A. une marche normale nécessite une flexion de hanche de 90°
B. une gêne à la montée/descente des escaliers est attendue
C. la marche sera évaluée par l'indice algofonctionnel de Lequesne
D. une boiterie de Trendelenburg peut être retrouvée
E. une boiterie avec salutation peut être retrouvée

A B Question 6

Quelle(s) est (sont) la (les) proposition(s) correcte(s) ?

A. le manchon correspond à l'interface entre la peau et la prothèse
B. le projet d'appareillage s'adapte à chaque individu et chaque situation
C. le pied de la prothèse est considéré comme élément de petit appareillage
D. la demande d'entente préalable est inutile pour cette demande d'appareillage
E. le patient n'étant pas en ALD, la prise en charge de sa prothèse est de 60 %

A B Question 7

Le patient rentre à domicile. Le patient revient, accompagné de sa femme, à une consultation de suivi. Elle a eu une fracture de l'extrémité inférieure du radius droit ostéosynthésée il y a trois mois. Elle ne sent pas prête à reprendre le travail compte tenu des douleurs endurées. Elle mobilise peu son poignet. À l'examen, vous retrouvez un poignet œdématié, légèrement érythémateux et luisant. Vous évoquez un syndrome douloureux régional complexe.
Quelle(s) est (sont) la (les) proposition(s) correcte(s) concernant cette patiente ?

A. les critères de Budapest permettent de confirmer le diagnostic
B. vous recherchez de principe un syndrome inflammatoire biologique
C. vous prescrivez une radiographie du poignet pour confirmer votre diagnostic
D. vous attendez que la douleur soit moins importante pour prescrire de la kinésithérapie
E. des séances de thérapie au miroir peuvent être réalisées en ergothérapie ou kinésithérapie

Cas clinique 3

Items 94, 118, 94, 120, 93, 122, 328.

Vous voyez en consultation une patiente de 19 ans, postière, qui a présenté une violente douleur dans le bas du dos il y a trois jours. Elle ne présente pas de signes neurologiques. Depuis, la patiente consomme des antalgiques, ne conduit plus, ne sort plus avec ses amis, ne se présente plus à son travail et reste alitée la majorité du temps. Vous apprenez qu'elle prend depuis plusieurs mois de la venlafaxine en traitement de troubles de l'humeur. Son attitude anxieuse quant à sa lombalgie vous semble disproportionnée.

A B Question 1

Quelle(s) est (sont) la (les) proposition(s) correcte(s) concernant la lombalgie de la patiente ?

A. l'âge de la patiente vous alerte sur le besoin d'exploration(s) complémentaire(s)
B. vous craignez un passage à la chronicité
C. il s'agit d'une poussée aiguë de lombalgie
D. vous prescrivez des radiographies du rachis lombaire
E. vous envisagez la prescription d'une IRM lombaire

A Question 2

Quelle(s) est (sont) la (les) proposition(s) correcte(s) ?

A. la lombalgie est une déficience
B. l'absence au travail est une limitation d'activité
C. l'arrêt de la conduite est une restriction de participation
D. l'annulation de ses sorties est une restriction de participation
E. les facteurs environnementaux sont pris en compte dans la CIF

A Question 3

Quelle(s) peut(vent) être la (les) complication(s) de décubitus en cas d'alitement prolongé chez cette patiente ?

A. des escarres ischiatiques
B. une embolie pulmonaire
C. une bradycardie
D. un syndrome dépressif
E. une constipation

A B Question 4

Quelle(s) est (sont) la (les) proposition(s) correcte(s) concernant la prise en charge de cette lombalgie ?

A. vous prescrivez des AINS en l'absence de contre-indication en première intention
B. vous prescrivez des morphiniques en première intention
C. vous conseillez à la patiente de reprendre ses activités quotidiennes
D. vous pouvez prescrire de la kinésithérapie à cette patiente
E. vous proposez un programme de réadaptation pluridisciplinaire

A B Question 5

Vous revoyez la patiente qui, dix ans plus tard, présente à nouveau un épisode de lombalgie aiguë. Votre première prise en charge avait nettement amélioré la situation la première fois et le fait d'être également prise en charge par un psychologue suite à vos bons conseils avait permis l'arrêt de la venlafaxine. Elle est toujours postière, se déplace à vélo, a deux enfants et fait régulièrement des cours de Pilate.
Vous êtes frappé par les difficultés à la marche et le soutien de son mari nécessaire pour éviter la chute.

Cliniquement, il existe une hypoesthésie en selle associée à un sphincter anal hypotonique. Il y a des troubles de la sensibilité épicritique et thermoalgique de la racine de la cuisse jusque dans les territoires sacrés. La sensibilité au-dessus du pubis est normale.
Quelle(s) est (sont) la (les) proposition(s) correcte(s) ?

A. la réalisation d'un scanner lombaire est nécessaire en urgence
B. votre score ASIA initial évaluera des déficiences
C. vous demandez à la patiente si elle a réussi à uriner
D. vous contrôlez la tension à la recherche d'une hyperréflexie autonome
E. vous recherchez une spasticité à l'examen moteur des membres inférieurs

A B Question 6

Vous suspectez en effet un syndrome de la queue de cheval. Elle présente cliniquement une rétention aiguë d'urines. Elle fléchit la hanche et elle tend le genou dans le vide et résiste partiellement à la pression que vous exercez. Elle n'arrive pas à se mettre sur la pointe des pieds sans aide et fléchit dorsalement la cheville dans le vide mais pas contre votre résistance.
Avec ces éléments supplémentaires, quelle(s) est (sont) la (les) proposition(s) correcte(s) ?

A. vous cotez à 2/5 les fléchisseurs dorsaux et les fléchisseurs plantaires de chevilles
B. la patiente va probablement avoir une sonde urinaire à demeure quelques semaines
C. une déficience au niveau de la fonction sexuelle est attendue
D. la difficulté à se déplacer est une restriction de participation
E. l'impossibilité d'utiliser son vélo pour se rendre au travail est une limitation d'activité

A B Question 7

En consultation urodynamique, vous voyez la patiente à trois mois de son syndrome de la queue de cheval responsable de troubles vésicosphinctériens. Elle réalise des autosondages intermittents et a l'impression qu'elle sent à nouveau le besoin d'uriner. Elle vous avoue qu'elle urine parfois entre les sondages mais qu'elle a besoin de pousser.
Quelle(s) est (sont) la (les) proposition(s) correcte(s) ?

A. la nécessité de pousser rentre dans le cadre d'une dysurie
B. les autosondages doivent être réalisés toutes les 3 ou 4 heures en stérile
C. en consultation, vous réalisez une débitmétrie
D. si le détrusor est hypocontractile, vous prescrivez des anticholinergiques
E. si le détrusor est hypocontractile, vous prescrivez la poursuite des autosondages

Cas clinique 4

Items 106, 109, 118, 328.

Un homme de 67 ans vous est adressé par son médecin traitant qui a remarqué que son patient marchait moins vite que d'habitude. Le médecin décrit « une marche à petits pas, avec parfois une tendance à partir en arrière, ainsi que des épisodes d'accélération brusque qui semblent non contrôlés par le patient ». Il se dit « inquiet du risque de chute chez ce patient qui vit avec son épouse, de 15 ans son aînée, qui est de plus en plus dépendante et dont Monsieur est l'aidant principal ». Le couple n'a pas d'enfants et occupe une maison de plain-pied à la campagne.

A Question 1

D'après les données de l'interrogatoire, comment décririez-vous la marche de ce patient ?

A. précautionneuse
B. extrapyramidale
C. avec une boiterie de Tredelenbourg
D. sénile avec voltes multiples et rétropulsion
E. cérébelleuse

A Question 2

Devant la démarche de votre patient, quels autres signes cliniques allez-vous rechercher ?

A. troubles cognitifs (triade d'Hakim)
B. tremblements bilatéraux à prédominance droite ou gauche
C. incontinence urinaire
D. « roue dentée » à la manœuvre de Froment
E. une perte du ballant du bras unilatérale

A Question 3

Le terme « festination » fait référence à la (aux) proposition(s) suivante(s) ?

A. le changement incontrôlé de la vitesse de marche du patient
B. la décomposition systématique des demi-tours du patient
C. la tendance à chuter vers l'arrière au lever
D. l'impossibilité pour le patient de déclencher un pas
E. la période d'amélioration franche après instauration du traitement

A Question 4

Afin d'évaluer de manière standardisée le risque de chute du patient, que pouvez-vous utiliser ?

A. le *timed Get-up and Go test* (TUG)
B. la mesure d'indépendance fonctionnelle (MIF)
C. l'échelle de Berg
D. le *squeeze test*
E. le test de marche de 10 mètres

B Question 5

Vous avez confié votre patient à un confrère neurologue qui a posé le diagnostic de maladie de Parkinson. Il a mis en place un traitement approprié qui permet au patient d'améliorer sa qualité de marche et de diminuer son risque de chute. Il n'a pas été mis en évidence d'autres symptômes de la pathologie. Le patient n'a ni troubles de la déglutition, ni troubles de la voix, ni troubles cognitifs.
Quelle(s) technique(s) non pharmacologique(s) peut (peuvent) être également efficace(s) sur les symptômes moteurs de ce patient ?

A. vous prescrivez à votre patient 2 à 3 séances par semaine de kinésithérapie de maintien

B. vous proposez une séance d'évaluation puis des séances de rééducation en ergothérapie
C. vous prescrivez à votre patient 10 à 15 séances de kinésithérapie tous les 3 à 4 mois
D. vous proposez une activité physique régulière modérée plurihebdomadaire
E. vous recommandez à votre patient à faire de l'activité physique avant la prise de levodopa

B Question 6
Chez ce patient, quel(s) type(s) d'activité(s) physique(s) apparaît(ssent) intéressante(s) ?
A. un travail principalement composé de musculation
B. l'activité anaérobie alactique, qui augmente la production endogène de lévodopa
C. l'activité aérobie, qui augmente l'absorption du lévodopa exogène
D. l'exercice sur vélo d'appartement 30 minutes trois fois par jour
E. de l'activité physique adaptée en autorééducation

B Question 7
Un matin, alors qu'il se rendait à une séance de rééducation, le patient est victime d'une chute qui le conduit aux urgences. Est suspectée une fracture du col fémoral droit. Il décrit une EVA à l'entrée à 8/10.
Le traitement antalgique peut comporter :
A. paracétamol
B. amytriptilline
C. chlorhydrate de morphine
D. prégabaline
E. gabapentine

Cas clinique 5

Items 115, 116, 118, 324, 334.
Vous recevez en hospitalisation de MPR Madame M., 58 ans, dans les suites d'un syndrome coronarien aigu avec un séjour de 3 semaines en cardiologie. Son traitement de sortie comporte du bisoprolol, de l'atorvastatine, de l'aspirine, du clopidogrel, du ramipril et de la metformine. Une épreuve d'effort précoce, sous-maximale, ne montrait pas de manifestation ischémique. Ses antécédents sont notamment marqués par une amputation transfémorale droite d'origine vasculaire, il y a 4 ans, un diabète de type 2 multicompliqué (rétinopathie, néphropathie, AOMI, cardiopathie ischémique, neuropathie). Madame M. ne rencontrait pas de difficultés particulières dans la vie quotidienne avec sa prothèse de membre inférieur. Elle est secrétaire, actuellement en arrêt maladie, en invalidité de première catégorie suite à son amputation. Vous apprenez également que sa vitesse de marche avant l'événement cardiaque était de 5 km/h.

A Question 1
Quelle(s) déficience(s) pouvez-vous vous attendre à trouver chez cette patiente ?
A. troubles de la marche
B. dyspnée
C. douleur
D. neuropathie sensitive
E. perte d'autonomie aux transferts

A Question 2
Quelle(s) échelle(s) d'évaluation des limitations d'activité pouvez-vous utiliser dans le cas de cette patiente ?
A. grille AGGIR
B. test de marche de 6 minutes (TM6)
C. *Montréal Cognitive Assessment* (MoCA)
D. échelle de Berg
E. échelle de Québec

A Question 3
Parmi les complications de l'hypomobilité et de décubitus suivantes, laquelle (lesquelles) est (sont) une (des) complication(s) précoce(s) ?
A. ostéoporose
B. escarres
C. infection urinaire
D. encombrement bronchique
E. maladie thromboembolique veineuse

A Question 4
Lors d'un tour médical, votre externe, curieux et intéressé, vous questionne sur l'appareillage de Madame M.
Parmi les propositions suivantes, laquelle (lesquelles) s'applique(nt) à la prothèse de Madame M. ?
A. la prescription initiale peut être faite par un médecin dermatologue libéral
B. le manchon est réalisé en matériau rigide
C. la vitesse de marche de la patiente influencera le type de genou prothétique prescrit
D. la prothèse a été réalisée par l'ergothérapeute du centre de rééducation
E. une participation de la MDPH est nécessaire pour la prise en charge d'un tel appareillage

A B Question 5
Que prescrivez-vous pendant l'hospitalisation de cette patiente en service de MPR ?
A. titrage des médicaments à visée cardiovasculaire
B. entraînement aérobie
C. travail du schéma de marche
D. renforcement musculaire global pour augmenter la masse musculaire
E. une ou des actions ponctuelles d'éducation thérapeutique

A B Question 6
Madame M. souhaite reconduire sa voiture. Elle est titulaire du permis B, mais n'a plus conduit depuis son amputation.
Dans le cas de Madame M., quelle(s) est (sont) la (les) proposition(s) correcte(s) ?
A. l'amputation de cuisse contre-indique légalement la conduite
B. le passage devant un médecin agréé par le préfet est indispensable

C. vous devez informer la préfecture en tant que médecin responsable
D. l'évaluation sur simulateur automobile est proposée
E. il est possible d'associer une boîte automatique à une inversion des pédales pour permettre à Madame M. de conduire.

A B Question 7

Après un retour à domicile, le périmètre de marche avec prothèse et une canne est d'environ 500 mètres. Elle est parfaitement autonome pour l'ensemble des activités de vie quotidienne.
Parmi les propositions suivantes relatives à la prise en charge à la sortie de Madame M., laquelle (lesquelles) est (sont) correcte(s) ?
A. vous adressez directement un courrier aux rééducateurs libéraux
B. vous prescrivez de la kinésithérapie pour poursuite du réentraînement à l'effort
C. vous prescrivez de la kinésithérapie pour des massages du moignon
D. vous prescrivez de l'ergothérapie en rééducation de ville
E. vous prévoyez une consultation de suivi en MPR

Cas clinique 6

Items 118, 199, 247, 253, 335.

Vous admettez dans votre service Madame R., 52 ans, à dix-neuf jours d'un AVC ischémique sylvien superficiel droit de cause cardio-embolique sur un anévrisme ventriculaire gauche. Madame R. est droitière et vit seule à son domicile situé de plain-pied au rez-de-chaussée. Elle pratique habituellement le sport en salle trois fois par semaine et la marche nordique ou le vélo à assistance électrique le week-end. Cependant, depuis la pandémie SARS-Cov2 elle a stoppé toutes ses activités et a doublé sa consommation tabagique évaluée à 30 paquets-années. Avant son AVC, elle télétravaillait depuis son domicile pour une banque en tant que cadre. Il y a dix-neuf jours, elle a pu bénéficier d'une thrombolyse. Son score NIHSS d'entrée en filière thrombolyse était à 16.

A Question 1

Lors de votre examen d'admission vous calculez de principe le score NIHSS.
Quel(s) symptôme(s) vous attendez-vous à retrouver à l'examen clinique ?
A. une aphasie de compréhension
B. un déficit moteur isolé du membre inférieur gauche
C. un déficit sensitivomoteur hémicorporel gauche
D. une hémianopsie latérale homonyme droite
E. une anosognosie

A Question 2

Le score NIHSS est à 12. Il y a une atteinte motrice et sensitive de l'hémicorps gauche. Vous trouvez une atteinte motrice et sensitive de l'hémicorps gauche avec un testing selon MRC au membre inférieur évalué en proximal à 3/5 et en distal à 2/5. Par contre, le testing du membre supérieur est compliqué et évalué sans tonus musculaire. Il y a probablement une héminégligence, une anosognosie et une hémianopsie latérale homonyme droite. Vous ne trouvez pas d'aphasie ni de dysarthrie associée à la paralysie faciale centrale en cours d'amélioration. Vous commencez la rééducation en lien avec l'équipe interdisciplinaire de rééducation.
Quel(s) professionnel(s) allez-vous faire intervenir ?
A. l'orthophoniste
B. le kinésithérapeute
C. l'ergothérapeute
D. le podo-orthésiste
E. le neuropsychologue

A Question 3

Lors de la visite médicale du service, vous constatez une douleur importante du poignet gauche et une douleur moins bruyante de l'épaule gauche. L'horaire est difficile à caractériser, la mobilisation passive est douloureuse et non limitée en amplitude. Le poignet est chaud et gonflé comparativement au poignet controlatéral. L'EVA est à 9/10 selon la patiente qui ne déclare pas de chute.
Quel(s) examen(s) demandez-vous en première intention ?
A. aucun examen
B. une NFS et un ionogramme sanguin.
C. une radiographie du poignet
D. une échographie de l'épaule gauche
E. une IRM du poignet

A B Question 4

Les examens confirment votre hypothèse.
Quel(s) facteur(s) favorisant(s) retenez-vous pour cette patiente ?
A. l'AVC
B. l'hémianopsie latérale homonyme
C. l'héminégligence
D. les troubles sensitifs initiaux
E. l'anosognosie

A Question 5

Selon la CIF (classification internationale du fonctionnement), quelle(s) déficience(s) rapportez-vous chez cette patiente ?
A. troubles de la marche et de la déambulation
B. troubles de la vision
C. troubles douloureux de la main et de l'épaule
D. troubles de la motricité des doigts
E. troubles de la prise des repas

A Question 6

Quelle(s) participation(s) sera (seront) restreinte(s) pour cette patiente ?
A. reprise de la marche
B. reprise de l'écriture manuscrite
C. reprise des interactions sociales
D. reprise de la marche nordique
E. reprise du télétravail

A Question 7

Vous revoyez la patiente à un an de son AVC. Elle a bénéficié il y a huit mois d'une angioplastie coronarienne (stent actif) après une scintigraphie myocardique montrant une ischémie. Depuis elle est suivie régulièrement en cardiologie. Après une bonne récupération motrice, elle souhaite reprendre la marche nordique et vous consulte pour obtenir un certificat de non-contre-indication aux activités physiques demandé par son club. Étant donné son dossier vous prévoyez une épreuve d'effort.

Cette épreuve d'effort :

A. est indiquée pour cette dame
B. n'est pas indispensable car elle est suivie sur le plan cardiologique
C. permet de visualiser un tracé ECG d'effort
D. permet d'évaluer sa VO_{2max} ou son équivalent MET d'effort maximal
E. permet de visualiser sa cinétique de contraction ventriculaire gauche à l'effort

Cas clinique 7

Item 360.

Vous voyez Monsieur P., fils d'un de vos patients, qui présente des gonalgies suite au match de foot auquel il a participé il y a dix jours. Après votre examen clinique, vous suspectez une atteinte ligamentaire du pivot central.

A Question 1

D'après les informations que vous avez, quelle(s) est (sont) la (les) proposition(s) correcte(s) ?

A. une sensation de lâchage de genou vous fait évoquer ce diagnostic
B. la notion d'un shoot dans le vide lors du match vous fait évoquer ce diagnostic
C. l'impossibilité de poser le pied à terre vous fait évoquer ce diagnostic
D. la douleur à l'interligne fémorotibiale interne vous fait évoquer ce diagnostic
E. un test de Lachman positif vous fait évoquer ce diagnostic

A **B** Question 2

Que proposez-vous pour la prise en charge d'une atteinte du ligament croisé antérieur ?

A. une orthèse d'immobilisation est prescrite initialement
B. le glaçage, l'antalgie et la poursuite de l'appui sont préconisés à la phase initiale
C. la kinésithérapie a un rôle central dans le traitement
D. les objectifs de la kinésithérapie seront la prévention de la raideur articulaire et la récupération de la stabilité articulaire
E. vous prescrivez une IRM pour confirmer le diagnostic

Réponses

Cas clinique 1

Question 1

Réponses correctes : B, E.

MIF : score maximal de 126 qui signifie une indépendance totale ; il s'agit d'une échelle générique qui mesure les limitations d'activités (alimentation, toilette, marche, etc.), pas l'évaluation de la spasticité.

Question 2

Réponses correctes : B, D.

Question 3

Réponses correctes : B, C, D.

A : un traitement focal de l'hyperactivité musculaire tel que des injections de toxine botulinique est plus adapté au cas présent. E : réponse incorrecte car la marche reste possible.

Question 4

Réponses correctes : A, D.

B : échelle d'évaluation des blessés médullaires. C : échelle générique très globale du handicap, utilisée principalement dans les séquelles neurologiques motrices des AVC. E : échelle pour évaluation de l'équilibre.

Question 5

Réponses correctes : C, E.

Question 6

Réponses correctes : A, B, D.

L'analyse vidéoscopique permet une première analyse descriptive de la marche ; les paramètres de cinétique articulaire sont obtenus à partir de plateformes de forces intégrées au sol. Le score de Borg est utilisé pour estimer la pénibilité à l'effort ressentie lors d'un exercice et pour avoir un reflet des capacités cardiorespiratoires lors d'un effort physique.

Question 7

Réponses correctes : C, D.

La MDPH peut participer au financement des aménagements, l'AGEFIPH ou le FIPHFP aussi si le véhicule est utilisé au travail. Seul un médecin agréé par la préfecture peut valider le permis.

Cas clinique 2

Question 1

Réponses correctes : C, D, E.

A : arthrose de hanche ! Attention aux douleurs de hanches qui sont projetées au niveau du genou ; devant des amplitudes articulaires correctes et peu douloureuses de genou, évoquer en priorité une

arthrose de hanche cliniquement. B : en première intention, radiographie du bassin faxe + hanche droite face et profil ± genou avec les différentes incidences (schuss : recherche des signes précoces d'arthrose notamment dans les compartiments postérieurs). C : 120–140° = normal. D : IJ = chaîne postérieure, fléchisseurs de genou. E : signe du glaçon.
Comprendre la nomenclature internationale, au niveau du genou :

- si recurvatum 10/0/130 ;
- si flessum 0/20/130 ;
- si normal 0/130.

Question 2

Réponses correctes : B, C, D, E.
A : F-E/ABD-ADD/RE-RI pour les amplitudes de hanche : donc abduction 30° et adduction 15°. B : arthrose = maladie chronique évoluant par poussées avec douleurs mécaniques et inflammatoires (lors des poussées). C : place de la kinésithérapie dans la coxarthrose. D : Les signes radiologiques de l'arthrose sont la diminution de l'interligne articulaire, l'ostéocondensation, les géodes et les ostéophytes. E : à proposer dès que surcharge pondérale.

Question 3

Réponses correctes : B, C, D, E.
A : tous deux professionnels de l'appareillage : orthoprothésiste : grand appareillage sur mesure (orthèse sur mesure et prothèse) et petit appareillage ; podo-orthésiste : chaussures thérapeutiques sur mesure, orthèses plantaires, etc. B : contexte psychologique traumatique aigu ; psychologue voire psychiatre si besoin (addiction à l'alcool, prise en charge comportementale, stress aigu). C : oui pour travailler sur le schéma corporel, la prise de conscience des capacités restantes. D : travail fonctionnel, renforcement musculaire, entretien des amplitudes articulaires, etc. E : gain en autonomie.

Question 4

Réponses correctes : C.
A et B : déficience ; D et E : restriction de participation.

Question 5

Réponses correctes : B, C, D, E.
A : marche = au niveau de la hanche, 30° de flexion et 10° d'extension. B : escaliers alternés = flexion de hanche de 110° et extension de hanche 10°. C : oui. D : le bassin s'abaissera côté oscillant et le tronc côté appui = définition de la boiterie de Trendelenburg (faiblesse du moyen fessier que l'étiologie soit neurologique, musculaire ou orthopédique comme la coxarthrose). E : flexion antérieure du tronc lors de la phase d'appui en lien avec un déficit d'extension (rétraction des fléchisseurs ou coxopathie) ou déficit quadricipital.

Question 6

Réponses correctes : A, B, E.
A :

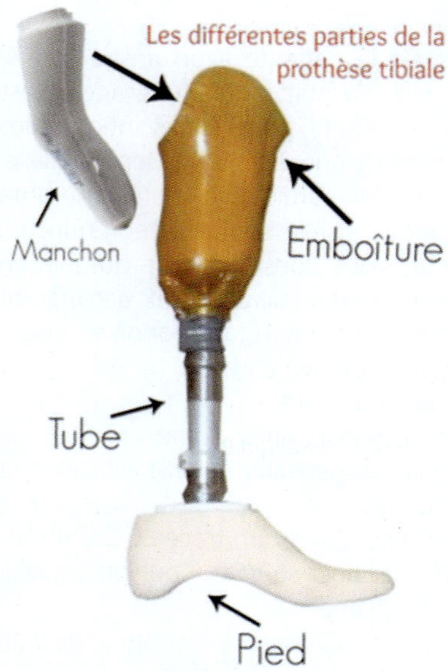

Fig. 27.2.

B : on enfonce une porte ouverte avec cet item mais il est **essentiel** de savoir les conditions de vie du patient avant l'accident. On ne proposera pas une lame de course à un patient qui ne faisait pas de jogging ! C : prothèse = grand appareillage. D : systématique pour toute prescription de grand appareillage. E : la prise en charge est la suivante : orthèses et prothèses = 60 % (hors ALD) à 100 % (en ALD) ; podo-orthèses = 60 % (100 % si ALD).

Question 7

Réponses correctes : B, E.
A : pas d'affirmation possible ; critères de Budapest sensibles à 99 % et spécifiques à 68 %. B : oui avec réalisation d'un bilan biologique, d'autant plus qu'il y a du matériel d'ostéosynthèse. C : non, diagnostic clinique ! La radiographie servira pour le diagnostic différentiel (déplacement du matériel d'ostéosynthèse ?). D : dès que SDRC probable, kinésithérapie mais en infra-douloureux. E : technique cognitive à visée antalgique réalisée par les deux professionnels de santé.

Cas clinique 3

Question 1

Réponses correctes : A, B, C, D.
A : < 20 ans. B : drapeaux jaunes = facteurs de risque psychosocial avec risque accru de passage à la chronicité. Il faut également penser aux drapeaux bleus et noirs en lien avec le travail. C : nouvelle terminologie : poussée de lombalgie aiguë = lombalgie aiguë. D : oui, car un drapeau rouge. E : non, pas d'emblée en l'absence de signes neurologiques.

Drapeaux rouges	Drapeaux jaunes
Évocateurs d'une pathologie sous-jacente spécifique, grave ou possédant un traitement spécifique	*Correspondent aux facteurs de risque de passage à la chronicité et/ou d'incapacité prolongée*
– Douleur de type non mécanique : douleur d'aggravation progressive, présente au repos et en particulier durant la nuit – Symptôme neurologique étendu (déficit dans le contrôle des sphincters vésicaux ou anaux, atteinte motrice au niveau des jambes, syndrome de la queue de cheval) – Paresthésie au niveau du pubis (ou périnée) – Traumatisme important (tel qu'une chute en hauteur) – Perte de poids inexpliquée – Antécédent de cancer – Usage de drogue intraveineuse ou usage prolongé de corticoïdes (par exemple, thérapie de l'asthme) – Déformation structurale importante de la colonne – Douleur thoracique (rachialgies dorsales) – Âge d'apparition inférieur à 20 ans ou supérieur à 55 ans – Fièvre – Altération de l'état général	– Problèmes émotionnels tels que la dépression, l'anxiété, le stress, une tendance à une humeur dépressive et le retrait des activités sociales – Attitudes et représentations inappropriées par rapport au mal de dos, comme l'idée que la douleur représenterait un danger ou qu'elle pourrait entraîner un handicap grave ; un comportement passif avec attentes de solutions placées dans des traitements plutôt que dans une implication personnelle active – Comportements douloureux inappropriés, en particulier d'évitement ou de réduction de l'activité, liés à la peur – Problèmes liés au travail (insatisfaction professionnelle ou environnement de travail jugé hostile) ou problèmes liés à l'indemnisation (rente, pension d'invalidité)

(Source : HAS. Prise en charge du patient présentant une lombalgie commune. Mars 2019. Nous remercions la Haute Autorité de santé de nous avoir autorisés à reproduire ces tableaux. Ils sont également consultables sur le site www.has-sante.fr rubrique "Toutes nos publications")

Question 2

Réponses correctes : A, D, E.

B : restriction de participation. C : limitation d'activité. E : oui, les facteurs environnementaux correspondant aux éléments de l'environnement technique, naturel, relationnel, personnel et le contexte sociopolitique.

Question 3

Réponses correctes : B, D, E.

A : ischiatique : escarre de position assise (question = alitement prolongé). C : tachycardie par désadaptation cardiovasculaire. E : oui (+++).

Question 4

Réponses correctes : A, C, D.

A : oui, en l'absence de contre-indication. B : pas en première intention. C : à adapter selon la douleur. D : facteur de risque de chronicité, donc oui. E : non, on commence par une prise en charge active en libérale avant de programmer ce type de programme en cas d'échec.

Prises en charge non médicamenteuses indiquées ou possibles en cas de lombalgie commune.
Différentes prises en charge peuvent être associées.

Première intention	Autogestion et reprise des activités quotidiennes (y compris la reprise précoce de l'activité professionnelle si possible)	Indiquées	
	Activités physiques adaptées et activités sportives	Indiquées	Activité progressive et fractionnée selon la préférence du patient
	Kinésithérapie	Indiquée	Chez les patients présentant une lombalgie chronique ou à risque de chronicité
Deuxième intention	Éducation à la neurophysiologie de la douleur[a]	Indiquée	Chez les patients présentant une lombalgie chronique ou à risque de chronicité
	Techniques manuelles (manipulations, mobilisations)	Possibles	Uniquement dans le cadre d'une combinaison multimodale de traitements incluant un programme d'exercices supervisés
	Interventions psychologiques type TCC	Possibles	Uniquement dans le cadre d'une combinaison multimodale de traitements incluant un programme d'exercices supervisés ; par un professionnel ou une équipe formés aux TCC de la douleur

▶

			Modalités
Troisième intention	Programme de réadaptation pluridisciplinaire physique, psychologique, sociale[b] et professionnelle	Possible	Chez les patients présentant une lombalgie ou une douleur radiculaire persistante, en présence de facteurs de risque psychosociaux faisant obstacle à leur rétablissement, ou en cas d'échec d'une prise en charge active recommandée À moduler en fonction de la situation médicale, psychosociale et professionnelle du patient

TCC : techniques cognitivo-comportementales.

[a] http://sectionrachis.fr/index.php/recommandation-lombalgie/neurophysiologie-douleur/

[b] Il est recommandé que les programmes comportent des exercices actifs supervisés, une approche multidisciplinaire, des TCC et des mesures d'ordre social.

(Source : HAS. Prise en charge du patient présentant une lombalgie commune. Mars 2019. Nous remercions la Haute Autorité de santé de nous avoir autorisés à reproduire ces tableaux. Ils sont également consultables sur le site www.has-sante.fr rubrique "Toutes nos publications")

Traitements médicamenteux indiqués en cas de lombalgie commune.

Première intention	Paracétamol	Peut être utile à visée symptomatique pour traiter la douleur
	AINS	Peuvent être proposés après évaluation de la balance bénéfice/ risque en fonction des antécédents, pour la plus courte durée possible, à la dose efficace la plus faible
Seconde intention	Opioïdes[a]	Le risque de mésusage doit être pris en compte[b] Les opioïdes faibles peuvent être proposés avec ou sans association au paracétamol, à faible dose, en cas d'échec ou de contre-indication aux AINS, pour la plus courte durée possible Les opioïdes forts sont réservés aux lombalgies réfractaires aux prises en charge bien conduites (y compris programme de réadaptation pluridisciplinaire) pour la plus courte durée possible
	Antidépresseurs (tricycliques ou IRSNa)[c]	Non indiqués en cas de poussée aiguë de lombalgie avec ou sans radiculalgie Peuvent être envisagés soit en cas de radiculalgie chronique à composante neuropathique[d], soit en cas de troubles anxio-dépressifs associés, en tenant compte de la balance bénéfice/ risque
	Gabapentinoïdes[c]	Non indiqués en cas de poussée aiguë de lombalgie avec ou sans radiculalgie Peuvent être envisagés en cas de radiculalgie chronique à composante neuropathique[d], en tenant compte de la balance bénéfice/risque

AINS : anti-inflammatoires non stéroïdiens ; IRSNa : antidépresseurs inhibiteurs de la recapture de la sérotonine et de la noradrénaline.

[a] Il est recommandé d'informer le patient du risque d'effets secondaires des opioïdes. Le maintien d'un traitement par opioïdes faibles ou forts doit être très régulièrement réévalué en fonction des bénéfices qui auront été préalablement établis avec le patient (AE).

[b] Il existe des outils pour détecter un risque de mésusage avant la première prescription (*Opioid Risk-Tool*) et avant un renouvellement (échelle POMI). En cas de risque de mésusage, une surveillance étroite du patient est conseillée (AE). En cas de mésusage avéré, une prise en charge conjointe avec un centre de la douleur ou d'addictologie est recommandée (AE).

[c] Il est recommandé d'informer le patient de leur mode d'action (effet différé) et des effets indésirables (AE).

[d] Score DN4 ou *pain detect*.

(Source : HAS. Prise en charge du patient présentant une lombalgie commune. Mars 2019. Nous remercions la Haute Autorité de santé de nous avoir autorisés à reproduire ces tableaux. Ils sont également consultables sur le site www.has-sante.fr rubrique "Toutes nos publications")

Question 5

Réponses correctes : B, C.

A : l'indication d'une imagerie est celle d'une IRM lombaire à la recherche d'une compression des racines lombosacrées dans ce contexte de suspicion de syndrome de queue de cheval. B : oui, échelle à connaître sur les déficiences pour évaluer une atteinte neurologique : cf. annexe 9.1 au chapitre 9. C : vous recherchez une rétention aiguë d'urines. D : il s'agit d'une complication que l'on voit en cas de lésion médullaire ≥ T6, ce qui n'est pas le cas ici. E : la spasticité se verrait en cas d'atteinte centrale à distance de la lésion. Ici, on est à la phase aiguë et on suspecte une queue de cheval = atteinte périphérique !

Question 6

Réponses correctes : C.

A : 3/5 fléchisseurs dorsaux (complet contre pesanteur) ; 2/5 fléchisseurs plantaires (attention pour être à 3/5 il faut se hisser sur la pointe des pieds sans aide). B : non, indication aux autosondages intermittents propres ! C : oui, en association aux troubles vésicosphinctériens. D : non, limitation d'activité. E : non, restriction de participation.

Question 7

Réponses : A, C, E.

A : dysurie = difficulté pour uriner. B : ASIP = autosondages intermittents propres, toutes les 3 à 4 heures soit six à sept par 24 heures (y compris la nuit). C : débitmétrie = évaluation de la quantité d'urines sur un temps donné (nécessité que le patient puisse uriner spontanément). D : anticholinergique en cas de vessie hyperactive. E : hypocontractile → ASIP (sinon risque de poussée pour uriner avec augmentation de la pression intravésicale, ce qui est à risque pour le haut appareil urinaire).

Cas clinique 4

Question 1

Réponses correctes : B.

À noter que la marche « sénile avec voltes multiples et rétropulsion » n'existe pas.

Question 2

Réponses correctes : A, B, C, D, E.

Il convient devant une marche d'allure extrapyramidale de chercher les signes cliniques évocateurs d'un syndrome parkinsonien, y compris dans les formes atypiques (AMS, PSP) et d'éliminer les causes curables (hydrocéphalie, méningiome…).

Question 3

Réponses correctes : A.

Question 4

Réponses correctes : A, C, E.

La MIF évalue la fonctionnalité globale, le *squeeze test* est un test tibio-fibulaire.

Question 5

Réponses correctes : C, D, E.

Question 6

Réponses correctes : C, D, E.

Le renforcement musculaire peut-être proposé mais le cœur de travail doit être une activité aérobie, trois fois par jour, 20 à 30 minutes par séance. Elle stimule la production de dopamine endogène et améliore l'absorption de levodopa. Elle permet donc de retarder l'apparition des effets dose-dépendants de la L-dopa : dyskinésies de milieu de dose, akinésies de fin de dose.

Question 7

Réponses correctes : A, C.

Pas d'indication aux antalgiques anti-douleurs neuropathiques. Pas de contre-indication à l'utilisation des paliers 3 chez le patient parkinsonien.

Cas clinique 5

Question 1

Réponses correctes : B C

A : limitation d'activité. B : déconditionnement cardiorespiratoire. C : à rechercher systématiquement : nociceptif/neuropathique surtout dans le cadre de l'amputation et de la neuropathie diabétique. D : la neuropathie diabétique est une étiologie, pas une déficience. E : limitation d'activité.

Question 2

Réponses correctes : B, D.

A : échelle pour les patients > 60 ans, dans le cadre de l'évaluation de l'autonomie pour l'attribution de l'APA. C : échelle d'évaluation d'une déficience cognitive. D : équilibre. E : échelle d'évaluation de limitation d'activité dans la lombalgie commune chronique.

Question 3

Réponses correctes : B, C, D, E.

A : chronique. B : tant que l'immobilité persiste.

Question 4

Réponse correcte : C.

A : dermatologue hospitalier. B : le manchon est l'interface souple qui entoure le moignon et vient s'insérer dans l'emboîture rigide qui, elle, est réalisée en polyéthylène ou en fibre de carbone. D : c'est l'orthoprothésiste.

Question 5

Réponses correctes : A, B, C, D, E.

B : l'entraînement cardiorespiratoire aérobie peut se faire soit en continu à intensité faible/modérée, soit en intervalles à haute intensité. C : patiente amputée fémorale, qui a été alitée, hospitalisée plusieurs semaines, dont la marche s'est très certainement dégradée.

Question 6

Réponses correctes : B, D, E.

A : il sera nécessaire de faire valider son permis de conduire, mais la conduite n'est pas définitivement contre-indiquée. C : vous informez la patiente de la nécessité de faire valider son permis de conduire, mais vous ne pouvez pas violer le secret médical. D : l'essai sur simulateur automobile permettra de proposer des adaptations du poste de conduite par exemple (inversion des pédales, boîte automatique…).

Question 7

Réponses correctes : B, E.

A : les courriers médicaux doivent passer par le patient qui choisit ou non de le transmettre au kinésithérapeute ou autre professionnel. C : objectif inutile. D : pas de nécessité *a priori* et pas de prise en charge par la Sécurité sociale pour l'ergothérapie libérale. E : afin d'évaluer l'efficacité de la rééducation en milieu libéral à la suite de l'hospitalisation.

Cas clinique 6

Question 1

Réponses correctes : C, D, E.

Un AVC sylvien (superficiel) peut se caractériser par un déficit moteur et sensitif hémicorporel controlatéral par atteinte des aires motrices et sensitives. À cette symptomatologie principale peut s'ajouter une hémianopsie latérale homonyme (HLH). Pour l'hémisphère mineur, on peut retrouver une anosognosie et une héminégligence. L'aphasie est plutôt retrouvée dans l'atteinte de l'hémisphère gauche chez les droitiers. Les déficits moteurs, sensitifs, visuels et l'anosognosie sont bien testés dans le NIHSS.

Question 2

Réponses correctes : B, C, E.

L'orthophoniste ne paraît pas indiquée devant l'absence de troubles de la parole et de l'élocution. La prise en charge neuropsychologique sera centrale avec probablement un gros syndrome dysexécutif. Le podo-orthésiste ne paraît pas indiqué dans l'immédiat au vu du tableau clinique (absence de déformation neuro-orthopédique dans les suites d'une spasticité, par exemple).

Question 3

Réponses correctes : B, C.

Dans le contexte, vous suspectez un SDRC de type 1, aussi appelé syndrome épaule-main. Il s'agit cependant d'un diagnostic d'élimination. Il faut éliminer un syndrome inflammatoire biologique qui ferait par exemple rechercher une arthrite (cause microcristalline ou infectieuse, entre autres). Il faut éliminer une fracture. La patiente présente des troubles cognitifs et aurait pu ne pas signaler sa chute. Pas d'IRM en première intention. L'échographie du poignet pourrait être utile en seconde intention en cas de syndrome inflammatoire biologique pour réaliser une ponction. Par contre, l'échographie d'épaule pourrait faire errer le diagnostic en montrant probablement une souffrance de la coiffe des rotateurs sans lien avec un SDRC de type 1 symptomatique au niveau du poignet surtout.

Question 4

Réponses correctes : A, B, C, D, E.

Le SDRC de type 1 est fréquent en cas d'AVC. De plus, des événements microtraumatiques pourraient être retenus comme facilitateurs de la survenue de ce syndrome. L'HLH, l'héminégligence, les troubles sensitifs et l'anosognosie rendent le membre supérieur gauche vulnérable aux chocs lors des transferts et la déambulation, à l'origine de microtraumatismes.

Question 5

Réponses correctes : B, C, D.

A et E : limitation d'activité.

Question 6

Réponses correctes : C, E.

A : limitation d'activité; il n'y a pas de restriction de participation pour la marche nordique car les déficiences sont compensées (bâton de marche et releveur). B : non, la patiente est droitière. C : oui, d'autant plus qu'elle exerce un travail posté sur ordinateur (E *idem*). D : non, les limitations sont compensées.

Question 7

Réponses correctes : A, C, D.

Une épreuve d'effort est indiquée chez cette patiente en raison de son âge, de sa cardiopathie et de son antécédent d'AVC. En effet, après 35 ans, la reprise du sport est subordonnée à la réalisation d'une épreuve d'effort. L'examen permet de dépister à l'effort des signes de mauvaise tolérance cliniques et paracliniques (tracé ECG, suivi tensionnel, suivi chronotrope) à l'effort. Par contre, elle se réalise chez un patient stable sur le plan cardiovasculaire. Ce n'est pas une épreuve cardiologique qui est diagnostique chez les patients instables. La spirométrie d'effort permet d'évaluer l'adaptation ventilatoire. Il n'y a pas d'échographie d'effort, qui est réalisée par le cardiologue à visée diagnostique. Le pic de VO_2 permet d'évaluer sa capacité maximale à l'effort en MET (*Metabolic Equivalent of Task*) et donc de ses capacités de reprise de la marche nordique intensive (entre 3 et 6 MET). Le MET permet aussi de calibrer l'intensité du réentraînement chez les patients éligibles au sport sur ordonnance. Au titre de l'ALD (AVC sur liste ALD 30), elle peut déjà bénéficier du sport sur ordonnance. Grâce à l'épreuve d'effort on pourra indiquer sa charge de travail maximale.

Cas clinique 7

Question 1

Réponses correctes : A, B, E.

C : plutôt douleur fracturaire si absence d'appui possible surtout à dix jours. D : plutôt atteinte méniscale. E : à réaliser avec recherche du tiroir antérieur (choc rotulien plutôt retrouvé à la phase très aiguë).

Question 2

Réponses correctes : B, C, D, E.

A : orthèse de stabilisation et de suppléance; pas d'immobilisation (qui sont des orthèses statiques). B : oui (+++), appui selon douleur. C : oui, toutes les ruptures de LCA ne sont pas opérées ! D : oui, un genou s'enraidit vite et le renforcement musculaire participera à la stabilité. E : oui, diagnostic positif.

CHAPITRE

28 Questions isolées

Énoncés et questions

B QCM 1

Item 120.

Vous recevez en consultation Monsieur L., âgé de 35 ans, pour avis dans le cadre d'une spondyloarthropathie. Vous notez au niveau rachidien une posture en cyphose thoracique avec enroulement des épaules, une diminution des mobilités globales. L'examen au goniomètre retrouve à la hanche 0° en extension, 120° en flexion, et au genou vous notez, selon la nomenclature internationale, 15/0/120.

Quelle(s) proposition(s) est (sont) correcte(s) quant à la rééducation que vous proposez à ce patient ?

A. kinésithérapie pour étirement des muscles ischiojambiers
B. kinésithérapie pour récupération de l'amplitude en extension de hanche
C. kinésithérapie pour postures en flexion du rachis
D. une dyspnée à l'effort doit être recherchée
E. kinésithérapie pour étirement des muscles petits et grands pectoraux.

B QCM 2

Item 328.

Parmi les modalités de prescription relatives à l'appareillage, laquelle (lesquelles) est (sont) correcte(s) ?

A. le petit appareillage est prescrit sur ordonnance simple, par tout médecin
B. le petit appareillage peut se faire avec prises de mesure personnalisées
C. une ordonnance bizone est nécessaire pour la prescription de grand appareillage
D. la délivrance du petit appareillage se fait en pharmacie hospitalière
E. une orthèse d'immobilisation de cheville de série appartient au petit appareillage

B QCM 3

Item 122.

Concernant la prescription de kinésithérapie, quelle(s) est (sont) la (les) proposition(s) correcte(s) ?

A. l'étiologie doit figurer sur l'ordonnance
B. la fréquence des séances peut figurer sur l'ordonnance
C. la durée de la rééducation doit figurer sur l'ordonnance
D. les principaux objectifs de rééducation doivent figurer sur l'ordonnance
E. les techniques utilisées sont au libre choix du kinésithérapeute

B QCM 4

Item 122.

Vous prenez en charge un jeune patient de 26 ans, blessé médullaire tétraplégique AIS grade A de niveau C7 suite à un accident de la voie publique, admis dans votre service de MPR. Il ne présente aucun antécédent ni comorbidité, et n'a pas présenté d'autres lésions lors du traumatisme.

Quel(s) élément(s) fera (feront) partie de votre prise en charge ?

A. essai d'apprentissage des autosondages
B. préconisation d'un fauteuil roulant manuel
C. préconisation d'un fauteuil roulant électrique
D. renforcement du diaphragme et des muscles respiratoires
E. orthèses de fonction des membres supérieurs

B QCM 5

Items 103, 122.

Vous recevez en consultation une patiente de 32 ans suivie pour une sclérose en plaques rémittente récurrente avec hémiparésie droite séquellaire, sans traitement de fond. Elle est mère de trois enfants en bas âge, actuellement en congé maternité. Elle marche sans aide et est parfaitement autonome pour tous les actes de la vie quotidienne. Vous notez à la marche un fauchage du membre inférieur droit et une discrète attitude en triple flexion du membre supérieur droit. L'examen met en évidence une spasticité modérée du membre inférieur droit, plus importante en distalité. Elle présente un déficit moteur distal quasi complet, une motricité proximale correcte aux membres inférieurs. Le pied est en discret varus équin. La patiente se plaint uniquement d'une fatigabilité à l'effort. Elle ne trébuche pas, ne

tombe pas. Elle ne bénéficie d'aucun traitement ni prise en charge spécifiques.
Que lui proposez-vous comme objectif(s) de rééducation ?
A. un maintien des amplitudes articulaires
B. une lutte contre le varus équin
C. de la balnéothérapie
D. un gain d'endurance musculaire global
E. une orthèse de releveurs

A QCM 6

Item 122.
Vous évaluez un blessé médullaire dont la sensibilité est conservée jusqu'à T4 inclus.
Quelle(s) est (sont) la (les) proposition(s) correcte(s) ?
A. la sensibilité xiphoïdienne est conservée
B. la sensibilité des mamelons est conservée
C. la sensibilité et la motricité périnéales sont abolies
D. la motricité des membres inférieurs est probablement conservée
E. le patient présente probablement des difficultés à tousser

A QCM 7

Item 120.
Vous êtes appelé(e) dans un service de MPR au chevet d'un patient de 50 ans, hospitalisé pour un AVC sylvien total droit survenu il y a un mois avec une hémiparésie gauche. Sa température est de 38,5 °C. Les autres paramètres vitaux sont les suivants : fréquence cardiaque 90 bpm, PA à 110/60 mmHg et SpO_2 96 %. À l'auscultation, vous percevez un foyer de crépitant de base droite.
Quel examen complémentaire priorisez-vous avant tout traitement ?
A. angioscanner thoracique
B. radiographie pulmonaire
C. bilan biologique avec NFS, ionogramme, CRP, créatininémie
D. hémocultures
E. aucun examen

B QCM 8

Chapitre neuro-orthopédie, anatomie.
Quel(s) est (sont) parmi les muscles suivants, celui (ceux) dont l'hypertonie est susceptible d'entraîner un varus équin ?
A. poplité
B. gastrocnémiens
C. tibial postérieur
D. fléchisseur commun des orteils
E. fibulaires

A QCM 9

Item 118.
Vous recevez un patient de 62 ans en consultation. Il est droitier, ancien comptable, à la retraite depuis deux ans. Il présente une maladie de Charcot-Marie-Tooth avec un déficit moteur des membres inférieurs à l'origine d'un steppage. Il présente également un déficit moteur des doigts avec un opposant du pouce à 3/5, des fléchisseurs des doigts à 4, ainsi qu'un déficit sensitif distal des quatre membres.
Quelle(s) restriction(s) de participation pourrait-il présenter ?
A. limitation de la marche
B. impossibilité de travailler
C. impossibilité de faire du sport
D. brûlures du fait de son déficit sensitif
E. difficultés de préhension

B QCM 10

Item 56.
Vous recevez J., un patient de 4 ans présentant une paralysie cérébrale avec une hémiplégie sur accident vasculaire cérébral ischémique périnatal.
Quel(s) vont être le(s) rôle(s) de la MDPH dans le cadre de la prise en charge de cet enfant ?
A. élaboration d'un projet d'accueil individualisé en établissement scolaire
B. attribution d'une auxiliaire de vie scolaire
C. attribution de la carte mobilité inclusion
D. attribution de l'allocation journalière de présence parentale
E. orientation vers un centre d'action médico-sociale précoce

A QCM 11

Chapitre Marche normale
Concernant la marche normale, quelle(s) est (sont) la (les) proposition(s) correcte(s) ?
A. la prise d'appui se fait avec un contact du talon au sol
B. la hanche est en extension à l'attaque du pas
C. le genou est en extension à l'attaque du pas
D. la hanche est en extension à la fin de phase d'appui
E. la marche normale requiert une extension de cheville de 15°

B QCM 12

Item 120.
Quel(s) élément(s) fera (feront) partie de votre prise en charge de l'escarre suivante (fig. 28.1) ?
A. retrait de la peau surplombant la lésion
B. pansement hydrocolloïde
C. pansement hydrocellulaire
D. bas de contention
E. chaussage en chausson souple

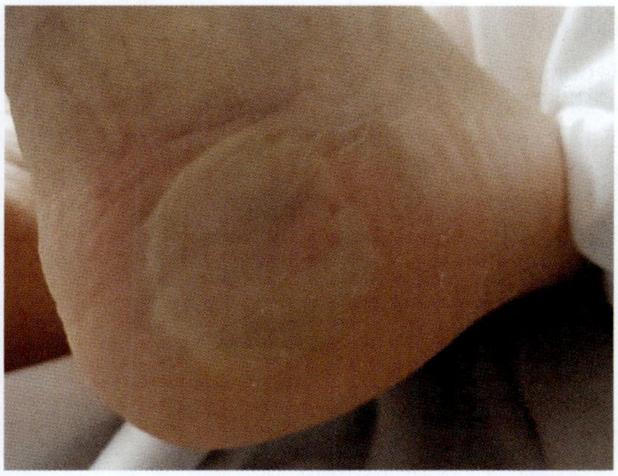

Fig. 28.1.

Ⓐ QCM 13

Item 109.

La démarche cérébelleuse est caractérisée par :

A. un élargissement du polygone de sustentation
B. une marche à petits pas
C. des enjambées irrégulières
D. un steppage
E. une marche talonnante

B QCM 14

Item 360.

Quelle(s) est (sont) la (les) fonction(s) connue(s) de ces muscles de l'épaule ?

A. le long chef du muscle biceps est un fléchisseur du coude
B. le muscle supra-épineux est un abducteur d'épaule
C. le muscle infra-épineux est un rotateur interne d'épaule
D. le muscle infra-scapulaire est un rotateur externe
E. le muscle coraco-scapulaire stabilise la clavicule

Ⓐ QCM 15

Item 120.

Monsieur L., 72 ans, faisant 1 m 70 et 110 kg, est hospitalisé depuis deux semaines dans les suites d'une chirurgie à type de prothèse de hanche gauche. Lors de la visite, les médecins ont visualisé une escarre du talon gauche à type de phlyctène. Par ailleurs, la biologie met en évidence un syndrome inflammatoire en baisse avec une CRP à 31, une légère anémie avec une hémoglobine à 9,8 g/dl, une hypoalbuminémie à 28 g/l et une préalbuminémie à 0,16 g/l.

Quelle(s) est (sont) la (les) proposition(s) correcte(s) ?

A. la dénutrition est un facteur favorisant d'escarres
B. l'obésité est un facteur favorisant d'escarres
C. une chirurgie des membres inférieurs récente n'est pas un facteur favorisant d'escarre
D. le risque d'escarres peut être évalué par les échelles de Norton et BASDAI
E. l'escarre décrite ici est de stade 3

Ⓐ QCM 16

Chapitre Connaissances de base.

Vous examinez un patient après la survenue d'une polyradiculonévrite aiguë (syndrome de Guillain-Barré). La flexion dorsale active du pied est possible dans toute l'amplitude, mais uniquement lorsque le mouvement est réalisé dans un plan horizontal (absence de pesanteur).

À quelle cotation de la commande motrice cela correspond-il ?

A. 1
B. 2
C. 3
D. 4
E. 5

Ⓐ QCM 17

Item 122.

Quelle(s) est (sont) la (les) proposition(s) correcte(s) concernant les rôles de l'ergothérapeute après un AVC ?

A. l'ergothérapeute participe à la lutte contre les raideurs articulaires des membres inférieurs et des membres supérieurs
B. l'ergothérapeute est impliqué dans la mise en place, les modalités d'installation et l'adaptation personnalisée d'un fauteuil roulant manuel
C. l'ergothérapeute peut évaluer, proposer des installations particulières et prendre en charge un patient avec une négligence spatiale unilatérale
D. l'ergothérapeute, rééducateur centré sur les déficiences, n'évalue pas les patients en situation, évaluations réservées aux neuropsychologues
E. l'ergothérapeute effectue généralement des préconisations d'aménagement du domicile pour préparer la sortie

B QCM 18

Items 93, 122, 125.

Vous voyez en consultation Monsieur M., 46 ans, à quatorze mois d'un syndrome de la queue de cheval consécutif à une hernie discale paramédiane de niveau L4-L5. Pour effectuer des mictions complètes, il explique devoir procéder à des efforts de poussées abdominales et indique qu'il présente des fuites urinaires à la toux. Vous suspectez une symptomatologie de neurovessie périphérique.

Qu'expliquez-vous au patient ?

A. que ces symptômes sont secondaires à un détrusor acontractile
B. que ces symptômes sont consécutifs à l'absence de contrôle de la fonction vésicosphinctérienne
C. que les fuites urinaires sont secondaires à une hyperactivité vésicale
D. que les mictions par poussée abdominale sont recommandées dans son cas
E. que le patient devrait procéder à des autosondages intermittents

Ⓐ QCM 19

Item 339.

Concernant la récupération post-AVC, quelle(s) est (sont) la (les) proposition(s) correcte(s) ?

A. elle est de récupération proportionnelle linéaire selon la sévérité initiale dans 90 % des cas
B. elle est plus longue pour les troubles phasiques que pour les troubles moteurs
C. elle est principalement observée dans les trois premiers mois post-lésionnels pour le moteur
D. elle est favorisée par une haute intensité de rééducation avec deux à trois séances par semaine
E. elle est fondée sur la plasticité cérébrale liée à l'activité tournée vers les tâches

Ⓐ QCM 20

Item 256.

Concernant les pratiques sportives, quelle(s) est (sont) la (les) proposition(s) correcte(s) ?

A. la myopie sévère est une contre-indication à la pratique de la boxe
B. la myopie sévère est une contre-indication à la pratique de la plongée
C. la prise d'un traitement anticoagulant par AVK est une contre-indication à la plongée
D. les sports à dépense énergétique modérée sont conseillés pour les patients insuffisants cardiaques chroniques stables
E. le traitement principal du surentraînement est le repos.

Réponses

QCM 1

Réponses correctes : A, B, D, E.
A : pour lutter contre le flessum de genou déjà présent (15°). B : zéro degré d'extension de hanche est déjà une déficience. C : le patient présente déjà une attitude en cyphose thoracique. D : la dyspnée est accentuée par la rigidification du rachis thoracique et des articulations vertébrocostales. E : pour lutter contre l'enroulement bilatéral des épaules.

QCM 2

Réponses correctes : A, B, E.
B : même si le petit appareillage est dit « de série », il existe différentes tailles, ce qui nécessite donc une prise de mesures. C : il s'agit d'une ordonnance de grand appareillage. D : en pharmacie libérale.

QCM 3

Réponses correctes : B, D, E.
A : l'étiologie ne doit pas figurer sur l'ordonnance ; elle figure sur le courrier médical que le patient choisira ou non de présenter à son kinésithérapeute. B : non obligatoire ; mais si cela est précisé sur l'ordonnance, cela s'impose au kinésithérapeute. C : peut figurer, mais n'est pas obligatoire ; si précisée, elle s'impose au kinésithérapeute. E : le kinésithérapeute a libre choix des techniques utilisées.

QCM 4

Réponses correctes : A, B, D, E.

QCM 5

Réponses correctes : A, C, D.
C : lutte contre la spasticité, réentraînement à l'effort.
E : pas de gêne pour la patiente, ne trébuche pas.

QCM 6

Réponses correctes : B, E.

QCM 7

Réponse correcte : D.
Devant cette pneumopathie dont l'origine est probablement un trouble de déglutition, on débute l'antibiothérapie (amoxicilline + acide clavulanique) immédiatement après prélèvements bactériologiques (hémocultures + ECBC si possible).

QCM 8

Réponses correctes : B, C, D.
E. éverseur du pied.

QCM 9

Réponse correcte : C.

QCM 10

Réponses correctes : B, C.
A : projet simple mis au point par l'établissement ; ne pas confondre avec le projet personnalisé de scolarisation, dont les préconisations doivent être validées par la CDAPH. D : CAF. E : accès libre pour les enfants de moins de 6 ans.

QCM 11

Réponses correctes : A, D, E.
B : hanche en flexion à l'attaque du pas. C : genou en légère flexion à l'attaque du pas.

QCM 12

Réponse correcte : B.
A : non nécessaire. B : pansement hydrocolloïde : forme un gel ; protège la plaie (équivalent aux pansements couramment mis sur les ampoules), à éviter sur plaies au bourgeonnement important, fortement exsudatives ou suspectes d'infection. C : pansement hydrocellulaire : très absorbant, à privilégier pour plaie très exsudative ou bourgeonnante. D : bas de contentions : pas d'intérêt. E : décharge totale sans appui.

QCM 13

Réponses correctes : A, C.
Marche à petits pas : démarche extrapyramidale. Steppage : démarche d'atteinte neuropathique périphérique. Marche talonnante : atteinte proprioceptive.

QCM 14

Réponse correcte : B.
A : en position anatomique, rôle de rotateur médial. C : rotateur externe d'épaule. D : rotateur interne d'épaule et adducteur du bras.

QCM 15

Réponses correctes : A, B.
Une chirurgie des membres inférieurs récente est un facteur favorisant d'escarre. Échelles évaluant le risque de survenue d'escarres : Norton, Waterlow, Braden. Le score BASDAI évalue les symptômes majeurs d'une spondylarthrite ankylosante.
Stades des escarres :
Stade 0 : hyperhémie réactionnelle.
Stade 1 : érythème persistant.
Stade 2 : phlyctène.
Stade 3 : ulcération profonde.
Stade 4 : destruction importante des tissus sous-cutanés dépassant le fascia.

QCM 16

Réponse correcte : B.

QCM 17

Réponses correctes : A, B, C, E.

QCM 18

Réponses correctes : A, B, E.
C : dues à une incontinence urinaire d'effort. D : les mictions par poussée abdominale sont possibles dans le cadre d'une vessie neuropériphérique mais sont déconseillées, car cela entraîne à terme des risques pour le haut appareil urinaire et la survenue de hernies par effort de poussée. Une éducation thérapeutique aux autosondages est donc vivement conseillée.

QCM 19

Réponses correctes : B, C, E.
La récupération est proportionnelle à la sévérité initiale dans à peu près 70 % des cas. Des progrès concernant la récupération de l'aphasie sont intéressants même au-delà d'un an post-AVC voire plus. Environ 70 % de la récupération s'effectue dans les trois premiers mois. L'intensité de la prise en charge doit permettre un accès si possible quotidien, quatre à cinq fois par semaine.

QCM 20

Réponses : A, B, D, E.
Cf. tableau 22.1 au chapitre 22 : Contre-indications à la pratique sportive.
Chez tout sportif, la pratique régulière devenant trop intensive ou inadaptée peut entraîner un état de surentraînement. Le diagnostic de cet état clinique est important, car le traitement principal est simple : repos sportif complet ou relatif.

Index

A

Abasie, 147
Accident vasculaire cérébral, 157, 164, 171, 292, 320
Accompagnement de l'enfant et de sa famille, 69
Activité, 155, 159, *Voir aussi* Limitation d'activité
– physique, 267, 284, 291
– – adaptée (APA), 274
Adaptations à l'effort, 35
AGGIR (autonomie gérontologique – groupes iso-ressources), 167
Agnosie, 320
Aides
– humaines, 178
– techniques, 59, 178, 311
AINS (anti-inflammatoires non stéroïdiens), 107
AIS (*ASIA Impairment Scale*), 84–85, 176
Algodystrophie, 245
Allocation
– adulte handicapée (AAH), 178
– d'éducation de l'enfant handicapé (AEEH), 77
– journalière de présence parentale (AJPP), 78
– personnalisée d'autonomie (APA), 167
American Spinal Injury Association (ASIA), 84–85, 156, 176
Amplitude articulaire, 21, 139, 141
Amputation, 307
Analyse quantifiée de la marche, 145
Ankylose, 242
Anorexie mentale, 264
Antalgiques, 256
Anticholinergiques, 219
Antidépresseurs, 111, 256
Antiépileptiques, 256
Anxiété, 121
Aphasie, 320
Appareillage, 300
– lésions médullaires, 93
Appendement de l'épaule, 255
Apport nutritionnel conseillé, 262
Appui
– bipodal, 141
– monopodal, 142–143
Apraxie, 320
Aptitude au sport, 283
Arrêt
– de la rééducation, 211
– de travail, 112
Artériopathie chronique oblitérante des membres inférieurs (AOMI), 149
Arthrose, 58, 209
– de genou, 232
– de hanche, 232
– interapophysaire postérieure, 105
ASIA (*American Spinal Injury Association*), 176
Assistant
– de service social, 18
– socio-éducatif, 205
Association pour la gestion du fonds pour l'insertion professionnelle des personnes handicapées (AGEFIPH), 181
Astasie, 147
Autorééducation, 212
Autosondage, 90, 199

B

Baclofène, 256
Bactéries multirésistantes (BMR), 202
Balnéothérapie, 208
BASFI (*Bath Ankylosing Spondylitis Functional Index*), 242
Batterie rapide d'évaluation frontale (BREF), 157
Besoins nutritionnels du sportif, 295
Bêta3-stimulants, 219
Biofeedback, 207
Bisphosphonates, 256
Boiterie, 138–139
– d'esquive, 146
– de Duchenne-Trendelenburg, 143, 146
– de Trendelenburg, 146
Boulimie, 265
Box and block test, 169
Bronchopneumopathie chronique obstructive, 40
Bronchopulmonaires (complications), 187

C

Caisse nationale de solidarité pour l'autonomie (CNSA), 155
Calendrier mictionnel, 219
Canal lombaire rétréci, 104
Canne, 312
Capsulite rétractile, 250
Cardiovasculaires (complications), 194
Carte mobilité inclusion (CMI), 178
Causalgie, 245
Ceinture de maintien lombaire, 107, 303
Centre
– d'action médico-sociale précoce (CAMSP), 75
– médico-psychologique (CMP), 76
– médico-psycho-pédagogique (CMPP), 75
Certificat médical de non-contre-indication à la pratique du sport, 285
Cervicalgie, 116
– chronique, 118
Cervicarthrose, 118
Changement (modèle transthéorique du), 264
Chaussures thérapeutiques, 300, 311
Chute, 135, 142

CIF (classification internationale du fonctionnement, du handicap et de la santé), 4, 55, 154
Claudication intermittente, 149
Collier cervical, 117, 119, 306
Commande volontaire, 138
Commission des droits et de l'autonomie des personnes handicapées (CDAPH), 77, 178–179, 181
Communication, 169
Compensation, 135, 176
Compétences psychosociales (CPS), 273
Complications du décubitus, 184
Comportement alimentaire, 260
Compression
– de nerfs périphériques, 199
– médullaire, 91
– non traumatique de la moelle spinale, 83
Conduite automobile, 179
Constipation, 201, 219
Contention veineuse, 186
Continence urinaire, 31
Contre-indications à la pratique sportive, 290
Corset, 306
Corticothérapie, 256, 266
Coxarthrose, 27, 232
Crénothérapie, 314
Critères de Budapest, 245
Curatelle, 49
Cure thermale, 314
Cutanées (complications), 188
Cycle de marche, 141
Cystomanométrie, 217

D

DALY (*Disability-Adjusted Life Years*), 56
de Toxine botulique, 93
Déambulateur, 312
Débitmétrie, 216, 221
Décubitus (complications du), 184
Déficience, 58, 155, 162, 206
– articulaire, 156
– cognitive, 157, 320
– motrice, 156, 320
– neuromotrice, 92
– neuro-orthopédique, 128
– neurosensorielle, 128
– rachidienne, 91
– sensorielle, 156, 320
Déficit cognitif acquis, 157
Déformations neuro-orthopédique, 64
Déglutition, 325
Dénutrition, 265
Dépression, 122, 174
Dérangement intervertébral mineur, 115
Désadaptation
– cardiaque, 194
– posturale, 202
Déséquilibre
– extrinsèque, 143
– intrinsèque, 143
Détrusor, 30, 219
Dextérité, 169
Diabète, 266
Diététicien, 16
Digestives (complications), 200
Discopathie, 104
Dispositifs médicaux, 301
Dorsalgie, 115
Douleur, 128, 156, 199, 250
Dys, 157
Dyssynergie vésicosphinctérienne, 90
Dysurie, 215, 220

E

Échelle
– d'activités instrumentales de la vie courante, 167
– d'Ashworth modifiée, 26
– d'équilibre de Berg, 144, 168
– de Borg, 170, 269
– de Braden, 190
– de déficience ASIA, 85, 176
– de Rankin, 164
– DOLOPLUS2, 157
– HAD *(Hospital Anxiety and Depression scale)*, 121
– verbale simple, 156
– visuelle analogique, 156
EDSS (*Expanded Disability Status Scale*), 170
Éducateur sportif, 275
Éducation thérapeutique, 107, 111, 114, 274
Effort (réadaptation à l'), 33
Électrocardiogramme d'effort, 289
Électrostimulation, 208
Embolie pulmonaire, 186
Enfant
– activités physiques et sportives, 293
– handicapé, 62
Enraidissement, 92, 197, 250, 324
Enraidissement articulaire, 197
Enrayage cinétique, 148
Enseignant en activité physique adaptée, 275
Entraînement sportif intensif, 295
Épreuve
– d'effort, 37, 289
– de Romberg, 142
Équilibre, 138–139
Équivalent métabolique (MET), 268
Ergothérapeute, 13, 93, 169, 205, 208
Ergothérapie, 93, 208, 257
Escarre, 87, 185, 188
Espérance de vie sans handicap, 55
Établissement
– d'hébergement pour personnes âgées dépendantes (EHPAD), 180
– et service d'aide par le travail (ESAT), 180
Évaluation
– des déficiences, 155
– des limitations d'activité, 162
– des restrictions de participation, 162
Examen cytobactériologique des urines, 218
Exercice physique, 267

F

FABQ (*Fear Avoidance Beliefs Questionnaire*), 114, 123
Fatigue, 127
Fauchage, 143, 147
Fausse route, 200
Fauteuil roulant, 178, 303, 312
Fonctionnement, 4
Foyer d'accueil médicalisé, 180
Freezing, 148

G

Get up and go test, 168
Globe vésical, 89
Gonarthrose, 27, 232
Goniomètre, 22
Grand appareillage, 302
Grille AGGIR, 167
Groupes iso-ressources, 167

H

HAD *(Hospital Anxiety and Depression scale)*, 121
Handicap, 153
– de l'enfant, 60, 63
– définition, 4
– épidémiologie, 55, 67
HAQ (*Health Assessment Questionnaire*), 170
Hémiparésie, 143
Hémiplégie, 164, 175, 320
– infantile, 147
Héparine de bas poids moléculaire, 186
Hernie discale, 86, 104
Hydratation, 187
Hyperactivité du détrusor, 219
Hyperphagie, 260, 265
Hyperréflexie autonome, 88
Hypomobilité, 185
Hypophagie, 264
Hypotension orthostatique, 194

I

IADL *(Instrumental Activities of Daily Living)*, 166
ICIQ-SF *(International Consultation Incontinence Questionnaire-Short Form)*, 231
Imagerie motrice, 258
Inactivité physique, 267
Incontinence urinaire, 214
– d'effort, 215
– mixte, 220
– sur urgence mictionnelle, 217
Index de Barthel, 164, 173
Indice
– algofonctionnel de Lequesne, 27
– de masse corporelle (IMC), 142
– de Schober, 106
Infection nosocomiale, 201
Infiltration épidurale, 111
Instabilité rachidienne, 105
Institut
– d'éducation motrice (IEM), 76
– médico-éducatif (IME), 76
IPAQ (*International Physical Activity Questionnaire*), 277
ISNCSCI (*International Standards for Neurological Classification of Spinal Cord Injury*), 84
Isolement, 202

K

Kinésithérapeute. *Voir* Masso-kinésithérapeute

L

Lésion médullaire traumatique, 175
Limitation
– d'activité, 8, 58–59, 94, 155, 159, 206, 321
– d'amplitudes articulaires, 21
Liste des produits et prestations remboursables (LPPR), 302
Locomotrices (complications), 196
Loi
– du 11février 2005, 155, 179, 181
– du 5 mars 2007, 47
Lombalgie, 102
– chronique, 108
– commune, 103
Lombosciatique, 104
Lumbago. *Voir* Poussée aiguë de lombalgie commune
Lyse isthmique, 103

M

Maison
– d'accueil spécialisée, 180
– départementale des personnes handicapées (MDPH), 155, 177
– – enfant, 76
– Sports-Santé, 277
Maladie
– de Parkinson, 133, 143, 148
– thromboembolique, 186
Malbouffe, 265
Mandat de protection future, 52
Mandataire judiciaire à la protection des majeurs, 50
Manipulation vertébrale, 107, 117
Marche
– démarche dandinante, 146
– normale, 138
– périmètre de, 142, 144
Masseur-kinésithérapeute, 12
Masso-kinésithérapeute, 205
Masso-kinésithérapie, 204–213, 234, 256
Matelas dynamique, 192
Médecin
– de médecine physique et de réadaptation, 10, 206
– de soins primaires, 9
– référent, 72, 76, 324
Médicosport-santé, 277
Mesure de l'indépendance fonctionnelle (MIF), 165
Mésusage des opioïdes, 107
MET (*Metabolic Equivalent of Task*), 268, 289
Miction, 30
Minerve. *Voir* Collier cervical
Mini-Mental State Examination (MMSE), 157

Modèle
– bio-psycho-social, 4
– transthéorique du changement (Prochaska et DiClemente), 264
Modèle interne de verticalité, 138
Modic, 104
Modifications thérapeutiques du mode de vie, 259
Montreal Cognitive Assessment (MOCA), 157
Mort subite, 292
Motricité, 25
MRC (*Medical Research Council*), 25
Multi-handicap, 65
Muscle, 25, 140
Myorelaxants, 107

N

Navigation dans l'espace, 139
Néfopam, 107
Négligence spatiale unilatérale, 320
Nerf
– pudendal, 30
– S3 (stimulation du), 219
Neurologiques (complications), 199
Neurostimulation électrique transcutanée, 111
Neurovessie
– centrale, 89
– périphérique, 89
NIHSS (*National Institute of Health Stroke Score*), 172
Non-contre-indication à la pratique du sport, 284
Nycturie, 221

O

Obésité, 266
Objectifs de rééducation, 206
ODI (*Oswestry Disability Questionnaire*), 124
Œdème, 196, 247
– ostéomédullaire, 252
Opioïdes, 107
Orientation par rapport à la verticale, 138
Orientation professionnelle, 181
Orthèse, 302–303
Orthopédiste orthésiste, 300
Orthophonie, 134, 206, 208
Orthophoniste, 13, 205
Orthoplastie, 311
Orthoprothésiste, 17, 205, 300
Orthoptiste, 15
Ostéopénie, 251
Ostéoporose, 196
Outil d'aide au changement, 274
Oxybutinine, 219

P

Paracétamol, 107, 117
Paralysie cérébrale, 60, 64, 68, 148
Paraparésie, 84
Paraplégie, 84, 92, 177
Parcours
– de vie, 74
– social, 76
Participation, 155, 159, *Voir aussi* Restriction de participation
Pédicure-podologue, 15, 205
Permis de conduire, 179
Petit appareillage, 302
Piétinement aveugle, 143
Plan personnalisé de compensation du handicap (PPC), 77, 178
Plasticité cérébrale, 172
– maladaptative, 246
Pluri-handicap, 65
Podologue, 300
Podo-orthèse, 302
Podo-orthésiste, 17, 205, 300
Pollakiurie, 215
Polyarthrite rhumatoïde, 236
Polyhandicap, 65
Posture érigée, 138
Poussée
– abdominale (miction), 91
– aiguë de lombalgie, 105
Pratique sportive intensive, 296
Préhension, 168
Prescription
– d'activité physique, 274
– d'orthophonie, 211
– de l'appareillage, 302
– de masso-kinésithérapie, 209
– des aides à la déambulation, 313
– des fauteuils roulants, 313
Pressothérapie, 256
Prestation de compensation du handicap (PCH), 77, 94, 155, 178
Programme de rééducation, 205
Projet
– de soin, 69
– de vie, 8, 170
– personnalisé de scolarisation (PPS), 74, 77
Propulsion, 139
Propulsion (marche normale), 138
Protection, 47
– des malades vulnérables, 45
– juridique, 162, 183
– maternelle et infantile (PMI), 75
Prothèse, 302, 307
Psychiques (complications), 199
Psychologue, 19, 205
Psychomotricien, 14, 205

Q

Qualité de vie, 6, 8, 61, 170
Questionnaire
– d'aptitude à l'activité physique Q-AAP+, 276
– de symptômes urinaires, 226
– DN4, 157
– EIFEL, 124
Queue de cheval, 86, 91

R

Rachialgie, 101
Réadaptation, 204
– à l'effort, 33
Reconnaissance du statut de travailleur handicapé (RQTH), 182
Récupération, 171–172, 174
– post-AVC, 321
Rééducation
– arrêt, 211
– d'entretien, 212
– objectifs, 206
– principales techniques, 204
– professionnels, 8
Réentraînement à l'effort, 38, 114
Réflexes ostéotendineux, 85
Reflux gastro-œsophagien, 200
Résidu post-mictionnel, 89, 199
Restriction de participation, 59, 95, 155, 159, 206, 321
Retour
– au domicile, 177
– au travail, 182
Rétraction, 93
Rétropulsion, 147

S

Salutation, 143, 147
Sauvegarde de justice, 48
Sciatique, 86
Sclérose en plaques, 127
Scolarisation, 75
Score de Glasgow, 173
Sédentarité, 267
Service
– d'appui au maintien dans l'emploi des travailleurs handicapés (SAMETH), 182
– éducatif spécialisé et de soins à domicile (SESSAD), 76
SF36, 170
Signe
– de Lasègue, 24, 104, 110
– vestibulaire, 142
Sit-to-Stand test, 37
Solifénacine, 219
Sondage intermittent, 90, 199
Spasticité, 26, 85, 93, 128, 143, 324
Sphincter urétral, 30
Spondylarthrite, 240
– ankylosante, 242
Spondylodiscite, 91
Sport, 267, 284
Stabilisation posturale, 138–139
Station debout, 137–151
Statique rachidienne, 109, 135
Sténose
– canalaire, 149
– foraminale, 105
Steppage, 147
Stimulation
– cordonale postérieure, 256
– du nerf S3, 219
– du nerf tibial postérieur, 219
– électrique transcutanée, 256
Striatum, 134
Surentraînement, 292
Surhandicap, 65
Surmatelas, 192
Syndrome
– cérébelleux, 142
– cervical, 118
– d'alcoolisation fœtale, 68
– de Brown-Séquard, 97
– de la queue de cheval, 86
– douloureux régional complexe, 244–245
– épaule-main, 245
– lésionnel, 83
– parkinsonien, 133
– post-chute, 148
– pyramidal, 26, 149
– rachidien, 86, 104
– restrictif, 88
– sous-lésionnel, 83

T

TENS (*Transcutaneous Electrical Nerve Stimulation*), 111, 208, 256
Test
– *box and block*, 169
– de Fukuda, 143
– de levers de chaise, 37
– de marche de 6 minutes, 36, 144, 167
– des cinq mots, 157
– *Functional Ambulation Classification*, 144
– *get up and go*, 168
– *timed up and go test*, 144
– vitesse sur 10 mètres, 144
Testing musculaire, 25
Tétraparésie, 84
Tétraplégie, 84, 92
Thérapie au miroir, 257–258
Thermalisme, 314
Thermothérapie, 117
Thromboemboliques (complications), 186
Tonus antigravitaire, 138
Torticolis, 117
Toxine botulique, 220
Travail (retour au), 182
Travailleur handicapé, 59
Triade de l'athlète féminine, 293
Trisomie 21, 68
Trospium chloride, 219
Troubles
– cognitifs, 128
– de l'équilibre, 139, 147
– de la déglutition, 127, 325
– de la marche, 127, 134, 137, 139, 146
– de la miction, 214
– de la statique du rachis, 105
– développementaux, 157

– du comportement alimentaire, 264
– génitosexuels, 91
– trophiques cutanés, 248
– vésicosphinctériens, 89, 128
Tutelle, 51

U

ULIS (unité localisée pour l'intégration scolaire), 75
Urgenturie, 216
Urinaires (complications), 198

V

Verticalisation, 187
Vessie, 29, *Voir aussi* Neurovessie
Vitamine C, 255

Y

YLD (*Years Lived with Disability*), 56

Elsevier Masson S.A.S
65, rue Camille-Desmoulins
92442 Issy-les-Moulineaux Cedex
Dépôt Légal: juillet 2021

Retirage: octobre 2022

Imprimé en Espagne par Egedsa